Adamietz
Knecht
Laubert
Schilcher

Maligne Rezidive im Kopf-Hals-Bereich

Maligne Rezidive im Kopf-Hals-Bereich

Diagnostik – Therapie – Pflege und soziales Umfeld

Herausgegeben von

Irenäus A. Adamietz
Rainald Knecht
Armin Laubert
Rudolf B. Schilcher

Mit einem Geleitwort von
Hiltrud K. Glanz

Mit 63 Abbildungen, davon
42 in Farbe, und 30 Tabellen

Schattauer Stuttgart New York

Prof. Dr. med. Irenäus A. Adamietz
Klinik für Strahlentherapie und Radio-Onkologie
Marienhospital
Ruhr-Universität Bochum
Hölkeskampring 40, 44625 Herne

PD Dr. med. Rainald Knecht
Klinik für Allgemeine HNO-Heilkunde
Klinikum der Johann Wolfgang Goethe-Universität
Theodor-Stern-Kai 7, 60590 Frankfurt

Prof. Dr. med. Armin Laubert
Klinik für HNO-Heilkunde der Privaten Universität Witten/Herdecke
St. Marien-Hospital der Katholischen Krankenhaus gGmbH
Bergstraße 56, 58095 Hagen

Prof. Dr. med. Rudolf B. Schilcher
Klinik für Strahlentherapie und Radio-Onkologie
Klinikum Wuppertal GmbH
Private Universität Witten/Herdecke
Heusnerstraße 40, 42283 Wuppertal

Bibliografische Information der Deutschen Bibliothek
Die Deutsche Bibliothek verzeichnet diese Publikation in der Deutschen Nationalbibliografie; detaillierte bibliografische Daten sind im Internet über <http://dnb.ddb.de> abrufbar.

Besonderer Hinweis:
Die Medizin unterliegt einem fortwährenden Entwicklungsprozess, sodass alle Angaben, insbesondere zu diagnostischen und therapeutischen Verfahren, immer nur dem Wissensstand zum Zeitpunkt der Drucklegung des Buches entsprechen können. Hinsichtlich der angegebenen Empfehlungen zur Therapie und der Auswahl sowie Dosierung von Medikamenten wurde die größtmögliche Sorgfalt beachtet. Gleichwohl werden die Benutzer aufgefordert, die Beipackzettel und Fachinformationen der Hersteller zur Kontrolle heranzuziehen und im Zweifelsfall einen Spezialisten zu konsultieren. Fragliche Unstimmigkeiten sollten bitte im allgemeinen Interesse dem Verlag mitgeteilt werden. Der Benutzer selbst bleibt verantwortlich für jede diagnostische oder therapeutische Applikation, Medikation und Dosierung.
In diesem Buch sind eingetragene Warenzeichen (geschützte Warennamen) nicht besonders kenntlich gemacht. Es kann also aus dem Fehlen eines entsprechenden Hinweises nicht geschlossen werden, dass es sich um einen freien Warennamen handelt.

E-Mail: info@schattauer.de
Internet: http://www.schattauer.de
Printed in Germany

Lektorat:
Dipl.-Humanbiol. Ellen Sudholt, Stuttgart
Dipl.-Biol. Eva Wallstein, Stuttgart
Satz: Mediendesign Joachim Letsch, Radeweg 5, 73733 Esslingen
Druck und Einband: Mayr Miesbach, Druckerei und Verlag GmbH, Am Windfeld 15, 83714 Miesbach
Gedruckt auf chlor- und säurefrei gebleichtem Papier.

ISBN 3-7945-1973-6

Geleitwort

Das vorliegende Buch stellt eine kritische Zusammenfassung der langjährigen Erfahrungen der Autoren auf dem Gebiet der Tumortherapie im Kopf-Hals-Bereich dar. Es beinhaltet eine Bestandsaufnahme der augenblicklich möglichen Therapieoptionen bei Rezidiven nach intensiver Primärtherapie von Malignomerkrankungen. Für Kollegen, die sich in den Fachgebieten HNO-Heilkunde und Strahlentherapie in Ausbildung befinden, aber auch für onkologisch tätige und interessierte Ärzte anderer Fachgebiete bildet das Buch ein Fundament, das ein umfassendes Wissen von den klinischen Basiswissenschaften bis hin zu Nachsorge- und Rehabilitationsinhalten vermittelt. Die Verfasser ermöglichen eine differenzierte Betrachtung von therapiebedingten Beschwerden und speziellen rezidivbezogenen Symptomen des tumorerkrankten Patienten. Sie stellen die einzelnen diagnostischen Möglichkeiten wie klinische Untersuchung, endoskopische, radiologische und nuklearmedizinische Verfahren und Wertung pathohistologischer Befunde präzise entsprechend der jeweiligen Tumorlokalisationen dar. Die bekanntermaßen schwierigen und oft eingeschränkten Behandlungsmöglichkeiten eines Tumorrezidivs werden im Buch sinnvoll nach chirurgischen, radio-/chemotherapeutischen und weiteren medikamentösen Therapieansätzen gegliedert, wobei nicht nur technische Möglichkeiten, sondern auch medizinische Grenzen aufgezeigt werden. Ausgewählte Therapiemodalitäten, wie z. B. Brachytherapie und Hyperthermiebehandlung, werden als spezifische Maßnahmen in der Rezidivbehandlung verständlich dargestellt und detailliert in ihrer Anwendung erklärt.

Die häufige Notwendigkeit einer interdisziplinären Therapie wird hervorgehoben und mit strategischen Konzeptvorschlägen belegt. Die insgesamt verlängerte Lebenserwartung – auch von Patienten mit Tumorrezidiven – erfordert zunehmend Kenntnisse in der Palliativtherapie, die eine besondere therapeutische Herausforderung darstellt. Aus diesem Grund widmen die Autoren auch der supportiven Therapie zur Verbesserung der Lebensqualität besondere Aufmerksamkeit. Diese begleitende Therapie betrifft nicht unmittelbar die Tumorbehandlung, sondern kann therapieassoziierte Komplikationen und therapieinduzierte Symptome reduzieren. Das Buch erleichtert dem onkologisch tätigen Arzt die Auswahl von Medikamentengruppen bzw. deren gezielten Einsatz, nicht zuletzt durch besonders klare schematische Therapievorschläge. Zusätzliche Vorschläge zur Ernährung, Pflege und zu sozialmedizinischen Aspekten bieten praktische Anleitungen zur alltäglichen Problemlösung.

Die methodisch gezielte Strukturierung des vorliegenden Buches in einzelne Themenschwerpunkte mit optischer Heraushebung wichtiger Textbestandteile führt zu einer gelungenen Vereinigung von Lehrbuch und Nachschlagewerk. Darüber hinaus verweisen ausführliche Literaturangaben auf Schlüsselarbeiten zu den einzelnen Kapiteln.

Wenn auch in Einzelfällen immer wieder individuelle Entscheidungen über mögliche Therapieoptionen dem behandelnden Arzt abverlangt werden, so vereint diese komplexe Sammlung von Lehrwissen doch auf didaktisch übersichtliche und wertvolle Weise den theoretischen Hintergrund der Onkogenese mit praktischen Anweisungen zu diagnostischem und therapeutischem Vorgehen. Dieses Buch stellt einen Leitfaden für den speziellen Umgang mit der besonderen Problematik von Tumorrezidiven im Kopf-Hals-Bereich dar, wie es ihn im deutschsprachigen Raum bislang nicht gab.

Prof. Dr. med. Hiltrud K. Glanz
Direktorin der Klinik für Hals-, Nasen- und Ohrenheilkunde,
Kopf- und Halschirurgie
am Universitätsklinikum Gießen

Vorwort

Zwei Themen bestimmen die augenblickliche Diskussion um die Behandlung von Patienten mit Tumorkrankheiten im Kopf-Hals-Bereich: die Suche nach Konzepten für die Behandlung von wiederauftretenden Erkrankungen nach primärer Therapie und die Tatsache einer rapiden Zunahme von Erkrankungen in der Gruppe älterer Patienten. Ist Letzteres eine sich durch die demografische Entwicklung abzeichnende ärztliche Herausforderung, die die Beachtung des Flüssigkeitsersatzes, der Ernährung, der Begleitmedikationen und der Komorbiditäten erfordert, gibt es für das erstgenannte Thema nur spärliche Literatur- und Behandlungshinweise.

Ausgehend von einem HNO-ärztlichen und strahlentherapeutischen Symposium an der Universität Witten/Herdecke fand sich für das vorliegende Buch eine klinisch-wissenschaftliche Expertenrunde zusammen, um das medizinische Problem zu charakterisieren und derzeitige Behandlungsmöglichkeiten kritisch aufzuzeigen. Dabei stehen die alltägliche Diagnostik und oftmals verschiedene palliative Therapieoptionen im Vordergrund jeden Kapitels. Die jungen Kollegen und Kolleginnen, die interdisziplinär engagierten Fachärzte und der an palliativer, sinnvoller Therapie interessierte Allgemeinarzt finden in den einzelnen Kapiteln praktische und spezielle Aussagen zu Diagnostik und Behandlung sowie jeweils Tipps für ihre Arbeit. Palliativmedizin, aber auch die strikt mit Blick auf eine Krankheitsreduktion geführte Behandlung sind in vielen onkologischen Bereichen Teil eines gemeinsamen Therapiekonzeptes. Ihr – nach Meinung der Autoren – unbedingter innerer Zusammenhang wird in allen onkologisch betroffenen Organbereichen zu diskutieren sein. Dabei möchte dieses Buch mit der Rezidivbehandlung der HNO-Tumoren einen Anfang machen. In diesem Sinne sollten auch künftige Weiterbildungs-Curricula gestaltet werden.

Trotz Sorgfalt bei der Durchsicht der Manuskripte seitens der Autoren und Herausgeber können fehlerhafte Angaben zu Dosierungen und Verabreichungsformen nicht ausgeschlossen werden. Im Zweifelsfall sollten diese Angaben unter Hinzuziehung entsprechender Referenzliteratur geprüft werden.

Die Herausgeber bedanken sich für rege Gespräche und Unterstützung bei Herrn Dr. Bertram, dem Schattauer Verlag und allen Autoren. Frau Wolthaus und Herr Adamietz jr. betreuten organisatorisch die Textgestaltung und leisteten ausgezeichnete Mithilfe an diesem Buch.

Wuppertal, im Herbst 2002

R. B. Schilcher
für die Herausgeber

Anschriften der Autoren

Prof. Dr. med. Irenäus A. Adamietz
Klinik für Strahlentherapie und Radio-Onkologie
Marienhospital
Ruhr-Universität Bochum
Hölkeskampring 40, 44625 Herne

Dr. med. Sabine Bormeth
Abteilung für Radiologie, Strahlentherapie und Nuklearmedizin
St. Marienkrankenhaus
Richard-Wagner-Straße 14, 60318 Frankfurt

Dr. med. Detlef Brehmer
Werner-von-Siemens-Str. 11,
64711 Erbach/Odenwald

Dipl.-Psych. Kai Budischewski
Klinik und Poliklinik für Strahlentherapie
Klinikum der Johann Wolfgang Goethe-Universität
Theodor-Stern-Kai 7, 60590 Frankfurt

Prof. Dr. med. Hermann Delbrück
Krebsnachsorge- und Rehabilitationsklinik
Klinik Bergisch-Land
Im Saalscheid 5, 42369 Wuppertal

Dr. med. Rolf Döker
Klinik und Poliklinik für Strahlentherapie und Radiologische Onkologie
Heinrich-Heine-Universität
Moorenstraße 5, 40225 Düsseldorf

Prof. Dr. med. Rainer Fietkau
Klinik und Poliklinik für Strahlentherapie
Zentrum für Radiologie der Universität
Südring 75, 18059 Rostock

Prof. Dr. med. Dr. med. dent. Claus Udo Fritzemeier
Klinik für Kiefer- und Plastische Gesichtschirurgie der Westdeutschen Kieferklinik
Heinrich-Heine-Universität
Moorenstraße 5, 40225 Düsseldorf

Dr. med. Klaus Dieter Haase
Klinik für Strahlentherapie und Radio-Onkologie
Klinikum Wuppertal GmbH
Private Universität Witten/Herdecke
Heusnerstraße 40, 42283 Wuppertal

PD Dr. med. Axel Hartmann
Klinik und Poliklinik für Strahlentherapie und Radiologische Onkologie
Heinrich-Heine-Universität
Moorenstraße 5, 40225 Düsseldorf

PD Dr. rer. nat. Wolfgang Heil
Spezial-Labor für biochemische Analytik
Friedrich-Engels-Allee 355–57,
42283 Wuppertal

Prof. Dr. med. Paul Gerhard Höher
Institut für Medizinische Mikrobiologie und Immunologie
Klinikum Wuppertal GmbH
Private Universität Witten/Herdecke
Heusnerstraße 40, 42283 Wuppertal

Dr. med. Gunther Klautke
Klinik und Poliklinik für Strahlentherapie
Zentrum für Radiologie der Universität
Südring 75, 18059 Rostock

PD Dr. med. Rainald Knecht
Klinik für Allgemeine HNO-Heilkunde
Klinikum der Johann Wolfgang Goethe-Universität
Theodor-Stern-Kai 7, 60590 Frankfurt

Dr. med. Dr. med. dent. Hanspeter Kreischer
Klinik für Kiefer- und Plastische Gesichtschirurgie der Westdeutschen Kieferklinik
Heinrich-Heine-Universität
Moorenstraße 5, 40225 Düsseldorf

Dr. med. Dr. med. dent. Andreas Künzel
Poliklinik für Zahnärztliche Prothetik
Heinrich-Heine-Universität
Moorenstraße 5, 40225 Düsseldorf

Dr. med. Guido Lammering
Klinik und Poliklinik für Strahlentherapie und Radiologische Onkologie
Heinrich-Heine-Universität
Moorenstraße 5, 40225 Düsseldorf

Prof. Dr. med. Armin Laubert
Klinik für HNO-Heilkunde der Privaten Universität Witten/Herdecke
St. Marien-Hospital der Katholischen Krankenhaus gGmbH
Bergstraße 56, 58095 Hagen

PD Dr. med. Hartmut Lerch
Klinik für Nuklearmedizin
Klinikum Wuppertal GmbH
Private Universität Witten/Herdecke
Heusnerstraße 40, 42283 Wuppertal

PD Dr. med. Burkard M. Lippert
Klinik und Poliklinik für Hals-, Nasen- und Ohrenheilkunde
Philipps-Universität Marburg
Deutschhausstraße 3, 35037 Marburg

Dr. rer. nat. Klaus Muskalla
Klinik und Poliklinik für Strahlentherapie und Radiologische Onkologie
Heinrich Heine-Universität
Moorenstraße 5, 40225 Düsseldorf

Dr. med. Angelika Rahn
Klinik und Poliklinik für Strahlentherapie
Klinikum der Johann Wolfgang Goethe-Universität
Theodor-Stern-Kai 7, 60590 Frankfurt

PD Dr. med. Dr. med. dent. Rainer Rahn
Anton-Burger-Weg 137,
60599 Frankfurt/Main

Dr. rer. nat. Arnd Röser
Klinik für Strahlentherapie und Radio-Onkologie
Klinikum Wuppertal GmbH
Private Universität Witten/Herdecke
Heusnerstraße 40, 42283 Wuppertal

Prof. Dr. med. Stephan-Ludwig Roth
Klinik und Poliklinik für Strahlentherapie und Radiologische Onkologie
Heinrich-Heine-Universität
Moorenstraße 5, 40225 Düsseldorf

Prof. Dr. med. Rudolf B. Schilcher
Klinik für Strahlentherapie und Radio-Onkologie
Klinikum Wuppertal GmbH
Private Universität Witten/Herdecke
Heusnerstraße 40, 42283 Wuppertal

Prof. Dr. med. Dr. med. dent. Henning Schliephake
Abteilung für Mund-, Kiefer- und Gesichtschirurgie
Klinik und Poliklinik für Zahn-, Mund- und Kieferheilkunde
Georg-August-Universität
Robert-Koch-Straße 40, 37075 Göttingen

Heike Schoettler
Stationspflegeleitung, Station 6A
Marienhospital
Ruhr-Universität Bochum
Hölkeskampring 40, 44625 Herne

Dr. med. Bernd Turowski
Institut für Neuroradiologie
Klinikum der Johann Wolfgang Goethe-Universität
Schleusenweg 2-16, 60528 Frankfurt

Prof. Dr. med. Jochen A. Werner
Klinik und Poliklinik für Hals-, Nasen- und Ohrenheilkunde
Philipps-Universität Marburg
Deutschhausstraße 3, 35037 Marburg

Dr. rer. med. Dipl.-Psych. Anja Zander-Heinz
Klinik und Poliklinik für Strahlentherapie
Klinikum der Johann Wolfgang Goethe-Universität
Theodor-Stern-Kai 7, 60590 Frankfurt

Prof. Dr. med. Friedrich E. Zanella
Institut für Neuroradiologie
Klinikum der Johann Wolfgang Goethe-Universität
Schleusenweg 2-16, 60528 Frankfurt

Dr. med. Michael Zimmermann
Klinik für Anästhesiologie, Intensivmedizin und Schmerztherapie
Schmerzambulanz der Universität
Klinikum der Johann Wolfgang Goethe-Universität
Theodor-Stern-Kai 7, 60590 Frankfurt

Inhalt

1 Diagnostik

1.1 Klinische und endoskopische Verfahren

B. M. Lippert und J. A. Werner

Einführung

Die Prognose der an einem Plattenepithelkarzinom der oberen Luft- und Speisewege erkrankten Patienten ist in Abhängigkeit von der Tumorlokalisation, und hier sind insbesondere Rachen und Hypopharynx zu nennen, als vielfach schlecht einzustufen und konnte trotz verbesserter Therapieverfahren in den letzten Jahrzehnten nicht wesentlich verbessert werden. Die oftmals **schlechte Prognose** erklärt sich vor allem durch die **hohe lymphogene Metastasierungsfrequenz** der Plattenepithelkarzinome der genannten Regionen, durch die Entwicklung von **Zweitkarzinomen** und die vorwiegend im späteren Krankheitsverlauf auftretenden **Fernmetastasen** (Werner 1997).

Klinische Besonderheiten bei Patienten mit rezidivierenden malignen Erkrankungen im Kopf-Hals-Bereich

Die Entdeckung der Rezidive setzt sorgfältige Kontrollen voraus. Die Kontrolluntersuchungen umfassen die gründliche klinische Untersuchung der ehemaligen Tumorregion einschließlich aller Regionen der oberen Luft- und Speisewege, die Untersuchung des regionären Lymphabflussgebiets und in größeren zeitlichen Abständen den Ausschluss von sich neu bildenden Fernmetastasen. Diese Kontrollen sollten unter Umständen lebenslang, mindestens aber über einen **Zeitraum von fünf Jahren** durchgeführt werden. Im ersten Jahr wird in vierwöchigen, im zweiten Jahr in achtwöchigen und im dritten Jahr in dreimonatigen Abständen nachuntersucht. Danach sind halbjährliche Kontrollintervalle ausreichend (Ganzer et al. 1992). Dieser schematische, von Klinik zu Klinik jedoch mehr oder weniger unterschiedliche Zeitplan muss im Einzelfall auf die individuellen Erfordernisse des Patienten abgestimmt werden. Bei der **Festlegung der Zeitintervalle** zwischen den Kontrolluntersuchungen sollten prognostische Faktoren wie Primärtumorlokalisation, Tumorstadium, Histologie, Sicherheit einer vollständigen Tumorentfernung (R0-Resektion, R1- oder R2-Resektion) sowie individuelle Risikofaktoren (Alter, ernsthafte Vorerkrankungen, ungeminderter Alkoholabusus) berücksichtigt werden (Steiner 1997). So ist beispielsweise nach chirurgischer Entfernung eines T1a-Stimmlippenkarzinoms die Häufigkeit von Kontrolluntersuchungen sicher deutlich geringer als nach Initialtherapie eines Oropharynx-Hypopharynx-Karzinoms. Es sollte außerdem bedacht werden, ob im Falle eines Tumorrezidivs noch Optionen für eine kurative Behandlung bestehen oder ob der Patient als austherapiert gilt. In diesem Rahmen sind auch Allgemeinsymptome (Gewichtsverlust, Appetitlosigkeit, Schmerzen u.ä.) zu dokumentieren, da diese oft einen ersten Hinweis auf einen Tumorprogress geben.

NAME: [redacted]

Vorname: [redacted]

Geb.-Dat.: [redacted]

FACHBEREICH HUMANMEDIZIN

KLINIKUM
der Philipps-Universität
Marburg

Klinik für Hals-, Nasen- und Ohrenheilkunde
Leiter: Prof. Dr. J. A. Werner

Datum: 18. 9. 1998

Untersucher: Kü

Tumornachsorgebogen LARYNX

Diagnose: Plattenepithelkarzinom der Epiglottis rechts (pT_2 N_1 M_0), Z.n. supraglott. Laserteilresektion, selektiver Neck dissection bds., postop. Radiatio 5-7/98

Ausgangsbefund:
Initiales Tumorstadium:
T_{1c4} N_{1c4} M_{0c2} **ED: 5/98**

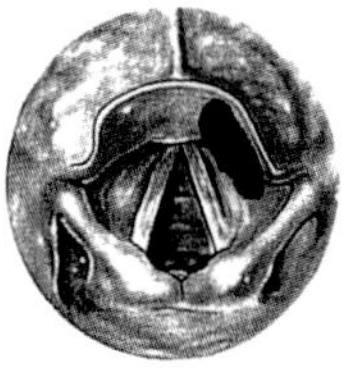

Aktuelle Anamnese:
keine Beschwerden

Aktueller Befund:
Schleimhaut unauffällig, abgesehen von rückläufige Mukositis

Halslymphknotenstatus: ☒ palpatorisch ☒ sonographisch

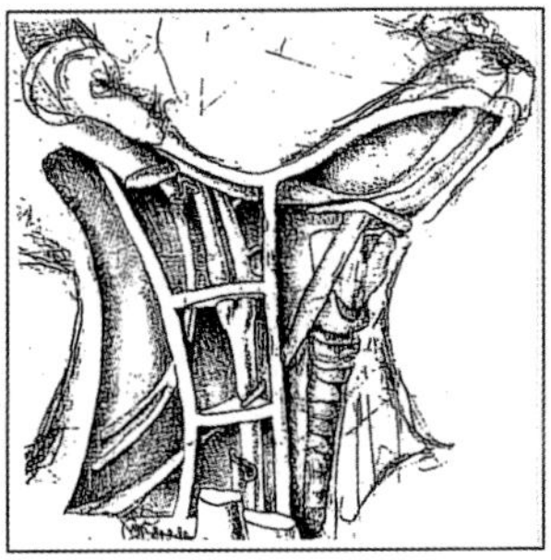

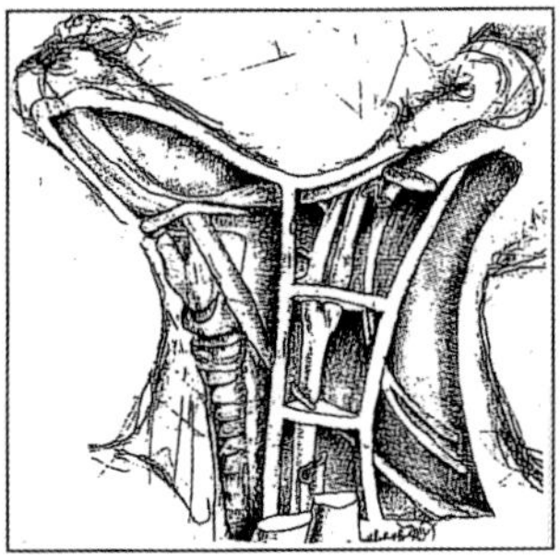

☐ Status idem
☐ V.a. neue HLK-Metastase
☐ FNP durchgeführt

unauffällig

Veranlaßte Diagnostik:

☐ Probeexzison
☐ Kontrollsonographie
☐ Feinnadelpunktion
☐ CT ______ (Dat.:______)

☐ MRT ______ (Dat.:______)
☐ Knochenszintigraphie (Dat.:______)
☐ PET (Dat.:______)
☐ Konsiliaruntersuchungen ______

☒ Cyfra 21.1
☒ p53-AK
☐ EBV-Titer
☐ Sonstiges ______

Procedere:

☒ kein Anhalt für Rezidiv, → Wiedervorstellung Tumornachsorgesprechstunde am: 23.10.1998

☐ V.a. Rezidiv, → ______

Abb. 1-1 Dokumentationsbogen für die Tumornachsorgesprechstunde am Beispiel eines supraglottischen Larynxkarzinoms.

Die Untersuchungen sollten von der operierenden Klinik, möglichst durch den Operateur selbst, vorgenommen werden, da der Operateur die speziellen Gegebenheiten des Patienten am besten kennt und posttherapeutische Befunde, wie z.B. Granulations- und Narbenbildungen am sichersten einschätzen kann (Steiner 1997). **Foto- und Videodokumentationen** bieten die Möglichkeit der vergleichenden Befundbeurteilung im Rahmen der Verlaufskontrolle. Steht keine Fotoausrüstung zur Verfügung, so sollte der Untersuchungsbefund zumindest zeichnerisch und schriftlich festgehalten werden. Hierfür haben sich standardisierte **Dokumentationsbögen** bewährt (Abb. 1-1). Dies ist umso bedeutungsvoller, da im täglichen Routinebetrieb die Kontrolluntersuchungen nicht immer von derselben Person durchgeführt werden können. Gelegentlich kann nur auf der Basis eines dokumentierten Vorbefunds entschieden werden, ob ein Befund bekannt oder neu aufgetreten ist, was eventuell eine weiterführende Diagnostik erforderlich macht.

Ein weiteres wichtiges Ziel der Kontrolluntersuchung ist die frühzeitige Erkennung von **Zweitkarzinomen**. Da der überwiegende Anteil der an einem Plattenepithelkarzinom der oberen Luft- und Speisewege erkrankten Patienten über Jahre chronischen Alkohol- und/oder Tabakmissbrauch getrieben hat, muss die gesamte Schleimhaut der genannten Region als vorgeschädigt („*condemned mucosa*") betrachtet werden. Infolgedessen entwickeln sich neben dem Primärkarzinom in 15–20 % aller Fälle Zweitkarzinome im Schleimhautbereich der oberen Luft- und Speisewege (Abb. 1-2). Entsprechend dem zeitlichen Auftreten unterscheidet man synchrone und metachrone Zweitkarzinome. In diesem Zusammenhang soll darauf hingewiesen werden, dass eine Vielzahl der an einem Plattenepithelkarzinom der oberen Luft- und Speisewege erkrankten Patienten ihre Lebensgewohnheiten nicht durchgreifend ändert und somit den Alkohol- und Tabakabusus fortführt. Zum Ausschluss bzw. zur frühzeitigen Erkennung von Zweitkarzinomen sollte insbesondere bei Risikopatienten und bei Patienten mit schlecht einsehbaren Schleimhautverhältnissen im Bereich der oberen Luft- und Speisewege halbjährlich eine Panendoskopie durchgeführt werden.

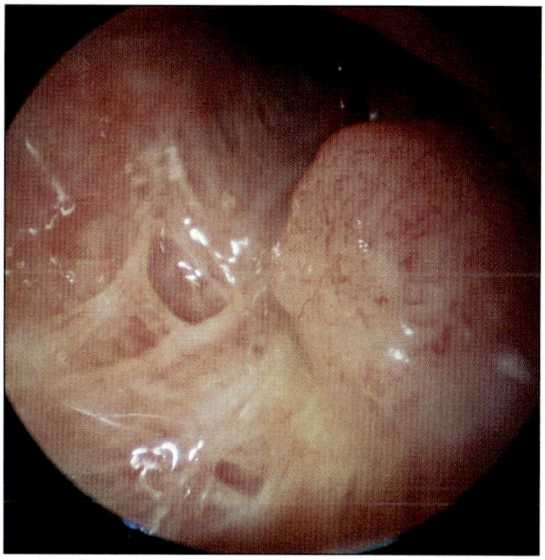

Abb. 1-2 Endoskopisches Bild eines Bronchialkarzinoms des rechten Oberlappenbronchus.

Fernmetastasen treten bei Patienten mit Kopf-Hals-Karzinomen in der Regel nur dann auf, wenn auch Lymphknotenmetastasen vorhanden waren. Der überwiegende Anteil dieser Fernmetastasen ist in der Lunge lokalisiert, gefolgt von Leber und Knochen (Ganzer 1992).

Über die genannten rein onkologischen Gesichtspunkte hinaus sollten in der Sprechstunde bei Patienten mit malignen Erkrankungen im Kopf-Hals-Bereich auch die häufig beobachteten Folgebeschwerden nach vorausgegangenen Therapien Beachtung finden.

Prinzip und Anwendung der Endoskopie für die Tumordiagnostik in der HNO-Heilkunde

Die Schleimhäute der oberen Luft- und Speisewege sind mit Ausnahme der Mundhöhle einer direkten Inspektion nur sehr schwer zugänglich. Aufgrund der anatomischen Gegebenheiten verbergen sich Schleimhautpathologien in Falten und Einbuchtungen oder auch in knöchernen Höhlen. Pharynx und Larynx sowie die tieferen Abschnitte der Nasenhaupthöhle sind ohne Zuhilfenahme zusätzlicher Lichtquellen und Instrumente nicht einsehbar. Die genannten Regionen sind zudem für den Betrachter dadurch erschwert einsehbar, dass die Untersuchungen teilweise schmerzhaft sind und durch den natürlichen Würgereflex erschwert werden.

Patienten mit Karzinomen der oberen Luft- und Speisewege müssen einer besonders intensiven und gründlichen Untersuchung unterzogen werden. Einerseits sollen mögliche Tumorrezidive in den vorbehandelten Arealen frühzeitig erkannt werden, andererseits gilt die Aufmerksamkeit möglichen Zweitkarzinomen, die bei der durch chronischen Tabak- und Alkoholabusus geschädigten Schleimhaut des oberen Aerodigestivtrakts in bis zu 20 % aller Fälle beobachtet werden (Dhooge et al. 1996, Natsugoe et al. 1997). Der Untersuchungsgang wird häufig durch die Folgen der chirurgischen und strahlentherapeutischen Vorbehandlungen erschwert, weswegen einer optimalen **endoskopischen Diagnostik** im Rahmen der **Tumornachsorge** ein besonderer Stellenwert zukommt (Hilal 1994).

Entwicklung der endoskopischen Diagnostik

Die Geschichte der Endoskopie geht ins 19. Jahrhundert zurück. In den folgenden Jahren wurden verschiedenste Geräte zur besseren Ausleuchtung von Körperöffnungen entwickelt und in unterschiedlichen Fachdisziplinen eingesetzt (Hays 1827, Mackenzie 1871, Segal 1983). Eine wesentliche Verbesserung der Untersuchungsmöglichkeiten für die Kopf-Hals-Region trat mit der Erfindung des Stirnreflektors durch den Arzt Friedrich Hoffmann im Jahr 1841 ein (Feldmann 1995). Der **Stirnreflektor** ist auch heute noch das Hilfsmittel des HNO-Arztes, das die klassischen HNO-Spiegeluntersuchungstechniken ermöglicht. Die Verbesserung des Instrumentariums und der distalen Illumination durch die Kopplung mit einer elektrischen Lichtquelle führten zu einer weiteren Optimierung der Untersuchungsmöglichkeiten (Jackson und Jackson 1959). Ein Meilenstein der endoskopischen Diagnostik im Bereich der oberen Luft- und Speisewege war die Entwicklung von Stablinsen durch H. H. Hopkins im Jahr 1959 (Reuter und Reuter 1988). Anfang der 60er Jahre folgte die Einführung des flexiblen Glasfiberendoskops, das zunächst ausschließlich für diagnostische Untersuchungen in der Gastroenterologie eingesetzt wurde (Friedman und Sullivan 1969). Starre und flexible optische Instrumentarien werden über flexible Fiberglas-Lichtkabel an eine so genannte Kaltlichtquelle gekoppelt, die eine stufenlose Regelung der Lichtintensität ermöglicht und auch bei kleinem Optikdurchmesser eine ausreichende Beleuchtung gewährleistet.

Die heute üblicherweise eingesetzten, **flexiblen Endoskope** haben einen Außendurchmesser von ca. 3,5 mm, einen Blickwinkel von ca. 85° und einen Arbeitsbereich der beweglichen Endoskopspitze von ca. 230°. Der Hauptvorteil der flexiblen Endoskope ist die einfache Handhabung auch bei beengten Verhältnissen sowie die geringe Beeinträchtigung des Patienten durch die Untersuchung. Unter weitgehender Umgehung des Würgereflexes ist so eine funktionelle Beurteilung von Nase, Nasenrachen, Hypopharynx und Larynx einschließlich der subglottischen Region möglich. Der große Nachteil der flexiblen Endoskope ist, dass mit ihnen die Bildqualität der starren Optiken nicht erreicht wird.

In den letzten Jahren wurden flexible ultradünne Endoskope entwickelt, mit denen bisher nicht zugängliche Bereiche wie beispielsweise das Mittelohr über die Tube endoskopiert werden können. Die Bildqualität dieser nicht lenkbaren **Miniendoskope** ist sehr eingeschränkt. Die Anwendung im HNO-Bereich ist auf wenige Indikationen beschränkt und befindet sich im Experimentalstadium (Niemann et al. 1997). Für die Tumornachsorge sind die Miniendoskope zum gegenwärtigen Zeitpunkt noch nicht geeignet.

Starre und flexible optische Geräte ermöglichen die Durchführung begrenzter diagnostischer Eingriffe unter endoskopischer Kontrolle. Über integrierte Arbeitskanäle können kleinste Instrumente (z.B. Biopsiezangen, Laserlichtfasern) vorgeschoben (Werner et al. 1992) und Probeexzisionen von rezidivverdächtigen Schleimhautarealen entnommen werden. Ein weiterer bedeutender Vorteil moderner Optiken besteht in der Möglichkeit ihrer **Anbindung an Video- und Fotokameras**. Hierdurch ist eine exakte Befunddokumentation und auch -demonstration möglich. Der aktuelle Untersuchungsbefund kann jederzeit mit Vorbefunden verglichen werden. Befundveränderungen können so leichter erkannt werden und sind nicht so stark von der subjektiven Einschätzung des jeweiligen Untersuchers abhängig. Darüber hinaus ermöglicht die **digitale Bildverarbeitung** heute bereits eine konsiliarische Mitbeurteilung *online* über eine Entfernung von vielen hundert Kilometern.

Durchführung und Möglichkeiten der endoskopischen Diagnostik

Der weit überwiegende Anteil der endoskopisch-diagnostischen Untersuchungen kann in Lokalanästhesie am sitzenden Patienten durchgeführt werden. Bei nicht sicher beurteilbaren Schleimhautverhältnissen, insbesondere durch persistierende Ödeme oder Sekretauflagerungen in Oropharynx, Larynx und Hypopharynx ist eine endoskopische Diagnostik in Allgemeinanästhesie erforderlich. Die von Kleinsasser Anfang der 60er Jahre entwickelte so genannte **Mikrolaryngoskopie** wurde durch Modifikationen des Instrumentariums (Rudert 1988, Weerda und Schlenter 1988) und die Einführung des CO_2-Lasers durch Strong et al. (1972) hinsichtlich der diagnostischen und therapeutischen Möglichkeiten entscheidend bereichert. Die durch Tumorwachstum oder Voroperation teilweise deutlich veränderten und eingeengten anatomischen Verhältnisse der oberen Luftwege erfordern eine gute **Zusammenarbeit zwischen HNO-Arzt und Anästhesist**. Bei ausgedehntem supraglottischem Tumorwachstum oder verlegendem Ödem empfiehlt sich eine flexibel-bronchoskopische Intubation in Konio- bzw. Tracheotomiebereitschaft (Tucker et al. 1973, Bissinger et al. 1998). Die Narkoseuntersuchung von Patienten mit Karzinomen der oberen Luft- und Speisewege schließt die Endoskopie von Ösophagus und Bronchialsystem ein. Hierbei haben die flexiblen Systeme inzwischen eine weite Verbreitung gefunden, da bei der Bronchoskopie eine bessere Beurteilung der peripheren Bronchialsegmente möglich ist und die flexible Ösophagoskopie trotz eingeschränkter Beweglichkeit der Halswirbelsäule durchgeführt werden kann (Hörmann und Schmidt 1998). Ist die Anlage einer perkutanen endoskopischen Gastrostomie (PEG) indiziert, so kann diese in einem Arbeitsgang erfolgen (Löser 1997).

Die so genannte **Panendoskopie**, d. h. die endoskopische Betrachtung von Nasenrachen, Mundhöhle, Pharynx und Larynx sowie von Tracheobronchialsystem und Ösophagus in Allgemeinanästhesie gewährleistet eine systematische Untersuchung der Schleimhäute der oberen Luft- und Speisewege (Dhooge et al. 1996). Es wird derzeit diskutiert, ob bei Patienten mit einem besonders hohen Risiko für das Auftreten von Zweitkarzinomen im Rahmen der Tumornachsorge zumindest einmal pro Jahr eine Panendoskopie durchgeführt werden sollte.

Eine **Verbesserung der Frühdiagnostik** von malignen und prämalignen Veränderungen der Schleimhaut der oberen Luft- und Speisewege kann möglicherweise durch die endoskopische **Autofluoreszenz-** oder medikamenteninduzierte **Fluoreszenzdiagnostik** erreicht werden. Das Prinzip der Autofluoreszenz wird durch Gewebechromophore hervorgerufen, die nach Anregung durch Licht selbst längerwelliges Licht emittieren. Bei der *Light Induced Fluorescence Endoscopy* (LIFE) zeigen dysplastische oder bereit karzinomatös veränderte Schleimhautareale eine verminderte Fluoreszenzintensität im Vergleich zu gesundem Epithel (Khanavkar et al. 1998). Die Fluoreszenz von malignem Gewebe wird durch Applikation von so genannten Fotosensibilisatoren, die sich vermehrt in maligne veränderter Schleimhaut anreichern, verstärkt. Unter den verschiedenen Fotosensibilisatoren scheint sich die 5-Aminolävulinsäure, eine natürliche Vorstufe von Porphyrinen im Häm-Biosyntheseweg, besonders zu eignen. Erste Ergebnisse nach topischer Applikation in der Mundhöhle sind erfolgversprechend (Leunig et al. 1996; Lippert et al. 2000). Ein weiterer wichtiger Vorteil der **fotodynamischen Fluoreszenzdiagnostik** ist die Möglichkeit, die detektierten malignen Schleimhautareale anschließend fotodynamisch zu behandeln (Lippert und Werner, im Druck).

Symptomatik und Diagnostik maligner Rezidive im Kopf-Hals-Bereich

Äußeres Ohr und Gehörgang

Anamnese und Symptomatik

Das äußere Ohr umfasst die Ohrmuschel und den äußeren Gehörgang. Hier lokalisierte maligne Tumoren können von der Haut und den Hautanhangsgebilden, Gefäßen, Nerven sowie von Knorpel und Knochen ihren Ursprung nehmen (Lever und Schaumburg-Lever 1990). Nässende, schlecht abheilende Hautareale oder eine Schorfbildung im Randbereich der ehemaligen Tumorregion sind typische Erscheinungsformen eines Tumorrezidivs. Bei Verlegung des Gehörgangs entwickeln sich nahezu immer **Entzündungen** mit teilweise **fötider Otorrhö**. Zudem klagen die Patienten häufig über eine Hörminderung, sofern das Hörvermögen nicht bei der Primärtherapie aufgehoben oder deutlich gemindert wurde. Mit zunehmender Größe der Rezidive können Schmerzen, Ulzerationen mit Fötor, Blutungen und Superinfektionen auftreten. Ein Rezidivwachstum in die Fossa retromandibularis führt zur Einschränkung der Mundöffnung. Bei fortgeschrittenen Stadien kann es zu einer Funktionseinschränkung des Nervus facialis kommen.

Diagnostik

Im Vordergrund steht die genaue Inspektion der Ohrmuschel, die gegebenenfalls auch mit dem Mikroskop durchgeführt werden sollte. Durch die otoskopische Untersuchung kann ein umschriebenes Rezidiv im Bereich des Gehörgangs in vielen Fällen klinisch diagnostiziert werden (Abb. 1-3). Eine Otitis externa maligna oder ein Ge-

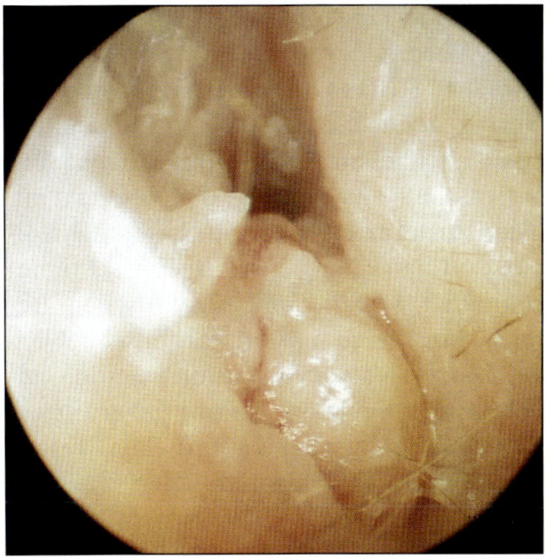

Abb. 1-3 Otoskopisches Bild eines Rezidivkarzinoms des rechten Gehörgangs.

hörgangscholesteatom sind durch den klinischen Verlauf in den meisten Fällen abzugrenzen, wenngleich die Differenzialdiagnose im Einzelfall sehr schwer fallen kann. Bei einem Rezidivverdacht im Bereich des Gehörgangs sollte zur genaueren Abgrenzung, insbesondere bei einer Ausbreitung in die Fossa retromandibularis und Glandula parotidea, eine Computertomographie (CT) und/oder Magnetresonanztomographie (MRT) durchgeführt werden. Die Positronenemissionstomographie (PET) scheint vor allem bei der Abgrenzung von Narben und erneutem Malignomwachstum zu helfen (McGuirt et al. 1998).

Hinweis

Das Augenmerk in der Nachsorge ist nicht nur auf die ehemalige Tumorregion zu lenken, da durch Verschiebetechniken bei der Defektdeckung ein Rezidiv plötzlich auch an einer anderen Region auftreten kann.

Die differenzialdiagnostische Unterscheidung von aktinischer Keratose, Morbus Bowen, Cornu cutaneum, Basaliom und Plattenepithelkarzinom ist oft sehr schwierig und nur durch eine Probeexzision zu treffen. Im Zweifel sollte eine konsiliarische Mitbeurteilung durch den Dermatologen erfolgen.

Plattenepithelkarzinome der Ohrmuschel, die bekanntermaßen häufig durch verstärkte Sonnenlichtexposition hervorgerufen werden, müssen auch immer an mögliche Zweitkarzinome im Bereich der Gesichtshaut denken lassen.

Im Gegensatz zu den Malignomen der Gesichtshaut metastasieren Plattenepithelkarzinome der Ohrmuschel in bis zu 11 % aller Fälle (Rowe et al. 1992), weshalb bei dieser Tumorlokalisation regelmäßig eine B-sonographische Untersuchung des Halses durchgeführt werden sollte.

Mittelohr und Felsenbein

Anamnese und Symptomatik

Maligne Tumoren des Mittelohrs und des Felsenbeins sind selten. Das Felsenbein kann neben dem Ort der Primärmanifestation auch **Zielorgan von Metastasen** eines Mammakarzinoms, Hypernephroms, Prostatakarzinoms, Bronchialkarzinoms oder anderer seltener Tumorentitäten sein (Hill und Kohut 1976; Hyams et al. 1988). Die Symptomatik entspricht der Lokalisation. Im Vordergrund stehen dabei **neurologische Defizite**, die durch die lokale Destruktion und Kompression des Innenohrs und der Hirnnerven bedingt sind. So berichten die Patienten über Schwindel, Tinnitus oder eine Hörminderung bis hin zur vollständigen Ertaubung. Doppelbilder und Sensibilitätsstörungen im Versorgungsgebiet des Nervus trigeminus deuten auf einen Pyramidenspitzenprozess hin. Besonders gefährdet ist der Nervus facialis, der langstreckig durch das Felsenbein und den Processus mastoideus verläuft. Die neurologischen Defizite wirken sich nicht nur auf die Gesichtsmuskulatur aus, sondern betreffen auch die Sekretion der Tränen und die Speicheldrüsen sowie die Geschmacksempfindung der Zungenseiten. Meningitische Beschwerden, stärkste Kopfschmerzen oder epileptische Anfälle treten bei weit fortgeschrittenem Tumorwachstum mit Durainfiltration und Einbruch in die mittlere und hintere Schädelgrube auf. Eine Otorrhö kann als eine entzündliche Begleitreaktion auftreten oder aber im Sinne einer spontanen Liquorrhö erstes Zeichen für ein Tumorrezidiv sein. Bei einem Tumoreinbruch in das Kiefergelenk berichten die Patienten über eine schmerzhafte Mundöffnung bis hin zum Trismus.

Diagnostik

Bei der Otoskopie, die mit dem **Mikroskop** durchgeführt werden sollte – ein Endoskop ist in seltenen Fällen hinzuzuziehen –, können Tumorrezidive im Bereich der meist operativ angelegten Mastoidhöhle erkannt werden. Die sehr häufig begleitende **entzündliche Otorrhö** erschwert vielfach die Beurteilbarkeit und erfordert eine sorgfältige vorherige Reinigung. Eine audiometrische Diagnostik (Reintonaudiogramm, Impedanzprüfung) sollte auch bei Beschwerdefreiheit des Patienten erfolgen. So kann eine neu aufgetretene Schwerhörigkeit ein erster Hinweis auf ein Rezidiv im Bereich des Mittelohrs und/oder der Tube sein. Schwindelsymptome müssen durch eine ausführliche Vestibularisdiagnostik (Prüfung auf Spontan- und Provokationsnystagmus, gegebenenfalls ergänzt durch eine kalorische Funktionsprüfung) objektiviert werden (Scherer 1984). Da sowohl ein vestibulärer als auch ein zentraler Schwindel Ausdruck eines Rezidivgeschehens sein kann, sind in diesen Fällen eine neurologische Mitbeurteilung sowie eine CT und/oder MRT anzuraten (Lloyd und Phelbs 1982).

Bei der Untersuchung und Objektivierung einer **Funktionsstörung des Nervus facialis** sollte sinnvollerweise ein systematisches Vorgehen von zentral nach peripher erfolgen. So lässt eine Mitbeteiligung des Nervus abducens auf eine intramedulläre Läsion schließen. Eine Mitbeteiligung des Nervus statoacusticus legt den Verdacht auf einen zisternalen oder meatalen Schädigungsort nahe. Finden sich Beeinträchtigungen oder Ausfälle im sekretorischen Bereich, muss eine Läsion bis einschließlich des Ganglion geniculi vermutet werden, andernfalls ist sie distal hiervon zu erwarten. Die Schädigung der motorischen Fasern führt zum Ausfall der mimischen Muskulatur, wobei peripher sich die einzeln Nervenäste (z. B. Mundast, Stirnast) unterscheiden lassen. Die Schädigung des Nervus stapedius führt zum Ausfall der Stapediusreflexe mit teilweise sehr störender Hyperakusis. Ein sensorisches Defizit bei Läsion der Chorda tympani führt zur Hypo- oder Ageusie der vorderen zwei Drittel der Zunge. Die Sekretion der Tränen- und Speicheldrüsen, die über den Nervus petrosus gesteuert wird, kann ebenso beeinträchtigt sein.

Eine neu aufgetretene und auf das Wachstum eines Rezidivs suspekte Otoliquorrhö kann durch den Nachweis von **β_2-Transferrin** sicher diagnostiziert werden. Das Sekret wird dabei durch Einlage eines trockenen Baumwollstreifens in den Gehörgang aufgefangen und später immunelektrophoretisch untersucht (Lippert et al. 1997).

Hinweis

Da durch den Primärtumor selbst und auch infolge der Primärbehandlung häufig neurologische Defizite bestehen, müssen diese sehr sorgfältig dokumentiert sein, um später festgestellte Veränderungen hinsichtlich eines möglichen Rezidivgeschehens richtig einordnen zu können.

CT und MRT sollten 6–8 Wochen nach erfolgter Primärtherapie als Ausgangsbefund für spätere Verlaufsuntersuchungen durchgeführt werden. Nur im Vergleich lassen sich im Verlauf auftretende therapiebedingte Veränderungen (Narbenbildung, Duraplastik, Muskellappenplastik) von einer echten Neubildung unterscheiden. Insbesondere wenn der Gehörgang im Rahmen der chirurgischen Resektion verschlossen wurde sind regelmäßige CT- und/oder MRT-Untersuchungen unerlässlich. Bei radiologisch nicht sicher beurteilbaren Befunden kann eine zusätzliche PET zum Tumorausschluss sinnvoll sein (McGuirt et al. 1998).

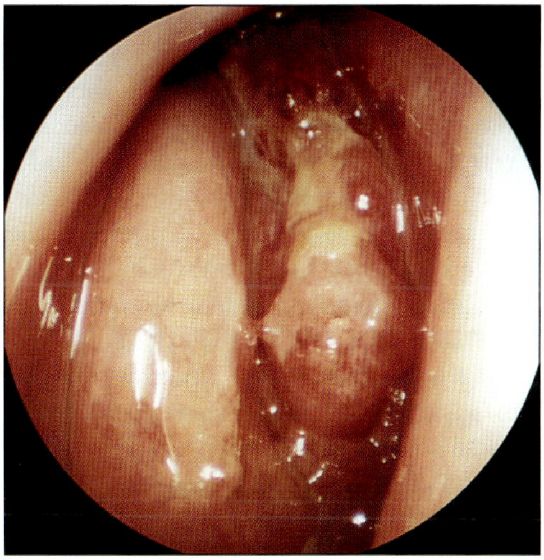

Abb. 1-4 Endoskopische Aufnahme (starre 30°-Optik) eines Rezidivkarzinoms der linken Kieferhöhle.

Nasenhaupt- und Nasennebenhöhlen

Anamnese und Symptomatik

Maligne Tumoren der Nasenhaupt- und Nasennebenhöhlen sind **sehr selten**. Ihr Anteil an den bösartigen Geschwülsten wird weltweit mit 0,1–1 % angegeben (Hamaker und Singer 1986, Thiel und Rettinger 1986). Beim histologischen Typ überwiegen mit über 50 % die Plattenepithelkarzinome, gefolgt von den Adenokarzinomen. Als überwiegender Manifestationsort ist die **Kieferhöhle** zu nennen (Werner et al. 1997).

Entwickeln sich Rezidivtumore in der Kieferhöhle oder in der Nasenhaupthöhle und wachsen in den freien Raum hinein, so können diese zunächst trotz zum Teil beträchtlicher Größe unbemerkt bleiben. Hat ein Tumor die vorgegebenen Grenzen seines Ursprungsorts erreicht oder gar überschritten, d. h. komprimiert, arrodiert oder infiltriert er Schleimhaut, Knochen, Nerven, Dura mater, Orbita oder die bedeckenden Weichteile, so treten subjektive Beschwerden auf (Ganzer et al. 1992). Je nach Lokalisation und Ausdehnung des Tumorrezidivs berichten die Patienten über ein dumpfes Druckgefühl oder Schmerzen im Oberkieferbereich und/oder über eine **einseitig behinderte Nasenatmung** mit zum Teil **blutiger Rhinorrhö** und **Fötor** (Abb. 1-4). Einseitige Gesichtsauftreibungen mit entzündlich-ödematöser Begleitreaktion deuten ebenso wie innere Konturveränderungen mit Zahnlockerungen, Zahnwanderungen oder einem gestörten Prothesensitz auf ein erneutes Tumorwachstum hin. Rezidive der Siebbeinregion verursachen rasch eine Hyposmie oder Anosmie und können häufig auch die **Orbita** mitbetreffen. Tränenträufeln, Chemosis, Lateralverdrängung des Bulbus oculi, Protrusio bulbi, Motilitätseinschränkungen mit Doppelbildern und Sehstörungen mit Visusminderung sind weitere im Zusammenhang mit einem Rezidiv auftretende Symptome.

Ein Tumorwachstum im Bereich der Schädelbasis, der Nervenaustrittsstellen oder im extrakraniellen Verlauf der dort lokalisierten Hirnnerven führt zu entsprechenden Funktionsstörungen der Hirnnerven I–V. Bei Destruktion der Schädelbasis mit Infiltration der sehr **schmerzempfindlichen** Dura mater können die Patienten über stärkste Schmerzen klagen. Die Tumorinfiltration der Fossa pterygopalatina ist charakterisiert durch eine gestörte Mundöffnung bis hin zum Trismus, neuralgiforme Schmerzen und Sensibilitätsstörungen.

Diagnostik

Bei der Inspektion des Gesichts wird das Augenmerk auf neu aufgetretene Gesichtsasymmetrien, Weichteilschwellungen oder Hautrötungen gelegt. Grobe Störungen der Augenmotilität oder eine Epiphora, die Hinweis für einen Tumoreinbruch in die Orbita sind, fallen dem Untersucher häufig auf den ersten Blick auf. Es folgt die palpatorische Untersuchung der Verschieblichkeit der Gesichtsweichteile über dem Gesichtsschädel sowie die Palpation des regionalen Lymphabflussgebiets, insbesondere der Region der Glandula parotidea. Eine B-sonographische Untersuchung des Halses ist aufgrund der geringen lymphogenen Metastasierungsfrequenz nur bei eindeutigem Rezidivverdacht erforderlich (Wustrow et al. 1989). Bei der Untersuchung des Kauapparats ist auf Schmerzen bei der Mundöffnung, auf die Weite der Mundöffnung und Okklusionsstörungen zu achten. Ein Trismus oder die Seitenabweichung des Unterkiefers bei der Mundöffnung können Hinweise für eine Infiltration des Musculus pterygoideus sein.

Eine besondere Bedeutung kommt der **neurologischen Untersuchung** der Hirnnervenfunktion zu. Da vielfach durch den Primärtumor selbst oder die chirurgische und strahlentherapeutische Behandlung bereits Nervenschädigungen vorliegen, ist das Augenmerk besonders auf neu auftretende neurologische Defizite zu lenken. Riechstörungen sind entweder durch eine Abschottung der Regio olfactoria bedingt oder Ausdruck einer tumorösen Destruktion im Bereich der Lamina cribrosa. Störungen der Augenmotilität oder eine Lidheberschwäche weisen auf eine Läsion des Nervus oculomotorius, des Nervus trochlearis oder des Nervus abducens hin. Eine Visusminderung wird bei einer direkten und indirekten Schädigung des Nervus opticus beobachtet. Wächst ein Rezidiv in den retromaxillären Raum ein, können sensible Defizite (Hypo- und Parästhesien im Versorgungsgebiet des Nervus trigeminus) und motorische Ausfälle der Kaumuskulatur objektiviert werden. Der Kornealreflex ist vielfach gestört (Duus 1980).

Bei klinischem Rezidivverdacht sind bildgebende Verfahren unverzichtbar. Primär ist eine **Computertomographie** (Dünnschichttechnik, meist in koronarer und axialer Schichtung, gegebenenfalls ergänzt durch eine sagittale Rekonstruktion) zu veranlassen, da die knöchernen Strukturen besser zur Darstellung kommen. Zur Beurteilung bezüglich einer möglichen Infiltration der Orbita oder der Dura mater ist eine ergänzende MRT durchzuführen. Eine Szintigraphie kann in bestimmten Fällen zusätzliche Informationen zur Tumorausbreitung ergeben.

Hinweis
Drei Monate nach erfolgter Primärtherapie sollte nach sorgfältiger Vorbehandlung (Abtragung von Borken und Krusten, lokale Abschwellung) eine CT und/oder MRT, abhängig davon, ob neben dem Knochen auch Weichteilstrukturen beurteilt werden sollen, durchgeführt werden. Diese Aufnahmen dienen bei einer späteren Verlaufskontrolle (z. B. einer MRT alle 6–9 Monate über drei Jahre) als Bezugsaufnahmen, da reaktive Schleimhautschwellungen, Krusten oder Sekret häufig zu Fehlinterpretationen führen.
Nach epithetischer Defektdeckung ist bei der Untersuchung die Epithese grundsätzlich abzunehmen. Bei nicht optimalem Epithesensitz können Rötungen und Ulzera entstehen, die eine sichere Befundbeurteilung erschweren. Wurde nach einer Exenteratio orbitae die Höhle mit einem Muskellappen aufgefüllt, so ist das Aufspüren eines Rezidivs durch die klinisch-endoskopische Untersuchung allein nicht möglich. In diesen Fällen sind regelmäßige sonographische, computer- und/oder kernspintomographische Beurteilungen erforderlich. Wurde trotz Infiltration der knöchernen Orbita auf eine Exenteratio orbi-

tae verzichtet, so ist die Nachsorge entsprechend engmaschiger und ergänzt mit CT und/oder MRT durchzuführen (Werner et al. 1997).
Einige Besonderheiten sind durch den histologischen Tumortyp bedingt. Lag primär ein Adenokarzinom bei fehlender Holzstaubanamnese vor, so muss stets an einen möglichen Primärherd im gastrointestinalen Bereich gedacht werden. Adenoidzystische Karzinome führen sehr frühzeitig zu einem Befall der Hirnnerven sowie zur Ausbildung hämatogener Fernmetastasen. Das Tumorwachstum schreitet in der Regel sehr langsam fort, sodass der Befund in nicht wenigen Fällen nur kontrolliert und gegebenenfalls symptomatisch therapiert werden muss. Lag primär ein Schleimhautmelanom vor, so müssen regelmäßig Probeexzisionen aus der operativ behandelten Region genommen werden, da diese Tumoren besonders häufig zu Rezidiven neigen (Folz et al. 1997).

Nasopharynx

Anamnese und Symptomatik

Unter den Malignomen des Nasenrachens stellen die Karzinome den weitaus größten Teil, wobei die wenig und undifferenzierten Karzinome (**lymphoepitheliales Karzinom** vom Typ Schmincke) gemeinsam mit dem **Plattenepithelkarzinom** überwiegen. Das Nasenrachenkarzinom kommt besonders häufig im südchinesischen Raum und auch in anderen südostasiatischen Ländern mit einem hohen chinesischen Bevölkerungsanteil vor. In Europa hingegen ist die Inzidenz gering (Shanmugaratnam et al. 1978, Wei und Sham 1996). Die Behandlung der Wahl ist hier eine **primäre Strahlentherapie** (Roth et al. 1989).

Da ca. 30 % der Nasopharynxkarzinome im Bereich der Rosenmüller-Grube lokalisiert sind (Yeh 1962), kommt es infolge einer Verlegung der Tubenöffnung, durch direkte Tumorinfiltration oder durch begleitende Schleimhautschwellungen zu rezidivierenden **Tubenventilationsstörungen** mit Paukenergüssen und nachfolgender Hörminderung. Es sei jedoch auch darauf hingewiesen, dass diese Symptome nach erfolgter Primärtherapie über einen sehr langen Zeitraum andauern können. Demgegenüber weisen neu aufgetretene Symptome zum Teil sehr zuverlässig auf ein Tumorrezidiv bzw. auf eine Tumorprogredienz hin. Eine einseitige Behinderung der Nasenatmung mit schleimig-eitriger Rhinorrhö bei tumoröser Verlegung der Choane sowie rezidivierendes, überwiegend hinten lokalisiertes Nasenbluten sind seltener und meist Ausdruck eines ausgedehnten exophytischen Tumorwachstums. Lymphknotenmetastasen, die auch bei streng einseitigem Tumorsitz bilateral auftreten können (Werner 1993), sind häufig erstes Symptom eines weiter fortschreitenden Krankheitsprozesses.

Bei einer Tumorinfiltration der Schädelbasis treten **ophthalmo-neurologische Symptome** auf. In Abhängigkeit vom Tumorwachstum kann sich eine isolierte oder auch kombinierte Funktionsstörung des Nervus oculomotorius, Nervus trochlearis und Nervus abducens bis hin zur kompletten Ophthalmoplegie entwickeln. Auch Funktionsstörungen des Nervus trigeminus werden häufig beobachtet. Bei einem Tumorwachstum nach dorsal kommt es zu einer Infiltration des Meatus acusticus internus mit Innenohrsymptomen (Schwindel, Tinnitus, Innenohrschwerhörigkeit) und zu einer Reizleitungsstörung des Nervus facialis. Eine Tumorausbreitung in den Parapharyngealraum führt zu Alterationen der hinteren Hirnnervengruppe (Nervus glossopharyngeus, Nervus vagus, Nervus accessorius und Nervus hypoglossus) sowie des Plexus cervicalis mit Ausbildung eines Horner-Syndroms.

Diagnostik

Wesentliche Bedeutung für die Kontrolle des Lokalbefundes kommt der **endoskopischen Untersuchung** mit verschieden Winkeloptiken zu. Transoral kann mit Hilfe der 90°-Optik der Nasopharynx von unten betrachtet werden. Dies ist durch den Würgereiz häufig erschwert, weshalb die Patienten vorher ausreichend lokalanästhesiert werden sollten. Mit dünnen starren Optiken kann der Nasenrachen auch transnasal endoskopiert werden. Durch Einführung einer feinen Biopsiezange in die Nasenhaupthöhle der Gegenseite können mit dieser Technik unter optischer Kontrolle gezielt Biopsien im Stuhl gewonnen werden. Besonderes elegant ist die transnasale Untersuchung mit flexiblen Glasfaseroptiken, die auch bei einer Einengung der Nasenhaupthöhle durch eine Septumdeviation möglich ist und zudem einen Blick nach allen Seiten ermöglicht.

In Abhängigkeit vom ohrmikroskopischen Befund sollte eine audiologische Diagnostik (orientierender Stimmgabelversuch nach Weber und Rinne, Impedanzprüfung, Tonschwellenaudiometrie) durchgeführt werden. Die B-sonographische Untersuchung des Halses, gegebenenfalls ergänzt durch eine Punktionszytologie ist regelmäßiger Bestandteil der Untersuchung. Neurologische und ophthalmologische Defizite sind durch entsprechende Konsilaruntersuchungen zu objektivieren.

Bei klinischem Verdacht auf ein Tumorrezidiv ist zusätzlich eine bildgebende Diagnostik (CT und/oder MRT) einzuleiten. Es ist in diesem Zusammenhang darauf hinzuweisen, dass ca. 6–8 Wochen nach Abschluss der Primärtherapie der Status durch eine CT und/oder MRT dokumentiert werden sollte, um im weiteren Verlauf zwischen therapiebedingten Narben und neuem Tumorwachstum unterscheiden zu können. Auch die PET kann hier zur weiteren Differenzierung hilfreich sein (Mc Guirt et al. 1998).

> Das Epstein-Barr-Virus (EBV) spielt eine entscheidende Rolle bei der Ätiologie des Nasenrachenkarzinoms.

Bereits 1966 konnten Old und Mitarbeiter in Seren von Patienten mit nasopharyngealen Karzinomen Antikörper gegen EBV nachweisen. Insbesondere beim lymphoepithelialen Karzinom vom Typ Schmincke lässt sich nahezu immer ein hoher serologischer EBV-Titer nachweisen. Der **EBV-Titer korreliert mit der Tumormasse** und ist ein **zuverlässiger Verlaufsparameter**, der im Rahmen der Tumornachsorge regelmäßig bestimmt werden sollte. Die IgA-Antikörperbestimmung gegen das Viruscapsid-Antigen (VCA) spielt bei der Diagnose des Nasenrachenkarzinoms die wichtigste Rolle (Zenner 1988). In China wird die serologische Untersuchung sogar als **Screening-Verfahren** eingesetzt. Das Membranantigen und das Early-Antigen sind von untergeordneter Bedeutung (Sesterhenn 1992).

Hinweis

Die endoskopische Erkennung eines Tumorrezidivs kann durch die Vorbehandlung sehr erschwert sein. So ist die Schleimhaut nach erfolgter Strahlentherapie, eventuell mit zusätzlicher Brachytherapie, häufig sehr stark gerötet und mit Krusten und Fibrin belegt. Hier und auch zum Ausschluss des gelegentlich zu beobachtenden submukösen Wachstums führen wir regelmäßige Gewebeproben, zum Teil mit Velotractio, durch.

Nach erfolgter operativer Therapie, beispielsweise einer Tumorexstirpation von lateral mit Rekonstruktion des Defektes durch den Musculus temporalis, ist zum einen die Anatomie der genannten Region verändert und zum anderen kann ein Rezidivtumor durch den Muskel verdeckt und somit nicht erkennbar sein. Auch bei diesen Fällen ist eine MRT-Verlaufskontrolle unverzichtbar.

Mundhöhle und Oropharynx

Anamnese und Symptomatik

Der sorgfältigen Untersuchung von Mundhöhle und Oropharynx kommt ein besonderer Stellenwert bei der Nachsorge von Patienten mit Karzinomen im Bereich der oberen Luft- und Speisewege zu. Es handelt sich hierbei um anatomische Regionen, in denen besonders **häufig Zweitkarzinome**, aber vor allem auch **Präkanzerosen** lokalisiert sind. Diese Veränderungen sind typischerweise zunächst asymptomatisch und können demzufolge als Zufallsbefund im Rahmen der Tumornachsorge diagnostiziert werden. So ist die **frühzeitige Probeexzision** aller inspektorisch erkennbaren Schleimhautveränderungen als unverzichtbares Diagnostikum in das Nachsorgekonzept einzubinden. Dabei kann die Abwägung zwischen unverdächtigen und verdächtigen Schleimhautarealen außerordentlich problematisch sein, da die Schleimhaut bereits durch die chirurgische und/oder strahlentherapeutische Behandlung stark verändert sein kann. In diesem Zusammenhang darf nicht unerwähnt bleiben, dass Schluckstörungen oder Missempfindungen vielfach als „normal" gelten und unter Umständen zu einer Fehleinschätzung des Krankheitsverlaufs führen.

Häufigstes Symptom einer Rezidiventwicklung sind **langsam zunehmende Schmerzen**, die nicht selten in die Ohrregion ausstrahlen. Es kommt zu schmerzbedingten **Schluckstörungen** mit Reduktion der Nahrungsaufnahme und nachfolgendem Gewichtsverlust bis hin zum körperlichen Verfall. Zudem berichten die Patienten vielfach über eine Einschränkung der Zungenbeweglichkeit mit Behinderung beim Sprechen (kloßige, undeutliche Artikulation) und über eine als sehr störend empfundene **Hypersalivation**, die den Untersucher in Anbetracht der meist bestehenden strahleninduzierten Hyposalivation aufmerksam machen sollte. Eine nicht mehr exakt passende Zahnprothese deutet auf ein Rezidiv mit Beteiligung des Alveolarkamms hin. Die Einschränkung der Mundöffnung ist häufig reflektorisch durch die Schmerzen bedingt, kann jedoch auch Zeichen einer vorliegenden Infiltration der Musculi pterygoidei sein. Die Ausbildung einer Fistel in deutlichem zeitlichem Abstand zur Primärtherapie ist somit stets verdächtig für ein Tumorrezidiv (Abb. 1-5). Einige Patienten berichten sehr früh über Blutbeimengungen

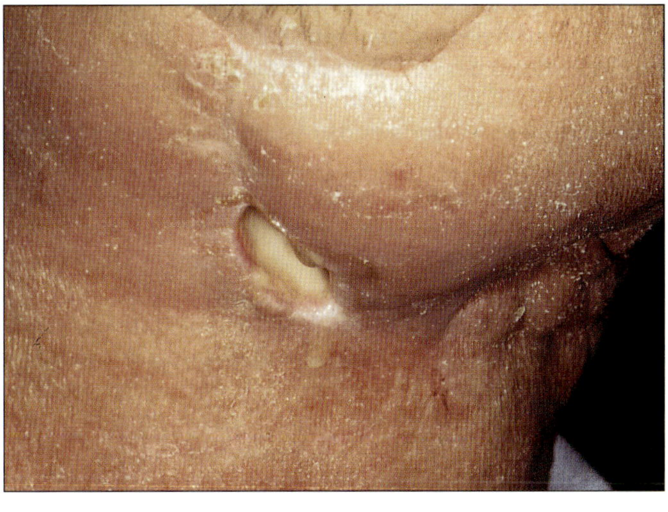

Abb. 1-5 Spontan aufgetretene Fistel submandibulär rechts. Zustand nach der Exzision eines Mundbodenkarzinoms mit Unterkieferteilresektion und postoperativer Strahlentherapie vor neun Monaten.

im Sputum. Diese treten im Gegensatz zu trachealen oder bronchialen Blutungen ohne initialen Hustenreiz auf und führen erst bei größeren Mengen sekundär zur Aspiration mit Husten. Ein überwiegend exophytisch wachsendes Rezidiv kann ebenso wie eine begleitende Ödembildung zu Dyspnoe mit Stridor führen. Ein ulzeröses Tumorwachstum führt typischerweise zu einem Foetor ex ore.

Diagnostik

Die Untersuchung der Lippen, der Mundhöhle und des Oropharynx hat die genaue Inspektion der Schleimhaut zum Ziel. Um keine Bereiche auszulassen, ist es unverzichtbar, dass die Inspektion systematisch von den Lippen zum Rachen hin erfolgt. Die Untersuchung mit dem Stirnspiegel erfolgt in der Regel sitzend im Untersuchungsstuhl. Bei der Betrachtung von suspekten Schleimhautarealen sollte insbesondere im Bereich der Mundhöhle auch das Mikroskop zur Hilfe genommen werden (Rudert 1992). Zur Untersuchung muss der Patient grundsätzlich alle beweglichen Zahnersatzteile herausnehmen. Mit Hilfe von Mundspateln wird die Wange aufgehalten. Zunge und Zungengrund werden nach unten gedrückt, damit eine gute Inspektion des Oropharynx möglich ist.

Unregelmäßigkeiten des Lippenrots und der Schleimhaut des Vestibulum oris sind in der Regel leicht zu erkennen. Bei der Öffnung des Mundes ist auf die Weite der Mundöffnung, objektivierbar durch den Interdentalabstand, und auf etwaige Seitenabweichungen zu achten. Eine Dokumentation des Zahnkantenabstands oder auch der Anzahl aufeinander gestapelter und in die Mundhöhle vorgeschobener Mundspatel kann für die Verlaufskontrolle von Bedeutung sein. Es schließt sich die Prüfung der Zungenbeweglichkeit an. Bei eingeschränkter Zungenmotilität ist zu unterscheiden, ob eine tumoröse Fixation vorliegt oder eine Schädigung des Nervus hypoglossus. Letztere erkennt man an der sich ausbildenden Atrophie der Zungenmuskulatur der betroffenen Seite. Bei Herausstrecken der Zunge weicht diese zur erkrankten Seite ab. Lässt man den Patienten „aaaa“ sagen, kann im Bereich des weichen Gaumens die Beweglichkeit und die symmetrische Innervation beurteilt werden. Abweichungen geben Hinweise auf eine Läsion des Nervus glossopharyngeus. Schleimhautveränderungen, die sich nicht abwischen lassen, sind bis zum Beweis des Gegenteils rezidivverdächtig. Hier ist stets eine **histologische** Abklärung anzustreben. Korrelieren Schleimhautläsionen an der Wange oder am Zungenrand mit den Zähnen oder dem Zahnersatz, so ist eine Druckschädigung der Schleimhaut möglich. In diesen Fällen sollte eine konsiliarische Vorstellung beim Mund-Kiefer-Gesichts-Chirurgen erfolgen. Im Bereich der Okklusionsebene der Zähne kann eine harmlose Bisslinie in der Wangenschleimhaut verlaufen.

Eine wichtige Rolle im Untersuchungsablauf spielt die **Palpation**, die **stets bimanuell** durchgeführt werden sollte. Oberflächenbeschaffenheit, Konsistenz, Größe, Abgrenzung gegenüber Nachbarstrukturen und Verschieblichkeit gegenüber dem Unterkieferknochen können so erfasst werden. Besonders wichtig sind Indurationen der Tonsillenregion, der Glossotonsillarfurche und des Zungengrundes, die bei intakter Schleimhaut bei der Endoskopie leicht übersehen werden können. Für die Beurteilung ist vor allem der Seitenvergleich von Bedeutung. Durch bimanuelle Palpation des Mundbodens können dort versteckt lokalisierte Resistenzen erkennbar werden.

Bei sehr starkem Würgereiz, der sich auch mit Oberflächenanästhetika nur eingeschränkt beeinflussen lässt, kann der Oropharynx partiell mit einem flexiblen Endoskop transnasal untersucht werden. Ist trotzdem keine eindeutige Beurteilung möglich, kann eine Untersuchung in Allgemeinanästhesie erforderlich sein. Die Rückseite des weichen Gaumens wird mit einer 120°-Optik transoral oder mit der flexiblen Optik transnasal sicher beurteilt.

Da die Mundhöhle und der Oropharynx gut zugänglich sind, ist die Indikation zur Probeexzision großzügig zu stellen. Bei Rezidivverdacht ist die Diagnostik durch bildgebende Verfahren zu ergänzen. Die MRT eignet sich vor allem zur Darstellung von Weichteilstrukturen wie Mundboden, Zungenkörper und Zungengrund, während die CT eine bessere Beurteilung knöcherner Strukturen, eventuell ergänzt durch eine Knochenszintigraphie, ermöglicht.

Hinweis

Da der Würgereiz bei einem Großteil der Patienten sehr stark ausgeprägt ist, ist häufig eine Oberflächenanästhesie (z. B. Xylocainspray® 4 %) erforderlich. Die Zeit, die bis zum vollständigen Wirkungseintritt des Oberflächenanästhetikums erforderlich ist, kann zur weiteren Anamneseerhebung oder Untersuchung anderer Regionen genutzt werden.

Im Zungengrund sollte bei örtlicher Betäubung im Untersuchungsstuhl mit Zurückhaltung biopsiert werden, da möglicherweise starke Blutungen und auch Schwellungen auftreten können. Hier hat sich bei ausgedehnteren Befunden die transorale endoskopische Laserabtragung in Allgemeinanästhesie bewährt.

Die durch die Bestrahlung stark vorgeschädigte Schleimhaut ist in besonderem Maße für entzündliche Erkrankungen (bakteriell und viral) anfällig. Ursächlich ist dabei vor allem die Sialopenie nach Strahlen- und Chemotherapie sowie die allgemeine Reduktion der Immunabwehr unter anderem auch durch die längere Gabe von Kortikosteroiden bei rezidivierenden Ödemen. Häufig liegen Soorinfektionen vor, die neben einer Eigensymptomatik (Brennen, Dysphagie, Schmerzen) die Beurteilung der Schleimhäute hinsichtlich eines möglichen Rezidivs erheblich erschweren. Nach Abwischen der Beläge bleibt eine gerötete Schleimhautoberfläche zurück.

Plastisch-rekonstruktive Maßnahmen (Pectoralis-major-Lappen, Radialis-Lappen) verdecken die direkte Sicht auf das ehemalige Tumorareal. Unter oder am Rand des Muskellappens entstehende Rezidivkarzinome können übersehen werden (Alvi et al. 1996). Persistierende Schleimhautödeme oder eine spontane Fistelbildung mit freiliegendem Unterkieferknochen treten nicht selten als Folge der Strahlentherapie auf. Ein Rezidiv kann in diesen Fällen nur durch Probeexzisionen sicher ausgeschlossen werden.

Larynx und Hypopharynx

Anamnese und Symptomatik

Das Leitsymptom von pathologischen Veränderungen im Bereich der Stimmlippen ist die **persistierende Heiserkeit**. Da in den meisten Fällen aufgrund der chirurgischen oder auch strahlentherapeutischen Vorbehandlung bereits eine unterschiedlich ausgeprägte Heiserkeit vorliegt, ist eine Verschlechterung der Stimmqualität oft schwer zu erkennen. Ein weiteres, für ein progredientes Tumorwachstum charakteristisches Symptom ist der mit zunehmender Einengung der Glottisebene progrediente **inspiratorische Stridor**. Die Glottisenge – gleich ob durch das Tumorvolumen bedingt oder infolge aufgehobener Stimmlippenbeweglichkeit aufgetreten – kann ebenso Folge eines vom Hypopharynx ausgehenden Tumorwachstums sein. Demgegenüber bleiben kleinere Tumoren des Hypopharynx zunächst klinisch symptomlos und können leicht übersehen werden. Bei fortgeschrittenem Tumorwachstum berichten die Patienten je nach Lokalisation und Ausbreitung über zum Teil sehr schmerzhafte Schluckbeschwerden, Aspiration von Flüssigkeit und Dyspnoe, aber auch über uncharakteristische Halsschmerzen, Trockenheitsgefühl im Hals, starke Verschleimung, Fremdkörpergefühl, Dysphagie und Odynophagie. Die angeführte Symptomatik kann gleichermaßen auch auf ein im supraglottischen Bereich anzusiedelndes Tumorrezidiv hindeuten.

Bei entzündlich bedingter Stenosierung des Larynx, die auf eine **Perichondritis** in Folge einer Strahlentherapie oder chirurgischen Freilegung des Schildknorpels zurückzuführen ist, tritt eine zunehmende Dyspnoe auf. Im fortgeschrittenen Stadium können Knorpelsequester demarkiert und abgehustet werden. Die Patienten klagen zudem über prälaryngeale Schmerzen, die sich bei Berührung im Bereich des Schildknorpels verstärken. Gelegentlich ist äußerlich eine Rötung und Schwellung zu erkennen. Patienten, bei denen aufgrund eines Larynx- oder Hypopharynxkarzinoms eine Laryngektomie vorgenommen wurde, klagen über Zunahme der ohnehin häufig bestehenden Schluckbeschwerden sowie über eine Verschlechterung oder völliges Versagen der **Ruktussprache**. Ein Tumorrezidiv im Bereich des Tracheostomas kann zu rezidivierenden Blutungen aus dem Stoma führen (Abb. 1-6). Diese Patienten berichten zudem über rezidierenden Husten mit blutigem Auswurf und Schwierigkeiten bei Einsetzen der Trachealkanüle. Bei zunehmender Einengung des Tracheostomas kommt es zu Dsypnoe.

Halslymphknotenschwellungen in den Regionen II, IV und V (Lokalisation der Regionen I–V s. Tab. 1-1) können oftmals erstes Symptom eines Rezidivtumors im Bereich des Larynx und Hypopharynx sein. Weiterhin ist eine neu auftretende Pharynxfistel bis zum Beweis des Gegenteils immer verdächtig für ein Tumorrezidiv.

Diagnostik

Für die Untersuchung von Larynx und Hypopharynx stehen mehrere Verfahren zur Verfügung. Neben dem Kehlkopfspiegel werden für die indirekte Laryngoskopie starre Winkeloptiken oder flexible Glasfaseroptiken eingesetzt. Für die direkte Laryngoskopie verwendet man starre Endoskopierohre unter Zuhilfenahme des Mikroskops. Die derzeit noch hauptsächlich angewandte **Spiegeluntersuchung** des Kehlkopfs wird zunehmend durch **endoskopische Verfahren** verdrängt. So wird durch Verwendung starrer Weitwinkeloptiken (70° und 90°) eine deutlich bessere Aus-

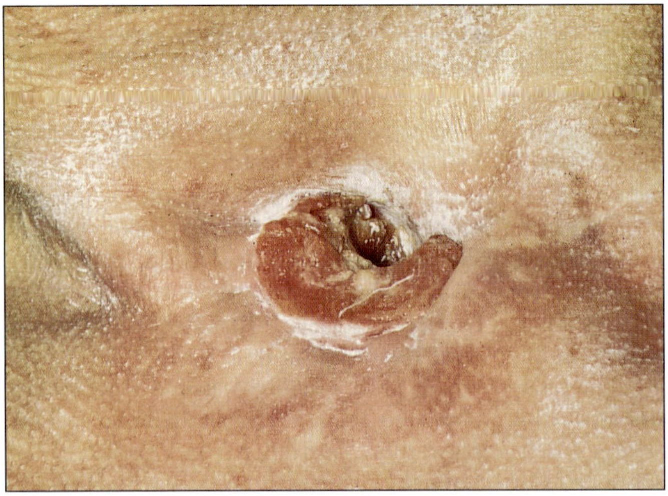

Abb. 1-6 Parastomales Rezidiv eines Plattenepithelkarzinoms zwei Jahre nach Laryngektomie, neck dissection beiderseits und Strahlentherapie eines T4N2bM0-Hypopharynxkarzinoms.

leuchtung von Larynx und Hypopharynx (Ward et al. 1974, von Stuckradt und Lakatos 1975) ermöglicht. Hiermit wird eine bessere Bildqualität erreicht, die auch eine Befunddokumentation mittels Foto- und Videotechnik erlaubt. Beim Lupenlaryngoskop kann die Vergrößerung in gewissem Rahmen variiert werden. Eine gewisse Einschränkung der Bildqualität ergibt sich durch die Begrenzung der Tiefenschärfe.

Das Hauptaugenmerk bei der Untersuchung von Larynx und Hypopharynx ist auf das frühzeitige Erkennen von pathologischen Schleimhautveränderungen gerichtet. Zudem erfolgt eine genaue Beurteilung der Beweglichkeit von Stimmlippen und Aryknorpeln bei Respiration und Phonation. Die Stimmlippenbeweglichkeit, Glottisweite und Glottisschluss müssen exakt dokumentiert werden, da Funktionseinschränkungen trotz unauffälliger Schleimhaut ein erster Hinweis für ein Tumorwachstum sein können.

Ist trotz Oberflächenanästhesie (z.B. Lidocain®-Spray, max. 5 mg/kg KG) ein Würgereiz nur unzureichend zu beeinflussen oder ist die Mundöffnung stark eingeschränkt, kann die Laryngoskopie auch mit einem transnasal eingeführten flexiblen Endoskop durchgeführt werden. Ein weiterer wesentlicher Vorteil der **flexiblen Endoskopie** ist, dass sie auch unabhängig von der Position des Patienten erfolgen kann (Berghaus 1994). Die flexiblen Endoskope ermöglichen die Mitbeurteilung von Zungengrund und Vallekularegion. Beim Valsalva-Manöver kommt es zu einer Entfaltung der Sinus piriformes. Die bewegliche Faserspitze lässt auch bei einer den Aditus laryngis verlegenden Raumforderung eine Beurteilung der Glottisebene zu, was für die Beurteilung hinsichtlich eines möglichen Intubationshindernisses und einer Tracheotomie bedeutsam ist. Bei ausreichender Oberflächenanästhesie ist eine Mitbeurteilung des subglottischen Raums sowie der oberen Trachea möglich. Probeexzisionen oder eine Bürstenzytologie können bei Verwendung dickerer Endoskope mit Arbeitskanal und Absaugung entnommen werden. Über den Stellenwert der **Zytologie** im Vergleich zur Histologie differieren die Meinungen (Lundgren et al. 1982, Steiner 1997). Ein nicht zu vernachlässigender Nachteil der flexiblen Endoskope ist die im Vergleich zu den starren Optiken schlechtere Bildqualität und die geringere Vergrößerung (Mertens 1985).

Eine stroboskopische Untersuchung der Stimmlippen sollte zur exakten Beurteilung der Schwingungsfähigkeit bei kleinen Schleimhautveränderungen ergänzend durchgeführt werden. Die **Stroboskopie** kann in bestimmten Fällen zur Entscheidung beitragen, ob eine invasivere endoskopische Diagnostik erforderlich ist. So deuten geringe Bewegungsstörungen der über dem Musculus vocalis liegenden Schleimhaut auf ein beginnendes Tiefenwachstum des Tumors mit Infiltration des Ligamentum vocale und des Musculus vocalis hin. Bei einem manifesten Karzinom fehlen die Randkantenverschiebung und Vibrationen gänzlich (McKelvie et al. 1970; Hirano 1989).

Jede auf einen malignen Tumor verdächtige Schleimhautveränderung in Larynx und Hypopharynx muss mittels einer **direkten Mikrolaryngoskopie** in Intubationsnarkose histologisch abgeklärt werden. Bei der direkten Laryngoskopie wird über ein transoral eingeführtes Rohr ein direkter Zugang zum Larynx und Hypopharynx ermöglicht (Kleinsasser 1974). Der Zungengrund wird dabei nach vorne gedrückt. Das Endoskopierohr wird über eine spezielle Halterung abgestützt, sodass ein beidhändiges Arbeiten unter mikroskopischer Kontrolle möglich ist. Bei kleinen Schleimhautläsionen ist die diagnostische Entfernung mittels kaltschneidender Mikroinstrumente oder des CO_2-Lasers (Rudert und Werner 1994) auch gleich der therapeutische Eingriff (*excisional biopsy*). Eine mögliche Ergänzung der direkten Mikrolaryngoskopie stellt die Kontaktendoskopie der Stimmlippen dar. Dabei werden nach Färbung des Stimmlippengewebes mit Methylenblau durch ein Kontakt-

Mikrolaryngoskop die Oberflächenschichten der Mukosa bei 60–150facher Vergrößerung betrachtet (Andrea et al. 1995). Der diagnostische Stellenwert dieser neuen „in-vivo"-Technik für die Laryngologie wird sich in den nächsten Jahren zeigen.

Beim laryngektomierten Patienten erfolgt neben der endoskopischen Beurteilung des Pharynx eine gründliche Inspektion des Stomas sowie die flexibel-endoskopische Betrachtung der Trachea (Abb. 1-7). Hier ist insbesondere bei Kanülenträgern auf Druckulzera und Borken zu achten, die ein Rezidiv verdecken können. Auch eine Entzündung um die Stimmprothese herum kann in seltenen Fällen einem Tumorrezidiv entsprechen und muß bei Persistenz histologisch abgeklärt werden. Besteht klinisch ein eindeutiger Rezidivverdacht, so ist die Tumorausdehnung insbesondere zur Festlegung des therapeutischen Vorgehens mittels CT und/oder MRT abzuklären.

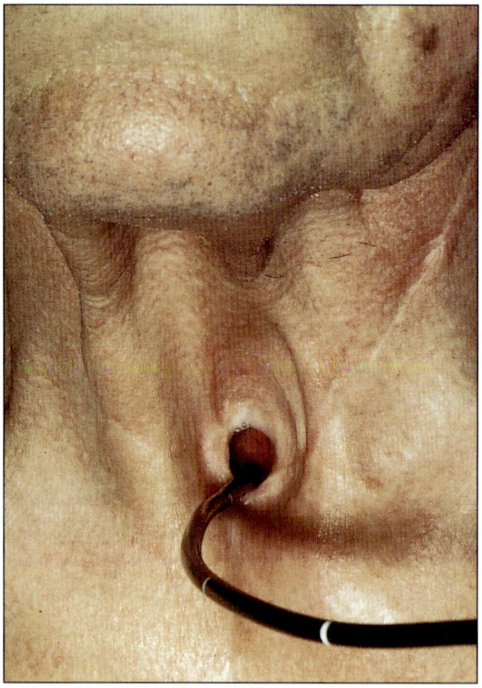

Abb. 1-7 Flexible Endoskopie des Stomas und der Trachea. Zustand nach Laryngektomie.

Hinweis

Die Einstellbarkeit zur direkten Mikrolaryngoskopie und Hypopharyngoskopie ist nach erfolgter Kehlkopfteilresektion von außen und/oder Strahlentherapie vielfach erschwert. Eine eventuell durchgeführte *neck dissection* trägt zusätzlich zur Induration des Halses bei. In diesen Fällen empfiehlt es sich, kleinere Endoskopierohre zu verwenden. Sanfter Druck von außen auf den Kehlkopf kann zur besseren Schleimhautexponierung beitragen. Über das liegende Rohr kann bei nicht optimaler Einsicht mit Hilfe von starren Winkeloptiken Einblick in den Sinus Morgagni, den subglottischen Raum und die Trachea genommen werden. Ist trotz Positionswechsel des Endoskopierohrs der Endotrachealkatheter im Sichtfeld, so sollte in Absprache mit der Anästhesieabteilung die Endoskopie in intermittierender Apnoe oder mit Jetventilation durchgeführt werden. Voraussetzung für dieses Vorgehen ist ein entsprechendes intraoperatives Monitoring mit Messung der peripheren Sauerstoffsättigung.

Bei einem Tumorrezidiv mit sehr kleinem Glottisspalt sollte bei der flexibel-endoskopischen Untersuchung im Stuhl die Glottis nicht mit dem Endoskop passiert werden, da es zu einer akuten krampfartigen Enge der Glottis mit inspiratorischem Stridor kommen kann. In diesen Fällen sollte die Endoskopie nach flexibel-bronchoskopischer Intubation oder Tracheotomie erfolgen. Wurde vor der Laryngektomie eine notfallmäßige Tracheotomie durchgeführt, ist bei der Tumornachsorge besonders auf eine eventuelle paratracheale und parastomale Metastasierung zu achten (Werner 1997).

Persistierende Ödeme nach endoskopischer Laserresektion und/oder Bestrahlung erschweren die Rezidiverkennung ebenso wie rekonstruktive Maßnahmen nach Kehlkopfteilresektionen von außen oder größere Schleimansammlungen im Hypopharynx. In diesen Fällen sollte in regelmäßigen Abständen eine Endoskopie mit Gewebeentnahme in Allgemeinanästhesie durchgeführt werden.

Trachea

Anamnese und Symptomatik

Typische Symptome für ein Tumorrezidiv im Bereich der Trachea sind rezidivierender **Husten**, Expektoration mit **Hämoptysen** und bei zunehmender Einengung des Tracheallumens Dyspnoe bis hin zur Atemnot.

Diagnostik

Da die genannten Symptome auch bei einer Erkrankung des Kehlkopfs und der Lunge auftreten können, sollte eine **endoskopische Untersuchung** von Larynx und Trachea einschließlich des Bronchialsystems durchgeführt werden. Die Untersuchung kann mit einem starren Beatmungsbronchoskop und Hopkins-Optiken (bessere Bildqualität) oder flexibel über den Beatmungstubus erfolgen (bessere periphere Reichweite). Beide Verfahren ergänzen sich und sind nicht als konkurrierend zu betrachten (Schmidt et al. 1998).

Durch **bildgebende Verfahren** (Sonographie, CT und/oder MRT) sind raumfordernde Erkrankungen der Nachbarorgane auszuschließen. So kann beispielsweise ein Malignom der Schilddrüse die Trachea von außen komprimieren und infiltrieren oder auch eine ein- oder doppelseitige Rekurrensparese mit Stridor verursachen. CT und MRT werden heute zum Teil in 3-D-Technik durchgeführt, da diese Aufnahmen als Grundlage für die Beurteilung einer eventuellen chirurgischen Intervention dienen.

Hinweis
Die direkte endoskopische Diagnostik der Erkrankungen des laryngotracheobronchialen Systems setzt eine langjährige Erfahrung in der Zusammenarbeit zwischen Endoskopiker und, sofern der Eingriff in Intubationsnarkose erfolgt, Anästhesisten voraus. Es sollte nach Möglichkeit sowohl die starre als auch die flexible Technik der Tracheobronchoskopie beherrscht werden. Probeexzisionen aus dem Tracheobronchialsystem können zu lebensbedrohlichen Blutungen führen, die eine sofortige intensivmedizinische Überwachung oder gegebenenfalls chirurgische Intervention erforderlich machen.

Hals

Anamnese und Symptomatik

Halslymphknotenmetastasen bleiben in der Regel zunächst symptomlos. Erst **bei zunehmender Größe** werden sie für die Patienten **palpabel** und schließlich auch äußerlich als Schwellung sichtbar. Bei größeren Halslymphknoten ist eine deutliche Konturänderung des Halses, mit dann zum Teil schmerzhafter Einschränkung der Halsbeweglichkeit zu beobachten. Die sichtbare Halsschwellung deutet in den meisten Fällen auf einen zumindest mehrwöchigen Prozess der Lymphknotenvergrößerung hin. Hierbei sollte auch nicht die so häufig vorgebrachte Anamnese der „über Nacht aufgetretenen, morgens beim Rasieren aufgefallenen Halsschwellung" täuschen. Es sei an dieser Stelle jedoch angemerkt, dass ein durch die chirurgische und strahlentherapeutische Vorbehandlung bestehendes Lymphödem die Beurteilbarkeit ganz erheblich einschränken kann.

Eine rasch zunehmende Halsschwellung mit Schmerzen, Rötung, Überwärmung und Infiltration der Haut ist klinisch schwer von einem Halsabszess abzugrenzen. Bei Patienten, bei denen die Anamnese Karzinome der oberen Luft- und Speisewege ergibt, besteht in diesen Fällen immer der hochgradige Verdacht auf eine nekrotisch einschmelzende Lymphknotenmetastase (Abb. 1-8). Die entzündliche Begleitsymptomatik führt häufig zu einer deutlichen Beeinträchtigung des Allgemeinzustands. Auch eine Rückbildung des Befunds unter der oftmals zuvor vom Hausarzt eingeleiteten Antibiotikagabe räumt den oben genannten Verdacht nicht ausreichend aus. Eine Infiltration des Plexus cervicalis oder brachialis durch die Metastase führt zu Sensibilitätsstörungen und Lähmungen der Arm- und Handmotorik. Hochsitzende, das Foramen jugulare infiltrierende Metastasen sind vielfach sehr schmerzhaft und verursachen mit fortschreitendem Wachstum unter anderem Funktionsstörungen des Nervus hypoglossus, Nervus accessorius, Nervus vagus und Nervus glossopharyngeus.

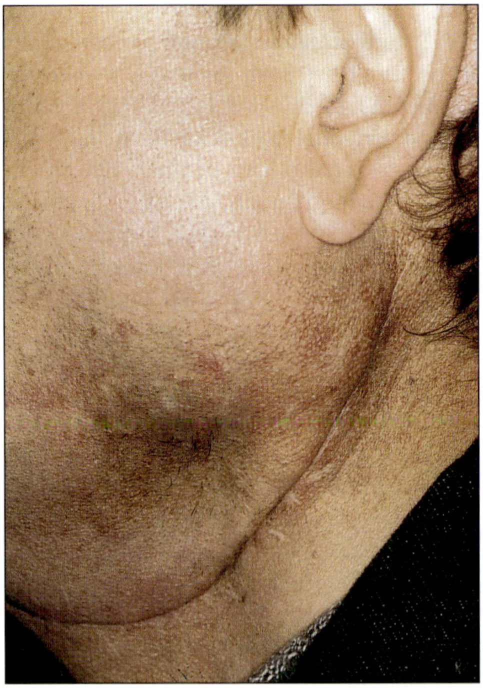

Abb. 1-8 Nekrotisch zerfallende Rezidivmetastase links parotideal. Klinisch zeigte sich das Bild eines akut aufgetretenen Abszesses der Glandula parotidea.

Diagnostik

Für die Untersuchung des Halses sollte der Oberkörper frei gemacht und Halsschmuck abgenommen werden. Bei der **Inspektion** des Halses ist besonders auf Schwellungen, Rötungen und Fehlhaltungen zu achten. Die Prüfung der Beweglichkeit von Schulter, Arm und Hand dient der Erkennung von Läsionen des Nervus accessorius und/oder des Plexus brachialis.

Die **Palpation** des Halses erfolgt gleichzeitig auf beiden Seiten. Man sollte sich hier eine strenge Systematik angewöhnen, um tatsächlich alle Regionen zu erfassen. Normalerweise sind vergrößerte Halslymphknoten erst ab einer Größe von 1 cm sicher tastbar. Durch die chirurgische und strahlentherapeutische Vorbehandlung (Vernarbung, Fibrosierung) ist die palpatorische Untersuchung häufig erschwert. Zudem besteht vielfach ein die Untersuchung störendes Lymphödem. Bei der Palpation ist auf Größe, Oberflächenbeschaffenheit, Form, Konsistenz, Schmerzhaftigkeit und Verschieblichkeit der Strukturen zu achten. Die Einschränkung der Verschieblichkeit deutet auf eine begleitende Entzündung oder auf einen malignen Prozess mit Kapseldurchbruch hin. Narbengewebe kann inspektorisch und palpatorisch als Pseudotumor erscheinen. Kleinere Knoten, die bei Berührung sehr schmerzhaft sind, deuten auf ein Neurom hin (Iida et al. 1995).

Die **B-Sonographie**, ergänzt durch Doppler-Sonographie und farbkodierte Duplexsonographie, ist zur Beurteilung von Halslymphknotenmetastasen sowohl prätherapeutisch als auch in der Tumornachsorge das Diagnostikum der Wahl. Das Verfahren ist für den Patienten wenig belastend und kann im Rahmen der Tumornachsorgesprechstunde unproblematisch durchgeführt werden. Die B-Sonographie, gegebenenfalls ergänzt durch eine sonographisch gesteuerte **Punktionszytologie** (Abb. 1-9a, b), ist sowohl der Palpation, der Computertomographie als auch der Magnetresonanztomographie hinsichtlich der Detektion von Halslymphknotenmetastasen überlegen (Quetz et al. 1991; Lippert und Külkens 1999). Insbesondere bei Vorliegen eines Lymphödems oder sehr indurierter Halsweichteile ist mit der B-Sonographie eine zuverlässige Beurteilung möglich. Das Fehlen von eindeutigen Dignitätskriterien erschwert allerdings die Abgrenzung gegenüber reaktiven Lymphknotenschwellungen (Iro et al. 1995; Lippert und Külkens 2002). Zunächst müssen alle Lymphknoten als potentiell bösartig eingestuft werden. Durch Größenbestimmung und Beurteilung im Verlauf (Sonographie-Dokumentationsbogen, Abb. 1-10) und vor allem durch die sonographisch kontrollierte Feinnadelpunktion auch kleinster Befunde können Halslymphknotenmetastasen mit einer hohen Zuverlässigkeit frühzeitig diagnostiziert werden (Lenz et al. 1993). Es muss aber darauf hingewiesen werden, dass die sonographische Beurteilung nur von einem **erfahrenen Untersucher** durchgeführt werden sollte.

Richtung und Ausmaß des Lymphabflusses und der damit verbundenen lymphogenen Metastasierung werden in erster Linie durch die Lokalisation des Primärtumors bestimmt. Auch wenn Tumorzellen gelegentlich einen Lymphknoten überspringen und sich erst in dem folgen-

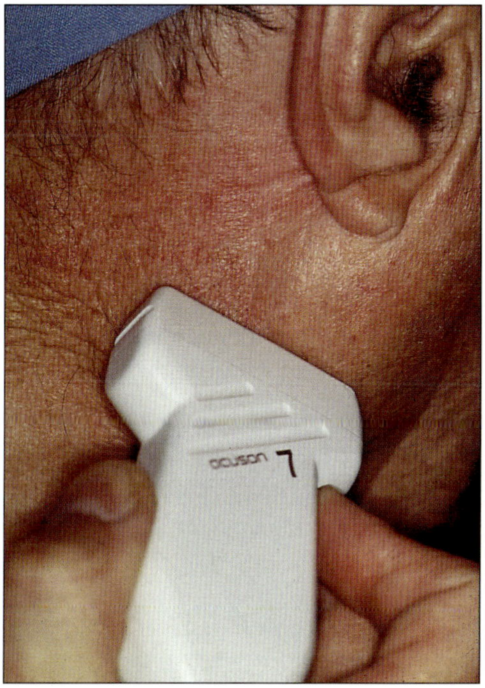

a

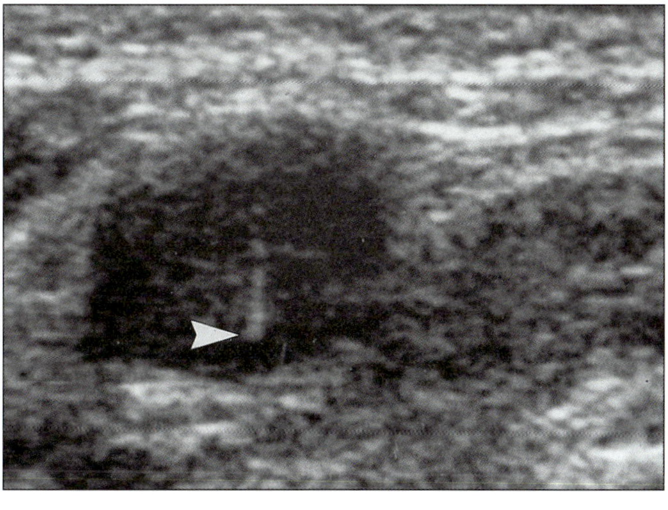

b

Abb. 1-9 (a) B-sonographische Untersuchung einer rechts infraaurikulär gelegenen Spätmetastase. (b) Mit Hilfe der sonographisch kontrollierten Feinnadelpunktion ist eine zytologische Untersuchung möglich. Der Pfeil markiert die Nadelspitze im punktierten Lymphknoten.

den Lymphknoten einnisten können, ist der erste Lymphknoten im Abflussgebiet des Primärherdes in der Regel die Lokalisation der ersten metastatischen Kolonie. Wenn der Lymphknoten zunehmend durch den metastatischen Tumor eingenommen ist, kann die Barrierefunktion nicht mehr aufrechterhalten werden und es kommt zum lymphogenen Fortschreiten der Erkrankung (Carter 1976).

Der Sitz des Primärtumors weist – wie zuvor erwähnt – auf die wahrscheinlichste Lokalisation von Metastasen hin. Die vorwiegende **initiale Metastasierungsrichtung** von Plattenepithelkarzinomen der oberen Luft- und Speisewege ist in Tabelle 1-1 dargestellt (Werner 1997). Die genannten Lymphabflussrichtungen repräsentieren die häufigsten drainierenden Halslymphknotenregionen, die jedoch im Einzelfall durchaus anders gerichtet sein können. So wird die Richtung der lymphogenen Metastasierung unter anderem auch durch begleitende Entzündungen, vor allem aber durch vorausgegangene chirurgische Maßnahmen und durch die Strahlentherapie beeinflusst. Vor diesem Hintergrund können Lymphknotenmetastasen an unüblichen Lokalisationen auftreten. Ein Beispiel für eine veränderte Lymphknotenflussrichtung ist die Metastasenentwicklung an der Basis eines myokutanen Lappenstiels nach vorausgegangener Karzinomexstirpation aus der Mundhöhle oder dem Pharynx. In solchen Fällen kann die lymphogene Metastasierung über den myokutanen Lappen in Regionen erfolgen, in denen Metastasen üblicherweise fehlen (Werner 1997). Die Untersuchung auf so genannte **späte Lymphknotenmetastasen** (Synonym: Lymphknotenrezidive) sollte primär in dem zu erwartenden ersten Lymphabflussareal am Hals erfolgen, muss aber unter allen Umständen sämtliche übrigen potentiellen Metastasenlokalisationen mit einbeziehen (Abb. 1-11). Der Stellenwert des von uns prä- und intraoperativ vorgenommenen szintigraphischen Nachweises des ersten, das Primärtumorareal drainierenden Lymphknotens (so genannter *sentinel lymph node*) ist gegenwärtig noch nicht zu beurteilen (Werner et al. 2002).

Tab. 1-1 Lymphogene Metastasierungsrichtung von Karzinomen der oberen Luft- und Speisewege.

Primärtumorlokalisation	Lymphogene Metastasierungsrichtung
Nasenhaupt- und Nasennebenhöhlen	Geringe Metastasierungsfrequenz in die Regionen I und seltener II; in parotideale und retropharyngeale Lymphknoten
Nasopharynx	Regionen II–V; in retropharyngeale Lymphknoten
Lippe und Mundhöhle	Regionen I und II
Oropharynx	Regionen II und III; in retropharyngeale Lymphknoten
Hypopharynx	Regionen II und III; in retropharyngeale Lymphknoten
Larynx	Regionen II und III (bei subglottischem Wachstum Regionen III und IV)
Speicheldrüsen	Die Inzidenz der lymphogenen Metastasierung variiert stark (20–72 %) und ist stark abhängig vom histologischen Typ (Werner 1997); grundsätzlich stellt sich die Frage, ob es sich um eine Metastase oder ein Rezidiv des Primärtumors handelt
Gesichtshaut	Die Metastasierungshäufigkeit liegt bei ca. 5 %; kutane Plattenepithelkarzinome des Kopfes metastasieren bevorzugt in die im Bereich der Glandula parotidea lokalisierten Lymphknoten (O'Brien et al. 1993)

FACHBEREICH HUMANMEDIZIN

KLINIKUM
der Philipps-Universität Marburg

Klinik für Hals-, Nasen- und Ohrenheilkunde
Leiter: Prof. Dr. J. A. Werner

NAME:________________

Vorname:________________

Geb.-Dat.:________________

Datum:________________

Untersucher:________________

☐ Erstuntersuchung
☐ Verlaufskontrolle
☐ Doppler/Duplex

☐ FNP
☐ Photo
☐ Video

Diagnose:________________

Fragestellung:________________

☐ Untersuchung ☐ Normalbefund

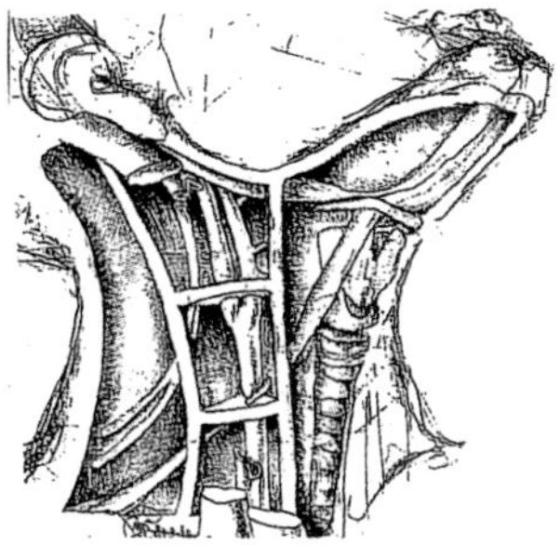

☐ Untersuchung ☐ Normalbefund

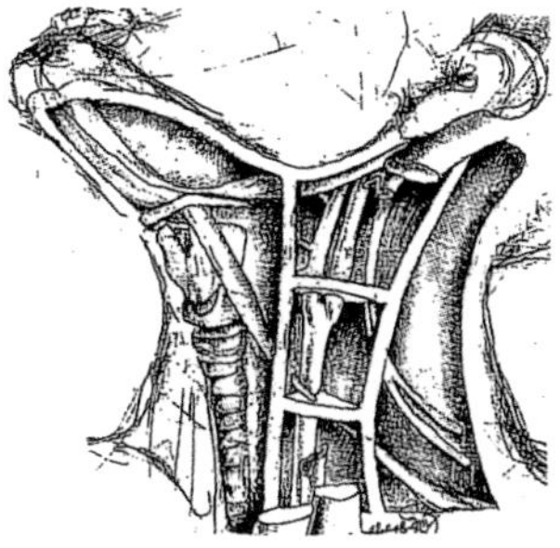

Maße (mm):

1.) ___x___x___
2.) ___x___x___
3.) ___x___x___
4.) ___x___x___
5.) ___x___x___
6.) ___x___x___
7.) ___x___x___
8.) ___x___x___

Beschreibung:________________

Photos

Gefäße:________________

☐ Untersuchung ☐ Normalbefund

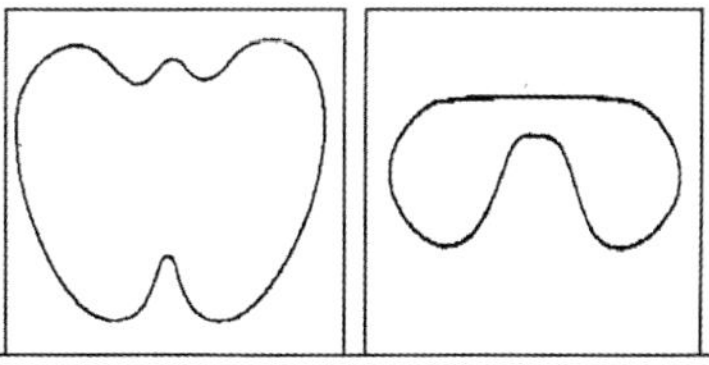

Beschreibung:________________

Beurteilung:________________

Empfehlung:________________

Abb. 1-10 Dokumentationsbogen für die B-Sonographie.

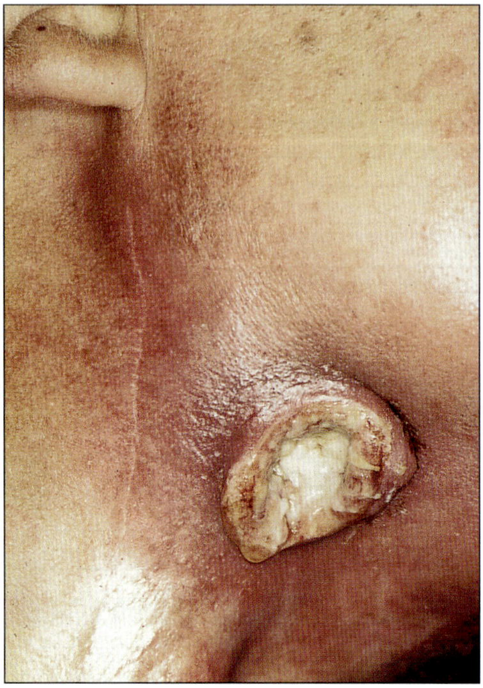

Abb. 1-11 Perkutan gewachsenes Rezidiv einer Lymphknotenmetastase rechts zervikal acht Monate nach modifizierter radikaler neck dissection und Strahlentherapie bei CUP-Syndrom.

Bei der Therapie geht es entweder um eine palliative, umschriebene Metastasenresektion oder um die ausgedehnte Halsrevision, bei der die regionsbezogene chirurgische Halslymphknotenausräumung nur in seltenen Fällen ausgeführt wird. Eine selektive neck dissection ist für diesen Behandlungszweck nur in Ausnahmefällen indiziert.

Hinweis
Bei histologischem Nachweis von mehr als zwei Halslymphknotenmetastasen oder einer Kapselruptur ist die Wahrscheinlichkeit für die Entwicklung von Lymphknotenrezidiven etwa doppelt und für Fernmetastasen annähernd dreimal so hoch (McGuirt und McCabe 1978; Leemans 1992). Bei diesen Patienten ist die Nachsorge entsprechend engmaschig durchzuführen und durch weitere diagnostische Maßnahmen (z.B. Thorax-CT) zu ergänzen.

Problematisch stellt sich die sonographische Beurteilung des Halses unmittelbar nach der Strahlentherapie dar. Zur Vermeidung falscher Schlussfolgerungen muss die Rückbildung des nahezu immer vorhandenen Begleitödems und die strahleninduzierte Metastaseninvolution zunächst abgewartet werden. Eine aussagekräftige sonographische Untersuchung erscheint erst 6–8 Wochen nach Abschluss der Strahlentherapie sinnvoll.

Eine Halslymphknotenbiopsie sollte bei Metastasenverdacht obsolet sein, da hierdurch das Risiko eines Wundrezidivs sowie regionaler Rezidivmetastasen erhöht wird (McGuirt und McCabe 1978). Liegt klinisch das Bild eines Halsabszesses vor, so ist bei Patienten mit einem malignen Tumor der Kopf-Hals-Region immer an eine nekrotisch zerfallene Lymphknotenmetastase zu denken, die durch Gewebeproben bei der Abszessdrainage ausgeschlossen werden muss. Da bei diesen Patienten überwiegend eine reduzierte Immunabwehr vorliegt, ist auch immer eine Tuberkulosediagnostik mit einzubeziehen. In seltenen Fällen liegt bei entzündlich imponierenden Halsschwellungen eine Thrombose der Vena jugularis vor, die sonographisch sicher diagnostiziert werden kann. Zur weiteren Abklärung ist eine CT sowie konsiliarische Mitbeurteilung durch einen Gefäßchirurgen erforderlich. Als Sofortmaßnahme ist in den meisten Fällen eine Heparinisierung und systemische Breitbandantibiotikagabe indiziert.

CUP-Syndrom

Anamnese und Symptomatik

Eine Besonderheit der Halslymphknotenmetastasierung stellt das so genannte CUP (*Cancer of unknown primary*)-Syndrom dar. Ein CUP-Syndrom liegt vor, wenn bei manifester Halslymphknotenmetastasierung der **Primärtumorsitz** auch nach eingehender Diagnostik **nicht gefunden werden konnte**. Die Häufigkeit einer solchen Konstellation wird mit ca. 5 % aller metastatischen Halslymphknotenerkrankungen angegeben (Becker und Herberhold 1978, Lefebvre et al. 1990). Die Behandlung des CUP-Syndroms besteht in der Regel aus einer modifiziert radikalen *neck dissection* mit nachfolgender Strahlentherapie.

Ein Rezidiv nach Therapie eines CUP-Syndroms kann sich als Lymphknotenmetastase der primär behandelten Halsseite oder einer anderen anatomischen Region manifestieren. Bei ca. 20 % der Patienten kommt es im weiteren Verlauf zu einer Manifestation des Primärtumors (Wang et al. 1990). Erst später identifizierte Primärtumoren befinden sich bevorzugt im Nasopharynx, Zungengrund und Sinus piriformis (Jones et al. 1993). Mögliche Symptome sind abhängig von der Tumorlokalisation.

Diagnostik

Die Primärtumorsuche umfasst neben der inspektorischen, palpatorischen und sonographischen Untersuchung des Halses eine **Panendoskopie** mit Inspektion von Nasen- und Mundhöhle, Rachen, Kehlkopf, Speiseröhre und Tracheobronchialsystem. Dieses von Draf (1973) beschriebene Diagnostikschema ist mit Probeexzisionen aus dem Nasenrachen, einer **beidseitigen Tonsillektomie** und **laserchirurgischen Abtragung des Zungengrunds** zu ergänzen, da hierdurch die Nachweisrate von makroskopisch nicht erkennbaren Karzinomen deutlich erhöht werden konnte (Werner 1997). Die Zungengrundresektate und die Tonsillen müssen zum Karzinomausschluss in Stufenschnitten histologisch aufgearbeitet werden.

Die Nachsorge dieser Patienten umfasst weiterhin eine besonders gründliche Untersuchung aller Regionen der oberen Luft- und Speisewege einschließlich der Gesichtshaut, schließt aber auch – je nach vorliegendem histologischen Typ – eine Primärtumorsuche im Bereich des Ovars, der Mamma, des Magens und der Prostata ein. Einmal pro Jahr sollte ein komplettes Restaging, gegebenenfalls mit einer Panendoskopie in Allgemeinanästhesie, erfolgen.

Hinweis

Bei in der unteren Halshälfte lokalisierten Lymphknotenmetastasen sollte stets eine computertomographische Untersuchung des Thorax erfolgen, da bis zu 32 % der okkulten Primärtumoren mit Halslymphknotenmetastasen in der Lunge entstehen (Wang et al. 1990).

Entsprechend der häufigsten Metastasierungsrichtung gibt die Lokalisation der Halslymphknotenmetastase mitunter einen Hinweis auf den möglichen Sitz des Primärtumors. So sollte beispielsweise bei einer ausgedehnten Metastasierung der Halsregion V vordringlich ein möglicher Tumor im Nasen-Rachen-Raum ausgeschlossen werden. Inwieweit die Positronenemissionstomographie zur Detektion des Primärtumors beitragen kann, ist derzeit noch nicht eindeutig abzuschätzen (Schipper et al. 1996).

Große Speicheldrüsen

Anamnese und Symptomatik

Patienten mit Speicheldrüsenkarzinomen berichten nach erfolgter chirurgischer und strahlentherapeutischer Behandlung häufig über Beschwerden wie Taubheitsgefühl, Schmerzen beim Kauen, Schluckbeschwerden oder Spannungsgefühl über der Tumorregion.

Von diesen uncharakteristischen Beschwerden sind neu auftretende Symptome, wie Schwellungen im ehemaligen Tumorareal, Hautveränderungen mit Einschränkung der Verschieblichkeit im Tumorareal, Einschränkung der Mundöffnung, Fistelbildung oder eine Beeinträchtigung der Reizleitung des Gesichtsnervs zu unterscheiden, die möglicherweise auf ein Tumorrezidiv hinweisen (Seifert et al. 1984).

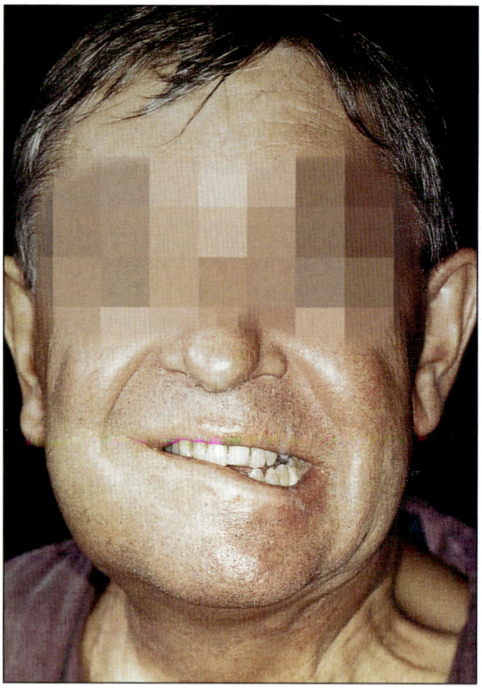

Abb. 1-12 Neu aufgetretene periphere Funktionsstörung des Nervus facialis rechts zweieinhalb Jahre nach subtotaler Parotidektomie und Strahlentherapie eines Karzinoms der Glandula parotidea rechts.

Diagnostik

Die Untersuchung beginnt mit einer Inspektion und Palpation der betreffenden Speicheldrüsenregion und der angrenzenden Lymphdrainagewege von außen. Durch bimanuelle Palpation auch während des Öffnens und Schließens des Mundes können kleinere Resistenzen getastet und lokalisiert werden. Die Weite der Mundöffnung und der Zahnstatus lassen sich hierbei mitbeurteilen. Liegt eine eingeschränkte Mundöffnung vor, so ist eine bildgebende Diagnostik dringend erforderlich. Eine kieferchirurgisch-kieferorthopädische Mitbeurteilung kann hier hilfreich sein. Die Innervation der Gaumenbögen, der Rachenhinterwand sowie der Zungenmotilität sollte stets geprüft und dokumentiert werden, da nervale Defizite auf ein Tumorwachstum in die Fossa pterygopalatina und die Schädelbasis hinweisen (s. Nasennebenhöhlen). Die Untersuchung schließt immer die mikroskopische Beurteilung des Gehörgangs und des Trommelfells ein, da ein Tumorwachstum nach dorsal sich dort erkennen läßt.

Die **B-Sonographie** des Halses und der Parotisregion ist immer durchzuführen. Neu aufgetretene Raumforderungen können gegebenenfalls während der Untersuchung punktiert und zytologisch untersucht werden (Welkoborski et al. 1997). Eine Computertomographie sollte nur bei klinisch eindeutigem Rezidivverdacht veranlaßt werden, wobei auch hier die Vergleichsbeurteilung zu postoperativ angefertigten CT- und/oder MRT-Aufnahmen hilfreich ist. Eine neu aufgetretene Fistel kann auf ein Tumorrezidiv hindeuten. Zum Ausschluss sollte eine Biopsie aus der Fistelöffnung erfolgen.

Eine besondere Bedeutung kommt der **Diagnostik der Nervus-facialis-Funktion** zu,

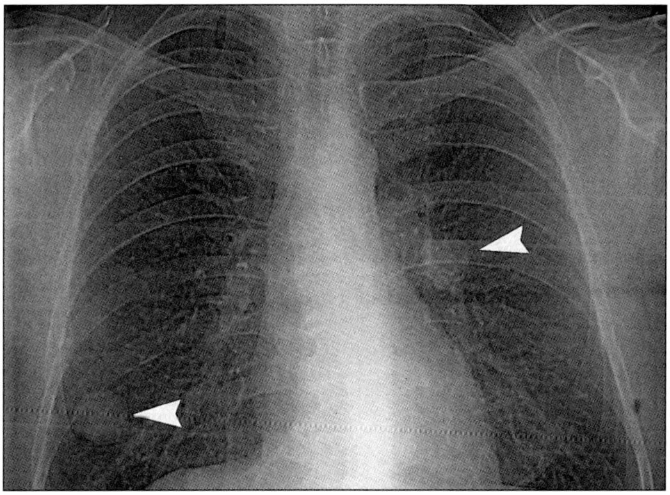

Abb. 1-13 Pulmonale Metastasen eines adenoidzystischen Karzinoms der Glandula parotidea. Die Metastasen (Pfeile) sind symptomlos und in ihrer Größe seit drei Jahren annähernd konstant.

da in der Regel nur maligne Prozesse zu einer Schädigung führen (Abb. 1-12). Mit Hilfe der Funktionsdiagnostik (Topodiagnostik) ist ein Rückschluss auf die wahrscheinliche Lokalisation der Nervenläsion möglich. Einschränkend muss aber festgestellt werden, dass nicht alle Läsionen sofort einen kompletten Funktionsausfall verursachen. Insbesondere entzündliche Prozesse, aber auch tumoröse Raumforderungen können zu einem schrittweisen Ausfall von Einzelfasern führen. Die funktionelle Topodiagnostik kann also häufig nur orientierenden Wert haben und muß durch bildgebende Verfahren ergänzt werden (Stennert 1992).

Hinweis

Durch die Primärtherapie – in der Regel werden eine totale oder subtotale Parotidektomie mit neck dissection und postoperativer Strahlentherapie durchgeführt – ist die präaurikuläre und Kieferwinkelregion sehr schwierig zu untersuchen. Die Haut ist in den überwiegenden Fällen induriert und hinter dem aufsteigenden Unterkieferast eingezogen, sodass sowohl die palpatorische als auch die sonographische Beurteilung erschwert sind. Die Qualität der sonographischen Untersuchung kann durch Verwendung eine Wasservorlaufs, der zu einer besseren Ankopplung des Schallkopfs an die unebenen anatomischen Gegebenheiten führt, deutlich verbessert werden.

Liegt bedingt durch die Operation bereits eine partielle oder komplette periphere Funktionsstörung des Nervus facialis vor, so ist dessen periphere Funktionsdiagnostik nur von untergeordnetem Interesse. Neu auftretende Ausfälle sind jedoch hochgradig verdächtig auf ein Tumorwachstum.

Bei einem adenoidzystischen Karzinom ist besonderes Augenmerk auf die Entwicklung von hämatogenen Fernmetastasen, hier vor allem in der Lunge, zu richten (Abb. 1-13). Diese wachsen sehr langsam und können daher klinisch lange symptomlos bleiben (Conley und Dingmann 1974).

Literatur

Alvi A, Myers EN, Johnson JT. Cancer of the oral cavity. In: Cancer of the head and neck. 3rd ed. Myers EN, Suen JY (eds). Philadelphia: Saunders 1996; 321–60.

Andrea M, Dias O, Santos A. Contact endoscopy during microlaryngeal surgery. A new technique for endoscopic examination of the larynx. Annals Otol Rhinol Laryngol 1995; 194: 333–9.

Becker W, Herberhold C. Klinik der Krankheiten des zervikalen Lymphknotensystems. In: Hals-Nasen-Ohren-Heilkunde in Praxis und Klinik. Band 3. Berendes J, Link R, Zöllner F (Hrsg). Stuttgart: Thieme 1978; 14.1–14.96.

Berghaus A. Larynx – Diagnostische Verfahren. In: Oto-Rhino-Laryngologie in Klinik und Praxis. Band 3. Naumann HH, Helms J, Herberhold C, Kastenbauer E (Hrsg). Stuttgart, New York: Thieme 1994; 285–305.

Bissinger U, Plinkert PK, Guggenberger H. Die problematische Intubation beim Patienten mit Larynx-Hypopharynx-Karzinom. HNO 1998; 46: 666–71.

Carter RL. Metastases. In: Scientific foundation of oncology. Symington T, Carter RL (eds). London: Heinemann 1976; 172–8.

Conley J, Dingmann DL. Adenoid cystic carcinoma in the head and neck (cylindroma). Arch Otolaryngol Head Neck Surg 1974; 100: 81–90.

Dhooge IJ, De Vos M, Albers FW, Van Cauwenberge PB. Panendoscopy as a screening procedure for simultaneous primary tumors in head and neck cancer. Eur Arch Otorhinolaryngol 1996; 253: 319–24.

Draf W. Diagnostik und Differentialdiagnose der Halslymphknotenerkrankung aus HNO-ärztlicher Sicht. Med Welt 1973; 24: 158–65.

Duus P. Neurologisch topische Diagnostik. Anatomie, Physiologie, Klinik. Stuttgart, New York: Thieme 1980.

Feldmann H. Vom Ohrenspiegel zum Augenspiegel und zurück. Die verflochtene Geschichte ihrer Erfindung und Einführung in die medizinische Praxis. Laryngo-Rhino-Otol 1995; 74: 707–17.

Folz BJ, Niemann AM, Lippert BM, Hauschild A, Werner JA. Schleimhautmelanome der oberen Luft- und Speisewege: Eine Analyse von 34 Fällen. Laryngo-Rhino-Otol 1997; 76: 289–94.

Friedman HB, Sullivan Jr. BH. Esophagoscopy with the flexible fiberoptic esophagoscope: report of 105 examinations. Gastrointest Endosc 1969; 15: 134–41.

Ganzer U. Das Metastasierungsverhalten von Kopf-Hals-Karzinomen. In: Chirurgische Therapie von Kopf-Hals-Karzinomen. Vinzenz K, Waclawiczek HW (Hrsg). Wien: Springer 1992; 129–34.

Ganzer U, Donath K, Schmelzle R. Geschwülste der inneren Nase, der Nasennebenhöhlen, des Ober- und Unterkiefers. In: Oto-Rhino-Laryngologie in Klinik und Praxis. Band 2. Naumann HH, Helms J, Herberhold C, Kastenbauer E (Hrsg). Stuttgart, New York: Thieme 1992; 312–59.

Hamaker RC, Singer MI. Cancer of the paranasal sinuses. Clin Oncol 1986; 5: 549–56.

Hays I. Instruments for illuminating dark cavities. Philadelphia J Medic Physic Science 1827; 14: 409–11.

Hilal EY. Diagnosis of head and neck cancer. J Med Liban 1994; 42: 212–5.

Hill BA, Kohut R. Metastatic adenocarcinoma of the temporal bone. Arch Otolaryngol 1976; 102: 568–71.

Hirano M. Objective evaluation of the human voice: clinical aspects. Folia phoniat 1989; 41: 89–114.

Hörmann K, Schmidt H. Flexible Endoskopie im HNO-Bereich. HNO 1998; 46: 654–9.

Hyams VJ, Batsakis JG, Michaels L. Tumors of the upper respiratory tract and ear. Atlas of tumor pathology second series fascicle 25. Washington D.C.: Armed Forces Institute of Pathology 1988.

Iida S, Shirasuna K, Kongo K, Matsuya T. Amputation neuroma following radical neck dissection – report of 3 cases. J Osaka Univ Dent Sch 1995; 35: 1–4.

Iro H, Benzel W, Zenk J. Ultraschalldiagnostik im Kopf-Hals-Bereich. Berlin: de Gruyter 1995.

Jackson C, Jackson CL. Diseases of the nose, throat and ear. Philadelphia: Saunders 1959.

Jones AS, Philips DE, Helliwell TR, Roland NJ. Occult node metastases in head and neck carcinoma. Eur Arch otorhinolaryngol 1993; 250: 446–9.

Khanavkar B, Gnudi F, Muti A, Marek W, Müller K-M, Atay Z, Topalidis T, Nakhosteen JA. Grundlagen der LIFE – Autofluoreszenzbronchoskopie. Pneumologie 1998; 52: 71–6.

Kleinsasser O. Mikrolaryngoskopie und endolaryngeale Mikrochirurgie. Teil I: Technische Entwicklung der Methode. HNO 1974; 22: 33–8.

Leemans CR. The value of neck dissection in head and neck cancer: a therapeutic and staging procedure. Med Diss Utrecht 1992.

Lefebvre JL, Coche-Dequeant B, Van JT, Buisset E, Adenis A. Cervical Lymph nodes from an unknown primary tumor in 190 patients. Am J Surg 1990; 160: 443–6.

Lenz M, Kersting-Sommerhoff B, Gross M. Diagnosis and treatment of the N0 neck in carcinomas of the upper aerodigestive tract: current status of diagnostic procedures. Eur Arch Otorhinolaryngol 1993; 250: 432–8.

Leunig A, Rick K, Stepp H, Goetz A, Baumgartner R, Feyh J. Photodynamische Diagnostik von Neoplasien der Mundhöhle nach lokaler Applikation von 5-Aminolävulinsäure. Laryngo-Rhino-Otol 1996; 75: 459–64.

Lever WF, Schaumburg-Lever G. Histopathology of the skin. 7th ed. Philadelphia: Lippincott 1990.

Lippert BM, Külkens C. Möglichkeiten und Grenzen der sonographischen Lymphknotentechnik. In: Lymphologie gegen Ende des 20. Jahrhunderts. Lymphologica 99. Jahresband. Lippert BM, Rathcke IO, Werner JA. Aachen: Shaker Verlag 1999; 54–60.

Lippert BM, Külkens C. Untersuchungsmethoden der Lymphknoten im Kopf-Hals-Bereich. In: Lymphknotenerkrankungen im Kopf-Hals-Bereich. Schwerpunkt: Onkologie, lymphogene Metastasierung. Werner JA (Hrsg). Berlin: Springer 2002; 87–159.

Lippert BM, Werner JA. Photodynamische Therapie in der HNO-Heilkunde. In: Klinische Fluoreszenzdiagnostik und Photodynamische Therapie. Szeimies RM, Jocham D, Landthaler M (Hrsg). Berlin: Blackwell (im Druck).

Lippert BM, Görögh T, Werner JA. Ein modifizierter β_2-Transferrin-Nachweis mit erhöhter Sensitivität zur Diagnostik einer Liquorrhoe. In: Orbita-Chirurgie. Rochels R, Behrendt S (Hrsg). Reinbek: Einhorn 1997; 400–3.

Lippert BM, Külkens C, Klar N, Folz BJ, Werner JA. 5-Delta-Aminolävulinsäure induzierte Fluoreszenzdiagnostik bei Karzinomen der oberen Luft- und Speisewege – erste Ergebnisse. In: Fluoreszenzdiagnostik und Photodynamische Therapie. Lippert BM, Schmidt S, Werner JA (Hrsg). Aachen: Shaker Verlag 2000; 65–73.

Lloyd G, Phelps P. The investigations of petro-mastoid tumors by high resolution-CT. Brit J Radiolo 1982; 55: 483–91.

Löser C. Enterale Langzeiternährung über eine perkutan-endoskopisch gelegte Gastrostomie-Sonde. Dtsch Med Wochenschr 1997; 122: 1149–53.

Lundgren J, Oloffson J, Hellquist H, Strandh J. The role of smear cytology in laryngeal diagnosis. J Otolaryngol 1982; 11: 371–8.

Mackenzie M. Laryngologie (Avery's Endoskop). 1. Auflage. 1871; 23.

McGuirt WF, Greven K, Williams D 3rd, Keyes Jr. JW, Watson N, Capellari JO, Geisinger KR. PET scanning in head and neck oncology. Head Neck 1998; 20: 208–15.

McGuirt WF, McCabe BF. Significance of node biopsy before definitive treatment of cervical metastatic carcinoma. Laryngoscope 1978; 88: 594–7.

McKelvie P, Grey P, North C. Laryngeal strobemicroscope. Lancet 1970; 2: 503–4.

Mertens J. Formatfüllende Fotodokumentation mit dem flexiblen Endoskop Olympus ENF-P durch die Verwendung einer neuen Objektivkombination. HNO 1985; 33: 328–31.

Natsugoe S, Uchino Y, Kijima F, Shimada M, Shirao K, Kusano C, Baba M, Yoshinaka H, Fukumoto T, Mueller J, Stein HJ, Aikou T. Synchronous carcinomas of the esophagus and head and neck. Dis Esophagus 1997; 10: 134–8.

Niemann AM, Lippert BM, Folz BJ, Werner JA. Kritische Analyse des Stellenwertes der Mikroendoskopie in der Otorhinolaryngologie. Endoskopie heute 1997; 10: 48–9.

O'Brien CJ, Malka VB, Mijailovic M. Evaluation of 242 consecutive parotidectomies performed for benign and malignant disease. Aust NZ Surg 1993; 63: 870–7.

Old JL, Boyse HF, Oettgen HF, de Harven E, Geering G, Williamson B, Clifford P. Precipitating antibody in human serum to an antigen present in cultured Burkitt's lymphoma cells. Proc nat Acad Sci 1966; 56: 1699–704.

Quetz JU, Rohr S, Hoffmann P, Wustrow J, Mertens J. Die B-Bildsonographie beim Lymphknotenstaging im Kopf-Hals-Bereich. Ein Vergleich mit der Palpation, Computer- und Magnetresonanztomographie. HNO 1991; 39: 61–3.

Reuter HJ, Reuter MA. Philipp Bozzini and Endoscopy in the 19th century. Max Nitze Museum Stuttgart 1988 IV-V.

Roth SL, Sack H, Bertram G. Strahlentherapeutische Technik und Ergebnisse beim Nasopharynxkarzinom an den Kölner Universitätskliniken von 1974–1985. Strahlenther oncol 1989; 165: 633–40.

Rowe DE, Carroll RJ, Day CL. Prognostic factors for local recurrence, metastasis, and survival rates in squamous cell carcinoma of the skin, ear and lip. Implications for treatment modality selection. J Am Acad Dermatol 1992; 26: 976–90.

Rudert H. Maligne Tumoren der Lippen, der Mundhöhle und des Oropharynx. In: Oto-Rhino-Laryngologie in Klinik und Praxis. Band 2. Naumann HH, Helms J, Herberhold C, Kastenbauer E (Hrsg). Stuttgart, New York: Thieme 1992; 648–68.

Rudert H. Laser-Chirurgie in der HNO-Heilkunde. Laryngo-Rhino-Otol 1988; 67: 261–8.

Rudert H, Werner JA. Endoskopische Teilresektionen mit dem CO_2-Laser bei Larynxkarzinomen. I. Resektionstechniken. Laryngo-Rhino-Otol 1994; 73: 71–7.

Scherer H. Das Gleichgewicht I. Praktische Gleichgewichtsdiagnostik. Berlin: Springer 1984.

Schipper JH, Schrader M, Arweiler D, Müller S, Sciuk J. Die Positronenemissionstomographie zur Primärtumorsuche bei Halslymphknotenmetastasen mit unbekanntem Primärtumor. HNO 1996; 44: 254–7.

Schmidt H, Hörmann K, Stasche N, Steiner W. Tracheobronchoskopie und Oesophagoskopie in der Hals-Nasen-Ohrenheilkunde. Eine Standortbestimmung. HNO 1998; 46: 643–53.

Segal A. Le Médecin principale de ler classe J.P. Bonnafont (1805–1891). Hist scienc. Med. Paris 1983; 17: 63–70.

Seifert G, Miehlke A, Haubrich J, Chilla R. Speicheldrüsenkrankheiten. Pathologie – Klinik – Therapie – Fazialischirurgie. Stuttgart: Thieme 1984.

Sesterhenn K. Bösartige Tumoren des Nasopharynx. In: Oto-Rhino-Laryngologie in Klinik und Praxis. Band 2. Naumann HH, Helms J, Herberhold C, Kastenbauer E (Hrsg). Stuttgart, New York: Thieme 1992; 312–59.

Shanmugaratnam K, Tye KCY, Goh EH, Chia KB. Etiological factor in nasopharyngeal carcinoma: a hospital-based, retrospective, case-control, questionaire study. In: Nasopharyngeal carcinoma: etiology and control. Thé D, Ito GY, Davis E (eds). IARC sci Pupl 1978; 20: 199–212.

Steiner W. Endoskopische Laserchirurgie der oberen Luft- und Speisewege. Stuttgart: Thieme 1997; 114–5.

Stennert E. Klinik des Mittelohres. Fazialisparesen. In: Oto-Rhino-Laryngologie in Klinik und Praxis. Band 1. Naumann HH, Helms J, Herberhold C, Kastenbauer E (Hrsg). Stuttgart, New York: Thieme 1992; 666–701.

Strong MS, Jako GJ. Laser surgery in the larynx. Early clinical experience with continous CO_2 laser. Ann Otol Rhinol Laryngol 1972; 81: 791–8.

Thiel H-J, Rettinger G. Der heutige Stand in der Erkennung und Behandlung maligner Nasen- und Nasennebenhöhlen-Tumoren. 2. Teil: Therapie und Behandlungsergebnisse. HNO 1986; 34: 96–107.

Tucker GF, Olsen AM, Andrews Jr. AH, Pool Jl. The flexible fiberscope in bronchoscopy perspective. Chest 1973; 64: 149–50.

von Stuckradt H, Lakatos I. Über ein neues Lupenlaryngoskop (Epipharyngoskop). Laryngol Rhinol 1975; 54: 336–40.

Wang RC, Goepfert H, Barber AE, Wolf P. Unknown primary squamous cell carcinoma metastatic to the neck. Arch Otolaryngol Head Neck Surg 1990; 116: 1388–93.

Ward PH, Berci G, Calcaterra TC. Advances in endoscopic examination of the respiratory system. Ann Otol Rhinol Laryngol 1974; 83: 754–8.

Weerda H, Schlenter WW. Neues Divertikuloskop zur Schwellendurchtrennung des Zenkerschen Divertikels mit dem CO_2-Laser. Arch Oto Rhino Laryngol Suppl II 1988; 269–71.

Wei WI, Sham JS. Cancer of the nasopharynx. In: Cancer of the head and neck. 3rd ed. Myers EN, Suen JY (eds). Philadelphia: Saunders 1996; 277–93.

Welkoborski H-J, Maurer J, Mann W. Neue Entwicklungen in der Ultraschalldiagnostik Teil 1: Neue technische Entwicklungen; Ultraschalluntersuchung der Weichteilstrukturen des Halses. Laryngo-Rhino-Otol 1997; 76: 651–2.

Werner JA. Untersuchungen zum Lymphgefäßsystem der oberen Luft- und Speisewege. Aachen: Shaker 1993.

Werner JA. Aktueller Stand der Versorgung des Lymphabflusses maligner Kopf-Hals-Tumoren. In: Verhandlungsbericht 1997 der Deutschen Gesellschaft für Hals-Nasen-Ohren-Heilkunde, Kopf- und Hals-Chirurgie. Theissing J (Hrsg). Berlin: Springer 1997; 47–85.

Werner JA, Lippert BM, Godbersen GS, Rudert H. Die Hämangiombehandlung mit dem Neodym: Yttrium-Aluminium-Granat-Laser (Nd:YAG-Laser). Laryngo-Rhino-Otol 1992; 71: 388–95.

Werner JA, Rochels R, Kovács G, Behrendt S, Rudert H. Therapieprinzipien bei malignen Nasennebenhöhlentumoren mit Orbitabeteiligung. In: Orbita-Chirurgie. Rochels R, Behrendt S (Hrsg). Reinbek: Einhorn 1997; 93–100.

Werner JA, Dünne AA, Ramaswamy A, Brandt D, Külkens C, Folz BJ, Moll R, Lippert BM. Das Sentinel Node Konzept bei Plattenepithelkarzinomen der oberen Luft- und Speisewege – eine kritische Analyse an 100 Patienten. Laryngo-Rhino-Otol 2002; 81: 31–9.

Wustrow J, Rudert H, Diercks M, Beigel A. Plattenepithelkarzinome und undifferenzierte Karzinome der inneren Nase und der Nasennebenhöhlen. Strahlenther Onkol 1989; 165: 468–73.

Yeh S. A histological classification of carcinomas of the nasopharynx with a critical review as to the existence of lymphoepithelioma. Cancer 1962; 15: 895–920.

Zenner HP. Die Anwendung von Tumormarkern in Klinik und Praxis. Eur Arch Otorhinolaryngol Suppl 2 1988; 2: 264–6.

1.2 Pathologische Aspekte des Tumorrezidivs

R. Knecht

Einführung

Die **Primärfunktion des klinischen Pathologen** bei Malignomrezidiven des oberen Aerodigestivtraktes sollte darin bestehen, dem Kliniker diagnostische Informationen zu liefern, welche er für die weitere Therapieplanung verwerten kann. Hierbei ist für den Pathologen insbesondere wichtig, ob bei dem Patienten bisher einer Radiatio und/oder einer Chemotherapie durchgeführt wurde, da diese Therapien morphologische Veränderungen bewirken. Bei Unkenntnis des Primärbefundes sowie der bisherigen Therapie kann es daher zunächst zu unpräzisen Aussagen kommen, welche unter Umständen eine weiterführende, kostenaufwendigere, pathologische Diagnostik erfordern, welche bei entsprechendem Kenntnisstand nicht notwendig gewesen wäre. Für den Kliniker wiederum sind im Falle einer zytologischen oder histologischen Evaluation eines rezidivverdächtigen Tumors im wesentlichen zwei Aspekte wichtig:

- Handelt es sich um die gleiche Tumorentität wie beim Ersttumor?
- Gibt es histologische Hinweise für den weiteren Verlauf bzw. die Prognose des Tumors?

Klassifikation der Tumoren – prognostische und therapeutische Relevanz

In der Mehrzahl der Fälle (> 90 %) handelt es sich bei Tumoren des oberen Aerodigestivtrakts um Plattenenepithelkarzinome bzw. deren Rezidive. Daneben finden wir jedoch auch andere Tumorentitäten, insbesondere Lymphome.

Jede Tumorentität lässt sich weiter in Subgruppen untergliedern, welche wiederum verschiedene klinische Verläufe aufweisen. Daher sollte trotz der unter Therapie veränderten Morphologie, eine Klassifikation dieser Subgruppen auch bei den Rezidiven angestrebt werden.

Zum Beispiel metastasieren papilläre Karzinome der Schilddrüse häufig in die zervikalen Lymphknoten, wohingegen follikuläre Karzinome der Schilddrüse sich vor allem über eine vaskuläre Metastasierung in Lungen und Knochen ausbreiten und nur selten Lymphknotenmetastasen bilden. Adenoidzystische Karzinome der Speicheldrüsen zeigen einen auffälligen Neurotropismus. Plattenepithelkarzinome existieren in verschiedenen morphologischen Formen, die vom verrukösen bis zum spindelzelligen Karzinom reichen, und nicht nur einen unterschiedlichen biologischen Verlauf, sondern auch unterschiedliche Ansprechbarkeit auf Radiotherapie bzw. Chemotherapie zeigen.

Die histologische Typisierung ist auch bei Sarkomen wichtig, bei denen es Arten gibt, die vor allem über die Lymphknoten metastasieren (Angiosarkome, alveoläre Rhabdomyosarkome), während andere sich disseminiert ausbreiten (Kaposi-Sarkom, epitheloides Sarkom) und weitläufig Absiedlungen bilden (malignes fibröses Histiozytom).

Ähnliches gilt auch für die Lymphome. Bei Hodgkin-Lymphomen beobachten wir eher eine lokalisierte Ausbreitung, sie sind in vielen Fällen kurabel. Im Gegensatz dazu neigen Non-Hodgkin-Lymphome zu einer multifokalen Ausbreitung und sind therapeutisch diffiziler anzugehen.

Für einen Kliniker ist also die histologische Bestätigung der Rezidivdiagnose vorteilhaft. Über den Befund der Tumorentität hinaus, erhält er bei einer Festlegung auf den histologischen Tumortyp weitere Information über das zu erwartende biologische Verhalten. Hinsichtlich der Festlegung auf die Tumordifferenzierung (Grading) bestehen unterschiedliche Auffassungen (Arthur und Farr 1972; Jakobsson 1974; Chung et al. 1980; Crissman 1986). In der Alltagspraxis sind für den Kliniker vor allem die Tumoren interessant, die entweder als hochgradig differenziert oder als geringgradig differenziert befundet werden. Da die meisten Rezidivtumoren, insbesondere die Plattenephitelkarzinome, zwischen diesen extremen Varianten liegen, hat die **Festlegung auf ein Grading keine prognostisch therapeutische Relevanz**, außerdem gibt es keine einheitlich akzeptierten Bewertungsrichtlinien für den Pathologen.

Die Beschreibung der **Art der Tumorinvasion** (kohäsiv, nicht kohäsiv), der inflammatorischen Begleitreaktion und der Quantität und Qualität der Blutgefäß- und Nerveninvasion wird als **prognostisch bedeutsam** gewertet, ist aber bei der Rezidivdiagnostik im klinischen Alltag nicht die Regel und ist darüber hinaus bisher nicht normiert (Dodd et al. 1970; Sugarbaker 1979; Crissman et al. 1984; Yamamoto et al. 1984; Hiratsuka et al. 1984; Curtin et al. 1985; Guo et al. 1987).

Immunhistochemische Techniken (Taylor 1985; Goodwin und Nadji 1985) und in situ-Hybridisierung sind weitere Verfahren, die in einer Vielzahl von Studien zur Entwicklung von **Markern** führten, welche prognostische Relevanz haben. Bei den häufigsten Karzinomrezidiven des oberen Aerodigestivtrakts, den Plattenepithelkarzinomen, haben diese Verfahren im klinischen Alltag bisher keine therapeutische Relevanz erlangt, da die Verfahren hier nur selten angewandt werden, sodass die sich anschließende Therapie meist unabhängig von diesen Verfahren gewählt wird. In Zukunft ist zu erwarten, dass durch molekularbiologische (El-Naggar et al. 1993) Verfahren in Zusammenhang mit der Gene-Chip-Technologie auch Tumorrezidive genetisch exakter klassifiziert werden können, woraus sich vermutlich eine prognostische und auch therapeutische Relevanz ergeben wird. Festzuhalten bleibt, dass bei einer pathologischen Diagnostik Tumorentität und Tumortyp mit konventionellen Maßnahmen bestimmt werden sollten.

Techniken zur Gewebegewinnung und anschließende Untersuchungsverfahren

Handelt es sich bei dem Tumorrezidiv um ein endoluminales Rezidiv, so ist dieses in der Regel im Rahmen einer Panendoskopie gut zugänglich. Obwohl hier Verfahren wie Exfoliativzytologie und Imprintzytologie immer wieder beschrieben werden, weil hier in der Regel ohne Narkose Zellmaterial aus dem Tumorgebiet gewonnen werden kann, halten wir eine definitive Gewebegewinnung zur histologischen Aufarbeitung für sinnvoller. Obwohl für die Exfoliativzytologie eine diagnostische Sicherheit zwischen

75 und 95 % beschrieben wird (Lundgren et al. 1981), zeigt sich im klinischen Alltag gerade bei Tumoren, die stark keratinisieren, entzündlich verändert sind, nekrotisieren oder bestrahlt wurden, des Öfteren ein falsch negativer Befund. Anders liegen die Verhältnisse bei Rezidivtumoren in den Halsweichteilen (Lymphknotenrezidive, in die Halsweichteile expandierende Rezidive). Hier wäre unter Umständen eine operative Revision der Halsorgane mit entsprechender Gewebegewinnung erforderlich. Die bei einem solchen Vorgehen durchgeführte „Eröffnung" des Tumors in einem meist vorbestrahlten Gebiet führt häufig zu Wundheilungsstörungen und Fisteln, was zu einer Einschränkung der Lebensqualität des Patienten führt und auch eine Hospitalisation erforderlich macht. Hier erweist sich die **Feinnadelaspirationsbiopsie** (FNAB) als eine sichere, rasche und kostengünstige Methode neoplastisches von nicht neoplastischem Gewebe zu unterscheiden (Frable 1983; Shaha et al. 1986).

Bei der Feinnadelaspirationstechnik können sowohl Zellen (Feinnadelaspirationszytologie) als auch kleine Gewebeblöcke (Feinnadelaspirationsbiopsie) gewonnen werden. Aspirierte Zellen werden auf einem Objektträger ausgestrichen und sofort fixiert; falls ein kleiner Gewebeblock gewonnen werden kann, so wird dieser wie eine Biopsie behandelt. Ausnahmen von dieser Fixierungsmethode stellen die Präparationsverfahren dar, die für später angestrebte besondere Untersuchungsverfahren wie Immunhistochemie oder Flow-Zytometrie angewandt werden. Das Gleiche gilt für die Präparation bei nachfolgenden zytogenetischen Bestimmungen. In der Regel kann der Pathologe auch nach der üblichen Fixierung weitergehende Untersuchungsverfahren wie Immunperoxidase-Techniken anwenden. Bei speziellen Fragestellungen sollte vorher mit dem Zytologen oder Molekulargenetiker Rücksprache gehalten werden. Im klinischen Alltag sind normalerweise spezielle Färbetechniken bei Tumorrezidiven nicht notwendig. Immunhistochemische Untersuchungen können zum Beispiel dann erforderlich werden, wenn der Patient unter Mehrfachtumoren leidet, die therapiert worden sind, und sich ein Halslymphknotenrezidiv entwickelt.

Hinweis

Die FNAB hat in den Händen eines erfahrenen Untersuchers eine **Sensitivität** von 86 bis 100 % und eine **Spezifität** von 85 bis 96 % (Frable 1983; Shaha et al. 1986). Schwierigkeiten ergeben sich bei der Lymphomdiagnostik, wo die Unterscheidung zwischen einer hyperplastischen Lymphadenitis und einem Lymphom manchmal unmöglich ist. Hier sollte eine Exzision angestrebt werden.

Da die Kliniken heute üblicherweise mit Ultraschallgeräten ausgestattet sind, empfiehlt sich die Feinnadelaspirationsbiopsie bzw. -zytologie unter sonographischer Kontrolle. Diese unterstützt bei ausgedehntem Lymphknotengewebe, das in engem Kontakt zu den Gefäßen ist, die Identifikation der Gefäße (Dopplersonographie) und hilft Hämorrhagien bzw. Thrombosen zu vermeiden. Außerdem können so zystische Veränderungen bzw. Tumornekrosen abgegrenzt werden, aus denen die Gewinnung von Gewebe zu vermeiden ist.

Ausblick

Eine generell diskutierte Frage ist, inwieweit eine pathologische Diagnostik bei einem Tumorrezidiv notwendig ist. Die üblichen bildgebenden Verfahren wie Sonographie, CT und NMR erlauben es, den invasiven und damit malignen Charakter des Tumorrezidivs häufig eindeutig festzustellen. Im Hinblick auf die therapeutische Behandlung, welche in der Regel bei den Plattenepithelkarzinomrezidiven des Aerodigestivtrakts die Chemotherapie mit Methotrexat, Cisplatin, Carboplatin, 5-Fluorouracil (5-FU) oder Taxanen ist, sollte diagnostische Sicherheit herrschen, da diese Therapien die Lebensqualität des Patienten herabsetzen.

Außerdem sollte daran gedacht werden, dass aller Wahrscheinlichkeit nach in Zukunft **Therapieresistenzen an** bestimmten **molekularbiologischen Parametern festzumachen sind**, deren Untersuchung die Gewinnung von Zellen und Gewebe voraussetzt. Zur Zeit liegt die Ansprechrate auf Chemotherapeutika bei Plattenepithelkarzinomrezidiven des oberen Aerodigestivtrakts zwischen 15 und 30 %, wobei es hier in den meisten Fällen zu einer partiellen Remision kommt. Die Zeit bis zum Auftreten eines erneuten Rezidivs bzw. zur weiteren Progression beträgt im Median zwei bis fünf Monate, die mediane Überlebenszeit fünf bis sechs Monate. Vor diesem Hintergrund erscheint eine weniger invasive Diagnostik sinnvoll. Es ist jedoch zu erwarten, dass die bisher eingeschränkte prognostische und therapeutische Relevanz einer pathologischen Diagnostik in Zukunft durch eine molekularbiologische Diagnostik erweitert wird.

Literatur

Arthur K, Farr HW. Prognostic significance of histologic grade in epidermoid carcinoma of the mouth and pharynx. Am J Surg 1972; 124: 489–92.

Chung CK, Stryker JA, Abt AB, Cunningham DE, Strauss M, Connor GH. Histologic grading in the clinical evaluation of laryngeal carcinoma. Arch Otolaryngol 1980; 106: 623–4.

Crissman JD. Tumor-host interactions as prognostic factors in the histologic assessment of carcinomas. In: Pathology Annual. Vol. 21, part 1. Sommers SC, Rosen PP, Fechner RE (eds). New York: Appleton-Century-Crofts 1986; 29–52.

Crissman JD, Liu WY, Gluckman JL, Cummings G. Prognostic value of histopathologic parameters in squamous cell carcinoma of the oropharynx. Cancer 1984; 54: 2995–3001.

Curtin HD, Williams R, Johnson J. CT of perineural tumor extension: Pterygopalatine fossa. Am J Roentgenol 1985; 144: 163–9.

Dodd GD, Dolan PA, Ballantyne AJ, Ibanez ML, Chau P. The dissemination of tumors of the head and neck via the cranial nerves. Radiol Clin North Am 1970; 8: 445–61.

El-Naggar AK, Lee M-S, Wang G, Luna MA, Goepfert H, Batsakis JG. Polymerase chain reaction-based restriction fragment length polymorphism analysis of the short arm of chromosome 3 in primary head and neck squamous carcinoma. Cancer 1993; 72: 881–6.

Frable WJ. Thin-needle aspiration biopsy. In: Major Problems in Pathology. Vol 14. Philiadelphia: WB Saunders 1983.

Goodwin WJ Jr, Nadji M. Immunoperoxidase staining in the diagnosis of malignant tumors of the head and neck. Otolaryngol Head Neck Surg 1985; 93: 259–62.

Guo M, Rabin BS, Johnson JJ, Paradis IL. Lymphocyte phenotypes at tumor margins in patients with head and neck cancer. Head Neck Surg 1987; 9: 265–71.

Hiratsuka H, Imamura M, Ishii Y, Kohama G, Kikuchi K. Immunhistologic detecion of lymphocyte subpopulations infiltrating in human oral cancer with special reference to its clinical significance. Cancer 1984; 53: 2456–66.

Jakobsson PA. Histologic grading of malignancy and prognosis in glottic carcinoma of the larynx. In: The Centennial Conference on Laryngeal Carcinoma. Albert PW, Bryce DP (eds). New York: Appleton-Century-Crofts 1974; 885–92.

Lundgren J, Olofsson J, Hellquist HB, Strandh J. Exfoliative cytology in laryngology: Comparison of cytologic and histologic diagnoses in 350 microlaryngoscopic examinations – a prospective study. Cancer 1981; 47: 1336–43.

Shaha A, Webber C, Marti J. Fine-needle aspiration in the diagnosis of cervical lymphadenopathy. Am J Surg 1986; 152: 420–3.

Sugarbaker EV. Cancer metastasis: A prodict of tumor-host interactions. Curr Probl Cancer 1979; 3: 1–59.

Taylor CR. Immunoperoxidase technique: Therory and applicability to surgical pathologiy. In: Surgical Pathology of the Head and Neck. Barnes L (ed). New York: Marcel Dekker Inc. 1985; 23–30.

Yamamoto E, Miyakawa A, Kohama G. Mode of invasion and lymph node metastasis in squamous cell carcinoma of the oral cavity. Head Neck Surg 1984; 6: 938–47.

1.3 Radiologische Diagnostik und interventionelle Behandlung

B. Turowski und F. E. Zanella

Einführung

Die Diagnostik von Tumorrezidiven im Kopf-Hals-Bereich stellt für den Radiologen ein besonderes Problem dar. Bei einem Rezidiv ist von zum Teil erheblichen strukturellen Veränderungen auch des gesunden Gewebes und von ungewohnten anatomischen Strukturen nach chirurgischen Vorbehandlungen auszugehen.

An Untersuchungsverfahren stehen neben der konventionellen Röntgendiagnostik die Computertomographie, die Kernspintomographie (einschließlich Kernspinspektroskopie), die Sonographie (B-Bild-Verfahren, Doppler- und Duplexsonographie) und die Angiographie zur Verfügung.

Grundlage der Bildgebung in der radiologischen Diagnostik sind Kontraste zwischen verschiedenen Geweben. In der Regel werden die auf der Grundlage der verschiedenen Untersuchungsverfahren aufgenommenen Daten in zweidimensionale schwarz-weiße Schnittbilder des untersuchten Körpervolumens umgerechnet.

Wahl des Untersuchungsverfahrens und Vorbereitung des Patienten

Die Aufgabe jeder bildgebenden Diagnostik besteht in der Unterscheidung von gesundem und pathologisch verändertem Gewebe. Dabei geht es nicht nur um die unmittelbaren Tumorgrenzen, sondern auch um den Nachweis von Metastasen, wobei im Kopf-Hals-Bereich insbesondere Lymphknotenmetastasen von Bedeutung sind. Die in der Folge im Einzelnen beschriebenen bildgebenden Verfahren erfassen und beschreiben zum Teil gemeinsame, zum Teil verschiedene Aspekte der bildlichen Darstellung einer Gewebsveränderung. So können neben rein **anatomisch räumlichen Veränderungen** auch **pathologische Gewebszusammensetzungen** wie Änderungen im Wasserhaushalt oder in der Metabolitenzusammensetzung von Geweben und Veränderungen der Durchblutung erfasst werden.

Jedes der genannten Verfahren klärt bei richtigem Einsatz spezifische Fragestellungen besser als die anderen. So werden beispielsweise Knochenarrosionen optimal in der Computertomographie, Infiltrationen der Spongiosa oder kleine an Knochen angrenzende Weichteilveränderungen aber in der Kernspintomographie besser dargestellt. Pathologische Veränderungen im Kehlkopf sind oft in der Computertomographie besser beurteilbar, da in der Kernspintomographie aufgrund der relativ langen Akquisitionszeiten erhebliche Bewegungsartefakte auftreten können.

> **Hinweis**
> Bei der Auswahl des Untersuchungsverfahrens spielt es keine Rolle, ob es sich um die Erstdiagnose eines Tumors oder um ein Rezidiv handelt. Allerdings ist ein Wechsel der Untersuchungsmodalität in einer Abfolge von Verlaufsuntersuchungen unter dem Aspekt der Vergleichbarkeit wenig sinnvoll.

Die Entstehung der Gewebekontraste ist bei verschiedenen Verfahren unterschiedlichen Ursprungs. Schallreflexionseigenschaften, Kernresonanz und Röntgenstrahlenabsorption haben grundsätzlich unterschiedliche physikalische Grundlagen mit einem dementsprechend verfahrensabhängigen Gewebekontrast. Je stärker dieser Gewebekontrast ist, umso deutlicher werden verschiedene Gewebe auch kleiner Ausdehnung abgebildet. Dieser **gerätespezifische Gewebekontrast** kann dazu führen, dass zwei unterschiedliche Gewebe mit einem Verfahren identisch abgebildet werden, während mit einem anderen Untersuchungsverfahren ein deutlicher Kontrast zwischen diesen beiden Geweben besteht.

Gerade im Bereich der Halsweichteile ist der natürliche Röntgenstrahlenkontrast zwischen Muskelgewebe, umgebendem Fettgewebe und Gefäß- und Nervenbündeln hilfreich bei der Bildbeurteilung. Nach *neck dissection* fehlt das Fettgewebe und erschwert damit die gute Abgrenzbarkeit. Auch Fibrosierungen des Fettgewebes nach Strahlen- oder Chemotherapie erschweren dementsprechend die Bildinterpretation.

Kontrastmittel sind Kontrastverstärker.

Diese stehen mittlerweile für alle diagnostischen Verfahren zur Verfügung. Insbesondere bei der Computertomographie des Halses ist eine aussagekräftige Untersuchung nur nach intravenöser Kontrastmittelapplikation möglich. Einerseits werden normale anatomische Strukturen wie Gefäße durch ihre im Vergleich zur Umgebung schnelle und starke Kontrastmittelanreicherung deutlich markiert, andererseits unterscheiden sich oft pathologische, verstärkt vaskularisierte und beschleunigt durchblutete Gewebe durch ihre verstärkte Kontrastmittelanreicherung von gesundem Gewebe. Auch in der Kernspintomographie ist die pathologische Signalanhebung durch die Kontrastmittelanreicherung bei der Unterscheidung zwischen normalem Gewebe und Tumorgewebe zu verwerten. In der Sonographie werden mit modernen Ultraschallkontrastmitteln darstellbare Unterschiede in der Durchblutung normaler und pathologisch veränderter Lymphknoten für die Diagnostik ausgewertet.

Hinweis

Neben dem Bildkontrast ist es oft die Asymmetrie des Gewebes im Seitenvergleich, die auf pathologische Veränderungen hinweist. Operationsfolgen führen aber ebenfalls zu Asymmetrien, sodass sich daraus die bereits erwähnten Probleme in der Diagnostik von Rezidivtumoren ergeben. Abhilfe bietet hier oft der Vergleich mit Voraufnahmen.

In diesem Zusammenhang ist es wichtig, dass die erste posttherapeutische Untersuchung in der Regel nur begrenzten Aussagewert hat, diese aber eine wichtige Grundlage für spätere Verlaufskontrollen ist. Damit das Bild nicht durch vorübergehende unmittelbar posttherapeutische Veränderungen wie Schwellungen, Ödeme und Hämatome verzerrt wird, sollte die erste Nachuntersuchung erst nach Abklingen der vorübergehenden, durch Operation, Chemo- oder Strahlentherapie bedingten Veränderungen zwei bis drei Monate nach Therapieabschluss erfolgen.

Neben der anatomischen Tumorlokalisation erfordert die Diagnostik auch **Kenntnisse über** die **Tumordynamik**. Knöcherne Strukturen und Faszien stellen zumindest temporäre Hindernisse für die Tumorausbreitung dar. Oft erfolgt ein Tumorwachstum entlang von Gefäßen und/oder Nerven. Auch die Wachstumsgeschwindigkeit gibt trotz der vorgegebenen Streubreite von sehr langsam wachsenden Tumoren bis hin zu innerhalb weniger Wochen explosionsartig progredienten Tumoren diagnostische Hinweise. Eine plötzliche Tumorverkleinerung kann ein Hinweis auf eine Fistelbildung mit Entleerung nekrotischer Tumoranteile, eine plötzliche Größenzunahme demgegenüber Hinweis auf eine akute Tumoreinblutung sein. Als indirekte Zeichen für Tumorwachstum finden sich entzündliche Veränderungen, Schwellungen oder zystische Erweiterungen von Gängen der Speicheldrüsen.

Auch für die radiologische Diagnostik von Rezidiven im Kopf-Hals-Bereich gilt die radiologische Grundregel: „Man sieht, was man kennt und wonach man gezielt sucht." Neben der detaillierten Kenntnis der normalen anatomischen Strukturen und ihrer Darstellung in den jeweiligen bildgebenden Verfahren muss der Radiologe zumindest grobe **Kenntnisse von gebräuchlichen Operationsverfahren** und Operationsindikationen haben.

Fast noch wichtiger sind jedoch im Einzelfall genaue **Angaben zu vorausgegangenen Therapien**. So verändert die **Chemotherapie** die Kontrastmitteldynamik im Sinne eines zunächst verzögerten, dann aber sehr starken Anflutens des Kontrastmittels und sie beeinflusst die Gewebsdichte durch die Fibrosierung von Fettgewebe. Die **Strahlentherapie** verändert die Gewebsdichte in der computertomographischen Darstellung und die Signalstärke in der Kernspintomographie und führt des Weiteren auch zu einer veränderten Gewebszusammensetzung wie z. B. bei der Verdrängung Blut bildenden Knochenmarks in den Wirbelkörpern durch Fettmark.

Insbesondere jedoch nach Operationen sind exakte Angaben zu den durchgeführten chirurgischen Maßnahmen oft essentiell für eine aussagekräftige radiologische Stellungnahme.

Zur Vorbereitung des Patienten gehört eine kurze **Erklärung des** geplanten **diagnostischen Verfahrens**. Dabei geht es in der ersten Erläuterung des geplanten Untersuchungsverfahrens durch den überweisenden Arzt nicht um die Erläuterung der letzten technischen Raffinessen einer Untersuchung, sondern mehr um den Abbau von unbegründeten Ängsten vor den unbekannten Großgeräten. Der Patient sollte grob darüber orientiert sein, was ihn bei einer Computertomographie, bei einer Kernspintomographie oder sogar einer Angiographie erwartet.

Bildgebende Verfahren

Konventionelles Röntgen

Technische Grundlagen

Die konventionelle Röntgendiagnostik basiert auf der **Röntgenstrahlenschwächung in** der Elektronenhülle der durchstrahlten Atome. Entsprechend wird Röntgenstrahlung in Geweben, die vorwiegend aus Elementen mit höherer Ordnungszahl bestehen (**Knochengewebe**: Ca) und somit mehr Hüllelektronen besitzen, **stärker** geschwächt als in Geweben, die aus Elementen mit niedriger Ordnungszahl zusammengesetzt sind (**Weichteilgewebe**: C, H, O). Es besteht somit ein hoher Kontrast zwischen Weichteilgewebe und Knochen. Insbesondere Knochenstrukturen sind durch konventionelles Röntgen gut beurteilbar. Leider besteht zwischen den einzelnen Weichteilgeweben nur ein geringer natürlicher Kontrast, sodass die konventionelle Röntgendiagnostik nur sehr beschränkt und teils nur auf indirektem Wege Aussagen zu Weichteilveränderungen machen kann.

Es können Arrosionen oder **Verdrängungen von Knochengewebe** sichtbar werden. Weiterhin sind Beurteilungen von **Oberflächenstrukturen bei Hohlorganen** durch Kontrastierung der Oberflächen mit Röntgenkontrastmitteln (Barium, Jodverbindungen) möglich. Für den Kopf-Hals-Bereich sei hier, neben den heute noch eingesetzten konventionellen Röntgenaufnahmen des Gesichtsschädels, der Mandibula und der Halswirbelsäule, die Kontrastdarstellung des Ösophagus und des Larynx erwähnt.

Bei der guten Verfügbarkeit der Schnittbildverfahren mit hoher Weichteilkontrastauflösung und den Möglichkeiten der Endoskopie spielen diese Verfahren jedoch mittlerweile eine untergeordnete Rolle in der Diagnostik maligner Veränderungen im Kopf-Hals-Bereich. Einen gewissen Stellenwert haben die konventionelle Röntgenuntersuchung des Larynx und des Ösophagus noch bei Fragestellungen nach funktionellen Veränderungen, wo unter Röntgendurchleuchtung die Dynamik des Schluckaktes untersucht wird. Mittlerweile sind dynamische Untersuchungen auch mit der Kernspintomographie möglich.

Vorbereitung des Patienten

Für konventionelle Röntgenuntersuchungen des Skelettsystems sind grundsätzlich keine besonderen Vorbereitungen erforderlich. Kontrastuntersuchungen, die eine Schleimhautbenetzung mit dem eingesetzten Kontrastmittel erforderlich machen, haben zur Voraussetzung, dass der Patient nüchtern ist. Auch Rauchen vor der Untersuchung ist nicht erlaubt, da sowohl Rauchen wie auch jede Nahrungsaufnahme die Drüsen der zu untersuchenden Schleimhäute zur Sekretion anregen und so die gleichmäßige Oberflächenhaftung des Kontrastmittels verhindern.

Risiken der Untersuchung

Abgesehen vom geringen Risiko bei einer Strahlenexposition gibt es bei der konventionellen Röntgendiagnostik des Skelettsystems keine bedeutsamen Risiken.

> **Hinweis**
> Bei der Röntgenkontrastdarstellung des Schluckaktes muss der Untersucher an die Möglichkeit der Aspiration oder des Austritts von Kontrastmittel über Fisteln ins Gewebe denken. Bariumhaltige Kontrastmittel können in diesen Fällen schwere Entzündungsreaktionen in der Lunge und im Gewebe hervorrufen, sodass je nach den zu erwartenden Problemen auf die schlechter schleimhautadhärierenden und teureren Bronchographiekontrastmittel zurückgegriffen werden muss, die resorbierbar sind und deshalb keine vergleichbaren Gewebsreaktionen hervorrufen.

Indikationen und Grenzen

Indikationen für eine konventionelle Röntgenuntersuchung der Halswirbelsäule sind bei der hier behandelten Thematik die Darstellung von Knochendestruktionen, Fehlstellungen, Weichteilverdickungen und Veränderungen der Luftwege. Die Standarduntersuchung besteht aus Aufnahmen in zwei Ebenen, die durch Schrägaufnahmen zur besseren Beurteilbarkeit der Foramina intervertebralia und der Zwischenwirbelgelenke ergänzt werden können. Aufgrund der so gewonnenen Übersicht über die gesamte Halswirbelsäule und insbesondere die Stellung der Wirbelkörper zueinander sind diese Aufnahmen auch heute noch Bestandteil der radiologischen Basisdiagnostik.

Indikationen zur konventionellen radiologischen Untersuchung des Gesichtsschädels sind vorwiegend Kochendestruktionen und Raumforderungen im Bereich der Nasennebenhöhlen. Aufgrund der Summation zahlreicher Strukturen auf Projektionsaufnahmen haben Röntgenaufnahmen des Gesichtsschädels im Zeitalter der Computertomographie nur noch einen geringen Stellenwert. Spezialaufnahmen der Mandibula, insbesondere das so genannte Orthopantomogram, das einen Überblick über die zahntragenden Anteile von Ober- und Unterkiefer im Gesamtüberblick beider Seiten gibt, haben bei speziellen Fragestellungen weiterhin ihre Berechtigung.

Kontrastmittelgestützte Untersuchungen beschränken sich heute auf die bereits oben erwähnten **funktionellen Fragestellungen** nach der **Dynamik des Schluckakts**. Die meisten Oberflächenveränderungen der Hohlorgane sind heute endoskopisch zugänglich und lassen eine Probebiopsie aus den verdächtigen Bereichen zu, sodass hier keine Indikation zur Röntgendiagnostik mehr besteht.

Auch die bisher noch nicht erwähnte klassische Filmtomographie hat im Zeitalter moderner Computertomographen keine Indikation mehr.

Standarduntersuchungen

Aufnahmen des Gesichtsschädels werden als posterior-anteriore Projektion (p.-a. Projektion) und in seitlicher Aufnahmerichtung durchgeführt, Aufnahmen der Halswirbelsäule als p.-a. Projektion und ebenfalls in seitlicher Aufnahmerichtung. Schrägaufnahmen dienen hier zur Beurteilung der Foramina intervertebralia und der Wirbelgelenkverbindungen. Die Funktionsaufnahmen in Ante- und Retroflexion ermöglichen die Beurteilung einer pathologischen Beweglichkeit der Wirbelkörper gegeneinander.

Kontrastmittelgestützte Untersuchungen der Hohlorgane erfolgen im Stehen oder Sitzen, wobei zum einen Aufnahmen in verschiedenen Ebenen während des Schluckakts angefertigt werden, zum anderen die Dynamik des Schluckakts bei der Durchleuchtung beurteilt wird.

Sonographie (B-Bild-Verfahren, Doppler- und Duplexsonographie)

Technische Grundlagen

Physikalische Grundlage der Ultraschalluntersuchung ist die **Reflexion von Schallwellen** (Frequenz zwischen 2 und 20 MHz) **an Grenzflächen zwischen verschiedenen Geweben**. Das B-Bild-Verfahren berechnet Schnittbilder des untersuchten Körperquerschnittes aus der Laufzeit und der Einfallsrichtung des im Körper reflektierten Schallsignals. Bewegungen werden auf dem Monitor in Echtzeit dargestellt, sodass beispielsweise Gefäßpulsationen gut sichtbar sind. Ist der Schallwellenwiderstand zweier angrenzender Medien sehr unterschiedlich (z. B. Wasser/Luft), so kommt es zur Totalreflexion der gesamten eingestrahlten Schallenergie mit entsprechenden Abbildungsstörungen der Strukturen vor der Grenzfläche durch Artefakte und fehlende Darstellbarkeit des Bereiches jenseits der Grenzfläche. Dies ist auch der Grund, warum die Luftschicht zwischen Hautoberfläche und Schallkopf durch ein wässriges Medium (Ultraschallgel) ersetzt wird.

Neben der bildlichen Darstellung kann mittels gezielt gesendeter Ultraschallsignale aus deren Laufzeit und Frequenzänderung (Doppler-Effekt) die Geschwindigkeit des Blutflusses bestimmt werden (Dopplersonographie). Das Schallsignal wird an den korpuskulären Bestandteilen des Blutes, im Wesentlichen an den Erythrozyten, reflektiert. Die Stärke des erhaltenen reflektierten Signals ist von der Beschallungsrichtung abhängig, sodass im ungünstigsten Fall einer Beschallung senkrecht zum Blutfluss kein verwertbares Signal empfangen werden kann. Die **Kombination** des **B-Bild-Verfahrens** und der **Dopplersonographie** wird Duplexsonographie genannt. Weiterentwicklungen sind hier die Farbduplexsonographie, bei der Fluss und Flussrichtung in Blutgefäßen in Abhängigkeit von der Fließgeschwindigkeit farbcodiert wird. Der intravasale Blutfluss wird so, je nach Flussrichtung, in der Regel in verschiedenen Blau- oder Rottönen dargestellt. Weiterentwicklungen (sog. Powerdoppler) zielen darauf ab, die Richtungsabhängigkeit des Dopplersignals ebenso wie die Artefaktanfälligkeit des Verfahrens zu vermindern.

Um auch bei geringen Flussvolumina oder schwachen Reflexionssignalen aus der

Tiefe des Gewebes eine aussagekräftige Untersuchung durchführen zu können, wurden **Ultraschallkontrastmittel** entwickelt. Sie basieren im Prinzip auf der Erhöhung der Anzahl von Reflexionskörpern im Blut. Verwendet werden durch z. B. Galaktose stabilisierte Mikrogasblasen, die nach wenigen Kreislaufzirkulationen abgebaut werden.

Vorbereitung des Patienten

Zur Ultraschalluntersuchung im Bereich des Kopfes und Halses ist in der Regel keine besondere Vorbereitung des Patienten erforderlich.

> **Hinweis**
> Es ist jedoch zu bedenken, dass ein direkter Kontakt des Schallkopfes mit der Hautoberfläche hergestellt werden muss, sodass im Untersuchungsgebiet liegende Pflaster und Verbände entfernt werden müssen. In infektionsgefährdeten Bereichen kann anstelle von Ultraschallgel behelfsweise auch Desinfektionsspray verwendet werden. Problematisch sind Bestrahlungsfelder, weil aus den oben genannten Gründen diese bei Untersuchungen nicht trocken zu halten sind. Auch besteht die Gefahr, dass Bestrahlungsmarkierungen durch das Ultraschallgel verwischt und undeutlich werden.

Risiken der Untersuchung

Ein Untersuchungsrisiko besteht bei den mit dem B-Bild-Verfahren erforderlichen Schallenergien nicht. Auch wenn bisher noch keine negativen Folgen nachgewiesen worden sind, sollten transkranielle Untersuchungen mit fokussierten und gepulsten Dopplersignalen aufgrund der im Impuls möglichen hohen Schallenergien mit reduzierter Schalleistung vorgenommen werden.

Indikationen und Grenzen

Die großen **Vorteile** der Ultraschalluntersuchung bestehen darin, dass sie an jedem Ort durchgeführt werden kann, die Schnittebene frei wählbar ist, keine längeren Atempausen erforderlich sind und dass keine spezielle Lagerung des Patienten zwingend erforderlich ist. Die Rückenlagerung mit leichter Kopftieflagerung erleichtert zwar die Untersuchung, da durch den erhöhten venösen Druck die Venen aufgrund ihrer Füllung eindeutig zuzuordnen sind, aber in anderen Körperlagen kann auch ein kurzes Valsalva-Manöver zu einer vorübergehenden ausreichenden Venenfüllung führen.

Vorwiegendes Indikationsgebiet für die Sonographie ist die Untersuchung zervikaler Lymphknoten, der Schilddrüse und der Halsgefäße. Die Empfindlichkeit für die Unterscheidung maligne veränderter von normalen oder unspezifisch veränderten Lymphknoten ist ebenso wie die Empfindlichkeit für den Nachweis von kleinen Lymphknoten mindestens so hoch wie bei der Computertomographie oder Kernspintomographie. Bewegungsartefakte spielen bei der heute praktizierten Echtzeitsonographie keine Rolle.

Die **Grenzen des Verfahrens** liegen in der Darstellung von Strukturen in der Tiefe des Halses, da zum einen die Eindringtiefe hochauflösender Schallköpfe begrenzt ist und zum anderen die Grenzflächen zwischen Weichteilgewebe und Luft innerhalb der Luftwege zu einer vollständigen Schallreflexion führen. Die realitätsgetreue Abbildung von direkt an die Luftwege angrenzenden Strukturen und insbesondere von dahinter gelegenen Strukturen wird so verhindert.

Die Domäne der Doppler- und Duplexsonographie sind die Darstellung der Blutströmung innerhalb der Halsgefäße und der Durchblutung von Schilddrüse und Lymphknoten. Arteriosklerotische oder von außen bedingte **Stenosierungen** der Arteria carotis

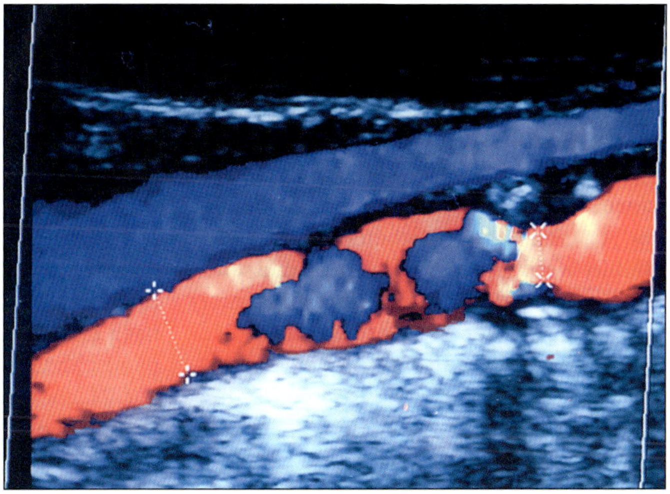

Abb. 1-14
Farbduplexsonographie der Gehirn versorgenden Gefäße. Die Vena jugularis ist blau, die Arteria carotis interna rot dargestellt. Darstellung einer arteriosklerotischen Stenose (durch Kreuze markierter Bereich).

oder **Thrombosen** der Halsvenen können mit modernen Duplexgeräten **sicher nachgewiesen oder ausgeschlossen** werden (Abb. 1-14). Mit dem Farbduplexverfahren sind Veränderungen der Durchblutung parenchymaler Strukturen nachweisbar.

Die Qualität der Ultraschalluntersuchung ist mehr als bei allen anderen bildgebenden Verfahren **von der Erfahrung des Untersuchers abhängig**. Doch auch unter Berücksichtigung dieser Besonderheit handelt es sich um ein insgesamt sehr zuverlässiges und preisgünstiges Verfahren, das sich gut zu Verlaufsuntersuchungen, Kontrollen des zervikalen Lymphknotenstatus und zur Darstellung der Halsgefäße eignet.

Standarduntersuchungen

Die Untersuchung der Halsweichteile mit dem B-Bild-Verfahren erfolgt in Rückenlage unter leichter Absenkung des Oberkörpers und Kopfes. Orientiert an den Gefäßen als Leitstrukturen werden die einzelnen Lymphknotenetagen gezielt in zwei verschiedenen Ebenen untersucht. Die Schilddrüse und die Nebenschilddrüsen – soweit darstellbar – werden von ventral im Seitenvergleich ebenfalls in zwei Ebenen dargestellt.

Die Untersuchung der Gefäße erfolgt in Rückenlage, wobei zur Beurteilung der Arterien der Oberkörper geringfügig hochgelagert wird, um störende venöse Flusssignale zu minimieren. Die Untersuchung der Venen erfolgt konsequenterweise bei geringer Tieflagerung des Oberkörpers, unterstützt durch Valsalva-Manöver. Es werden im Seitenvergleich nacheinander Arteria subclavia, Arteria carotis communis, Arteria carotis interna und externa sowie die Arteria vertebralis untersucht.

Computertomographie

Technische Grundlagen

Das Prinzip der Computertomographie wurde 1968 von dem englischen Ingenieur Hounsfield vorgestellt, seit 1973 wird das Verfahren in der Medizin eingesetzt. Die Untersuchung basiert wie die konventionelle Röntgendiagnostik auf der **Schwächung von Röntgenstrahlung** durch die Elektronenhülle der Atome, wobei je nach Gewebe und elementarer Zusammensetzung die Strahlung mehr oder weniger stark geschwächt wird. Durch Rotation der Röntgenröhre um den Patienten, der auf einem Untersuchungstisch schrittweise durch die untersuchten Schichtebenen gefahren wird, werden **Strahlendurchlässigkeitsprofile** des untersuchten Körpers aus vielen unterschiedlichen Projektionsrichtungen **gemessen**. Anhand eines geeigneten Rechenalgorithmus werden dann aus den gemessenen Strahlungsprofilen **Schichtbilder** des untersuchten Körperquerschnitts **berechnet**. Weiterentwicklungen auf dem Gebiet der Datenverarbeitung und der Röntgenröhrentechnik ermöglichten in den vergangenen Jahren eine schnellere Datenaufnahme und kürzere Bildberechnungszeiten.

Eine Weiterentwicklung herkömmlicher Computertomographen ist die **Spiralcomputertomographie** (Spiral-CT), die auf der Grundlage höherer Geschwindigkeiten in der Datenerfassung und Bildberechnung, besserer Röntgenröhrenleistungen und kontinuierlicher Tischbewegung basiert. Aus der Kombination von kontinuierlicher Untersuchungstischbewegung und Röntgenröhrenrotation ergibt sich eine ununterbrochene, wendeltreppenartige, spiralige Schicht durch den Untersuchungsbereich. Vorteile sind kürzere Untersuchungszeiten, lückenlose Erfassung des Untersuchungsbereichs und weit gefächerte Möglichkeiten der Datennachbearbeitung. Ein Nachteil ist dagegen die bei der erforderlichen Dauerleistung der Röntgenröhre im Vergleich zur Einzelschichtuntersuchung geringere Röntgenstrahlendosis, die zu einer Einschränkung der Bildqualität mit erhöhtem Quantenrauschen führt. Dies spielt insbesondere bei der Weichteilbeurteilung und weniger bei der Beurteilung knöcherner Strukturen eine Rolle. Außerdem ist die spiralig angelegte Untersuchung zwar insgesamt kürzer als die vergleichbare Untersuchung in Einzelschichten, dennoch sind Artefakte durch Atembewegungen für den Zeitraum einer Einzelschicht bei einer Scanzeit von heute unter einer Sekunde, leichter zu vermeiden als bei der Spiraluntersuchung, bei der je nach Wahl der Untersuchungsparameter die Scanzeiten zwischen wenigen Sekunden und Minuten liegen. Bei modernen Computertomographen ist in der Regel die Option einer Spiraluntersuchung gegeben, im Einzelfall kann es jedoch sinnvoll sein, die Untersuchung im immer noch möglichen Einzelschichtverfahren durchzuführen. Haupteinsatzgebiet der Spiral-CT ist die lückenlose Untersuchung der Lunge auf der Suche nach kleinen Lungenmetastasen und die dynamische Gefäßuntersuchung mit dem Ziel der Nachbearbeitung und möglicherweise räumlichen Darstellung der untersuchten Gefäße.

Bisheriger Endpunkt in der Entwicklung sind Mehrschicht-Computertomographen („Multi-Slice"-CT), die mit einer Röhrenrotation zur Zeit bis zu 16 Schichten gleichzeitig erfassen können.

Vorbereitung des Patienten

Eine besondere Vorbereitung des Patienten ist bei Verwendung moderner nichtionischer Kontrastmittel nicht erforderlich. Da aber gerade Tumorpatienten die heute selten auftretende Übelkeit bei Kontrastmittelgabe verspüren können, ist es für diese dennoch ratsam, vor der Untersuchung nicht zu üppig zu essen. Den Patienten nüchtern zu lassen, ist nicht erforderlich und einer entspannten Untersuchungssitutation wenig dienlich.

Die aus der Anfangszeit der Röntgenkontrastmittel bekannten schweren allergischen Reaktionen mit vereinzelt letalem Ausgang treten bei Anwendung von modernen Kontrastmitteln äußerst selten auf. Dennoch gehört es vor der Durchführung einer Kontrastmitteluntersuchung zu den **Standardfragen**, ob bei einer früheren Kontrastmittelapplikation ein Zwischenfall (Hautausschlag, Hustenreiz, Atemnot, allergischer Schock) aufgetreten ist. Ein Hitzegefühl im gesamten Körper mit Betonung der Schleimhautregionen ist bei systemischer Kontrastmittelgabe normal. Ein Gefühl von Übelkeit (bis hin zum Erbrechen) kann unter sehr schneller Kontrastmittelinjektion provoziert werden. In den meisten Fällen ist jedoch auch eine anamnestisch beschriebene Reaktion nach Kontrastmittelgabe – diese trat insbesondere nach den früher durchgeführten Gallenwegsdarstellungen mit gallengängigen Kontrastmitteln häufiger auf – keine Kontraindikation für eine Kontrastmittelapplikation.

Hinweis
Bestehen Zweifel über mögliche frühere ernsthafte Reaktionen des Patienten gegen Kontrastmittel, sollten sicherheitshalber prophylaktisch Histaminrezeptorblocker (Tavegil® [Ampullen à 2 mg] und Tagamed® [Ampullen à 200 mg]; bis 50 kg Körpergewicht je 1 Ampulle, darüber je 2 Ampullen) und gegebenenfalls Cortison intravenös verabreicht werden. Aufgrund von nach Gabe von Tavegil® auftretenden Vigilanz- und Akkomodationsstörungen, ist der Patient auf Einschränkungen seiner Fahrtüchtigkeit für einige Stunden nach der Untersuchung (Computertomograpie) oder nach eventuellem Kontrastmittelzwischenfall aufmerksam zu machen.

Wichtiger als jede körperliche Vorbereitung ist oft die **psychische Vorbereitung** des Patienten auf die Untersuchung. Bei der Untersuchung des Halses liegt der Patient in der Regel flach auf dem Rücken. Eine Hochlagerung des Oberkörpers ist aufgrund der technischen Gegebenheiten leider nur in sehr begrenztem Maße möglich. Dies ist vor allem bei Patienten mit Atembeschwerden zu bedenken. Auch eine vermehrte Schleimsekretion nach vorausgegangenen Behandlungen oder ein gestörter Sekretabfluss können in Rückenlage ein Problem darstellen. Wir haben gute Erfahrungen mit der intravenösen Applikation von 0,5 bis 1 mg Atropin unmittelbar vor der Untersuchung gemacht. Sollte der Patient die erforderliche Rückenlagerung dennoch nicht tolerieren, so kann im Einzelfall auch eine Untersuchung in Seitenlage durchgeführt werden. Eine Seitenlagerung ist zwar durchführbar, beschränkt aber die Möglichkeiten zur Wahl der Schichtneigung und ist aufgrund der schwerkraftbedingten Weichteilverlagerungen nur eingeschränkt beurteilbar, sodass sie auf Ausnahmefälle beschränkt bleiben sollte.

Hinweis
Die üblichen Metalltrachealkanülen führen in der Computertomographie zu erheblichen Aufhärtungsartefakten, die sich als breite, fächerförmige Striche abbilden und eine Beurteilung der Aufnahmen unmöglich machen. Für die radiologische Diagnostik gibt es spezielle Kunststofftrachealkanülen, die in der Computertomographie eine artefaktfreie Darstellung ermöglichen. Die üblichen Metalltrachealkanülen sollten also vor der Untersuchung durch Kunststofftrachealkülen ersetzt werden. Dies geschieht in der Regel durch den Patienten selbst, im Einzelfall muss ein Austausch der Trachealkanüle jedoch durch erfahrenes Personal unterstützt werden.

Wichtig ist, dass der Patient während der Untersuchung ruhig liegen bleibt und normal atmet. Die Untersuchung selbst ist als Röntgenuntersuchung grundsätzlich schmerzlos. Die Kontrastmittelgabe wird als Wärme oder Hitze im gesamten Körper empfunden. Die Hitzeempfindung im Bereich der Schleimhäute kann das Gefühl des Einnässens vortäuschen. Die Untersuchungsdauer ist abhängig von der Ausdehnung des untersuchten Gebietes und von der Mitarbeit des Patienten, da verwackelte Schichtaufnahmen unter Umständen wiederholt werden müssen.

Risiken der Untersuchung

Das wesentliche Untersuchungsrisiko liegt neben den bereits erwähnten Kontrastmittelrisiken, die mit modernen Kontrastmitteln als sehr gering einzustufen sind, in der Röntgenstrahlenexposition des Patienten. Dieses **Risiko** ist jedoch nicht pauschal als hoch oder niedrig einzustufen, da es **abhängig von der Empfindlichkeit des betroffenen Körpergewebes** ist. Die strahlensensibelsten Organe sind im Kopf-Hals-Bereich die Augenlinse und die Schilddrüse. Aufgrund der scharfen Fokussierung des Strahlenbündels bei der Computertomographie ist die Strahlendosis für die in der Regel knapp außerhalb des Untersuchungsbereichs gelegene Augenlinse gering. Die Strahlendosis der Schilddrüse ist, insbesondere bei Berücksichtigung der Akkumulation in Wiederholungsuntersuchungen, nicht zu vernachlässigen. Eine Diskussion ist aber im Falle maligner Rezidive im Kontext begleitender Chemo- oder Strahlentherapie in der Relation als überflüssig zu bezeichnen. Eine Schädigung von Schleimhäuten oder der Arachnoidea im zervikalen Spinalkanal tritt bei röntgendiagnostischen Strahlendosen nicht auf.

Indikationen und Grenzen

Aufgrund ihrer im Vergleich zur Kernspintomographie geringeren Kosten, der weiten Verfügbarkeit und der Darstellung des gesamten Halsquerschnitts einschließlich der Knochenstrukturen bleibt die Computertomographie das **Basisverfahren** zur Untersuchung von **Tumoren im Kopf-Hals-Bereich**. Indikationen sind Weichteilveränderungen, Fragen nach der Tiefenausdehnung von pathologischen Veränderungen und der Beteiligung angrenzender Strukturen und die Suche nach lokalen und regionalen Metastasen. Die Darstellung des Knochens ist auch im Zeitalter der Kernspintomographie eine unbestrittene Domäne der Computertomographie. Im entsprechenden hochauflösenden Bildberechnungsalgorithmus können feinste Knochenstrukturen zuverlässig dargestellt werden, während in der Kernspintomographie der Knochen selbst aufgrund des nur geringen Anteils von Wasserstoffkernen kein Signal ergibt und in der Abbildung nur als Aussparung zwischen Weichteilstrukturen zu finden ist.

Die **Grenzen** der Computertomographie liegen dort, wo nicht entfernbare Metallimplantate zu Aufhärtungsartefakten führen, die durch die Filterung und teilweise Abschirmung der Röntgenstrahlung durch das Metall bedingt sind. Aufhärtungsartefakte äußern sich durch sich strahlenförmig um das Metall ausbreitende weiße und schwarze Striche (Abb. 1-15a). Des Weiteren gibt es trotz der hohen Kontrastauflösung der Computertomographie Gewebe, die trotz ihrer Verschiedenartigkeit eine identische Röntgendichte aufweisen, sodass diese computertomographisch nicht zu unterscheiden sind. Ein dritter auch in der Diagnostik von Kopf-Hals-Tumoren nicht zu vernachlässigender Faktor ist die fehlende Möglichkeit der Computertomographie zur unmittelbaren multiplanaren Darstellung. Für diagnostische Fragestellungen ist die Computertomographie auf die transversale Ebene beschränkt; Rekonstruktionen in anderen Ebenen sind nur bei sehr dünnen Schichten und mit modernsten multi-slice-CT-Geräten als Zusatzinformation brauchbar. Enge Grenzen zeigen sich bei dem Verfahren auch durch Patientenbewegungen. Trotz der bei modernen Geräten unter einer Sekunde pro Einzelschicht liegenden Messzeiten, können Schluckbewegungen, heftige Atemexkursionen und Willkürbewegungen des Patienten durch Bewegungsartefakte die Bildbeurteilung unmöglich machen. Diese Einschränkung trifft allerdings auch für die Kernspintomographie zu, obwohl diese mit der Einführung schnellerer Messsequenzen in Zukunft Verbesserungsmöglichkeiten besitzt. Die einzige Alternative ist im Falle nicht zu vermeidender Bewegungs-

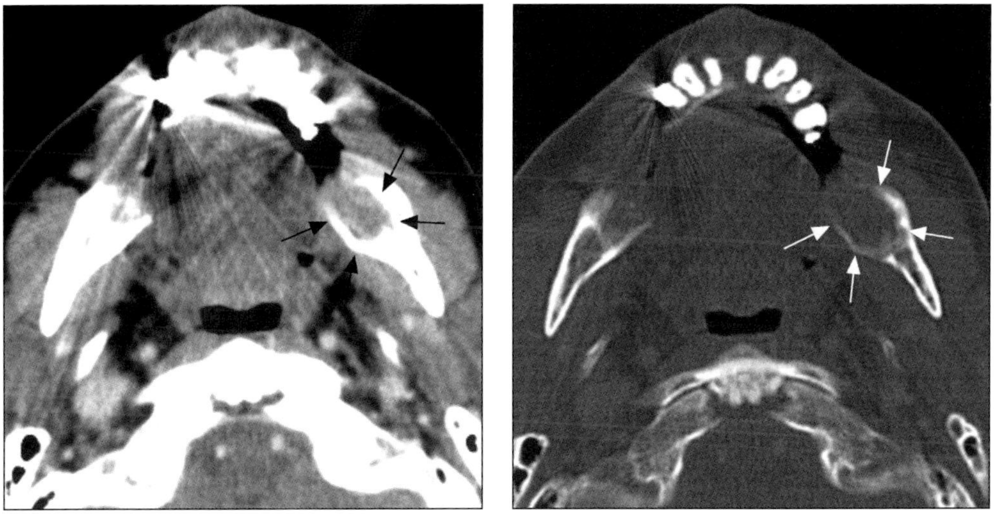

a b

Abb. 1-15 Plattenepithelkarzinom (Pfeile) des Alveolarkamms. Computertomographie (a) im Weichteilfenster, (b) im Knochenfenster. Aufhärtungsartefakte durch Zahnfüllungen.

artefakte neben der nur in Ausnahmefällen indizierten Narkoseuntersuchung die Sonographie. Fragen nach den bereits bei der Inspektion sichtbaren, oberflächlichen Schleimhautveränderungen klärt die Computertomographie jedoch nicht. Sie lässt hingegen Aussagen zu den von außen nicht sichtbaren Veränderungen in der Tiefe zu.

Standarduntersuchung

Die Standarduntersuchung erfolgt bei ausreichender intravenöser Kontrastmittelgabe und damit eindeutiger Kontrastierung der Blutgefäße mit lückenlosen oder eng beieinander liegenden Schichten von 3 bis 5 mm Schichtdicke im **Weichteilfenster**. Die Untersuchung beginnt in Höhe der Schädelbasis in orbitomeataler Schichtführung, d. h. die Schichten sind parallel zu einer Verbindungslinie zwischen Lidwinkel und äußerem Gehörgang. In der Regel treten ab dem Alveolarkamm des Oberkiefers die durch Zahnfüllungen oder Zahnersatz bedingten Aufhärtungsartefakte auf, sodass hier die weitere Schichtführung, beginnend in Höhe des mandibulären Alveolarkammes, parallel zur Stimmritze bis zur vollständigen Darstellung der Schilddrüse nach kaudal fortgesetzt wird. Der Vorteil dieser Untersuchungsstrategie ist, dass einerseits sämtliche Lymphknotenregionen insbesondere auch im Kieferwinkel artefaktfrei abgebildet und vollständig erfasst werden. Andererseits gewährleistet die Schichtführung im Gesichtsbereich eine kontinuierliche Fortsetzung der Standardschädeluntersuchung nach kaudal und im Halsbereich wird die Schichtführung der komplizierten Anatomie des Kehlkopfs gerecht. Bei speziellen Fragestellungen können ergänzend dünnere Schichten angefertigt werden. Die Berechnung der Daten mit einem hochauflösenden Algorithmus und ihre Darstellung im **Knochenfenster** (Abb. 1-15b) sollten grundsätzlich erfolgen, wenn tumorverdächtige Veränderungen an knöcherne Strukturen heranreichen, um so eine eventuelle Knochendestruktion zu erkennen.

Kernspintomographie

Technische Grundlagen

Die Grundlage der Kernspin(resonanz)tomographie ergibt sich schon aus der Bezeichnung der Untersuchung. Wenngleich die physikalischen Einzelheiten sich in ihrer Komplexität einer genauen Betrachtung im Rahmen dieser Übersicht entziehen, so soll dennoch versucht werden, einen orientierenden Überblick über das Prinzip der Kernspintomographie zu geben. Die Basis des Untersuchungsverfahrens ist die Eigenrotation der Kerne des Wasserstoffatoms. Innerhalb eines starken homogenen Magnetfeldes wird die **Eigenrotation der Wasserstoffkerne** durch Energieübertragung aus eingestrahlten elektromagnetischen Wellen **auf der Grundlage von Resonanzphänomenen verändert**. Nach Abschalten der elektromagnetischen Strahlung wird diese Energie ebenfalls in Form elektromagnetischer Strahlung in Abhängigkeit von der Umgebung der betroffenen Atome (deren chemischer Bindung) mehr oder weniger schnell wieder abgegeben. Das hierbei erzeugte Signal wird für die Bildberechnung verwendet.

Bei der Beschreibung der Kernspintomographie sollte auch die **Kernspinspektroskopie** erwähnt werden, ein Verfahren, das sich noch in der klinischen Erprobung befindet. Die bisherigen Ergebnisse zeigen aber, dass es möglich ist, eine kernspinspektroskopische Unterscheidung zwischen unterschiedlichen Geweben und unterschiedlichen Konzentrationen bestimmter Substanzen in Geweben zu treffen. Die Kernspinspektroskopie basiert als Folge von lokalen Magnetfeldänderungen auf der für die molekulare Bindung des untersuchten Atoms charakteristischen chemischen Verschiebung der Resonanzfrequenz. Voraussetzung für die Durchführung einer Spektroskopie ist ein Hochfeldmagnet mit einer Stärke von mindestens 1,5 Tesla. Neben der Wasserstoffspektroskopie ist eine Messung auch bei anderen Atomkernen wie zum Beispiel bei Phosphor- oder Fluoratomen möglich. Auf diesem Weg können verschiedene Stoffwechselmetabolite nachgewiesen und in ihrer Konzentration bestimmt werden. Ein Problem der Spektroskopie sind die hohen Anforderungen an die Magnetfeldhomogenität, lange Messzeiten und die exakte Messvolumenselektion.

Denkbare praktische Anwendungen der Kernspinspektroskopie sind beispielsweise Untersuchungen zum Tumorstoffwechsel während der Therapie, sodass hier frühzeitig ein Ansprechen des Tumors auf eine Behandlung anhand seiner veränderten Stoffwechselmetabolite erkannt wird.

Vorbereitung des Patienten

Eine spezielle Vorbereitung des Patienten ist in der Regel nicht erforderlich. Dennoch sind vor einer kernspintomographischen Untersuchung einige Dinge abzuklären.

Hinweis
Herzschrittmacher sind ebenso wie Metallsplitter im Auge eine absolute Kontraindikation zu Untersuchungen im Kernspintomographen, eine relative Kontraindikation besteht bei Schmerzmittelpumpen. Gefäßstents sind zu keinem Zeitpunkt eine Kontraindikation. Die grundsätzlich heute bei Operationen verwendeten Titanclips stellen ebenfalls keine Kontraindikation für eine kernspintomographische Untersuchung dar. Vorsicht sollte man jedoch bei Clips walten lassen, die vor der Etablierung der kernspinbasierenden Untersuchungen eingebracht wurden. Kritisch sind insbesondere metallische Fremdkörper in der Nähe sensibler anatomischer Strukturen.
Bei größeren Metallimplantaten wie Totalendoprothesen ist neben mechanischen Effekten des statischen Magnetfeldes beim Einfahren in das Gerät besonders

auch an thermische Effekte durch das dynamische Gradientenmagnetfeld zu denken. Der Patient sollte auf die entsprechenden möglichen Effekte hingewiesen werden, damit er sich im Falle von auftretenden Problemen rechtzeitig bemerkbar machen kann.

Im Kernspintomographen ist aufgrund der erforderlichen räumlichen Nähe der Empfangsspulen zu dem untersuchten Gewebe und den für die normale, flache Rückenlagerung eng anliegend konstruierten Untersuchungsspulen keine wesentliche Veränderung der Lagerung möglich. Klaustrophobie verhindert eine Untersuchung manchmal selbst bei Sedierung, sodass auch hier der einzige Ausweg eine kernspintomographische Untersuchung in Narkose mit allem damit verbundenem Aufwand und Risiko ist. Häufiger ist aber die Behinderung der Atmung der Hauptgrund für einen Abbruch des Verfahrens, wobei diese subjektiv vom Patienten empfunden werden kann oder auf der Grundlage der vorausgegangenen Therapie durch mechanische Veränderungen der Luftwege oder durch vermehrte Sekretion erklärbar ist. Liegt das Hauptproblem im Missverhältnis zwischen Sekretproduktion und -abtransport, so kann auch bei der Kernspintomographie im Einzelfall, wie schon oben zur Computertomographie ausgeführt, intravenös verabreichtes Atropin sinnvoll sein.

Hinweis
Metalltrachealkanülen sollten hier ebenfalls durch Kunststoffkanülen ersetzt werden, da es neben den üblichen Risiken durch metallische Fremdkörper wie Dislokation und Erwärmung auch zu Deformierungen des Magnetfeldes und damit zu Bildartefakten kommen kann.

Die Untersuchungsdauer liegt zum Teil abhängig von der Mitarbeit des Patienten bei etwa 30 Minuten.

Risiken der Untersuchung

Abgesehen von den schon erwähnten möglichen Problemen im Zusammenhang mit ferromagnetischen metallischen Fremdkörpern sind bisher keine Schädigungen des Organismus durch eine diagnostische Anwendung der Kernspintomographie bekannt. Es sind zwar biologische Effekte beschrieben, bei denen zwischen Wirkungen des statischen Magnetfeldes, des dynamischen Gradientenmagnetfeldes und der elektromagnetischen Hochfrequenzstrahlung zu unterscheiden ist, es konnten aber bisher keine schädlichen biologischen Auswirkungen beobachtet werden.

Indikationen und Grenzen

Die **Indikationen** zur kernspintomographischen Untersuchung von Kopf und Hals unterscheiden sich prinzipiell nicht von den Indikationen zur Computertomographie. Grundsätzlich sollte jedoch der Kostenaspekt bei der im Vergleich zur Computertomographie teureren Kernspintomographie nicht unberücksichtigt gelassen werden. **Spezielle Indikationen** zur Durchführung einer kernspintomographischen Untersuchung sind Schwierigkeiten bei der Darstellung und Abgrenzung eines möglichen Tumorrezidivs mit der Computertomographie, sei es aufgrund mangelnder Gewebedifferenzierung oder durch starke Metallaufhärtungsartefakte. Im letzten Fall kann zwar die lokale Deformierung des Magnetfeldes auch die kernspintomographische Bildgebung stören, erfahrungsgemäß sind jedoch die durch Metallimplantate erzeugten Artefakte oft erstaunlich umschrieben, sodass sich ein Versuch lohnt. Darüber hinaus kommen kleine, unmittelbar an Knochen angrenzende tumoröse Veränderungen oft besser und sensitiver bei der Kernspintomographie zur Abbildung, wobei jedoch zum Nachweis einer möglichen Knochendestruktion eindeutig die

Computertomographie das Verfahren der Wahl ist. Eine weitere Indikation ist die Verlaufsuntersuchung bei vorausgegangenen kernspintomographischen Voruntersuchungen. Oberflächliche Schleimhautveränderungen lassen sich auch durch Kernspintomographie nicht diagnostisch erfassen.

Standarduntersuchung

Die Standarduntersuchung erfolgt zunächst mit einer transversal geschichteten Inversion-Recovery-Sequenz mit Fettsignalunterdrückung. Der Vorteil dieser Sequenz ist eine sehr hohe Sensitivität für pathologische Veränderungen, die sich leuchtend weiß vom umgebenden normalen Gewebe abgrenzen, sodass diese Sequenz als „Suchsequenz" bezeichnet werden kann. Anschließend erfolgt eine native T1-gewichtete Messung in koronarer Schichtführung, die die im perivaskulären Fettgewebe gelegenen Lymphknoten besonders gut im Gesamtüberblick darstellt (Abb. 1-16). Zum Schluß wird eine T1-gewichtete Spin-Echo-Sequenz vor und fettsupprimiert nach Kontrastmittelgabe in identischer transversaler Schichtführung durchgeführt, um neben der genauen anatomischen Darstellung Informationen über das Kontrastmittelanreicherungsverhalten und damit die Durchblutung pathologischer Veränderungen zu erhalten.

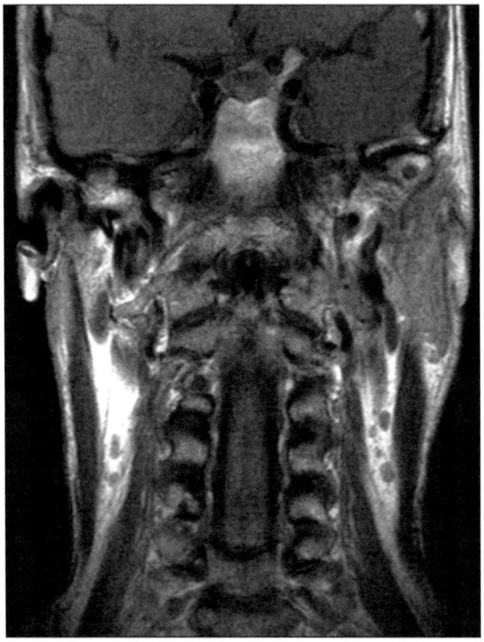

Abb. 1-16 Koronare T1-gewichtete kernspintomographische Untersuchung zur Darstellung der Lymphknoten im zervikalen Fettgewebe. Es ergibt sich ein guter Kontrast zwischen Lymphknoten und Fettgewebe in der nativen Untersuchung.

Angiographie

Die Angiographie steht als invasives Verfahren bei der reinen Diagnostik hinter den bereits genannten bildgebenden Verfahren zurück. Durch die Möglichkeit von interventionellen Verfahren in der Therapie maligner Erkrankungen des Kopf-Hals-Bereichs ist jedoch zunehmend die Indikation gegeben zur Durchführung einer angiographischen Untersuchung im Rahmen der in gleicher Sitzung durchzuführenden interventionellen Therapie.

Technische Grundlagen

Aufgrund der geringeren Strahlenexposition und der von Überlagerungen durch Knochenstrukturen ungestörten Abbildungsmöglichkeiten wird die Angiographie heute als **Digitale Subtraktionsangiographie** (DSA) durchgeführt. Das Prinzip ist die digitale Aufnahme eines Maskenbildes der Knochenstrukturen unmittelbar vor Beginn der Kontrastmittelgabe und die anschließende digitale Subtraktion der Inhalte des Maskenbildes von allen nachfolgenden Kontrastmittelaufnahmen. Der Vorteil ist, dass auch minimale Kontrastmittelanreicherungen und kleine Gefäße in der Subtraktion gut erkennbar sind.

Der Zugang zum Gefäßsystem erfolgt in der Regel über die Punktion der Arteria femoralis in der Leiste, jedoch ist auch ein transbrachialer Zugang über die Arteria brachialis in der Ellenbeuge möglich. Die Gefäßpunktion wird in Lokalanästhesie durchgeführt, sodass der Patient nur den Einstich bei Injektion des Lokalanästhetikums spüren sollte. Das weitere Vorschieben des Katheters ist schmerzlos. Mit modernen Kathetern ist eine selektive Sondierung der supraaortalen Gefäße in der Regel komplikationslos möglich. Etwas schwieriger ist insbesondere bei bestehenden arteriosklerotischen oder hypertensiven Gefäßveränderungen die superselektive Sondierung weiter peripher gelegener Gefäße. Für sehr kleine Gefäßdurchmesser stehen seit einigen Jahren so genannte **Mikrokatheter** zur Verfügung, die ein risikoarmes, superselektives Sondieren auch kleiner peripherer Gefäßäste ermöglichen.

Vorbereitung des Patienten

Hinweis
Der Patient sollte nüchtern sein, insbesondere wegen des zwar geringen aber vorhandenen Risikos des Erbrechens und der damit verbundenen Aspirationsgefahr bei einer selektiven Kontrastmittelapplikation in zerebrale Gefäße. Dies gilt für in Narkose geplante Untersuchungen ohnehin. Im Normalfall ist jedoch ein Schluck Wasser oder Kaffee am Morgen erlaubt.
Wichtig ist, dass der Patient während der Aufnahmenserien, d.h. zwischen der Anfertigung des Maskenbilds und den nachfolgenden Kontrastmittelaufnahmen, ruhig liegt. Bewegungen können die Aufnahmen unbrauchbar machen.

Während einer angiographischen Untersuchung treten normalerweise keine Schmerzen auf. Ein mögliches Nachlassen der Lokalanästhesie in der Leiste im Verlauf längerer Untersuchungen kann schnell durch Nachinjektion therapiert werden.

Hinweis
Unmittelbar während der Kontrastmittelinjektion empfindet der Patient im Versorgungsterritorium des untersuchten Gefäßes ein Wärmegefühl, das bei superselektiver Lage eines Mikrokatheters in einem kleinen peripheren Gefäß sogar als unangenehmes Hitzegefühl empfunden werden kann. Abhilfe kann eine Verdünnung des Kontrastmittels mit physiologischer Kochsalzlösung oder die intraarterielle Injektion eines Lokalanästhetikums schaffen. Nach unseren Erfahrungen ist die Injektion von 1 bis 2 ml einer 0,1 %igen Scandicain®-Lösung unmittelbar vor der Kontrastmittelgabe hilfreich.

Risiken der Untersuchung

Mit modernen Kathetersystemen ist die transfemorale Untersuchung der supraaortalen Gefäße in den Händen erfahrener Untersucher risikoarm. Die zerebralen Durchblutungsstörungen liegen als folgenreichste Komplikationen in der Häufigkeit des Auftretens deutlich unter 0,5 % in allen Untersuchungen. Lokale extrakranielle Durchblutungsstörungen als Folge von Gefäßverletzungen im Rahmen der Kathetermanipulationen sind aufgrund der hier vorhandenen ausgeprägten Kollateralversorgung nicht zu erwarten. Neben den vaskulären Risiken besteht die mit den Röntgenuntersuchungen verbundene Strahlenexposition, für deren Risiko jedoch keine pauschalen Angaben gemacht werden können, da diese im Einzelfall von der Zahl der Aufnahmeserien und der Durchleuchtungszeit abhängig ist.

Kontrastmittelassoziierte Komplikationsmöglichkeiten stehen hier nur noch im Hintergrund.

Hinweis
Neben den schon erwähnten seltenen allergischen Reaktionen ist hier auch an eine mögliche Nierenschädigung, insbesondere bei vorgeschädigten Nieren zu denken. Ist eine Nierenfunktionsstörung im Vorfeld der Untersuchung bekannt, so kann eine geplante Hämodialyse im Anschluss an die Untersuchung möglichen weiteren Schäden durch Kontrastmittel vorbeugen.

Indikationen und Grenzen

Die Indikationen zu einer rein diagnostischen Angiographie sind innerhalb des hier vorgegebenen Rahmens unter Berücksichtigung der Invasivität des Verfahrens beschränkt auf Fragen nach der räumlichen Beziehung von Gefäßen zum Tumor und auf Fragen nach der Gefäßversorgung in operativ veränderten Regionen im Zusammenhang mit geplanten Rezidivoperationen.

Die Indikation zu einer Angiographie als Basis für eine im Folgenden noch näher erläuterte intraarterielle Chemotherapie insbesondere auch bei Rezidivtumoren muss in Absprache mit den beteiligten Fachdisziplinen (Mund-Kiefer-Gesichts-Chirurgie/HNO-Medizin/Strahlentherapie) erfolgen.

Standarduntersuchungen

Auch wenn abhängig von der Tumorlage im Kopf-Hals-Bereich unterschiedliche Gefäßzuflüsse zu erwarten sind, so ist dennoch ein standardisierter Beginn der Untersuchung sinnvoll. Die Versorgung zervikaler Weichteile erfolgt in der Regel aus Ästen der Arteria carotis externa und weiter kaudal aus dem Truncus thyrocervicalis und dem Truncus costocervicalis. Um atypische Gefäßabgänge aus der Arteria carotis communis nicht zu übersehen, erfolgt zunächst eine Darstellung der Arteria carotis communis in mindestens zwei Ebenen. Bei schädelbasisnahen Tumoren sollte dann durch selektive Untersuchung eine Beteiligung der Arteria carotis interna an der Tumorversorgung ausgeschlossen werden. Das weitere Vor-

a

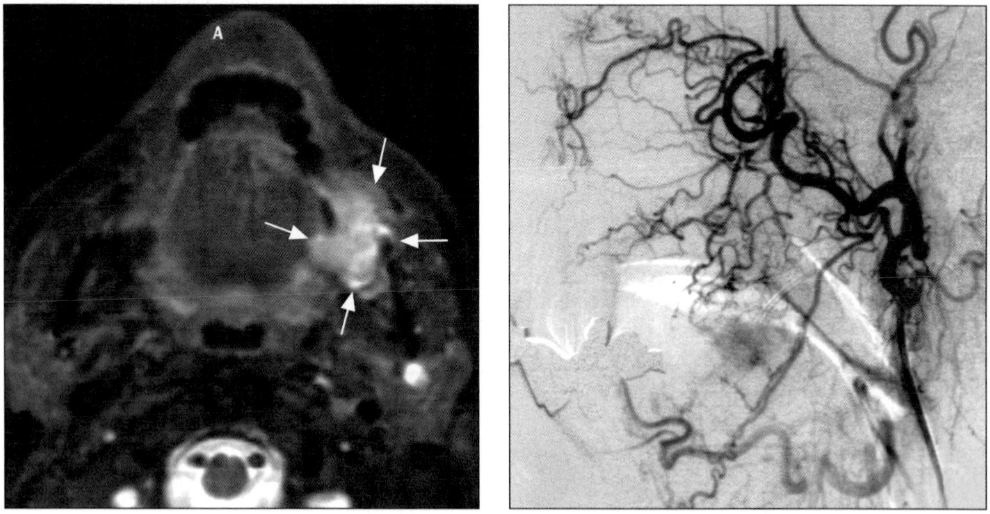

b

Abb. 1-17 Plattenepithelkarzinom (Pfeile) des Alveolarkamms. (a) TIRM-Sequenz bei der Kernspintomographie, (b) angiographische Darstellung.

gehen ist abhängig vom Ergebnis der selektiven Darstellung der Arteria carotis externa, die an der Blutversorgung der meisten extrakraniellen Tumoren im Kopf-Hals-Bereich maßgeblich beteiligt ist (Abb. 1-17).

Interventionelle Radiologie bei malignen Rezidiven im Kopf-Hals-Bereich

Weiterentwicklungen in der Kathetertechnik ermöglichen seit einigen Jahren zunehmend den transvasalen Zugang zu peripheren Gefäßen. Für den Bereich Kopf und Hals gehört die selektive Sondierung der Äste der Arteria carotis externa zum Standard neuroradiologischer Abteilungen. Mittels moderner Mikrokatheter ist jedoch auch eine weiter periphere Sondierung kleinerer Gefäßäste möglich. Auf den Fortschritten in der Kathetertechnik basierend, konnte die **selektive intraarterielle Chemoperfusion von Tumoren** im Gesichts-Hals-Bereich in moderner Variante durchgeführt werden. Die bereits länger bestehende Idee einer selektiven, hochdosierten intraarteriellen Tumortherapie mit wirksamen Zytostatika wurde vor Jahren aufgegeben, da es aufgrund der erforderlichen operativen Freilegung der zu perfundierenden Gefäße zu wundheilungsbedingten Komplikationen im chemotherapierten Areal kam. Der angiographische transfemorale Zugang umgeht dieses Problem. Bisherige Erfahrungen in der Behandlung maligner Kopf-Hals-Tumoren sind sowohl für den Bereich der Primärtumoren wie auch für den Bereich der Rezidive vielversprechend (Abb. 1-18). Der Einsatz dieser Behandlungsoption erfolgte bisher präoperativ als Induktionstherapie zur Tumorverkleinerung und auch postoperativ zur Behandlung von nicht vollständig resektablen Tumoren. Daneben besteht auch die Möglichkeit einer palliativen Erhaltungstherapie. Inwieweit eine komplette Tumorregression mit länger anhaltender

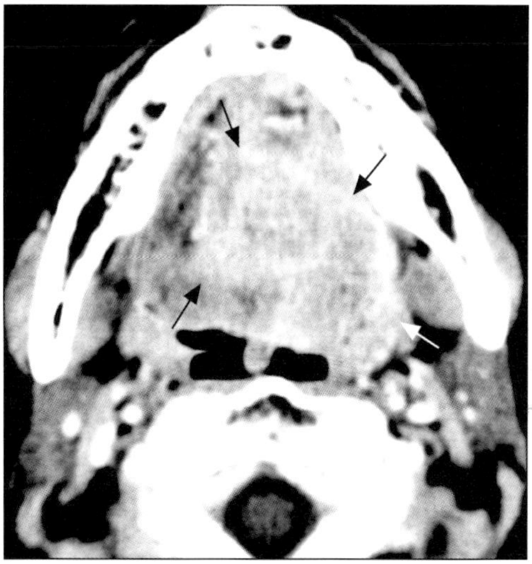
a

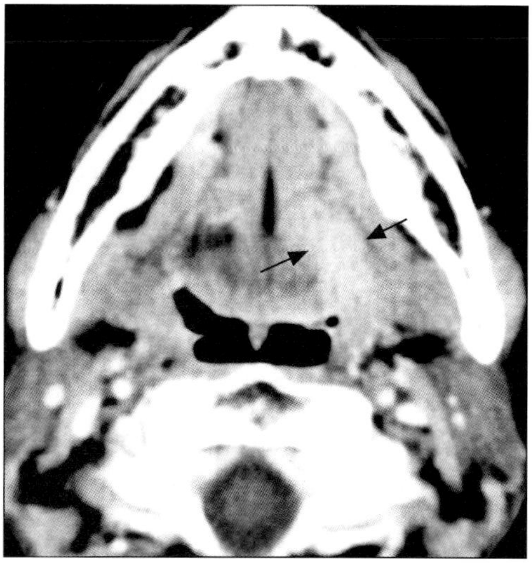
b

Abb. 1-18 Plattenepithelkarzinom (Pfeile) der Zunge. Computertomographische Darstellung mit Kontrastmittel (a) vor und (b) nach intraarterieller Therapie mit einer jetzt deutlichen Rückbildung des Tumors (Ergebnis der interventionellen Therapie in Zusammenarbeit mit der Klinik für wiederherstellende Mund-, Kiefer- und Gesichtschirurgie der Johann Wolfgang Goethe-Universität Frankfurt).

Rezidivfreiheit so zu erreichen ist, lässt sich zum jetzigen Zeitpunkt noch nicht sagen.

Eine Weiterentwicklung auf der Basis der lokalen intraarteriellen Chemotherapie ist die **lokale, schnelle intraarterielle Hochdosistherapie mit Cisplatin** bei gleichzeitiger Antagonisierung der systemisch toxischen Wirkungen des Cisplatin durch den Komplexbildner Natriumthiosulfat, der zentralvenös injiziert das venös aus dem Tumor abströmende Cisplatin unschädlich macht (Robbins et al. 1994; Robbins et al. 1997; Kovacs und Turowski 2002). Die Behandlung wird von den meisten Patienten gut vertragen. Vereinzelt auftretende lokale Schmerzen bei der intraarteriellen Gabe des Chemotherapeutikums können durch intravenöse Gabe von 0,1 bis 0,3 mg (max. 0,5 mg) Fentanyl® vermieden werden. Peritherapeutische chemotherapieassoziierte Symptome wie Übelkeit und Schwächegefühl treten bei Antagonisierung mit Natriumthiosulfat in geringerem Maße als bei bisherigen Therapieformen auf.

Gesundheitsökonomische Betrachtung

Der Kostenaspekt einer Untersuchung ist immer in einen engen Zusammenhang mit der Fragestellung zu bringen. Eine preiswerte Untersuchung, welche die an sie gestellten Fragen nicht beantworten kann, ist ökonomischer Unsinn. Die Frage nach den Kosten muss immer lauten: „Welches ist das Untersuchungsverfahren, das die diagnostische Fragestellung eventuell in Kombination mit einem zweiten Verfahren am sichersten beantwortet?" Wichtig ist auch die Frage nach den Konsequenzen, die aus einer Untersuchung gezogen werden. „Welchen Sinn hat eine Untersuchung, die, ganz gleich welches Ergebnis sie erbringt, keinen Einfluss auf das therapeutische Handeln oder das Leben des Patienten hat?", sei es der Patient ist inoperabel, austherapiert, lehnt eine weitere Behandlung ab etc. Reiner Aktionismus in dem Sinne den Tatendrang von eventuell nicht möglichen therapeutischen Aktivitäten auf die reine Diagnostik zu verlegen, ist sicherlich nicht angemessen. Die Diagnostik ist kein Selbstzweck.

Zusammenfassung

Berücksichtigt man alle erwähnten Aspekte in der Diagnostik maligner Rezidive im Kopf-Hals-Bereich, so wird die gerade hier erforderliche enge interdisziplinäre Zusammenarbeit als Grundlage für eine gute Diagnostik offensichtlich. Der Neuroradiologe ist auf genaue Angaben zu vorausgegangenen Therapien angewiesen, ohne die er mehr oder weniger hilflos und oft gar nicht oder nur mit viel überflüssigem Zeitaufwand lediglich anatomische Gegebenheiten rekonstruieren kann, die Voraussetzung für die Bildinterpretation sind. Leider ist es oft nicht das in der kernspintomographischen IR-Sequenz (Inversion-Recovery-Sequenz) hell aufleuchtend markierte Tumorrezidiv oder der deutlich Kontrastmittel aufnehmende Tumor in der Computertomographie, sondern eher die aufgrund ihrer anatomischen Lage verdächtige, unscheinbare Gewebsverdichtung. In Fällen, in denen eine Untersuchung allein die wesentlichen Fragen nicht beantworten kann oder die **Diagnose unklar** bleibt, ist die **Kombination verschiedener diagnostischer Verfahren sinnvoll**. Bei Lymphknotenveränderungen bietet sich als Ergänzung zu Computertomographie oder Kernspintomographie grundsätzlich die Sonographie als in dieser Fragestellung zuverlässiges, kostengünstiges und schnell durchzuführendes Verfahren an. Auch die Beziehung von tumorösen Veränderungen zu Gefäßen kann in Ergänzung zu den anderen Schnittbildverfahren oft sonographisch geklärt werden. In schwierigen Fällen bei der Suche nach kleinen Rezidiven und bei der Abgrenzung von pathologischem und normalem Gewebe können sich Computertomographie und Kernspintomographie ergänzen.

Literatur

Connors JJ, Wojak JC. Interventional Neuroradiology: Strategy and Practical Techniques. In: A Treatment for Head and Neck Cancer by Direct Arterial Infusion. 1. edn. Wong WHM, Robbins KT (eds). Philadelphia, London, Toronto, Montreal, Sydney, Tokyo: W.B. Saunders Company 1999; 358–68.

Harnsberger HR. Handbook of Head and Neck Imaging. 2. edn. St. Louis, Baltimore, Berlin, Karlsbad, Chicago, London, Madrid: Mosby 1995.

Kovacs AF, Turowski B. Chemoembolization of oral and oropharyngeal cancer using a high-dose cisplatin crystal suspension and degradable starch microspheres. Oral Oncol 2002; 38: 87–95.

Robbins KT, Storniolo AM, Kerber C, Vicario D, Seagren S, Shea M, Hanchett C, Los G, Howell SB. Phase I study of highly selective supradose cisplatin infusions for advanced head and neck cancer. J Clin Oncol 1994; 12: 2113–20.

Robbins KT, Kumar P, Regine WF, Wong FS, Weir AB, Flick P, Kun LE, Palmer R, Murry T, Fontanesi J, Ferguson R, Thomas R, Hartsell W, Paig CU, Salazar G, Norfleet L, Hanchett CB, Harrington V, Niell HB. Efficacy of targeted supradose cisplatin and concomitant radiation therapy for advanced head and neck cancer: the memphis experience. Int J Radiat Oncol Biol Phys 1997; 38: 263–71.

Valvassori GE, Mafee MF, Carter BL. Imaging of the Head and Neck. 1. edn. Stuttgart, New York: Thieme 1995.

1.4 Nuklearmedizinische Diagnostik

H. Lerch

Konventionelle Nuklearmedizin

Methoden

Prinzipiell eignen sich nuklearmedizinische Methoden aufgrund ihrer funktionellen, physiologisch orientierten Aussage besonders zur Darstellung funktioneller Reaktionen von physiologischen und pathologischen Prozessen. Daher ist es möglich, Reaktionen von pathologischen Geweben auf therapeutische Maßnahmen, wie sie bei der Therapiekontrolle und Rezidivdiagnostik von malignen tumorösen Prozessen von großer Bedeutung sind, im frühen Stadium auf molekularer bzw. funktioneller Ebene darzustellen. Desgleichen ist es möglich, gerade bei Prozessen mit nicht zu sichernder morphologischer Wachstumstendenz Aussagen zur pathophysiologischen Aktivität zu treffen.

In Tab. 1-2 sind wesentliche Radiopharmaka für die konventionelle Nuklearmedizin zur onkologischen Diagnostik bei Kopf-Hals-Tumoren aufgeführt. Neben der planaren Szintigraphie ist gerade bei der onkologischen Diagnostik die tomographische Technik (Einzelphotonen-Emissionscomputertomographie, SPECT) im Regelfall zu fordern. Durch die überlagerungsfreie Darstellung kann die Sensitivität zum Teil deutlich gesteigert werden. Die sekundäre Bildüberlagerung mit morphologisch orientierten Schnittbildverfahren bietet zusätzlich die Möglichkeit der exakten morphologischen Zuordnung zur Therapieplanung. Ein kompetentes interdisziplinäres Zusammenführen aller Befunde ist hierbei stets Voraussetzung.

Ergebnisse

Gute Ergebnisse können mit **radioaktiv markierten Aminosäuren** erzielt werden. Durch den relativ geringen Aminosäure-

Tab. 1-2 Radiopharmaka für die konventionelle Nuklearmedizin.

Einsatzbereich	Radiopharmaka
Unspezifisch	Tc-99m-MIBI, Tl-201, Tc-99m-V-DMSA, Ga-67-Zitrat
Knochenstoffwechsel	Tc-99m-MDP
Knochenmark	Tc-99m-Antigranulozyten-Antikörper
Aminosäurestoffwechsel	J-123-AMT
Somatostatinrezeptoren	In-111-Octreotid
Neuroektoderm	J-123-MIBG
Jodstoffwechsel	J-123, J-131

stoffwechsel in gesundem Gewebe gegenüber dem häufig gesteigerten Stoffwechsel im Tumor können hohe Kontraste erzielt werden. Flamen et al. (1998) konnten in einer Studie bei Primärtumoren mit Jod-123-α-methyl-Tyrosin (J-123-AMT) Sensitivitäten von ca. 0,9, bei Lymphknotenmetastasen von ca. 0,6 erzielen.

Untersuchungen mit **Indium-111 markierten Somatostatinrezeptorantagonisten** auch bei familiärem Auftreten von Paragangliomen zeigen einen additiven Wert gegenüber der Magnetresonanztomographie (Ahlman et al. 1994; Myssiorek und Palestro 1998). Sensitivitäten von 0,9 sind bei malignen tumorösen Prozessen über 1,5 cm Größe möglich. Falsch positive Befunde entstehen gelegentlich durch Schilddrüsenadenome (Whiteman et al. 1997). Die Abgrenzung gegenüber Ergebnissen mit Jod-123-meta-Jodobenzylguanidin (J-123-MIBG) bei der SPECT und Fluor-18-Fluorodesoxyglukose (F-18-FDG) bei der PET steht noch aus (Macfarlane et al. 1995).

Unspezifische Tumormarker wie Thallium-201 und Technetium-99m-MIBI werden kontrovers diskutiert. Hohe Genauigkeiten bei der SPECT mit Technetium-99m-MIBI von über 90 % beim nasopharyngealen Karzinom resultieren nicht nur aus einer hohen Sensitivität, sondern aus einer hohen Spezifität der Methode gegenüber der hochsensitiven, jedoch häufiger falsch positiven Magnetresonanztomographie (Kostakoglu et al. 1997; Valdes Olmos et al. 1997; Pui et al. 1998). Bei Lymphknotenmetastasen werden dagegen teilweise Sensitivitäten von unter 0,5 berichtet, die durch die herabgesetzte postaktinische Aufnahme der Radiopharmaka bei Untersuchungen früh nach Strahlentherapie weiter vermindert sein können (Nagamachi et al. 1996a; Tomura et al. 1997). Falsch positive Befunde durch chronisch-entzündliche Prozesse sind möglich (Nagamachi et al. 1996b; Lorberboym und Sacher 1997).

Einen Spezialfall unter den Tumoren im Kopf-Hals-Bereich stellt das differenzierte Schilddrüsenkarzinom dar. Aufgrund der zumindest partiell erhaltenen Fähigkeit der Schilddrüsenkarzinomzelle zur Hormonproduktion und der damit verbundenen Jodaufnahme ist diagnostisch eine hochsensitive und hochspezifische Darstellung mittels **radioaktivem Jod** möglich. Eine Ausnahme bilden hier nur die eher seltenen, entdifferenzierenden Verlaufsformen, die onkozytären, medullären und anaplastischen Schilddrüsenkarzinome, bei denen dann alternativ andere und unspezifische Radiopharmaka wie Technetium-99m-MIBI, Thallium-201, Indium-111-Octreotid bzw. die Positronenemissionstomographie zur Anwendung kommen können (Dorr et al. 1994; Baudin et al. 1996; Lind und Gallowitsch 1996; Shih et al. 1996; Lind et al. 1997; Grunwald et al. 1999). Da mit radioaktivem Jod auch ein wesentliches Therapeutikum für das differenzierte Schilddrüsenkarzinom zur Verfügung steht, ist hier die Möglichkeit und Notwendigkeit der nuklearmedizinischen Therapie gegeben.

Die Behandlung von Lokalrezidiven, Lymphknoten- und Fernmetastasen des differenzierten Schilddrüsenkarzinoms, bei dem eine radikale operative Entfernung nicht möglich ist, weist bei Radiojodtherapie mit bis zu 10 GBq Jod-131 pro Behandlung und optimaler endogener TSH-Stimulation (vier Wochen keine externe Zufuhr von Schilddrüsenhormon, $TSH_{basal} > 30$ U/ml) eine sehr hohe Erfolgsrate auf (Reiners 1993; Schober et al. 1994; Lerch et al. 1995; Lerch et al. 1997). Bei Lokalrezidiven oder Lymphknotenmetastasen, die eine Ausdehnung unter 1–2 cm aufwiesen, ist eine alleinige Radiojodtherapie ausreichend. Ansonsten ist bei einem lokalen tumorösen Prozess eine frühzeitige, erneute chirurgische Intervention einschließlich einer kompartimentorientierten Lymphadenektomie indiziert (Dralle et al. 1987; Röher 1987; Dralle et al. 1992a; Dralle et al. 1992b; Goretzki et al. 1993; Coburn et al. 1994; Scheumann et al. 1994; Simon et al. 1996a). Bei Rezidiven mit verminderter oder aufgehobener Fähigkeit zur Radiojodspeicherung bzw. bei entdifferenzierten, medullären (und anaplastischen) Karzinomen stehen im Wesentlichen nur chirurgische und strahlentherapeutische Maßnahmen zur Verfügung.

Ausblick

Prinzipiell eröffnen neue radioaktiv markierte Chemotherapeutika, wie z. B. Indium-111-Bleomycin oder radioaktiv markierte Antikörper, Möglichkeiten für die Diagnostik und gegebenenfalls Therapie von Rezidiven im Kopf-Hals-Bereich (Kairemo et al. 1996; Juweid et al. 1997). Weitere Möglichkeiten bietet die intraoperative Detektion des radioaktiv markierten Prozesses mittels Gamma-Sonden (z. B. bei der *sentinel lymph node biopsy*), jedoch hat dieses Vorgehen bei der Operation von Kopf-Hals-Tumoren noch keine weite Verbreitung gefunden (Shoaib et al. 1999; Jansen et al. 2000).

Positronenemissions-tomographie

Methoden

Gegenüber der konventionellen Nuklearmedizin stehen bei der Positronenemissionstomographie radioaktive Elemente zur Verfügung, deren stabile Isotope in großer Zahl im Körper vorkommen: Kohlenstoff (C-11), Sauerstoff (O-15), Stickstoff (N-13) sowie als Hydroxylgruppenersatz Fluor (F-18). Dadurch ist die **Synthese von Radiopharmaka** möglich, **die sich** hinsichtlich ihres chemischen Verhaltens und damit ihres Stoffwechselweges **nicht oder in gezielter Weise von** ihren **Ausgangssubstanzen** wie z. B. Glukose, Aminosäuren, Fettsäuren, Rezeptorantagonisten oder Pharmaka **unterscheiden** (vgl. Tab. 1-3). Aufgrund der längeren Erfahrung bei ihrer Anwendung und der breiteren Verfügbarkeit hat besonders die **F-18 markierte Fluorodesoxyglukose** (F-18-FDG) Eingang in die onkologische Diagnostik gefunden (Glaspy et al. 1993; Hoh et al. 1997; McGuirt et al. 1998). Weitere wesentliche Vorteile der Positronenemissionstomographie sind die höhere Ortsauflösung, die Quantifizierbarkeit und die durch die hohe Empfindlichkeit bedingte Möglichkeit der gleichzeitigen dreidimensionalen und dynamischen Datenakquisition.

Ergebnisse

Auch in naher Zukunft wird die Messung des Glukosestoffwechsels das „Arbeitspferd" der Positronenemissionstomographie in der onkologischen Diagnostik bleiben. Insgesamt werden für die F-18-FDG PET **hohe Sensitivitäten** angegeben (Haberkorn et al. 1992; Jabour et al. 1993). Besonders posttherapeutisch stellt die Fluor-18-Fluorodesoxyglukose PET ein wichtiges Verfahren zur Differenzierung zwischen posttherapeutischen reparativen Veränderungen und Tumorresten bzw. -rezidiven dar. Bei der hohen Sensitivität von CT und MRT bezüglich eines Lokalbefundes kommen die Vorteile der PET (hohe Spezifität bei der Detektierung stoffwechselaktiven Gewebes) bei der Primärdiagnostik in einigen Studien weniger zum Tragen (Keyes et al. 1997). Unterschiedliche Daten liegen im Vergleich mit der Magnetresonanztomographie vor. Die Sensitivitäten und Spezifitäten für Lymphknotenmetastasierung werden in einem Bereich von ca. 0,9 bzw. 0,9–0,95 für die PET gegenüber 0,35–0,8 bzw. 0,7–0,95 für die MRT angegeben (Rege et al. 1994; Braams et al. 1995; Laubenbacher et al. 1995). Die apparative Koregistrierung von PET und MRT zeigt jedoch eine hohe Sensitivität der PET für Rezidive trotz nega-

Tab. 1-3 Radiopharmaka für die Positronenemissionstomographie.

Einsatzbereich	Radiopharmaka
Glukosestoffwechsel	F-18-FDG
Aminosäurestoffwechsel	C-11-methyl-Tyrosin, C-11-Methionin
Perfusion	O-15-CO_2, O-15-H_2O
Oxidativer Stoffwechsel	O-15
Proliferation	C-11-Thymidin, F-18-Desoxyuridin
Zytostatika	F-18-Fluorouracil
Monoklonale Antikörper	C-11-mAk

tivem oder gleichwertigem MRT-Befund (Bailet et al. 1995).

Ein initial hoher Desoxyglukosestoffwechsel ist vergesellschaftet mit einer schlechten Prognose, während eine deutliche Verminderung der Stoffwechselrate unter Therapie ein zusätzliches relativierendes, positives prognostisches Zeichen darstellt (Haberkorn et al. 1993; Brun et al. 1997; Minn et al. 1997). Die Fluor-18-Fluorodesoxyglukose PET ist in der Lage mit hoher Sensitivität die Wirkung der Chemotherapie frühzeitig anzuzeigen (Seifert et al. 1992; Lowe et al. 1997). Bei Radiotherapie steigt der Desoxyglukosestoffwechsel nach wenigen Gray messbar an, um dann mit steigender Dosis konstant zu fallen. Falsch positive Befunde sind durch entzündliche Reaktionen möglich (Berlangieri et al. 1994; Hautzel und Müller-Gärtner 1997).

Das **optimale Zeitfenster** für die Kontrolluntersuchung bei der Therapie ist für die einzelnen Tumorentitäten noch nicht hinreichend dokumentiert. In einer prospektiven Studie fanden Greven et al. (1994) vier Monate nach der Strahlentherapie eine höhere Genauigkeit als nach einem Monat. Abdel-Dayem (1997) empfiehlt eine mindestens zweimonatige Wartefrist. Insbesondere die Kombinationen zwischen morphologischer und funktioneller Bildgebung liefern ausgezeichnete Ergebnisse. So berichten Wong et al. (1996) über kombinierte Sensitivitäten von 0,97 bei CT und F-18-FDG PET und 1,00 bei MRT und F-18-FDG PET gegenüber 0,7–0,8 bei CT oder MRT allein.

Erste Untersuchungen am Menschen zeigen eine gute Sensitivität für **C-11-Methionin** bei Rezidiven nach Strahlentherapie (Lindholm et al. 1993; Lindholm et al. 1995). Beim differenzierten Schilddrüsenkarzinom liegt eine Indikation vor für Rezidive, die kein Radiojod speichern, insbesondere jedoch auch für die Metastasensuche bei isolierter Thyreoglobulinerhöhung. Radiojod speichernde Tumoren weisen wegen des hohen Differenzierungsgrades keinen erhöhten Glukosestoffwechsel auf (Feine et al. 1995; Feine et al. 1996; Grunwald et al. 1996; Fridrich et al. 1997; Tatsch et al. 1997). Bei gezielter Indikation ist die Positronenemissionstomographie trotz initial höherer Kosten auch in der Nutzen-Kosten-Analyse hocheffektiv (Valk et al. 1996).

Ausblick

In vitro-Studien und erste Studien am Menschen zeigen, dass Desoxyglukose und Leucin (gegenüber Methionin) sowie Misonidazol mit dem Hypoxiegrad assoziiert sind und somit als **relative Hypoxiemarker** dienen können (Minn et al. 1995; Yeh et al. 1996). Für die Zellproliferation ergaben in vitro-Studien eine bessere Eignung von

Methionin für die **Einschätzung der proliferativen Aktivität**, während Desoxyglukose trotz der Überlagerung durch unspezifische Prozesse einen besseren **Marker für die Zellviabilität** darstellt.

Literatur

Abdel-Dayem HM. The role of nuclear medicine in primary bone and soft tissue tumors. Semin Nucl Med 1997; 27: 355–63.

Ahlman H, Tisell LE, Wangberg B, Nilsson O, Forssell-Aronsson E, Fjalling M. Somatostatin receptor imaging in patients with neuroendocrine tumors: preoperative and postoperative scintigraphy and intraoperative use of a scintillation detector. Sem Oncol 1994; 21: 21–8.

Bailet JW, Sercarz JA, Abemayor E, Anzai Y, Lufkin RB, Hoh CK. The use of positron emission tomography for early detection of recurrent head and neck squamous cell carcinoma in post-radiotherapy patients. Laryngoscope 1995; 105: 135–9.

Baudin E, Schlumberger M, Lumbroso J, Travagli JP, Caillou B, Parmentier C. Octreotide scintigraphy in patients with differentiated thyroid carcinoma: contribution for patients with negative radioiodine scan. J Clin Endocrinol Metab 1996; 81: 2541–4.

Berlangieri SU, Brizel DM, Scher RL, Schifter T, Hawk TC, Hamblen S, Coleman RE, Hoffman JM. Pilot study of positron emission tomography in patients with advanced head and neck cancer receiving radiotherapy and chemotherapy. Head Neck 1994; 16: 340–6.

Braams JW, Pruim J, Freling NJ, Nikkels PG, Roodenburg JL, Boering G, Vaalburg W, Vermey A. Detection of lymph node metastases of squamous-cell cancer of the head and neck with FDG-PET and MRI. J Nucl Med 1995; 36: 211–6.

Brun E, Ohlsson T, Erlandsson K, Kjellen E, Sandell A, Tennvall J, Wennerberg J, Strand SE. Early prediction of treatment outcome in head and neck cancer with 2-18 FDG PET. Acta Oncol 1997; 36: 741–7.

Coburn M, Teates D, Wanebo HJ. Recurrent thyroid cancer. Role of surgery versus radioactive iodine (I131). Ann Surg 1994; 219: 587–93.

Dorr U, Sautter-Bihl ML, Bihl H. The contribution of somatostatin receptor scintigraphy to the diagnosis of recurrent medullary carcinoma of the thyroid. Semin Oncol 1994; 21: 42–5.

Dralle H, Hornbostel A, Schober O, Geerlings H. Tumorrezidive und chirurgische Ersttherapie des differenzierten Schilddrüsenkarzinoms. In: Schilddrüsenmalignome: Diagnostik, Therapie und Nachsorge. Börner W, Reiners Chr (Hrsg). Stuttgart: Schattauer 1987; 99–103.

Dralle H, Scheumann GFW, Hundeshagen H, Massmann J, Pichlmayr R. Die transsternale zervikomediastinale Primärtumorresektion und Lymphadenektomie beim Schilddrüsenkarzinom. Langenbecks Arch 1992a; 377: 34–44.

Dralle H, Scheumann GFW, Meyer HJ, Laubert A, Pichlmayr R. Cervicale Eingriffe an der Luft- und Speiseröhre beim organüberschreitenden Schilddrüsencarcinom. Chirurg 1992b; 63: 282–90.

Feine U, Lietzenmayer R, Hanke JP, Wöhrle H, Müller-Schauenburg W. F-18-FDG-Ganzkörper-PET beim differenzierten Schilddrüsenkarzinom. Nuklearmedizin 1995; 34: 127–34.

Feine U, Lietzenmayer R, Hanke JP, Held J, Wöhrle H, Müller-Schauenburg W. Fluorine-18-FDG and iodine-131-iodide uptake in thyroid cancer. J Nucl Med 1996; 37: 1468–72.

Flamen P, Bernheim N, Deron P, Caveliers V, Chavatte K, Franken PR, Bossuyt A. Iodine-123 alpha-methyl-l-tyrosine single-photon emission tomography for the visualization of head and neck squamous cell carcinomas. Eur J Nucl Med 1998; 25: 177–81.

Fridrich L, Messa C, Landoni C, Lucignani G, Moncayo R, Kendler D, Riccabona G, Fazio F. Whole-body scintigraphy with 99Tcm-MIBI, 18F-FDG and 131I in patients with metastatic thyroid carcinoma. Nucl Med Commun 1997; 18: 3–9.

Glaspy JA, Hawkins R, Hoh CK, Phelps ME. Use of positron emission tomography in oncology. Oncology Huntingt 1993; 7: 41–6.

Goretzki PE, Simon D, Frilling A, Witte J, Reiners C, Grussendorf M, Horster FA, Roher HD. Surgical reintervention for differentiated thyroid cancer. Br J Surg 1993; 80: 1009–12.

Greven KM, Williams DW 3rd, Keyes JW Jr, McGuirt WF, Watson NE Jr, Randall ME, Raben M, Geisinger KR, Cappellari JO. Positron emission tomography of patients with head and neck carcinoma before and after high dose irradiation. Cancer 1994; 74: 1355–9.

Grunwald F, Schomburg A, Bender H, Klemm E, Menzel C, Bultmann T, Plamedo H, Ruhlmann J, Kozak B, Biersack HJ. Fluorine-18 fluorodeoxyglucose positron emission tomography in the follow-up of differentiated thyroid cancer. Eur J Nucl Med 1996; 23: 312–9.

Grunwald F, Kalicke T, Feine U, Lietzenmeyer R, Scheidhauer K, Dietlein M, Schober O, Lerch H,

Brandt-Mainz K, Burchert W, Hiltermann G, Cremerius U, Biersack H-J. Fluorine-18-fluorodeoxyglucose positron emission tomography in thyroid cancer: results of a multicenter study. Eur J Nucl Med 1999; 26: 1547–52.

Haberkorn U, Strauss LG, Reisser C, van Kaick G. [Positron emission tomography (PET) in the evaluation of tumor proliferation and follow up of therapy in ear, nose and throat tumors]. Radiologe 1992; 32: 296–301.

Haberkorn U, Strauss LG, Dimitrakopoulou A, Seiffert E, Oberdorfer F, Ziegler S, Reisser C, Doll J, Helus F, van Kaick G. Fluorodeoxyglucose imaging of advanced head and neck cancer after chemotherapy. J Nucl Med 1993; 34: 12–7.

Hautzel H, Müller-Gärtner HW. Early changes in fluorine-18-FDG uptake during radiotherapy. J Nucl Med 1997; 38: 1384–6.

Hoh CK, Schiepers C, Seltzer MA, Gambhir SS, Silverman DH, Czernin J, Maddahi J, Phelps ME. PET in oncology: will it replace the other modalities? Semin Nucl Med 1997; 27: 94–106.

Jabour BA, Choi Y, Hoh CK, Rege SD, Soong JC, Lufkin RB, Hanafee WN, Maddahi J, Chaiken L, Bailet J. Extracranial head and neck: PET imaging with 2-[F-18]fluoro-2-deoxy-D-glucose and MR imaging correlation. Radiology 1993; 186: 27–35.

Jansen L, Koops HS, Nieweg OE, Doting MH, Kapteijn BA, Balm AJ, Vermey A, Plukker JT, Hoefnagel CA, Piers DA, Kroon BB. Sentinel node biopsy for melanoma in the head and neck region. Head Neck 2000; 22: 27–33.

Juweid M, Sharkey RM, Swayne LC, Goldenberg DM. Improved selection of patients for reoperation for medullary thyroid cancer by imaging with radiolabeled anticarcinoembryonic antigen antibodies. Surgery 1997; 122: 1156–65.

Kairemo KJ, Ramsay HA, Paavonen T, Bondestam S. Imaging and staging of head and neck cancer using a low pH In-111-bleomycin complex. Eur J Cancer B Oral Oncol 1996; 32B: 311–21.

Keyes JW Jr, Watson NE Jr, Williams DW 3rd, Greven KM, McGuirt WF. FDG PET in head and neck cancer. Am J Roentgenol 1997; 169: 1663–9.

Kostakoglu L, Uysal U, Ozyar E, Hayran M, Uzal D, Demirkazik FB, Kars A, Atahan L, Bekdik CF. Monitoring response to therapy with thallium-201 and technetium-99m-sestamibi SPECT in nasopharyngeal carcinoma. J Nucl Med 1997; 38: 1009–14.

Laubenbacher C, Saumweber D, Wagner Manslau C, Kau RJ, Herz M, Avril N, Ziegler S, Kruschke C, Arnold W, Schwaiger M. Comparison of fluorine-18-fluorodeoxyglucose PET, MRI and endoscopy for staging head and neck squamous-cell carcinomas. J Nucl Med 1995; 36: 1747–57.

Lerch H, Saur HB, Schober O. Bedeutung von Lymphknotenmetastasen beim differenzierten Schilddrüsenkarzinom. Nuklearmedizin 1995; 34: 203–6.

Lerch H, Schober O, Kuwert T, Saur HB. Survival in differentiated thyroid carcinoma in 500 patients. J Clin Oncol 1997; 15: 2067–75.

Ley PB, Roberts JW, Symmonds RE Jr, Hendricks JC, Snyder SK, Frazee RC, Smith RW, McKenney JF, Brindley GV Jr. Safety and efficacy of total thyroidectomy for differentiated thyroid carcinoma: a 20-year review. Am Surg 1993; 59: 110–4.

Lind P, Gallowitsch HJ. The use of non-specific tracers in the follow up of differentiated thyroid cancer: results with Tc-99m tetrofosmin whole body scintigraphy. Acta Med Austriaca 1996; 23: 69–75.

Lind P, Gallowitsch HJ, Langsteger W, Kresnik E, Mikosch P, Gomez I. Technetium 99m tetrofosmin whole-body scintigraphy in the follow-up of differentiated thyroid carcinoma. J Nucl Med 1997; 38: 348–52.

Lindholm P, Leskinen Kallio S, Grenman R, Lehikoinen P, Nagren K, Teras M, Ruotsalainen U, Joensuu H. Evaluation of response to radiotherapy in head and neck cancer by positron emission tomography and [11C]methionine. Int J Radiat Oncol Biol Phys 1995; 32: 787–94.

Lindholm P, Leskinen Kallio S, Minn H, Bergman J, Haaparanta M, Lehikoinen P, Nagren K, Ruotsalainen U, Teras M, Joensuu H. Comparison of fluorine-18-fluorodeoxyglucose and carbon-11-methionine in head and neck cancer. J Nucl Med 1993; 34: 1711–6.

Lorberboym M, Sacher M. False-positive uptake of TI-201 by an intracranial inflammatory pseudotumor. Clin Nucl Med 1997; 22: 756–8.

Lowe VJ, Dunphy FR, Varvares M, Kim H, Wittry M, Dunphy CH, Dunleavy T, McDonough E, Minster J, Fletcher JW, Boyd JH. Evaluation of chemotherapy response in patients with advanced head and neck cancer using [F-18]fluorodeoxyglucose positron emission tomography. Head Neck 1997; 19: 666–74.

Macfarlane DJ, Shulkin BL, Murphy K, Wolf GT. FDG PET imaging of paragangliomas of the neck: comparison with MIBG SPET. Eur J Nucl Med 1995; 22: 1347–50.

McGuirt WF, Greven K, Williams D 3rd, Keyes JW Jr, Watson N, Cappellari JO, Geisinger KR. PET scanning in head and neck oncology: a review. Head Neck 1998; 20: 208–15.

Minn H, Clavo AC, Wahl RL. Influence of hypoxia on tracer accumulation in squamous-cell carcinoma: in vitro evaluation for PET imaging. Nucl Med Biol 1996; 23: 941–6.

Minn H, Clavo AC, Grenman R, Wahl RL. In vitro comparison of cell proliferation kinetics and uptake of tritiated fluorodeoxyglucose and L-methionine in squamous-cell carcinoma of the head and neck. J Nucl Med 1995; 36: 252–8.

Minn H, Lapela M, Klemi PJ, Grenman R, Leskinen S, Lindholm P, Bergman J, Eronen E, Haaparanta M, Joensuu H. Prediction of survival with fluorine-18-fluoro-deoxyglucose and PET in head and neck cancer. J Nucl Med 1997; 38: 1907–11.

Myssiorek D, Palestro CJ. 111 Indium pentetreotide scan detection of familial paragangliomas. Laryngoscope 1998; 108: 228–31.

Nagamachi S, Hoshi H, Jinnouchi S, Ohnishi T, Flores LG, Futami S, Nakahara H, Watanabe K. 201 TL SPECT for evaluating head and neck cancer. Ann Nucl Med 1996a; 10: 105–11.

Nagamachi S, Hoshi H, Ohnishi T, Jinnouchi S, Flores LG, Futami S, Watanabe K, Tsuboi Y, Miyanaga S, Morimitsu T. Tl-201 SPECT in Kimura's disease involving the parotid glands and cervical nodes. Clin Nucl Med 1996b; 21: 125–8.

Pui MH, Du JQ, Yueh TC, Zeng SQ. Imaging of nasopharyngeal carcinoma with Tc-99m MIBI. Clin Nucl Med 1998; 23: 29–32.

Rege S, Maass A, Chaiken L, Hoh CK, Choi Y, Lufkin R, Anzai Y, Juillard G, Maddahi J, Phelps ME. Use of positron emission tomography with fluorodeoxyglucose in patients with extracranial head and neck cancers. Cancer 1994; 73: 3047–58.

Reiners Chr. Radiojodtherapie. Indikation, Durchführung und Risiken. Dt Ärztebl 1993; 90: 2996–3003.

Röher HD. Das Schilddrüsencarcinom: Chirurgische Radikalitätsprinzipien im Wandel? Editorial. Langenbecks Arch Chir 1987; 370: 1–2.

Scheumann GF, Grimm O, Wegener G, Hundeshagen H, Dralle H. Prognostic significance and surgical management of locoregional lymph node metastases in papillary thyroid cancer. World J Surg 1994; 18: 559–65.

Schmutzler C, Brtko J, Bienert K, Kohrle J. Effects of retinoids and role of retinoic acid receptors in human thyroid carcinomas and cell lines derived therefrom. Exp Clin Endocrinol Diabetes 1996; 104: 16–9.

Schober O, Saur HB, Sciuk J, Ahrens S. Radioiodine therapy of malignant thyroid disease. Exp Clin Endocrinol 1994; 102: 55–66.

Seifert E, Schadel A, Haberkorn U, Strauss LG. [Evaluating the effectiveness of chemotherapy in patients with head-neck tumors using positron emission tomography (PET scan)]. HNO 1992; 40: 90–3.

Shah JP, Loree TR, Dharker D, Strong EW. Lobectomy versus total thyroidectomy for differentiated carcinoma of the thyroid: A matched-pair analysis. Am J Surg 1993; 166: 331–5.

Shih WJ, Stipp V, Magoun S, Ain KB, Pulmano C. Medullary thyroid carcinoma imaged by Tc-99m MIBI SPECT and Tl-201 chloride/Tc-99m pertechnetate subtraction SPECT. Clin Nucl Med 1996; 21: 213–7.

Shoaib T, Soutar DS, Prosser JE, Dunaway DJ, Gray HW, McCurrach GM, Bessent RG, Robertson AG, Oliver R, MacDonald DG. A suggested method for sentinel node biopsy in squamous cell carcinoma of the head and neck. Head Neck 1999; 21: 728–33.

Simon D, Goretzki PE, Witte J, Roher HD. Incidence of regional recurrence guiding radicality in differentiated thyroid carcinoma. World J Surg 1996a; 20: 860–6.

Simon D, Kohrle J, Schmutzler C, Mainz K, Reiners C, Roher HD. Redifferentiation therapy of differentiated thyroid carcinoma with retinoic acid: basics and first clinical results. Exp Clin Endocrinol Diabetes 1996b; 104: 13–5.

Tatsch K, Weber W, Roßmüller B, Langhammer HR, Schwaiger M, Hahn K. FDG-PET in patients with thyroid carcinoma presenting with elevated thyroglobulin but negative iodine- and SESTAMIBI-scans. J Nucl Med 1997; 38: 155.

Tomura N, Hirano H, Watanabe O, Kato K, Watarai J, Sasaki K, Tamura K. [Evaluation of single photon emission computed tomography of tumors in the head and neck with technetium-99m MIBI]. Kaku Igaku 1997; 34: 471–9.

Valdes Olmos RA, Balm AJ, Hilgers FJ, Koops W, Loftus BM, Tan IB, Muller SH, Hoefnagel CA, Gregor RT. Thallium-201 SPECT in the diagnosis of head and neck cancer. J Nucl Med 1997; 38: 873–9.

Valk PE, Pounds TR, Tesar RD, Hopkins DM, Haseman MK. Cost-effectiveness of PET imaging in clinical oncology. Nucl Med Biol 1996; 23: 737–43.

Whiteman ML, Serafini AN, Telischi FF, Civantos FJ, Falcone S. 111 In octreotide scintigraphy in the evaluation of head and neck lesions. AJNR Am J Neuroradiol 1997; 18: 1073–80.

Wong WL, Hussain K, Chevretton E, Hawkes DJ, Baddeley H, Maisey M, McGurk M. Validation and clinical application of computer-combined computed tomography and positron emission tomography with 2-[18F]fluoro-2-deoxy-D-glucose head and neck images. Am J Surg 1996; 172: 628–32.

Yeh SH, Liu RS, Wu LC, Yang DJ, Yen SH, Chang CW, Yu TW, Chou KL, Chen KY. Fluorine-18 fluoromisonidazole tumour to muscle retention ratio for the detection of hypoxia in nasopharyngeal carcinoma. Eur J Nucl Med 1996; 23: 1378–83.

1.5 Klinisch-chemische Diagnostik

W. Heil

Diagnostik bei Plattenepithelkarzinomen des Kopf-Hals-Bereichs

Ein tumorspezifisches Enzym oder Substrat von Malignomen im Kopf-Hals-Bereich gibt es nicht. Die Enzymverteilung im Tumorgewebe entspricht weitgehend der Verteilung im normalen Gewebe. Die Enzymmenge, die bei der Tumorbildung entsteht und an die Umgebung abgegeben wird, ist – mit Ausnahme der bei nekrotisierenden Vorgängen entstehenden Menge – gering.

Klinisch-chemische Analyte

Für die Suche nach einem möglichen malignen Tumorwachstum sind die Messung der alkalischen Phosphatase (AP), der Laktatdehydrogenase (LDH), der Glutamat-Oxalacetat-Transaminase (GOT) und der Gamma-Glutamyltranspeptidase (γ-GT) einsetzbar.

Die Kreatinin-Konzentration im Serum ist zur Beurteilung der Nierenfunktion während und nach einer Chemotherapie geeignet, da diese Konzentration bei Gesunden auch über einen längeren Zeitraum nur geringen Schwankungen unterliegt. Der **Kreatinin-Grenzwert** für eine Platin-Chemotherapie beträgt 1,4 mg/dl. Zusätzlich ist bei den Patienten eine Kreatinin-Clearance durchzuführen. Bei Chemo- und Strahlentherapie maligner Tumoren kann durch den massiven Zellabbau die Harnsäure-Konzentration im Serum 30–40 mg/dl, in Einzelfällen sogar über 70 mg/dl, betragen.

Bei Blutungen und vor Operationen sollten die Basisparameter der Blutgerinnung, der Quick-Wert und die aktivierte partielle Thromboplastinzeit (aPTT) sowie die Blutgruppe bestimmt werden.

Blutbild

Eine Gesamt-Leukozytenzahl von unter 2500/µl Blut gilt als pathologisch. Eine **Neutrozytopenie** mit Werten von unter 1800/µl Blut tritt z.B. auf, wenn infolge einer Chemotherapie die Granulozytopoese im Knochenmark gestört ist. Eine **Thrombozytopenie** mit einer Thrombozytenzahl von weniger als 100000/µl Blut kann ebenfalls bei Chemo- oder Strahlentherapie auftreten, wobei die Thrombozytenzahl seltener abfällt als die Leukozyten- oder Erythrozytenzahl (George und Aster 1990).

Es dauert zwischen dreißig Tagen und drei Monaten, bis sich das Blutbild nach einer Chemotherapie wieder normalisiert hat.

Akute-Phase-Reaktion

Die Messung der Akute-Phase-Proteine als Screening auf maligne Erkrankungen ist zu unspezifisch. Der in der Klinik daher am häufigsten eingesetzte Test bei Verdacht auf entzündliche Reaktionen ist die **Blutkörperchensenkungsgeschwindigkeit (BSG)**, wobei eine unauffällige BSG Neoplasien nicht ausschließt.

Seit ein paar Jahren ist die BSG durch die Bestimmung des **C-reaktiven Proteins (CRP)** weitgehend abgelöst worden. Die Einführung zuverlässiger Methoden zur Bestimmung des CRP, verbunden mit einer Möglichkeit der Adaptierung dieses Tests auf vollmechanisierte Analysengeräte, führte so zu einer größeren Verbreitung.

CRP-Konzentrationen von über 1,0 mg/dl ohne Vorliegen einer Entzündung sollten die Suche nach einem Tumor veranlassen. Hohe CRP-Konzentrationen über 10 mg/dl werden häufig erst bei metastasierenden Tumoren beobachtet, da die Konzentration im Serum mit dem Tumorstadium korreliert, und sollen prognostisch ungünstiger sein.

Eine CRP-Konzentration im Referenzbereich schließt ein Malignom nicht aus.

In Kombination mit Tumormarkern lässt sich die diagnostische Sensitivität verbessern.

Tumormarker

Tumormarker sind Proteine mit einem Kohlenhydrat- oder Lipidanteil. Sie kommen entweder im Zytoplasma oder als Bestandteil der Zellmembran von Tumorzellen vor.

Hinweis
Tumormarker mit 100%iger Spezifität und Sensitivität gibt es nicht. Die meisten Tumormarker verfügen nicht über eine Organspezifität. Deshalb sind sie zur Lokalisation maligner Tumoren nicht geeignet. Das Hauptinteresse bei der Bestimmung von Tumormarkern richtet sich deshalb auf die Verlaufskontrolle therapeutischer Maßnahmen vor und nach einer Chemo- oder Radiotherapie bzw. einer Operation sowie auf die Früherkennung von Rezidiven (Fateh-Moghadam und Stieber 1993; Wu und Nakamura 1997).

Carcinoembryonales Antigen (CEA)

CEA ist ein Glykoprotein mit einem Molekulargewicht von etwa 180000 und einem Kohlenhydratanteil von 45 bis 60%, das 1965 von Gold und Freedman isoliert wurde. Die Bildung von CEA erfolgt während der Embryonal- und Fetalzeit. Nach der Geburt wird die Produktion eingestellt, sodass gesunde Erwachsene nur geringe CEA-Konzentrationen aufweisen. Erst die Entstehung von Tumorzellen bewirkt eine Neusynthese (Thompson und Zimmermann 1988). Das diagnostische Hauptinteresse einer **CEA-Bestimmung** im Serum gilt Patienten mit **kolorektalen Karzinomen**. Die Rauchgewohnheiten nehmen einen großen und Alkohol einen spürbaren Einfluss auf die CEA-Konzentration im Serum (Fateh-Moghadam und Stieber 1993). Bei Rauchern liegt die obere Grenze des Referenzbereichs bei 10 ng/ml, während Nichtraucher einen CEA-Wert von weniger als 5 ng/ml zeigen. 20 bis 50% der Patienten mit benignen und malignen Erkrankungen weisen allerdings nur geringfügige Erhöhungen der CEA-Konzentrationen von 5 bis 10 ng/ml auf (Fateh-Moghadam und Stieber 1993; Stieber et al. 1996).

Hinweis
Die alleinige Bestimmung der CEA-Konzentration ist nach den bisher vorliegenden Studien bei Plattenepithelkarzinomen im Kopf-Hals-Bereich sowohl für die Primärdiagnostik als auch zur Rezidiverkennung nicht ausreichend (Fateh-Moghadam und Stieber 1993; Stieber et al. 1996; Walther et al. 1990). Es ist daher notwendig, zusätzlich zum CEA einen weiteren Tumormarker, das Squamous Cell Carcinoma Antigen (SCC-Antigen), zu messen (Fateh-Moghadam und Stieber 1993; Stieber et al. 1996; Walther et al. 1990).

Squamous Cell Carcinoma Antigen (SCC-Antigen)

Das SCC-Antigen wurde 1977 aus einem Plattenepithelkarzinom der Cervix uteri mit einem Molekulargewicht von 48000 isoliert und ursprünglich als TA-4-Antigen bezeichnet (Kato und Torigoe 1977). SCC-Antigen ist in normalen Plattenepithelien vorhanden. **Diagnostische Bedeutung** – infolge einer Erhöhung seiner Konzentration – erhielt das SCC-Antigen bei **Plattenepithelkarzinomen** von Zervix, Lunge, Ösophagus und im Kopf-Hals-Bereich (Clasen et al. 1990; Eibling et al. 1989; Fischbach et al. 1990; Maruo et al. 1985). Rauchen beeinflusst die Konzentration des SCC-Antigens nicht (Fateh-Moghadam und Stieber 1993).

Die bisherigen Studien zeigen, dass die Bestimmung der SCC-Antigen-Konzentration im Serum zum Zeitpunkt der Primärdiagnose beim Plattenepithelkarzinom im Kopf-Hals-Bereich eine Sensitivität von 40 bis 50 % besitzt (Clasen et al. 1990; Fischbach et al. 1990; Stieber et al. 1996; Walther et al. 1990). Mit der Analyse des SCC-Antigens werden 61 % der Rezidive erfasst (Stieber et al. 1996).

Hinweis
Für die Therapiekontrolle sowie zur Verlaufsbeobachtung von Karzinomen im HNO-Bereich ist das SCC-Antigen zur Zeit der Marker der Wahl.

Erfolgt eine **gemeinsame Bestimmung von SCC-Antigen und CEA**, so lässt sich die Sensitivität bei der Erstellung der Primärdiagnose auf 60 % und die zur Erkennung eines Rezidivs auf 79 % steigern (Stieber et al. 1996).

Cytokeratin-19-Fragment (CyFra 21-1)

Cytokeratine sind die Stützproteine der Zelle (Lazarides 1980). Die Fragmente der Cytokeratine sind wasserlöslich und lassen sich deshalb einer Analyse im Serum unterziehen. Zur Zeit sind zwanzig unterschiedliche Abbauprodukte mit Hilfe von monoklonalen Antikörpern charakterisiert worden. Das Cytokeratin-19-Fragment hat ein Molekulargewicht von etwa 30000 (Moll et al. 1992).

Die Konzentration von CyFra 21-1, einem Fragment des Cytokeratin-19-Fragments, steht nicht in Zusammenhang mit dem Rauchkonsum, dem Alter, dem Geschlecht oder einer Schwangerschaft (Fateh-Moghadam und Stieber 1993). Klinisch wird die **Bestimmung der CyFra-21-1-Konzentration** bei dem **nicht-kleinzelligen Bronchialkarzinom**, speziell dem **Plattenepithelkarzinom der Lunge**, eingesetzt (Ebert et al. 1994; Molina et al. 1994; Stieber und Hasholzer 1993). Bei Tumoren im Kopf-Hals-Bereich war durch eine Messung von ausschließlich CyFra 21-1 nur in 17 % der Fälle die Erstellung der Primärdiagnose und in 18 % eine Rezidiverkennung möglich (Stieber et al. 1996; Wollenberg et al. 1996).

Eine **gemeinsame Bestimmung von SCC-Antigen und CyFra 21-1** verbessert die Erfassung bei der Erstdiagnose eines Tumors auf 49 % sowie die Feststellung von Rezidiven auf 68 % (Stieber et al. 1996) und ist somit einer kombinierten Bestimmung von CEA und SCC-Antigen deutlich unterlegen.

Diagnostik bei Schilddrüsenkarzinomen

Das Schilddrüsenkarzinom zählt mit zwei bis fünf Neuerkrankungen pro 100000 Einwohner zu den seltenen Tumoren, wobei Frauen zwei- bis dreimal häufiger betroffen sind als Männer (Pfannenstiel und Saller 1993).

Klinisch-chemische Analyte

Zu dem Basisprogramm bei Verdacht auf ein Schilddrüsenkarzinom gehört die Bestimmung der GOT, der AP, der γ-GT, der LDH, des CRP und des basalen Thyreotropins (TSH) sowie die Anfertigung eines Blutbilds. Metastasierende, differenzierte und vor allem follikuläre Schilddrüsenkarzinome gehen gelegentlich mit einer **Hyperthyreose** einher, deshalb können in Einzelfällen das freie L-Trijodthyronin (FT_3) und das freie Thyroxin (FT_4) erhöht sein.

Calcitonin

Calcitonin wird von den C-Zellen der Schilddrüse sezerniert und ist als Peptid aus 32 Aminosäuren aufgebaut.

Hinweis
In der Diagnostik und Verlaufskontrolle des medullären Schilddrüsenkarzinoms (C-Zell-Karzinoms) ist das Calcitonin ein spezifischer und sensitiver Tumormarker. Patienten mit einem klinisch manifesten medullären Schilddrüsenkarzinom haben erhöhte Calcitonin-Konzentrationen im Serum.

Zur Verbesserung der diagnostischen Empfindlichkeit wird die Calcitonin-Konzentration vor und nach Gabe von Pentagastrin bestimmt, da bei Patienten mit einem medullären Schilddrüsenkarzinom zwei bis fünf Minuten nach Gabe von Pentagastrin der Calcitonin-Wert stärker ansteigt als bei gesunden Probanden. Wenn der Calcitonin-Wert postoperativ im Referenzbereich liegt und durch Gabe von Pentagastrin nicht mehr stimulierbar ist, gilt der Patient als tumorfrei. Zur **Rezidivkontrolle** sollte im Abstand von etwa einem Jahr der **Pentagastrin-Test** durchgeführt werden. Bleibt die Calcitonin-Konzentration nach einer Operation hoch, so ist von Tumorrestgewebe oder Metastasen auszugehen (Raue et al. 1983).

Thyreoglobulin

Thyreoglobulin ist ein jodiertes Glykoprotein mit einem Molekulargewicht von etwa 660000 sowie das Hauptprotein des Schilddrüsenkolloids.

Hinweis
Die Bestimmung der Thyreoglobulin-Konzentration im Serum erfolgt bei Verdacht auf ein papilläres und follikuläres Schilddrüsenkarzinom und hat ihre größte Bedeutung in der Verlaufskontrolle nach einer vollständigen Entfernung der Schilddrüse. Nun noch messbare Thyreoglobulin-Konzentrationen sind ein Hinweis auf Metastasen oder Tumorrestgewebe.

In Abhängigkeit von der eingesetzten Bestimmungsmethode kann es durch die Bildung von Autoantikörpern gegen das Thyreoglobulin zu erhöhten oder erniedrigten Thyreoglobulin-Konzentrationen im Serum kommen. Daher wird zuerst ein Wiederfindungsversuch durchgeführt, d.h. jeder zu messenden Probe wird eine genau definierte Thyreoglobulin-Konzentration zugesetzt und die Wiederfindung geprüft. Hiermit werden auch nicht-autoantikörperabhängige Störfaktoren erfasst.

Diagnostik der Speicheldrüsenfunktion

Der Speichel wird durch eine große Zahl an Drüsen in die Mundhöhle sezerniert. Die tägliche Speichelproduktion beträgt etwa 1500 ml Flüssigkeit. Die Zusammensetzung des Speichels ist aufgrund der unterschiedlichen Funktionen der Speicheldrüsen variabel. Das Sammeln des Speichels erfolgt beim nüchternen Probanden morgens zwischen 6.30 Uhr und 8.30 Uhr. Der Speichelfluss wird durch Applizieren von z.B. 1 ml 5%iger Zitronensäure unter und auf das vordere Zungendrittel angeregt (Arglebe 1988). In Tabelle 1-4 sind Referenzbereiche von Untersuchungen im Parotis- und Submandibularisspeichel zusammengefasst. Die Natrium- und Kalzium-Konzentrationen steigen mit zunehmender Flussrate des Speichels an, während die Kalium-Konzentration geringfügig abfällt. Die Referenzbereiche von Analyten im Gesamt-(Misch-) Speichel zeigt Tabelle 1-5.

Tab. 1-4 Referenzbereiche von Untersuchungen im Parotis- und Submandibularisspeichel.

Untersuchung	Parotisspeichel	Submandibularisspeichel	Literatur
Flussrate	0,8–17 ml/15 min	0,4–9,8 ml/15 min	Arglebe 1988
Gesamt-Eiweiß	0,7–21 g/l	0,3–5,5 g/l	Arglebe 1988
IgA	0,2–8,8 IU/ml	< 4,5 IU/ml	Arglebe 1988
pH-Wert	5,1–6,3	5,9–7,3	Ganong 1979
Natrium	10–54 mmol/l		Menstell et al. 1990
Kalium	14–26 mmol/l		Menstell et al. 1990
Kalzium	1,5–2,5 mmol/l		Menstell et al. 1990

Tab. 1-5 Referenzbereiche von Analyten im Gesamt-(Misch-)Speichel.

Analyt	Referenzbereich	Literatur
Albumin	246–344 mg/l	Haeckel et al. 1989
Bikarbonat	2–13 mmol/l	Ganong 1979
Kalzium	1,2–2,8 mmol/l	Ganong 1979
Chlorid	5–40 mmol/l	Haeckel et al.1989
Gesamt-Eiweiß	1,1–1,8 g/l	Haeckel et al.1989
Harnstoff	14–75 mg/dl	Ganong 1979
IgA	42–174 mg/l	Haeckel et al. 1989
Kalium	10–36 mmol/l	Riad-Fahmy et al. 1987
Magnesium	0,08–0,53 mmol/l	Ganong 1979
Natrium	2–21 mmol/l	Haeckel et al. 1989
Anorganisches Phosphat	1,4–39 mg/dl	Ganong 1979

Literatur

Arglebe C. Altersunterschiede von Flußrate, Gesamtprotein, IgA und drei Enzymen (Amylase, Kallikrein, saure Phosphatase) im stimulierten Parotis- und Submandibularisspeichel von Normalpersonen. In: Speicheldiagnostik. Haeckel R (ed). Darmstadt: GIT-Verlag 1988; 13–32.

Clasen B, Pere P, Senekowitsch R, Menz E. Das plattenepithelkarzinomassoziierte Antigen (SCC) als Tumormarker bei der Initialdiagnostik von Karzinomen des Kopf-Hals-Gebietes. Laryngorhinootologie 1990; 69: 275–80.

Ebert W, Dienemann H, Fateh-Moghadam A, Scheulen M, Konietzko N, Schleich T, Bombardieri E. Cytokeratin 19 fragment CYFRA 21-1 compared with carcinoembryonic antigen, squamous cell carcinoma antigen and neuron-specific enolase in lung cancer. Eur J Clin Chem Clin Biochem 1994; 32: 189–99.

Eibling DE, Johnsson JT, Wagner Rl. SCC-RIA in the diagnosis of squamous cell carcinoma of the head and neck. Laryngoscope 1989; 99: 117–24.

Fateh-Moghadam A, Stieber P. Tumormarker und ihr sinnvoller Einsatz. Marloffstein: Hartmann Verlag 1993.

Fischbach W, Meyer T, Barthel K. Squamous cell carcinoma antigen in the diagnosis and treatment follow-up of oral and facial squamous cell carcinoma. Cancer 1990; 65: 1321–4.

Ganong WF. Lehrbuch der medizinischen Physiologie. Berlin: Springer 1979; 720–43.

George NJ, Aster RA. Thrombocytopenia due to diminished or defective platelet production. In: Hematology. Williams WJ, Beutler E, Erslev AJ, Lichtman MA (eds). New York: McGraw-Hill 1990; 1343.

Gold P, Freedman SO. Specific carcinoembryonic antigens of the human digestive system. J Exp Med 1965; 122: 467–81.

Haeckel R, Walker RF, Colic C. Reference ranges for mixed saliva collected from the literature. J Clin Chem Clin Biochem 1989; 27: 249–52.

Kato H, Torigoe T. Radioimmunoassay for tumor antigen of human cervical squamous cell carcinoma. Cancer 1977; 40: 1621–8.

Lazarides E. Intermediate filaments as mechanical integrators of cellular space. Nature 1980; 283: 249–55.

Maruo T, Shibata K, Kimura A, Hoshima A, Mochizuki M. Tumor-associated antigen, TA-4, in the monitoring of the effects of therapy for squamous cell carcinoma of the uterine cervix: serial determinations and tissue localization. Cancer 1985; 56: 302–8.

Menstell S, Maier H, Adler D, Deeg M. Sialochemische Untersuchungen beim Morbus Sjögren. Laryngorhinootologie 1990; 69: 320.

Molina R, Agusti C, Filella X, Jo J, Joseph J, Gimenez N, Ballesta AM. Study of a new tumor marker, CYFRA 21-1, in malignant and nonmalignant diseases. Tumour Biol 1994; 15: 318–25.

Moll R, Lowe A, Laufer J, Franke WW. Cytokeratin 20 in human carcinomas. A new histodiagnostic marker detected by monoclonal antibodies. Am J Pathol 1992; 140: 427–47.

Pfannenstiel P, Saller B. Schilddrüsen-Krankheiten – Diagnose und Therapie. Berlin: Berliner Medizinische Verlagsanstalt 1993.

Raue F, Schmidt-Gay H, Ziegler R. Tumormarker beim C-Cell Carcinom. Dtsch Med Wochenschr 1983; 108: 283–7.

Riad-Fahmy D, Read GF, Walker RF, Walker FM, Griffiths K. Determination of ovarian steroid hormone levels in saliva: an overview. J Reprod Med 1987; 32: 254–72.

Stieber P, Hasholzer U. CYFRA 21-1 – a new marker in lung cancer. Cancer 1993; 72: 707–13.

Stieber P, Wollenberg B, Schmitt UM, von Jan N, Hofmann K, Fateh-Moghadam A. Stellenwert von Tumormarkern bei primären und rezidivierenden Plattenepithelkarzinomen des Kopf-Hals-Bereiches. Tumordiagn u Ther 1996; 17: 116–21.

Thompson J, Zimmermann W. The carcinoembryonic antigen gene family: structure, expression and evolution. Tumour Biol 1988; 9: 63–83.

Walther EK, Dahlmann N, Gorgulla HT. Tumormarker bei Patienten mit Kopf-Hals-Karzinomen. Laryngorhinootologie 1990; 69: 271–4.

Wollenberg B, Jan V, Schmit UM, Hofmann K, Stieber P, Fateh-Moghadam A. CYFRA 21-1 is not superior to SCC antigen and CEA in head and neck squamous cell cancer. Anticancer Res 1996; 16: 3117–24.

Wu JT, Nakamura RM. Human circulating tumor markers. Washington: AACC-Press 1997.

2 Therapie

2.1 Chirurgische Therapie im Gesichtsschädelbereich

H. Schliephake

Einführung

Im Gegensatz zur Erfassung von Primärtumoren im Kopf-Hals-Bereich existieren für Malignomrezidive in diesem Bereich keine vollständigen statistisch gesicherten Daten. Die Auswertung des DÖSAK-Tumorregisters zeigt jedoch, dass das Rezidiv eines malignen Tumors der Mundhöhle mit einer negativen Prognose quoad vitam verbunden ist, da mehr als die Hälfte (56,3 %) der Patienten mit einem Plattenepithelkarzinomrezidiv der Mundhöhle das erste Jahr nach Diagnosestellung des Rezidivs nicht überleben (Kainz, mündliche Auskunft 1998). Dennoch sollte wie bei der Behandlung des Primärtumors auch bei der Therapie des Rezidivs die kurative Intention zunächst im Vordergrund stehen.

Unterschiede zwischen Primärtherapie und Rezidivbehandlung

Die chirurgische Therapie eines Tumorrezidivs im Kopf-Hals-Bereich unterscheidet sich von der Primärtherapie durch die Veränderung allgemeiner und lokaler Begleitparameter. Der **Allgemeinzustand** von Patienten mit Malignomrezidiven ist nicht selten dadurch verschlechtert, dass die durch die Funktionsminderung beim Kauen und Schlucken ohnehin erschwerte Nahrungsaufnahme schmerzbedingt zu einer Fehl- und Mangelernährung führt, die infolge des Flüssigkeits- und Kaloriendefizits die therapeutischen Möglichkeiten einer erneuten Tumorbehandlung auf wenig invasive Maßnahmen begrenzt und eine radikale chirurgische Therapie möglicherweise ausschließt. Dies gilt insbesondere für **Frührezidive**, die in den ersten Monaten nach der Erstresektion diagnostiziert werden und häufig bei Patienten auftreten, die bereits ausgedehnte Resektionen großer Primärtumoren hinter sich haben und ihre Ernährung und Lebensgestaltung noch nicht ausreichend an die veränderten Bedingungen anpassen konnten. Bei **Spätrezidiven** kann die Persistenz von Nikotin- und/oder Alkoholabusus zusätzlich zu einer progressiven Organschädigung beitragen, die ein hohes perioperatives, chirurgisches und anästhesiologisches Risiko für einen erneuten ausgedehnten Eingriff bedingt.

> Bezüglich der lokalen Verhältnisse wird die Therapie eines Rezidivs entscheidend geprägt durch die Art der Primärtherapie und durch das Intervall zwischen der Erstbehandlung und der Entstehung des Rezidivs.

Ist im Rahmen der Erstbehandlung eine **Radio- oder Radiochemotherapie** als adjuvante Maßnahme durchgeführt worden, so muss im ehemaligen Bestrahlungsgebiet mit einer radiogenen Schädigung der Weichgewebe und des darunterliegenden Gesichtsschädels gerechnet werden. Dies bedeutet einerseits eine schlechte Heilungstendenz der Weichteilwunden nach einer Resektion und eine Gefährdung des darunterliegenden Knochens durch Osteomyelitis im Rahmen einer Osteoradionekrose bei Kontakt mit dem bakterienreichen Mundmilieu. Andererseits ist die chirurgische Präparation und Schonung wichtiger Strukturen wie der Arteria carotis interna bei der Resektion des Rezidivs und eine Erweiterung der Lymphknotenausräumung oder Revision der Lymphabflussgebiete stark erschwert. Protrahierte oder chronische Weichteilinfektionen können durch Wunddehiszenz nach einer perforierenden Resektion im Rahmen der Primärtherapie auftreten und gehen mit einer von intra- nach extraoral fortschreitenden Fistelung oder der Infektion der Überbrückungsplatte nach einer temporären Überbrückung der Unterkieferkontinuität einher. In der Folge entwickeln sich auch hier durch die postinfektiöse Vernarbungstendenz vergleichbare Verhältnisse wie nach einer Radiotherapie im Hinblick auf die Beschaffenheit der betroffenen Weichgewebe.

Die ausgeprägte Vernarbung erschwert auch während der Resektion die Einhaltung eines Sicherheitsabstands zum Tumor im gesunden Gewebe. Die fehlende palpatorische Kontrolle der Tumorausdehnung während der Umschneidung birgt das Risiko einer unzureichenden Entfernung, zumal Konsistenz und Schnittfläche des Narbengewebes makroskopisch von Resten des Tumorrezidivs im Randbereich kaum zu unterscheiden sind. Die therapeutische Sicherheit kann in diesen Fällen durch die intraoperative Schnellschnittuntersuchung von Biopsien der Resektionsränder erhöht werden.

Kurative und palliative Therapieverfahren

Die Wahl des Therapieverfahrens wird durch die Art des Tumors, die Ausdehnung des Rezidivs und den Allgemeinzustand des Patienten bestimmt.

Hinweis

Als Verfahren mit potentiell kurativer Intention bei Rezidiven steht bei den soliden Tumoren des Kopf-Hals-Bereichs nach wie vor die chirurgische Resektion gegebenenfalls in Kombination mit der Bestrahlung oder Radiochemotherapie im Vordergrund. Nichtoperative Therapiemodalitäten wie die Radiatio, die systemische oder die regionale Chemotherapie allein oder in variablen Kombinationen haben bei der Behandlung der Rezidive von soliden Malignomen im Kopf-Hals-Bereich eine sehr unterschiedliche Erfolgsbilanz.

Die Ansprechrate der Tumoren ist zwar in vielen Fällen nachweisbar, eine komplette Remission ist jedoch beispielsweise für die intraarterielle regionale Therapie bei fortgeschrittenen Kopf-Hals-Karzinomen nur in 6 bis 35 % zu erreichen (Cheung et al. 1988; Forastiere et al. 1987). Die interstitielle Radiotherapie mit Iridium-192 weist mit 23,9 % vergleichbare Remissionsraten auf (Klein et al. 1998). Dennoch sind die nicht operativen Formen der Rezidivtherapie in vielen Fällen eine wertvolle Ergänzung, oft sogar die einzig mögliche Behandlungsform, wenn die Grenzen der Resektabilität des Tumors oder die Grenzen der Operabilität des Patienten überschritten sind. Dabei existieren eine Reihe von **Kombinationen unterschiedlicher Bestrahlungsdosen** und **Chemotherapieschemata**. In der **Strahlentherapie von Plattenepithelkarzinomen** wurden und werden im Kopf-Hals-Bereich in verschiedenen Protokollen Dosen von 34 bis 60 Gy und darüber hinaus appliziert, wobei im Unterschied zu der Therapie von Primärtumoren für die Behandlung von Rezidiven die applizierten Dosen und Regime in den einzelnen Zentren variieren und keine standardisierten Therapieschemata vorliegen, die in prospektiven, randomisierten Studien bei der Behandlung von Tumorrezidiven validiert wurden. Auf dem Gebiet der **systemischen Chemotherapie** haben sich vor allem Cisplatin und Carboplatin auch in Kombination mit 5-Fluorouracil (5-FU) durchgesetzt. Neuere Substanzen wie das Paclitaxel und seine Derivate sind derzeit für die Behandlung solider Kopf-Hals-Tumoren in Erprobung. Auf die einzelnen Therapieregime wird jedoch in den entsprechenden Kapiteln detailliert eingegangen.

Neben der systemischen Chemotherapie stellt die **regionale Chemotherapie** mit Hilfe implantierbarer Portkatheter (Eckardt 1994) oder durch superselektive Katheterisierung der Arterien des Kopf-Hals-Bereichs von der Arteria femoralis aus eine weitere Möglichkeit zur Behandlung fortgeschrittener Rezidive maligner Kopf-Hals-Tumoren dar. Diese Möglichkeit bietet sich als Therapie vor allem dann an, wenn der Rezidivtumor im Versorgungsgebiet der Arteria carotis externa liegt und eine chirurgische Therapie bei dessen großer Ausdehnung infolge eines reduzierten Allgemeinzustands oder fehlender Möglichkeit der radikalen Resektion nicht in Frage kommt. Im Fall der **intraarteriellen Chemotherapie via Port** wird von einem offenen chirurgischen Zugang im Bereich der Karotisbifurkation ein Portkatheter in der Arteria carotis externa platziert, das Portventil in der Fossa supraclavicularis positioniert und das Katheterlumen mit heparinhaltiger Lösung gefüllt. Nach radiologischer Lagekontrolle kann am folgenden Tag mit dem Chemotherapieprotokoll begonnen werden. Bei der **selektiven Katheterisierung** von der Arteria femoralis aus wird das Chemotherapeutikum in die zuführende Arterie direkt injiziert. Der Vorteil dieser Methode gegenüber der Therapie mit implantierbaren Portkathetern besteht in der Vermeidung eines operativen Eingriffs. Der Nachteil liegt darin, dass die Applikation bei liegendem Katheter nur einmalig erfolgen kann. Beide Methoden können mit einer Bestrahlungstherapie kombiniert werden.

Technische Möglichkeiten – medizinische Grenzen

Die technischen Möglichkeiten der chirurgischen Therapie eines Rezidivs werden begrenzt durch die Möglichkeiten der Rekonstruktion.

Ausgedehnte Resektionen zur radikalen Entfernung eines Rezidivs gehen auch mit einem ausgedehnten Verlust funktionell wichtiger Weichteile der Mundhöhle einher. So gelingt es zwar heute durch den Einsatz mikrovaskulär reanastomosierter Lappen, großvolumige Defekte durch den Transfer von vitalem Haut-, Schleimhaut-, Muskel- oder Fettgewebe primär zu verschließen. Die subtile Anatomie der Mundhöhle und der extraoralen Weichteile des Gesichts setzt dem Einsatz dieser Techniken bei der Wiederherstellung von Ästhetik und Funktion jedoch enge Grenzen. Die komplizierte Funktion der Binnenmuskeln der Zunge kann durch die Verpflanzung revaskularisierten Muskelgewebes vom Musculus rectus abdominis, Musculus latissimus dorsi oder anderer Muskeln nicht wiederhergestellt werden. Die für eine ausreichende Kau- und Schluckfunktion erforderliche Oberflächensensibilität und Beweglichkeit des transferierten Gewebes kann durch keine der gegenwärtig verfügbaren Techniken vollständig ersetzt werden. Fein ausgeformte, charakteristische Merkmale des Gesichtes, wie sie durch Nase und Augenpartie geprägt werden, lassen sich nur unvollständig in ihrer Kontur rekonstruieren oder nur epithetisch versorgen. Die mit den operativen Grenzen der Rekonstruktion einhergehenden äußeren Entstellungen und funktionellen Einschränkungen rechtfertigen eine ausgedehnte chirurgische Behandlungsstrategie nur dann, wenn eine berechtigte Hoffnung auf eine radikale Tumorentfernung und eine endgültige Heilung besteht. Dies gilt insbesondere, wenn die vordere Schädelbasis bei in die Orbita eingebrochenenen Oberkieferkarzinomrezidiven beteiligt ist und eine **Exenteratio** für eine Resektion in sano erforderlich ist. Hier steht eine alleinige operative Therapie in Frage, wenn der durch die Resektion bedingten Destruktion des Äußeren der Patienten keine adäquate Prognose durch sichere Entfernung des Tumors im Gesunden entspricht.

Absolute **Grenzen der Resezierbarkeit** werden immer dann erreicht, wenn durch die chirurgische Entfernung des Rezidivs vital entscheidende Strukturen verletzt oder entfernt werden müssen, ohne dass eine Rekonstruktion möglich wäre. Die Ausdehnung eines Rezidivs bis an die Schädelbasis im Bereich des Canalis caroticus stellt beispielsweise eine Grenze für die operative Entfernung dar, da eine Rekonstruktion der Arteria carotis interna bei fehlender Anschlussmöglichkeit nach kranial unmöglich wird und damit ohne Wiederherstellung des Blutflusses auf der betroffenen Halsseite in 30 bis 54 % der Fälle mit einem Apoplex gerechnet werden muss (Nishioka 1966; Razak und Sako 1982).

Die Notwendigkeit einer Versorgung des Resektionsdefekts im weitesten Sinne zieht auch die allgemeinen medizinischen Grenzen der chirurgischen Therapie. Gerade bei metabolisch und kardio-respiratorisch grenzwertig kompensierten Patienten kann der Zeitbedarf für aufwendige Rekonstruktionen die Compliance des Rezidivpatienten im Hinblick auf die kardio-pulmonale Leistungsfähigkeit und die Funktionen von Stoffwechsel- und Ausscheidungsorganen wie der Leber oder der Niere überfordern. Die zur Verfügung stehende Operationszeit erfordert daher häufig den Einsatz lokaler oder regionaler Lappenplastiken, die nicht immer die Qualität frei transplantierter revaskularisierter Rekonstruktionen erreichen, sodass auch hier die verbleibende Deformität oder Funktionseinschränkung der Prognose des chirurgischen Vorgehens gegenübergestellt werden muss.

Besonderheiten der Chirurgie in verschiedenen Etagen des Kopf-Hals-Bereichs

> Die grundsätzliche operative Strategie der Entfernung von Rezidiven bösartiger Tumoren im Kopf-Hals-Bereich unterscheidet sich nicht wesentlich von der Resektion eines Primärtumors, wenn der Rezidivtumor nach Umfang und Lage als vollständig resektabel eingeschätzt werden kann.

Da lokale Rezidive in der Regel am Rande des Resektionsgebietes des Primärtumors auftreten, sind sie nicht selten in der Tiefe des Gesichtsschädels in unmittelbarer Nachbarschaft zu wichtigen oder unverzichtbaren Strukturen wie der Arteria carotis interna lokalisiert. Die chirurgische Strategie zielt folglich einerseits auf eine weite und übersichtliche Darstellung zur Schonung dieser Strukturen und bezweckt andererseits eine möglichst unauffällige Schnittführung und Narbenbildung, wenn möglich mit Erhaltung wichtiger motorischer und sensibler Nervenfunktionen (Nervus facialis, Nervus alveolaris inferior, Nervus lingualis u.a.). Das Vorgehen in den einzelnen Etagen des Gesichtsschädels ist daher maßgeblich durch die jeweilige Anatomie des Zugangsweges geprägt.

Untere Mundhöhlenetage: Zunge, Mundboden und Unterkiefer

Der Zugang zu Rezidiven der unteren Mundhöhlenetage kann auf transoralem Weg oder von extraoral erfolgen. Der wesentliche Nachteil der **transoralen Resektion** liegt in der begrenzten Übersicht und der dadurch erhöhten Gefahr der unbeabsichtigten Verletzung wichtiger Nachbarstrukturen. Die chirurgische Entfernung größerer Rezidive wird daher vorzugsweise kombiniert von **intra- und extraoral** durchgeführt. Wenn größere **Tumorrezidive einseitig im Mundboden** und/oder in den angrenzenden Strukturen wie **Zunge und Unterkiefer** lokalisiert sind, erfolgt eine Resektion typischerweise auf transmandibulärem Wege aufgrund der Nähe zum parapharyngealen Raum mit der Gefäß-Nerven-Scheide des Halses. Hierbei werden von einer submandibulären Schnittführung zunächst die Vena jugularis interna, die Arteria carotis communis mit der Gabelung, der Nervus accessorius und der Nervus vagus dargestellt (Abb. 2-1a, 2-1b). Bei einer vorangegangenen radikalen **neck dissection** muss besonders vorsichtig in Richtung der Arteria carotis präpariert werden, da das Gefäß in seltenen Fällen nach Resektion des Platysmas auch direkt unter der Haut liegen kann. Die Gefäß-Nerven-Scheide wird dann bis auf Höhe des Processus styloideus bis kurz unterhalb der Schädelbasis am Canalis caroticus und dem Foramen jugulare freigelegt. Anschließend erfolgt der Zugang zum Unterkieferrand, wobei eine Verletzung des Ramus marginalis des Nervus facialis nach einer im Rahmen der Erstope-

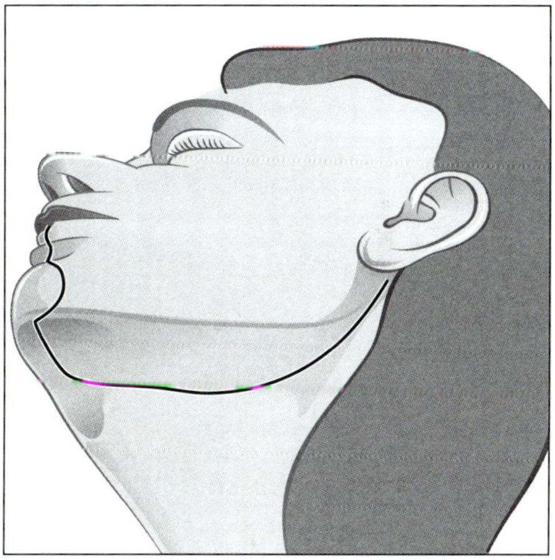

Abb. 2-1a Schematische Darstellung der Schnittführung mit bogenförmiger Umschneidung der Kinnprominenz.

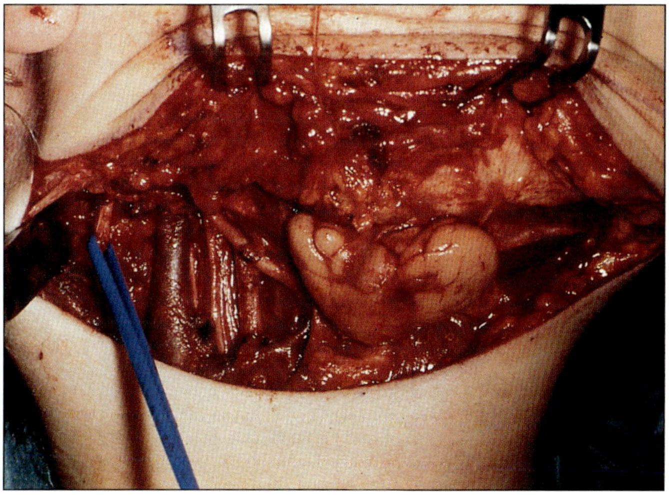

Abb. 2-1b
Darstellung der Gefäß-Nerven-Scheide des Halses mit Nervus accessorius (angeschlungen), Vena jugularis interna, Arteria carotis communis mit Bifurkation und Nervus hypoglossus.

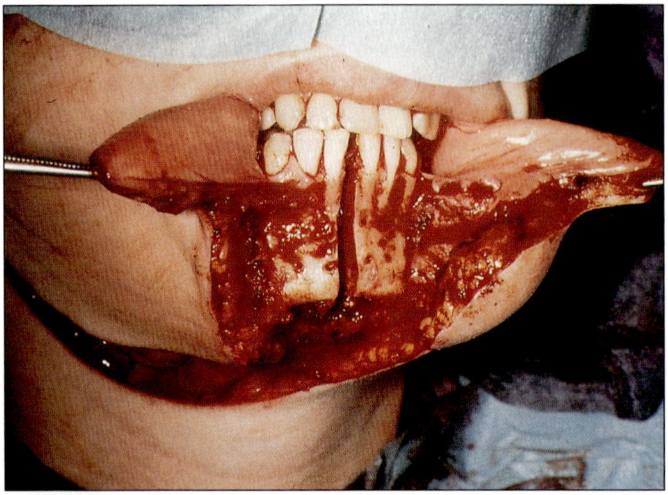

Abb. 2-2
Mediane Spaltung des Unterkiefers zwischen den Unterkieferinzisivi.

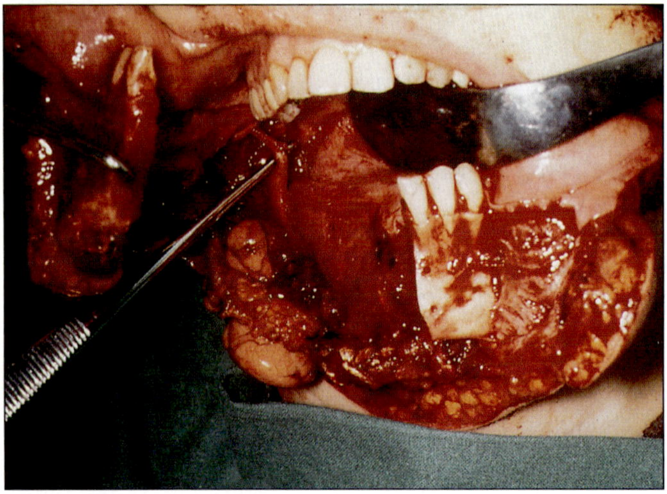

Abb. 2-3
Das Abspreizen des Unterkieferanteils verschafft einen Zugang zum retromolaren Bereich der unteren Mundhöhlenetage. Der Nervus lingualis zieht frei durch das Wundgebiet in die Zunge.

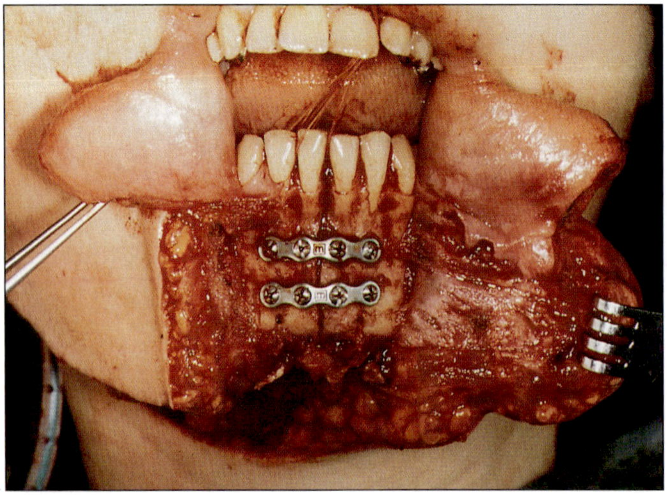

Abb. 2-4
Osteosynthese mit Miniplatten.

ration durchgeführten submandibulären Ausräumung dadurch vermieden werden kann, dass die Präparation sicher unterhalb der oberflächlichen Halsfaszie erfolgt. Für den **transmandibulären Zugang** zum Rezidiv wird der Unterkiefer paramedian nach bogenförmiger Umschneidung des Kinnes interdental zwischen Front- oder Eckzähnen temporär gespalten, wobei zwischen den Zähnen ein Meißel benutzt wird, um die Wurzeln der Zähne nicht zu beschädigen (Abb. 2-2). Die Schnittführung im Mundboden verläuft zunächst oberflächlich, dabei wird eine ca. 5 mm breite Schleimhautschürze am Unterkiefer belassen, um den Nervus lingualis nicht zu verletzen. Nach Präparation des Nerven wird der Mundboden durchtrennt, wobei der Nerv vom Trigonum retromolare dann frei durch den Zugangsweg in die Zunge zieht (Abb. 2-3). Nach Absetzen des inneren Flügelmuskels kann schließlich das Spatium parapharyngeum dargestellt werden. Ist eine **Resektion des Unterkiefers** zur radikalen Entfernung des Rezidivs erforderlich, muss die Durchtrennung des Kiefers am geplanten vorderen knöchernen Resektionsrand erfolgen. Zur Überbrückung des entstehenden Unterkieferkontinuitätsdefekts wird in der Regel eine Metallplatte mit bikortikalen Schrauben an den verbliebenen Stümpfen fixiert. In Fällen, in denen keine Kontinuitätsresektion durchgeführt wurde, wird die temporäre Durchtrennung durch Reposition und Miniplattenosteosynthese refixiert (Abb. 2-4).

Handelt es sich um ein **anterior lokalisiertes Rezidiv**, kann nach Darstellung des gesamten kaudalen Unterkieferrandes beidseits von submandibulär und submental der Mundboden-Zungen-Bereich durch die Unterkieferspange nach unten hindurchgezogen (**pull-through-Technik**) und so übersichtlich dargestellt werden. In der Mehrzahl der Fälle wird bei anterioren Rezidiven eine Unterkieferresektion erforderlich sein. Die Resektion erfolgt vor dem *pull-through* als Spangen-, bzw. Kastenresektion oder als Kontinuitätsresektion. Für das Durchziehen unter dem Unterkiefer wird die Mobilisierung des Tumorblocks mit Zunge und Mundboden durch Verlängerung des intraoralen Schnittes nach hinten und subperiostale Ablösung der posterior anhaftenden Weichteile des Mundbodens von der Lingualfläche des Unterkiefers erreicht. Bei Kontinuitätsresektionen im anterioren Unterkieferbereich ist die Stabilisierung der posterioren Kiefersegmente und die Anheftung der verbliebenen Mundboden- bzw. Zungenmuskulatur obligat, um ein Zurückfallen der Zunge und damit die Entstehung eines peripheren Atemhindernisses zu vermeiden.

Obere Mundhöhlenetage: Oberkiefer, Gaumen und retromaxillärer Raum

Tumoren des Oberkiefers werden in der überwiegenden Zahl der Fälle durch **perforierende Resektion in den Nasen-Rachen-Raum oder in die Nasennebenhöhlen** entfernt. Die dadurch entstehende Kommunikation zwischen dem Mund- und dem Nasen-Rachen-Raum behindert zwar die normale Nahrungsaufnahme und physiologische Sprechfunktion, sodass nach Tamponade und Granulation der offenen Schleimhautwunden einige Wochen postoperativ eine Abdeckung mit einer Prothese erfolgt, die bestehende große Perforation ist jedoch vorteilhaft für die Nachsorge im Sinne der Rezidivkontrolle.

> **Hinweis**
> Trotz der relativ guten visuellen Kontrollmöglichkeit können sich Rezidive jedoch in Rezessus der Nebenhöhlen oder im Tuberbereich zunächst der Inspektion und der Palpation entziehen, während anterior gelegene Rezidive in der Regel bei adäquaten Nachsorgeintervallen früher bemerkt werden.

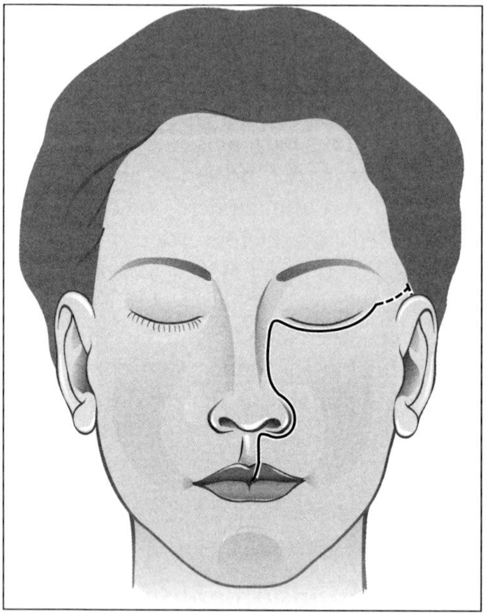

Abb. 2-5 Schematische Darstellung der Schnittführung im Oberkiefer.

Der Zugang zu posterior gelegenen Rezidiven kann im Retromaxillärraum ebenfalls auf **transmandibulärem Weg** wie oben beschrieben erfolgen, vor allem wenn der Tumor nach posterior über die Flügelmuskulatur hinaus weit in den parapharyngealen Raum eingebrochen ist. Dieser Zugang kann bei weiter kranial gelegenen Rezidiven mit einem Zugang nach **Weber-Dieffenbach** kombiniert werden. Dabei wird die Oberlippe im Bereich der tumorseitigen Philtrumkante durchtrennt und die faziale Kieferhöhlenwand von einer den Nasenflügel umkreisenden und infraorbital auslaufenden Schnittführung dargestellt (Abb. 2-5). Die subperiostale Darstellung des Oberkiefers kann nach Absetzen des Nervus infraorbitalis um die Crista zygomatico alveolaris herum in den paratubären Raum erfolgen (Abb. 2-6). Als isolierter Zugangsweg eignet sich dieses Vorgehen vor al-

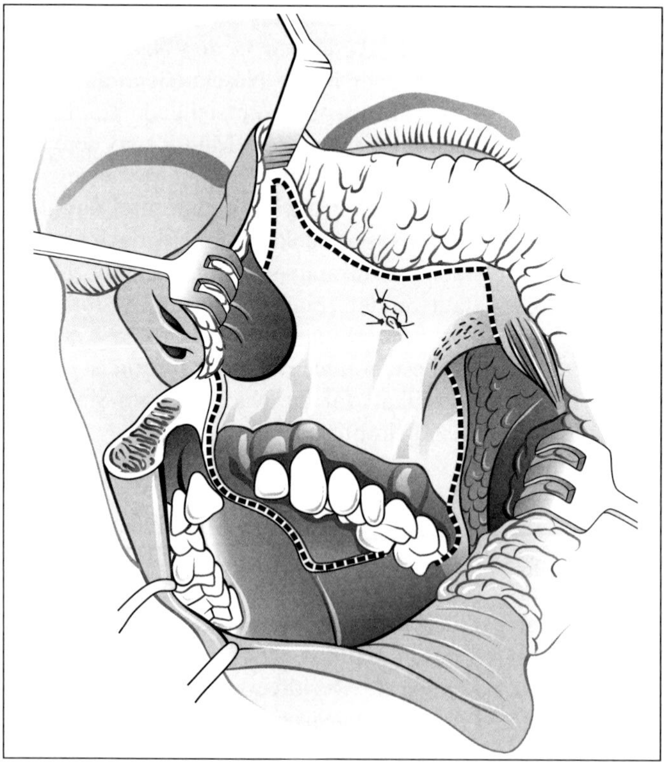

Abb. 2-6
Darstellung des Oberkiefers nach subperiostaler Ablösung der Weichteile und Absetzen des Nervus infraorbitalis.

lem dann, wenn der Tumor im Bereich der Tubera maxillae oder etwas weiter peripher an der Kieferhöhlenwand lokalisiert ist. Dabei kann die Gesichtshaut bei tumorösen Prozessen, die die vordere Kieferhöhlenwand durchbrochen haben und invasiv in die Wange einwachsen, aufgrund der ausgezeichneten Gefäßversorgung relativ stark ausgedünnt werden. Der Zugang ermöglicht zudem neben der guten Übersicht für eine **Hemimaxillektomie** auch einen **transfazialen Zugang** zu weiter zentral gelegenen Prozessen. Dabei wird der Oberkiefer im Bereich der fazialen Kieferhöhlenwand nicht vollständig deperiostiert, sondern nur im Bereich einer paranasal und infraorbital verlaufenden Osteotomielinie, die über die Crista zygomatico alveolaris nach retrotubär reicht, vom Periost befreit. Hierdurch bleibt der Oberkiefer halbseitig an den vestibulären Weichteilen gestielt und kann nach Osteotomie der lateralen Nasenwand und paramedianer sagittaler Durchtrennung des harten und weichen Gaumens neben dem Nasenseptum nach lateral mobilisiert werden.

Als alternativer Zugang zu Tumorrezidiven im Oberkieferbereich bietet sich auch das **midfacial degloving** an. Voraussetzung ist allerdings eine fehlende oder nur geringe Invasion der Kieferhöhlenvorderwand. Der Vorteil dieses Verfahrens liegt in der Tatsache, dass keine sichtbaren Narben entstehen. Von einem Schnitt im Oberkiefervestibulum, der von der einen Seite der Crista zygomatico alveolaris bis zur anderen reicht, wird die faziale Kieferhöhlenwand bis zur Apertura piriformis dargestellt. Mit einem interkartilaginären Schnitt beidseits, der in der Mitte zu einem Transfixionsschnitt im Bereich der Vorderkante des Septums verbunden wird, kann der Flügelknorpel von dem verbleibenden Nasengerüst gelöst werden und gemeinsam mit den Wangenweichteilen nach kranial mobilisiert werden. Dabei wird im Bereich des Knochens subperiostal bis zum Infraorbitalrand und im Bereich der verbliebenen Nase epi-

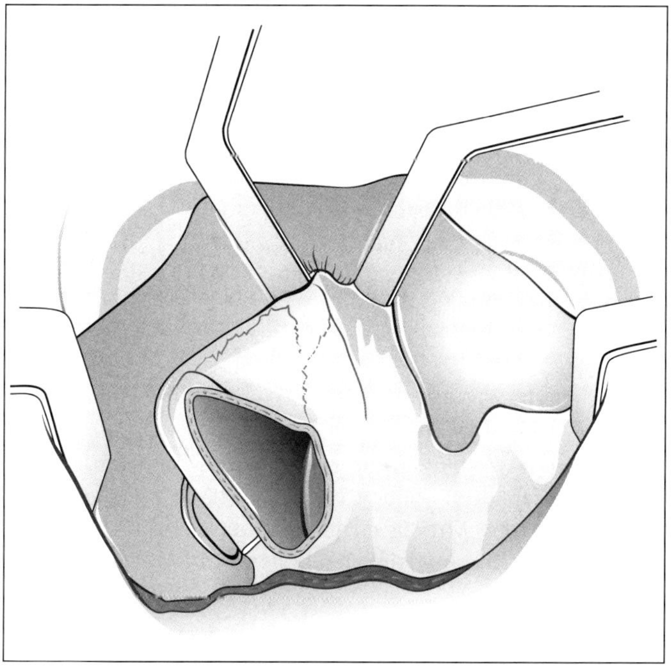

Abb. 2-7
Darstellung der fazialen Kieferhöhlenwand durch midfacial degloving. Das knorpelige Nasenskelett ist durch epiperichondrale Präparation freigelegt, der Knochen ist subperiostal dargestellt.

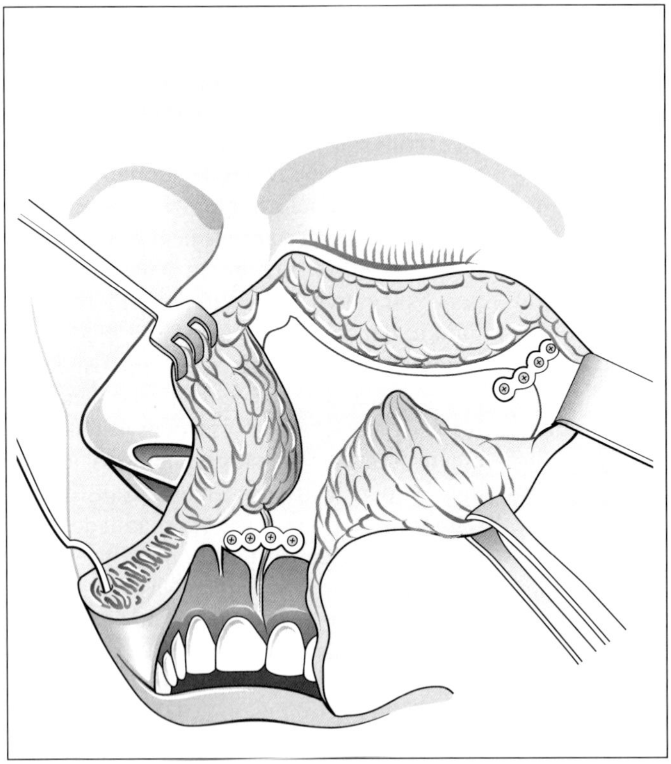

Abb. 2-8
Refixation des mobilisierten Oberkiefers nach transmaxillärem Zugang an den statisch wichtigen Pfeilern des Mittelgesichts.

perichondral präpariert (Abb. 2-7). Bei Präparation in die Orbita muss häufig der Nervus infraorbitalis durchtrennt werden. Das *midfacial degloving* bietet insgesamt nach kranial oberhalb des Infraorbitalrandes nur begrenzte Übersicht. Nach Kombination mit einer **Le-Fort-I-Osteotomie** des Oberkiefers können jedoch auch weiter zentral im retromaxillären Raum gelegene Rezidive erreicht werden.

Hinweis
In allen Fällen, in denen die Kieferhöhlenwände temporär für den Zugangsweg durchtrennt werden, sollten zuvor Miniosteosyntheseplatten im Bereich der Tragpfeiler des Mittelgesichts (paranasal und zygomatico-maxillär) angebogen werden, um eine anatomisch korrekte Reposition und statisch günstige Fixierung nach der Mobilisierung und Translokation des Oberkiefers zu gewährleisten (Abb. 2-8). Einschränkend ist für alle Zugangswege mit temporärer Mobilisierung des Oberkiefers wie den transfazialen Zugang oder die Le-Fort-I-Osteotomie zu bemerken, dass die hierfür erforderlichen Osteotomien bei Rezidivtumoren gerade im Tuberbereich des Oberkiefers häufig bereits durch Tumorgewebe geführt werden müssen und so eine radikale Rezidiventfernung bei dann unkontrolliert zerteiltem Tumorgewebe erschweren. Sie sollten also nur dort zur Anwendung kommen, wo die Osteotomie noch sicher im gesunden Gewebe durchgeführt werden kann.

Orbita

Bei Rezidivtumoren, die in die Orbita eingebrochen sind, stellt sich bei einer auf radikale Resektion ausgerichteten Therapiestrategie die Frage nach dem **Erhalt des Bulbus oculi versus Exenteratio**. Die Indikation zur Exenteratio ist bei der Therapie von Primärtumoren mit Orbitabeteiligung nach wie vor Gegenstand der Diskussion, da das Spektrum der Tumorentitäten in der Orbita sehr vielseitig ist und die Prognose der Patienten nach chirurgischer Ausräumung der Orbita in hohem Maße von der Art des Tumors abhängt. Darüber hinaus besteht eine gewisse Diskrepanz zwischen präoperativ erhobenen tomographischen Befunden und intraoperativen bzw. histologischen Befunden (Perry et al. 1988; Mann et al. 1989), sodass eine Entscheidung zur Exenteratio möglicherweise erst während der Tumorresektion gefällt werden muss.

Die Notwendigkeit zur Ausräumung der Augenhöhle ergibt sich jedoch immer dann, wenn das Rezidiv über die Periorbita hinaus in das orbitale Fettgewebe vorgedrungen ist und/oder im hinteren Orbitatrichter die Periorbita infiltriert hat.

Der Zugang zu Rezidivtumoren, die aus der oberen Mundhöhlenetage oder den Nasennebenhöhlen von unten in die Orbita vorgedrungen sind, erfolgt von einem **Weber-Dieffenbach-Schnitt** aus. Bei Infiltration der Orbita oberhalb oder lateral des Nervus opticus wird ein zusätzlicher koronarer Zugang mit temporärer Entfernung des lateralen und kranialen Orbitarahmens zur radikalen Entfernung des Rezidivs erforderlich. Bei Rezidivtumoren in der Tiefe des Orbitatrichters oberhalb des Nervus opticus wird die Resektion in der Regel durch einen zusätzlichen kombinierten interdisziplinären Zugang gemeinsam mit der Neurochirurgie auf subfrontalem Wege durchgeführt, da diese Tumoren von intrakraniell durch das Orbitadach in die Orbita penetrieren.

Überlegungen zur Differenzialindikation der Exenteration lassen sich von der Behandlung von Primärtumoren auf die Rezidivtherapie übertragen mit der Einschränkung, dass bei der negativen Prognose der Rezidivtumoren dieser mutilierende Eingriff nur durch eine wesentliche Verbesserung der Erfolgswahrscheinlichkeit der Therapie oder der Voraussetzungen für eine adjuvante Behandlung gerechtfertigt ist.

Hinweis
Um unnötig entstellende Maßnahmen zu vermeiden und die Prothesenfähigkeit der Augenhöhle für eine rasche Rehabilitation zu erhalten, sollten die Augenlider einschließlich der Conjunctiva tarsi und bulbi im Sinne eines individualisierten Vorgehens bei der Exenteratio orbitae nicht obligat mitreseziert werden, da der Erhalt dieser Strukturen keine negativen Auswirkungen auf die Lokalrezidivquote und das tumorabhängige Todesfallrisiko gezeigt hat (Mohr et al. 1995).

In der Mehrzahl der Fälle wird eine umfangreiche Resektion der Orbitawände erforderlich sein, sodass eine sekundäre Epithelisierung der freien Knochenflächen der verbliebenen Augenhöhlenwände mit der Entstehung persistierender sinuorbitaler Fisteln zu den umgebenden Nasennebenhöhlen einhergeht. Wird die Resektion mit einer **postoperativen Radiatio** kombiniert, muss bei unzureichender **Weichgewebebedeckung** mit einer hohen Wahrscheinlichkeit mit radiogenen Komplikationen wie Verlust der sekundären Schleimhautbedeckung, Entzündungen bzw. Nekrosen der verbliebenen orbitalen Knochenwände und im Extremfall Osteoradionekrose der gesamten knöchernen Orbita gerechnet werden. Eine **primäre Rekonstruktion der Weichgewebebedeckung** der Orbita ist daher trotz der mangelhaften Nachsorgemöglichkeit im Sinne der Rezidivkontrolle sinnvoll, da bei Ausschöpfung der radikalen Operationsmöglichkeiten die Prognose dieser Patienten bei Auftreten eines erneuten Rezidivs ohnehin als ungünstig anzusehen ist und die Rekonstruktion mit gut vaskularisiertem Weichgewebe dem Patienten ein Mindestmaß an Lebensqualität erhalten kann (Mohr et al. 1995). Bei begrenzten Defekten ermöglichen gestielte Lappen aus der Umgebung wie der Faszien-Muskel-Lappen des Musculus temporalis oder der paramediane Stirnlappen eine Bedeckung der Knochenwände und einen Verschluss auch der sinuorbitalen Fisteln. Bei ausgedehnten Defekten sind freie revaskularisierte fasziokutane oder myokutane Lappen besser geeignet für eine sichere Weichgewebebedeckung des knöchernen Orbitatrichters. Hierdurch können die Voraussetzungen für eine anschließende Radiotherapie deutlich verbessert werden. Eine Rehabilitation des Patienten ist nach ausgedehnteren Resektionen unter Einschluss der Augenlider allerdings nur noch epithetisch möglich. Die Verankerung der Epithesen erfolgt am günstigsten an enossalen Implantaten, die in den periorbitalen Knochen inseriert werden.

Anteriore Schädelbasis

Rezidive maligner Tumoren der Gesichts- und Kopfhaut, die durch Arrosion der Schädelkalotte und des Orbitadaches den Bereich der vorderen Schädelbasis nach intrakranial infiltrieren, erfordern einen **interdisziplinären Therapieansatz gemeinsam mit der Neurochirurgie**, wenn eine radikale Resektion des Prozesses vorgesehen ist. Dabei liegt ein wichtiger Schwerpunkt des chirurgischen Vorgehens auf der Rekonstruktion und Deckung des Resektionsdefekts. Bei Eröffnung des Duraraumes mit Kommunikation zum äußeren Wundgebiet oder zum Nasen-Rachen-Raum hin, muss einerseits ein dichter Abschluss mit vitalem, gut durchblutetem Gewebe erfolgen, um eine sichere Abdichtung des Liquorflusses zu erreichen und aszendierende Infektionen zu vermeiden (Abb. 2-9). Andererseits müssen gerade bei ausgedehnten Resektionen auch die Kontur des Hirnschädels und die oberen Partien des Gesichtsschädels rekonstruiert werden, um die Patienten wieder gesellschaftsfähig zu machen. Hierfür kommen bei großen Komposit-Defekten nur frei verpflanzte revaskularisierte Haut- und Haut-Muskel-Lappen in Frage, da lokale Lappen, wie der Galea-Periost-Lappen, wegen seines unzureichend verlässlichen Gefäßstiels bei großer Lappenlänge, nicht ausreichend sicher durchblutet sind und bei höherem Volumenbedarf weder eine suffiziente Auffüllung des Defekts noch eine Wiederherstellung der Kontur leisten können (Potpraic et al. 1996; Schliephake et al. 1999). Myokutane Lappen vom Musculus latissimus dorsi eignen sich gut für den revaskularisierten Transfer, da das thorakodorsale Gefäßbündel in Kombination mit einem langen Muskelanteil eine sichere Anastomosierung im Bereich der Halsgefäße erlaubt und dabei gleichzeitig eine sehr variable Positionierung des Lappens bis in den Bereich des Os parietale ermöglicht (Abb. 2-10a, 2-10b). Bei Kombinationen dieser schädelbasisübergreifenden Resektionen mit einer Exenteratio orbitae kann die Wiederherstellung im Bereich der Augenhöhle durch epithetische Konstruktionen wie oben beschrieben erfolgen.

Verknüpfung zwischen Chirurgie und Radio- oder Radiochemotherapie

Wie in der Einführung bereits erwähnt, sind Rezidive von Malignomen des Kopf-Hals-Bereichs prognostisch ungünstig einzuschätzen, da trotz aller therapeutischen Maßnahmen, beispielsweise bei Patienten

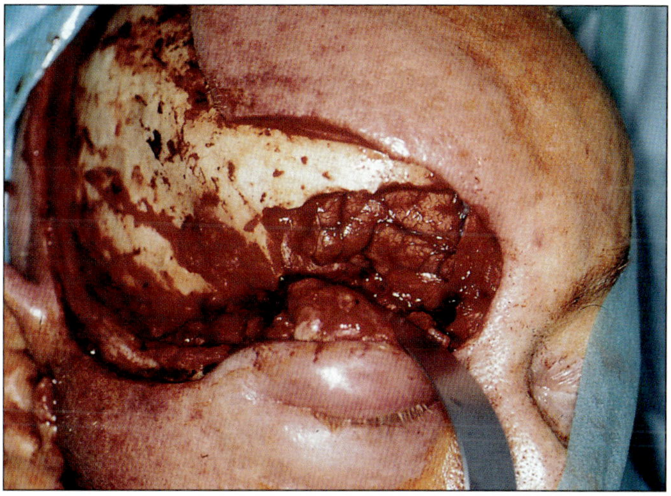

Abb. 2-9
Defekt der anterioren Schädelbasis, des Os frontale und des Os parietale nach Resektion eines ausgedehnten Plattenepithelkarzinomrezidivs der Gesichtshaut.

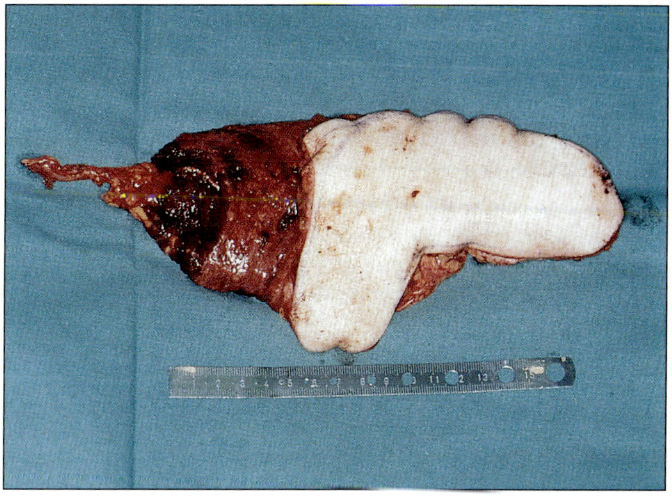

Abb. 2-10a
Heben eines myokutanen Lappens vom Musculus latissimus dorsi mit einem zum Defekt kongruenten Hautanteil.

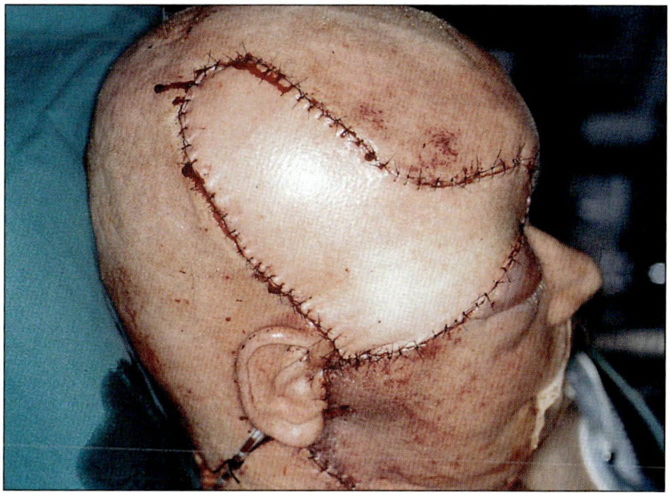

Abb. 2-10b
Zustand nach Einnähen mit sicherer Abdeckung des Duradefekts und guter Wiederherstellung der Weichgewebekontur.

mit Rezidiven eines Plattenepithelkarzinoms der Mundhöhle, nur in 17 % ein längerfristiges Überleben (fünf Jahre) erreicht wird (Kainz, mündliche Auskunft 1998). Die Ursachen hierfür liegen einerseits in der Biologie bestimmter Tumorentitäten, wie z. B. beim malignen Melanom mit seiner Neigung zu Fernmetastasierung oder beim adenoidzystischen Karzinom, das aufgrund der perivaskulären und perineuralen Tumorausbreitung nur durch sehr aggressive Resektion chirurgisch therapierbar ist. Dem steht andererseits die Tatsache entgegen, dass eine grenzenlose Resektion im Gesichtsbereich nicht zu rechtfertigen ist, wenn eine dadurch erzielbare Tumorfreiheit durch den Verlust an Lebensqualität aufgrund der extremen Verstümmelung erkauft wird. In einer Vielzahl von Fällen wird daher eine Kombination mit einer Bestrahlung und/ oder einer Chemotherapie sinnvoll und erforderlich sein. Die adjuvanten Therapieformen können hier als postoperative Maßnahmen nach einer substanziellen chirurgischen Tumorgrößenreduktion sinnvoll eingesetzt werden, um bei funktionell befriedigenden Verhältnissen und ästhetisch akzeptablem Äußeren eine lebensverlängernde Wirkung bei erhaltener Lebensqualität zu entfalten. Dies gilt natürlich in gleicher Weise auch dann, wenn sich bei ursprünglich geplanter radikaler chirurgischer Entfernung intraoperativ die Ausdehnung des Tumors als wesentlich größer erweist als dies anhand bildgebender Diagnostik präoperativ erkennbar war, sodass eine vollständige Resektion im Gesunden nicht sicher erfolgen konnte.

> Die Art der adjuvanten Behandlung muss sich dabei an der Tumorentität und ihrer Sensibilität gegenüber den zahlreichen Varianten einer multimodalen Therapie orientieren.

Bei Rezidiven **adenoidzystischer Karzinome**, die im Oberkiefer die Schädelbasis erreicht haben, kann bei klinisch intraoperativ zurückgelassenem Tumor oder histologisch nachgewiesener Infiltration des Resektionsrandes eine postoperative **Neutronenbestrahlung** einen positiven Einfluss auf den Verlauf nehmen. Patienten mit Rezidiven **maligner Melanome** werden beim Vorliegen von Fernmetastasen in Zusammenarbeit mit onkologischen Abteilungen durch **Chemotherapie, Immuntherapie** oder durch **Kombinationen** beider Modalitäten behandelt. Bei Rezidivtumoren von **Plattenepithelkarzinomen** der Mundhöhle kann bei nicht vor- oder nachbestrahltem Primärtumor eine postoperative **Bestrahlung** mit 60 Gy allein oder in Kombination mit einer **systemischen Chemotherapie** mit Carboplatin/5-FU oder Cisplatin stattfinden. Bei Patienten, die mit Dosen bis 60 Gy vorbestrahlt wurden, ist häufig eine Aufsättigung auf 80 Gy Strahlendosis möglich. Die Einzelheiten zu den unterschiedlichen Therapiemodalitäten werden in den entsprechenden Abschnitten in Kapitel 2.3 geschildert.

Folgen der Therapie – Kosten-Nutzen-Relation

Die Folgen der **chirurgischen** Therapie werden in erster Linie geprägt durch die resektionsbedingte **Minderung der oralen Funktionen** und die **Einschränkungen des äußeren Erscheinungsbildes**. Hierzu gehört nach großen Resektionen vor allem die Unfähigkeit, Nahrung in ausreichendem Maße zu zerkleinern, wodurch die Patienten zur Einnahme weitgehend flüssiger oder pürierter Kost gezwungen sind. Die skelettale Rekonstruktion von zahntragenden Anteilen des Gesichtsschädels nach tumorbedingtem Verlust ist zwar heute technisch weitgehend gelöst und der Einsatz osteointegrierter dentaler Implantate erlaubt auch die Eingliederung festsitzenden Zahnersatzes. Die zur Kaufunktion erforderliche Mobilität und Sensibilität der Weichteile, die während der Kautätigkeit den Speisebolus zwischen den Zahnreihen hält, kann jedoch auch mit heutigen Mitteln oftmals nur unvollständig wiederhergestellt werden, sodass manche Patienten trotz all dieser Maßnahmen nicht zu einer angemessenen Nahrungszerkleinerung in der Lage und weiterhin auf flüssige oder pürierte Nahrung angewiesen sind (Schliephake und Schmelzeisen 1998). Die Unfähigkeit, Nahrung in üblichen Kostformen problemlos zu sich zu nehmen, bringt neben der Behinderung auch eine **soziale Isolierung** mit sich, da der Besuch eines Restaurants oder auch einer Betriebskantine diese Patienten vor große Probleme stellt.

In seltenen Fällen kann nach ausgedehnten Resektionen im Zungen- und Mundbodenbereich eine komplette **Schluckunfähigkeit** resultieren mit der Notwendigkeit, eine permanente Nasogastralsonde zu tragen. Dieser stigmatisierende Zustand kann heute durch das Einbringen einer Ernährungssonde durch eine perkutane endoskopische Gastrostomie umgangen werden und somit ein Mindestmaß an Gesellschaftsfähigkeit für die täglichen Verrichtungen gewährleisten.

Obwohl bekannt ist, dass die physische Komponente der Rekonvaleszenz nach Tumoroperationen für die Betroffenen von größter Bedeutung für die Entwicklung der postoperativen Lebensqualität ist, sind Patienten auch in der Lage, physische Defizite und Entstellungen des Äußeren nach der Resektion eines Malignoms in unterschiedlicher Weise zu kompensieren und dadurch ihre subjektive Zufriedenheit zu steigern (Languis 1995; Soderholm et al. 1995). In Kombination mit einer Reihe von Coping-Mechanismen kann so die subjektive Einschätzung der Lebensqualität verbessert und die Lösung postoperativer Probleme positiv beeinflusst werden (Chaturvedi et al. 1996; Languis et al. 1994). Die Fähigkeit der Patienten, nach der Behandlung ihr tägliches Leben wieder in den Griff zu bekommen, kann daher auch durch psychologische Evaluierung präoperativ eingeschätzt und postoperativ entsprechend unterstützt werden (Languis 1995). Die negativen Folgen funktioneller motorischer Beeinträchtigungen beim Sprechen und Schlucken können durch eine **logopädische Beratung und Behandlung** in vielen Fällen durch Umtrainieren von Bewegungsmustern der Restzungen- und Gaumenmuskulatur verbessert werden. Durch eine interdisziplinäre Behandlung können so funktionelle Beeinträchtigungen abgemildert oder leichter erträglich gestaltet werden. Hierdurch ist eine Steigerung der Lebensqualität nach der Therapie auch bei funktionell ungünstiger Ausgangssituation möglich.

Defekte im extraoralen Bereich, die aufgrund der Ausdehnung und der komplizierten Anatomie der zu rekonstruierenden Gesichtsanteile durch lokales oder ortsfremdes Gewebe nicht zu verschließen sind, können heute in nahezu allen Fällen durch epithetische Konstruktionen in akzeptabler Weise versorgt werden. Die Verankerung kann, wie oben erwähnt, an perkutanen, im Gesichtsschädelknochen osteointegrierten Implantaten erfolgen, sodass die Konstruktion gegen unbeabsichtigtes Lösen oder Verlieren weitgehend geschützt ist.

Die Folgen der nichtchirurgischen, **adjuvanten** Therapie betreffen bei der Strahlentherapie die akuten und chronischen Reaktionen der Haut, der Mundschleimhäute und der Speicheldrüsen. Die daraus resultierende **Mukositis** in der akuten Phase und die **Xerostomie** im chronischen Intervall werden in einem getrennten Kapitel (Kap. 3.3) besprochen. Auch die systemischen Wirkungen der Chemotherapie mit **Anämie, Leuko- und Thrombopenie** im Sinne einer Myelodepression werden dort diskutiert.

Die Beurteilung der **Kosten-Nutzen-Relation** bei der Behandlung von Tumorrezidiven im Kopf-Hals-Bereich geht über das Aufrechnen von Behandlungskosten gegen die zu erwartende Überlebenswahrscheinlichkeit hinaus. Hier muss auch die Tatsache berücksichtigt werden, dass bei Wegfall jeder Art von Therapie eine sichtbare Manifestation eines Rezidivs im Gesichtsbereich mit einem im Endstadium der Erkrankung ulzerierend zerfallendem Tumor eine immense psychische Belastung für den Patienten und seine Angehörigen bedeutet.

Eine chirurgische Palliation in Kombination mit einer adjuvanten Radiochemotherapie ist daher auch bei insgesamt negativer Prognose berechtigt unter dem Aspekt der Erhöhung der Lebensqualität durch Beseitigung funktionell störender oder entstellender Tumormassen und unter dem Aspekt der Erleichterung durch Minderung der Schmerzen.

Ein wesentlicher Aspekt bei der Festlegung der Behandlungskonzepte im fortgeschrittenen Stadium der Erkrankung ist jedoch auch die sich allmählich durchsetzende Erkenntnis, dass anstelle der Remissionsrate als alleinigem Maßstab für einen Therapieerfolg heute die Lebensqualität zu einem wichtigen Kriterium für die Bewertung vor allem palliativer Maßnahmen herangezogen werden muss.

Dabei müssen aufwendige Diagnostik- und Therapiestrategien abgewogen werden gegen Belastungen durch zusätzliche Krankenhausaufenthalte und unangenehme diagnostische Prozeduren, welche die Lebensqualität der Patienten so einschränken können, dass die durch die Behandlung gewonnene Lebenszeit an Wert verliert (Hausamen et al. 1994).

Ärztliche Aufgabe ist in diesen Fällen nicht mehr das Heilen, sondern das Helfen oder Begleiten.

In diesem Endstadium stehen daher oftmals nur noch schmerzlindernde Maßnahmen, Ernährungshilfe und pflegerische Tätigkeit im Vordergrund, die sich ebenfalls einer numerischen Bewertung der Kosteneffektivität entziehen.

Literatur

Chaturvedi SK, Shenoy A, Prasad KM, Senthilnathan SM, Premlatha BS. Concerns, coping and quality of life in head and neck cancer patients. Support Care Cancer 1996; 4: 186–90.

Cheung DK, Regan J, Savin M. A pilot tudy of intraarterial chemotherapy with cisplatin in locally advanced (stage III and IV) head and neck cancer. Cancer 1988; 61: 903–7.

Eckardt A. Palliative intraarterial chemotherapy for advanced head and neck cancer using an implantable port system. J Oral Maxillofac Surg 1994; 52: 1243–7.

Forastiere QA, Baker SR, Wheeler RH. Intra-arterial cisplatin and FUDT in advanced malignancies confined to the head and neck. J Clin Oncol 1987, 5: 1601–7.

Hausamen JE, Eckardt A, Schmelzeisen R. Entwicklung, gegenwärtiger Stand und Perspektiven der Tumortherapie in der Mund-, Kiefer- und Gesichtschirurgie – Eine Standortbestimmung. Fortschr Kiefer Gesichtschir 1994; 39: 5–9.

Klein M, Menneking H, Langford A, Koch K, Stahl H. Treatment of squamous cell carcinomas of the floor of the mouth and tongue by interstitial high-dose-rate irradiation using iridium-192. J Oral Maxillofac Surg 1998; 27: 45–8.

Languis AE, Bjorvell H, Lind MG. Functional status and coping in patients with oral and pharyngeal cancer before and after surgery. Head Neck 1994; 16: 559–63.

Languis AE. Quality of life in a group of patients with oral and pharyngeal cancer: Sense of coherence, functional status and well-being. Diss Abstr Int 1995; 56: 688.

Mann R, Rareside E, Schildwaechter A. Nasennebenhöhlentumore mit orbitaler Beteiligung. Laryngorhinootologie 1989; 68: 667–72.

Mohr C, Seiffert V, Esser J. Zur Exenteratio orbitae – Individualisierung des operativen und rekonstruktiven Vorgehens. Dtsch Z Mund Kiefer Gesichts Chir 1995; 19: 55–9.

Nishioka H. Report on the cooperative study of intracranial aneurysms and subarachnoid hemorrhage. Section VIII, Part 1. Results of the treatment of intracranial aneuryms by occlusion of the carotid artery in the neck. J Neurosurg 1966; 24: 660–7.

Perry C, Levine, PA, Williamson BR, Cantrell RW. Preservation of the eye in paranasal sinus cancer surgery. Arch Otolaryngol Head Neck Surg 1988; 114: 632–6.

Potpraic Z, Fukuta K, Colen B, Jackson IT, Carraway JH. Galeo-pericranial flaps in the forehead: a study of blood supply and volumes. Br J Plast Surg 1996; 49: 519–23.

Razak MS, Sako S. Carotid artery hemorrhage and ligation in head and neck cancer. Surg Oncol 1982; 19: 189–92.

Schliephake H, Schmelzeisen R. Beitrag zur mikrovaskulären Weichteilrekonstruktion nach totaler und subtotaler Glossektomie im Rahmen der Resektion oraler Plattenepithelkarzinome. In: Plastische und Wiederherstellungschirurgie. Hübner H (Hrsg). Reinbeck: Einhorn 1998; 469–79.

Schliephake H, Schmelzeisen R, Samii M, Sollmann WP. Microvascular Reconstruction of the Skull Base – indications and procedures. J Oral Maxillofac Surg 1999; 57: 233–9.

Soderholm A, Korpijaakko-Huuhka A, Lehtihalmes M, Juvas A, Jaaskelainen T, Lindqvist C. Speech and swallowing defects after oral cancer surgery. 2nd EORTC International Hong Kong Symposium on Current Trends in Cancer Care 1995: Hong Kong 1995; 78.

2.2 Chirurgische Therapie bei Oropharynx-, Hypopharynx- und Larynxkarzinomen

D. Brehmer und A. Laubert

Einführung

Bösartige Neubildungen des oberen Aerodigestivtrakts stellen ca. 4 % aller Neoplasien dar. Die Anzahl der Karzinome der oberen Schluckstraße hat in der Häufigkeit des Auftretens den Kehlkopfkrebs nahezu eingeholt. Das Therapiekonzept sieht bei Resektabilität des Tumors dessen vollständige chirurgische Entfernung mit kurativer Absicht vor. Hier konkurrieren radikale Resektionsverfahren, gegebenenfalls einschließlich einer Rekonstruktion mit freien Muskellappen, und funktionserhaltende chirurgische Therapieverfahren mit der alleinigen Strahlentherapie.

Bei Rezidiven hat die ausgedehnt radikale chirurgische Therapie ihren Stellenwert im Rahmen eines kurativen multimodalen Behandlungskonzeptes. Das operationstechnisch „noch Machbare" muss gegenüber den therapiebedingten Risiken und den operativ verursachten Funktionsstörungen sorgfältig abgewogen werden. Das Ziel der Therapie hat sich auch nach der für den Patienten zu erreichenden respektive noch zu erhaltenden Lebensqualität zu richten.

Therapiestrategien unter kurativer und palliativer Zielsetzung

Therapiestrategien beim Oropharynxkarzinom und seinen Rezidiven

Definition des Oropharynxkarzinoms

Als Oropharynx bezeichnet man den Raum vom Gaumensegel bis zum Oberrand der Epiglottis. Dieser wird begrenzt durch den Isthmus faucium mit den Tonsillae pallatinae, den Zungengrund, die linguale Epiglottisfläche und die beiden Valleculae. Bei den Neoplasien des Oropharynx handelt es sich in über 90 % um **Plattenepithelkarzinome**. Daneben treten die lymphoepithelialen Karzinome, die Karzinome der kleinen Speicheldrüsen sowie die malignen Non-Hodgkin-Lymphome auf. Die weiteren Ausführungen beziehen sich auf das Plattenepithelkarzinom des Oropharynx.

Behandlung des Oropharynxkarzinoms (konventionell und laserchirurgisch)

Die Therapie des Oropharynxkarzinoms hat in den letzten Jahrzehnten keine wirkliche Änderung erfahren. Etablierte Verfahren sind **Chirurgie** und **Radiotherapie**, respektive die Kombination beider Verfahren. Die

Chemotherapie wird in einigen Studien geprüft, hat aber bis heute ihren Stellenwert in der Therapie des Oropharynxkarzinoms noch nicht abschließend definiert.

Eine wertvolle Ergänzung stellt sicherlich die **mikroskopisch-endoskopische enorale Laserchirurgie** des Tonsillenkarzinoms dar, um eine bei konventionellem Vorgehen zur besseren Exposition des Tumors notwendige temporäre Unterkieferspaltung zu vermeiden. Die schlechte Prognose der Oropharynxmalignome sowie die anatomischen und funktionellen Besonderheiten des Oropharynx mitsamt seiner Nachbarstrukturen stellen eine besondere Herausforderung für die operative Therapie dar.

T_1- und T_2-Karzinome (Tab. 2-1) werden heute hauptsächlich mikroskopisch-endoskopisch mit dem **CO_2-Laser** reseziert. Vorteile der laserchirurgischen Behandlung sind neben der geringeren Blutung die schwächere Ödembildung und die hohe Präzision der mikrochirurgischen Operationstechnik. Ist ein Tumor nach Lokalisation und Ausdehnung für eine enorale Resektion nicht optimal geeignet, so ist eine Operation von außen, z. B. über eine **laterale Pharyngotomie**, indiziert. Sie bietet einen Zugang zu Tumoren des seitlichen Zungengrunds und der seitlichen Rachenwand. Die **mediane Pharyngotomie** bietet eine gute Möglichkeit, Zungengrundtumoren, die sich ein- oder doppelseitig entwickelt haben, bis zum Kehlkopfeingang zu exponieren. Eine sehr gute Exposition aller Oropharynxwände erreicht man über eine **paramediane** bzw. **mediane Mandibulotomie**. Diese stellt den Zugangsweg für ungünstig gelegene T_3- und T_4-Tumoren dar. Die laterale Unterkieferspaltung bietet insbesondere Vorteile bei der Resektion mittelständiger Zungentumoren. Die anschließende Osteosynthese des Unterkiefers ist jedoch einer größeren Belastung ausgesetzt und geht mit einer Zerstörung des Nervus alveolaris einher, während bei der medianen Osteotomie beide Nervi alveolares erhalten werden können. Bei Integration des Unterkiefers in den malignen Prozess, ist eine partielle Unterkieferresektion mit und ohne Kontinuitätsunterbrechung indiziert. Liegt die Osteosynthese im postoperativen Strahlenfeld, kann es zu Osteoradionekrosen kommen. Vereinzelt wurde diese Komplikation erfolgreich mit der **hyperbaren Sauerstofftherapie** (HBO-Therapie) behandelt.

Tab. 2-1 Größeneinteilung des Oropharynxkarzinoms nach der TNM-Klassifikation (UICC 1991).

T_1	Tumor < 2 cm
T_2	Tumor > 2 cm und < 4 cm
T_3	Tumor > 4 cm
T_4	Tumor infiltriert Nachbarstrukturen: Infiltration in Weichteile des Halses (gerade Halsmuskulatur), in kortikale Knochen

Hinweis

Nach Resektion von T_2- Karzinomen, besonders aber von T_3- und T_4-Karzinomen, wird häufig eine plastische Defektdeckung erforderlich. Die sicherlich am häufigsten und zuverlässigsten angewandte Lappenplastik ist die Rekonstruktion mit dem Musculus-pectoralis-major-Lappen. Mit der Musculus-pectoralis-major-Lappenplastik sind auch Substanzdefekte sicher zu decken (Abb. 2-11a, 2-11b). Aus kosmetischen Gründen ist die Verwendung dieses Muskellappens bei der Frau abzulehnen. Hier ist die Verwendung eines freien, mikrovaskulär reanastomosierten Transplantats, wie z. B. des Vorderarmlappens, des Oberarmlappens oder des Jejunuminterponats, indiziert. Dem zweifellos hohen operationstechnischen Aufwand steht das äußerst zufriedenstellende funktionelle und kosmetische Ergebnis gegenüber.

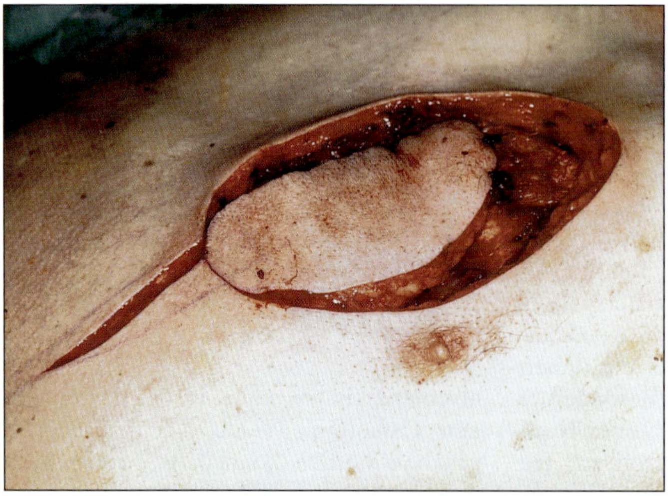

Abb. 2-11a
Lappenhebung eines Musculus-pectoralis-major-Lappens.

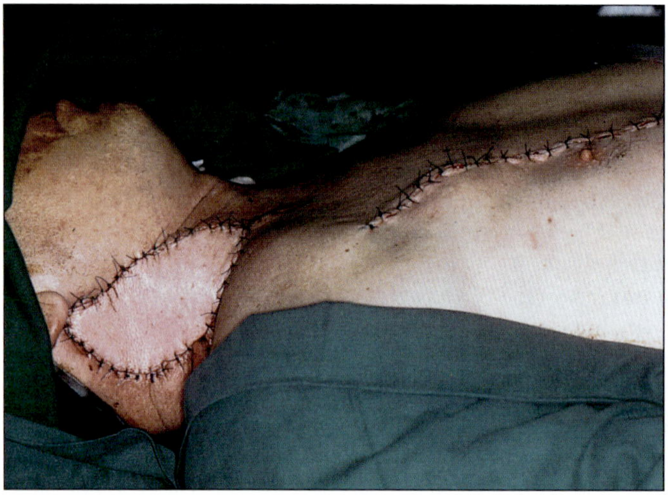

Abb. 2-11b
Rekonstruktion und Verschluss eines großen Substanzdefekts zervikal rechts mittels eines Musculus-pectoralis-major-Lappens. Der Entnahmedefekt ist primär verschlossen.

Behandlung der Rezidive

Die Behandlung des Rezidivs hängt von den klar definierten Kriterien der Inoperabilität ab, z. B. der Infiltration des Parapharyngealraums, der Schädelbasis und/oder der Wirbelsäule. Kleinere Rezidive in der Tonsillenloge werden kurativ reseziert, wobei hier die Laserchirurgie vorteilhaft ist. Ausgedehntere Rezidive werden wie ausgedehnte Primärtumoren kurativ chirurgisch reseziert. Zur Defektdeckung und/oder zur Rekonstruktion werden Lappenplastiken verwendet, wie oben beschrieben. Wurde bei der Primärtherapie noch keine Strahlenbehandlung durchgeführt, so wird eine Strahlentherapie nach der Rezidivoperation angeschlossen.

Hinweis
Radikalchirurgische Maßnahmen, die eine Resektion funktionell wichtiger Strukturen bedingen, wie z. B. die totale Glossektomie, sind häufig nicht indiziert. Sie sind meist nicht suffizient zu rekonstruieren und sollten unter Berücksichtigung des

damit verbundenen Verlusts der Lebensqualität bei zweifelhafter Prognose nicht durchgeführt werden.

Unter palliativen Gesichtspunkten ist das **laserchirurgische Tumordebulking** durchzuführen; dies kann bei stenosierendem Tumorwachstum im Oropharynx die Indikation zur Tracheotomie eventuell herauszögern oder vermeiden.

Die **Palliativtherapie** umfasst zusätzlich die Absicherung der Ernährung, die kausale Schmerzbehandlung (Bestrahlung und Chemotherapie), die medikamentöse Schmerztherapie wie auch die psychosoziale Betreuung des Patienten. Bei der Gabe eines „abwehrstärkenden Cocktails" aus Immunstimulanzien (z. B. Colibiogen oral®), antioxydierender Präparate (z. B. Symbioflor® 1) und Enzyme (z. B. Bromelain-POS®) wurde oft eine erhebliche Verbesserung des Allgemeinzustands, des subjektiven Befindens wie auch eine Linderung der durch Chemo- und/oder Radiotherapie induzierten Nebenwirkungen beobachtet.

Ergebnisse der chirurgischen Therapie, der Strahlen- und Chemotherapie

Der Nachteil der publizierten Behandlungsergebnisse beim Oropharynxkarzinom ist, dass es sich hier mehrheitlich um retrospektive Studien handelt. Nach wissenschaftlichen Erkenntnissen ist ein Vergleich der verschiedenen Ergebnisse nicht möglich, da auch die niedrigen Fallzahlen der einzelnen Studien keine statistische Auswertung zulassen.

Übereinstimmung herrscht, dass die Behandlung kleinerer (kleiner als 2 cm) T_1-Plattenepithelkarzinome der Tonsillen mit Strahlentherapie gleich gute Ergebnisse erzielt wie mit chirurgischer Therapie.

Tab. 2-2 Stadieneinteilung des Oropharynxkarzinoms (UICC 1992).

Stadium I	$T_1N_0M_0$
Stadium II	$T_2N_0M_0$
Stadium III	T_3 N_0M_0, $T_{1-3}N_1M_0$
Stadium IV	jeder T_4-Tumor, jedes T-Stadium bei N_{2-3}-Tumoren, jedes T-Stadium und jedes N-Stadium bei M_1-Tumoren

Die Chemotherapie des Plattenepithelkarzinoms der Tonsillen als einzige Therapiestrategie besitzt keinen Stellenwert. Als Anhalt hierfür gilt nach der Literatur eine 5-Jahres-Überlebensrate von 90 % beim Tonsillenkarzinom im Stadium I und von 80 % im Stadium II (Tab. 2-2). 25 % der Patienten mit einem Tonsillenkarzinom kommen erst im Stadium III und 50 % erst im Stadium IV zur Behandlung. Die Überlebensraten sinken dann auf ca. 40 % bzw. 10 bis 20 % (Spiro und Spiro 1989). Bei einer niederländischen Studie, in der die Epidemiologie und Behandlung des Oropharynxkarzinoms sowie das Überleben von Patienten mit diesen Tumoren untersucht wurden, betrug die 5-Jahres-Überlebensrate 28 % und war bei Frauen signifikant höher als bei Männern (39 % vs. 22 %) (Mak-Kregar et al. 1995).

Therapiestrategien beim Hypopharynxkarzinom und seinen Rezidiven

Definition des Hypopharynxkarzinoms

Die TNM-Klassifikation unterscheidet drei Regionen:

- Sinus piriformis
- hintere Rachenwand
- Postkrikoidregion

Die Aufstellung entspricht der Häufigkeit der Primärtumorlokalisation. Der Sinus piriformis ist ein trichterförmiges Schleimhautareal, welches beiderseits des Larynx liegt, sodass Tumoren des Sinus piriformis vielfach als äußere Larynxkarzinome bezeichnet werden. Bei den Neoplasien des Hypopharynx handelt es sich fast ausschließlich um **Plattenepithelkarzinome**.

Behandlung des Hypopharynxkarzinoms (konventionell und laserchirurgisch)

Trotz der Anwendung multimodaler Therapiekonzepte konnte die schlechte Prognose des Hypopharynxkarzinoms innerhalb der letzten Jahrzehnte nicht verbessert werden. Teilweise wird eine unzureichende chirurgische Radikalität aus falsch verstandener Rücksichtnahme auf die Lebensqualität des Patienten dafür verantwortlich gemacht. Außerdem wird die Unkenntnis der Tumorgrenzen bei tentakelartigem submukösem Wachstum angeführt. Als Haupttodesursachen sind fortgeschrittene zervikale Metastasierungen, Zweittumoren und Fernmetastasen beobachtet worden.

Die Therapievorschläge zur Behandlung des Hypopharynxkarzinoms reichen von **ausgedehnter radikaler Chirurgie** bis zu **funktionserhaltenden Teilresektionen**: totale Laryngektomie inklusive Pharynxteilresektion mit oder ohne postoperative Strahlentherapie; primäre Strahlentherapie mit anschließender „Rettungschirurgie" bei Nichtansprechen der Strahlentherapie; chirurgische Behandlung lediglich der regionären Metastasen mit primärer Strahlentherapie des Primärtumors; kehlkopferhaltende radikale Tumorexstirpation einschließlich funktioneller Rekonstruktion mit freien Lappenplastiken und die mikroskopisch-endoskopische transorale Laserresektion.

Kontrovers wird nach wie vor diskutiert, ob die operative Therapie unter Erhalt des Larynx überhaupt möglich ist. Ein häufig hervorgebrachtes Argument gegen die **Laryngektomie** sind funktionelle Gründe. Da aber die Überlebenszeiten selbst bei kleinen Hypopharynxtumoren durch die totale Laryngopharyngektomie oder durch totale Laryngektomie mit Pharynxteilresektion nicht erhöht werden können, bevorzugen andere Autoren die **mikroskopisch-endoskopische transorale Tumorresektion**. Damit bleibt dem Patienten bei begrenzter Lebenserwartung Lebensqualität hinsichtlich der natürlichen Atem- und Sprechfunktion erhalten.

Auch bei der mikroskopisch-endoskopischen transoralen Laserresektion folgt das operative Prozedere onkologischen Gesichtspunkten, genauso wie bei der konventionellen Chirurgie. Ziel der Operation ist auch hier, den Tumor sicher in sano zu entfernen. Lediglich der Weg, dieses Ziel zu erreichen, ist unterschiedlich. Die mikroskopisch-endoskopische transorale CO_2-Laserresektion richtet sich nach der tatsächlichen Ausbreitung des Tumors. Die mikroskopische Sicht und die unterschiedlichen Schneideeigenschaften des CO_2-Lasers im normalen Gewebe und im Tumor helfen bei der Differenzierung zwischen gesundem Gewebe und Malignom. Ein Problem, insbesondere beim Postkrikoidkarzinom, ist die zusätzliche submuköse Ausbreitung, 5 mm neben dem makroskopisch sichtbaren Tumor (Jones et al. 1995). Kleinere Tumoren des Sinus piriformis, die den Apex nicht erreichen, kleinere Tumoren der Postkrikoidregion und der Hypopharynxhinterwand werden mit dem CO_2-Laser transoral en bloc entfernt. Eine temporäre Tracheotomie ist in den seltensten Fällen erforderlich.

Bei größeren und ausgedehnteren Tumoren wird der Tumor intraoperativ laserchirurgisch verkleinert und in mehreren Fraktionen reseziert. Dies dient einerseits der Übersicht, andererseits ist dadurch die Tiefeninfiltration besser beurteilbar. Die Grenzzonen zwischen tumorinfiltriertem und tumorfreiem Gewebe werden dadurch besser erkennbar. Aus onkologischer Sicht soll die **Fraktionierung der Tumorresektion** nicht nachteilig sein. Dafür wird angeführt, dass der CO_2-Laserstrahl beim Schnitt durch den Tumor Blut- und Lymphgefäße versiegelt (Werner 1992), was eine operationsbedingte Tumorzellaussaat mit konsekutiver lokoregionärer zervikaler Metastasierung verhindern soll. Nach Steiner sind der transoralen Laserchirurgie bei adäquater Exposition rein operationstechnisch kaum Grenzen gesetzt. Limitierend für eine mikroskopisch-endoskopische transorale laserchirurgische Tumorresktion wäre demnach, wenn der Tumor nicht mit einem ausreichend großen Laryngoskop übersichtlich einzustellen wäre. Die operationstechnischen Grenzen werden von Steiner dann gesehen, wenn der Tumor per continuitatem die Halsweichteile infiltriert. Dann muss nach vorausgegangener transoraler Laserresektion in gleicher Sitzung der Hals von außen eröffnet werden, um den Tumor vollständig entfernen zu können (Steiner 1994). Die eigentlichen Grenzen für die mikroskopisch-endoskopische laserchirurgische Tumorresektion stellen die zu erwartenden postoperativen Funktions- und Schluckstörungen – z. B. bei Befall beider Aryknorpel oder des gesamten Ösophaguseingangs – dar, die bei Persistieren eine sekundäre Laryngektomie unter Umständen erforderlich machen können.

Trotz der relativ großen Wundflächen nach einer laserchirurgischen Tumorresektion kommt es selten zu Wundheilungsstörungen oder Nachblutungen. Postoperative Schluckstörungen, die zunächst einerseits durch Ödembildung und Wundbeläge, andererseits durch Sensibilitätsstörungen und Narbenbildung bedingt sind, lassen sich fast immer durch intensives Schlucktraining beherrschen. Um diese Schluckstörungen effektiv behandeln zu können, muss zunächst eine gezielte Diagnostik der Dysphagie erfolgen. Aus den gewonnenen Informationen lässt sich dann eine der anzu wendenden Schlucktechniken – z. B. supraglottisches Schlucken, Kopfrotation während des Schluckens oder eventuell die Kombination verschiedener Techniken – ableiten und mit dem Patienten erarbeiten. Die gesamte Hospitalisation soll nach Laserchirurgie kürzer sein, was heutzutage unter Kostenaspekten sicherlich auch zu berücksichtigen ist. Eine eventuell erforderliche Nachbestrahlung kann früher beginnen. Die familiäre und berufliche Rehabilitation ist wesentlich einfacher als nach totaler Laryngektomie mit Pharynxteilresektion.

Die regelmäßige lupenlaryngoskopische Kontrolle ermöglicht ein rechtzeitiges Erkennen eines Rezidivs, da der Resektionsbereich nicht durch Lappenplastiken verdeckt wird, die zur Rekonstruktion verwendet wurden.

Die konventionelle funktionserhaltende Chirurgie mittels Lappenplastiken

Zur Defektrekonstruktion nach kehlkopferhaltender Chirurgie beim Hypopharynxkarzinom bietet sich der erstmals 1968 von Hueston und Mc Conchie beschriebene Musculus-pectoralis-major-Lappen, der freie mikrovaskulär reanastomosierte Unterarmlappen (Yang et al. 1981) und das freie mikrovaskulär anastomosierte Jejunuminterponat an.

Die Kontinuität des Speisewegs nach Pharyngolaryngektomie wird meist mit einem freien Jejunuminterponat rekonstruiert. Bei der larynxerhaltenden Chirurgie des Hypopharynxkarzinoms sollte immer die beidseitige Darstellung und Erhaltung des Nervus laryngeus superior angestrebt werden. Der Ramus internus dieses Nervs ist für die endolaryngeale Sensibilität zuständig, der Ramus externus innerviert den äußeren Musculus cricothyroideus motorisch. Bei beidseitigem Verlust ist die Schluckrehabilitation sehr erschwert, sodass entweder die Gefahr einer Aspiration fortlaufend bestehen kann und die Ernährung über eine perkutane Gastrostomie gesichert werden muss oder ausschließlich aus funk-

Tab. 2-3 Beispiele von Lappenplastiken zur Rekonstruktion nach Malignomoperation im Kopf-Hals-Bereich.

Art der Lappenplastik	Indikation	Vorteil	Nachteil
M.-pectoralis-major-Lappen	Deckung ausgedehnter voluminöser Gewebsdefekte in Mundhöhle und Oropharynx Rekonstruktion nach partieller Hypopharynxteilresektion Deckung von Hautdefekten	keine mikrovaskuläre Technik notwendig voluminöser Lappenstiel schützt die großen Halsgefäße nach radikaler neck dissection Entnahmestelle in Nähe des Operationssitus, aber außerhalb des Gebietes einer eventuell vorher durchgeführten Strahlentherapie	begrenzte Länge des Gefäßstiels (höchstens 20 cm) geringe Modellierbarkeit
M.-latissimus-dorsi-Lappen	Deckung ausgedehnter voluminöser Gewebsdefekte in Mundhöhle und Oropharynx Rekonstruktion nach partieller Hypopharynxteilresektion Defektdeckung im Kopfbereich	mit und ohne mikrovaskuläre Technik voluminöser Lappenstiel schützt die großen Halsgefäße nach radikaler neck dissection Entnahmestelle in Nähe des Operationssitus, aber außerhalb des Gebietes einer eventuell vorher durchgeführten Strahlentherapie auch verwendbar bei starker Brustbehaarung	
M.-temporalis-Lappen	Rekonstruktion oraler und pharyngealer Defekte	gute funktionelle und kosmetische Ergebnisse	
neurovaskulärer infrahyoidaler Muskelfaszienlappen	Zungen- und Pharynxrekonstruktion	Innervation über Ansa cervicalis profunda bleibt erhalten	
myokutaner Platysmalappen	Rekonstruktion Zunge, Mundboden, Wange, Tonsillenloge, laterale bzw. Hypopharynxhinterwand	geringe Weichteilmasse geringer operativer Aufwand	Lappennekrose in 20% der Fälle
mikrovaskulärer, reanastomosierter freier Unterarmlappen (Abb. 2-14c)	oberer Aeorodigestivtrakt	gute Modellierbarkeit gutes ästhetisch-kosmetisches Ergebnis, da Entnahmedefekt weit entfernt vom Primärsitus	relativ großer Operationsaufwand

Art der Lappenplastik	Indikation	Vorteil	Nachteil
mikrovaskulärer, reanastomosierter Oberarmlappen	oberer Aerodigestivtrakt	Auffüllung von Weichteilsubstanz-Defekt	relativ aufwendige Präparation bei Lappenhebung
mikrovaskulärer, reanastomosierter freier Jejunumpatch (Abb. 2-13a, 2-13b)	oberer Aerodigestivtrakt	gute Modellierbarkeit gutes ästhetisch-kosmetisches Ergebnis, da Entnahmedefekt weit entfernt vom Primärsitus großes Transplantat	Entnahmemorbidität hoch mechanische Belastbarkeit geringer als beim Unterarmlappen Schrumpfungstendenz höher als beim Unterarmlappen Neigung zu rezidivierenden Blutungen und Ulzerationen

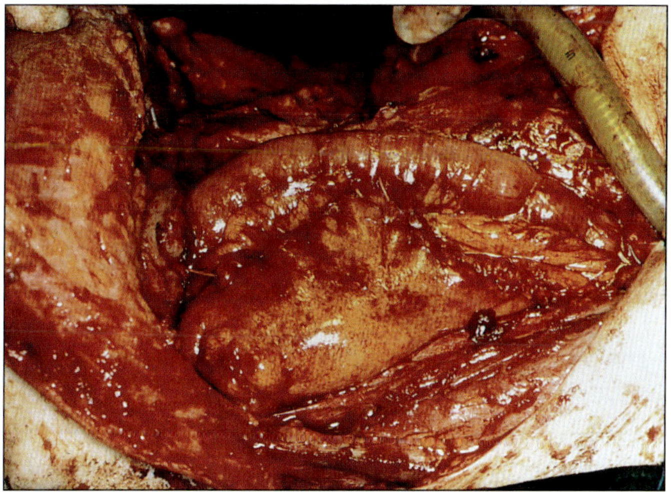

Abb. 2-12
Rekonstruktion der Schluckstraße mittels eines mikrovaskulär reanastomosierten Jejunuminterponats als „Rohrersatz" nach Laryngopharyngektomie.

tionellen Gründen eine Laryngektomie erforderlich wird.

Bei Teilresektion des Hypopharynx ist die Rekonstruktion mit einem Musculus-pectoralis-major-Lappen oder Vorderarmlappen indiziert (Tab. 2-3). Der gefäßgestielte myokutane Lappen des Musculus pectoralis major lässt sich nur schwierig zu einem Rohr mit ausreichendem Innenlumen formen. Bei ausgeprägtem subkutanem Fettgewebe kann es zu funktionellen Störungen kommen. Ausgedehntere Resektionen erfordern bis auf wenige Ausnahmen ein freies Jejunuminterponat als „Rohrersatz" (Abb. 2-12). Die Entnahme des Jejunumtransplantats ist jedoch mit einer höheren Morbidität verbunden (Zwei-Höhlen-Eingriff). Die Arbeitsgruppe um Nakatsuka et al. 1997 hat eine Technik zur Rekonstruktion des Hypopharynxschachts mit Hilfe des freien reanastomosierten Unterarmlappens entwickelt. Bootz empfiehlt, den Unterarmlappen U-förmig an die prävertebrale Faszie anzuheften und mit der vorderen Zirkumferrenz des Ösophagus zu anastomosieren. Der hintere Anteil der Ösophaguszirkumferrenz wird an die prävertebrale Faszie geheftet. Die Rückwand der rekonstruierten Schluckstraße besteht somit aus der prävertebralen Faszie (Bootz und Keiner 1998).

Zur Rekonstruktion der Rachenhinterwand wurde auch der Einsatz des **Jejunumpatches** vorgeschlagen (Abb. 2-13a, 2-13b). Die höhere Schrumpfungstendenz, die erhöhte Neigung zu rezidivierenden Blutungen und Ulzerationen, die geringere mechanische Belastbarkeit und die höhere Entnahmemorbidität haben jedoch viele Autoren dazu veranlasst, auch hier den freien Unterarmlappen zu bevorzugen. Der freie Unterarmlappen wird zusammen mit der Arteria radialis und den Begleitvenen entnommen (Abb. 2-14a, 2-14b, 2-14c). Die mikrovaskuläre Reanastomosierung erfolgt an den Halsgefäßen. Die Entnahmestelle wird mit Spalthaut aus der Inguinalgegend gedeckt, dieser Entnahmedefekt primär verschlossen. Die radikale Tumorentfernung bei fortgeschrittenen Hypopharynxkarzinomen mit Rekonstruktion der Schluckstraße

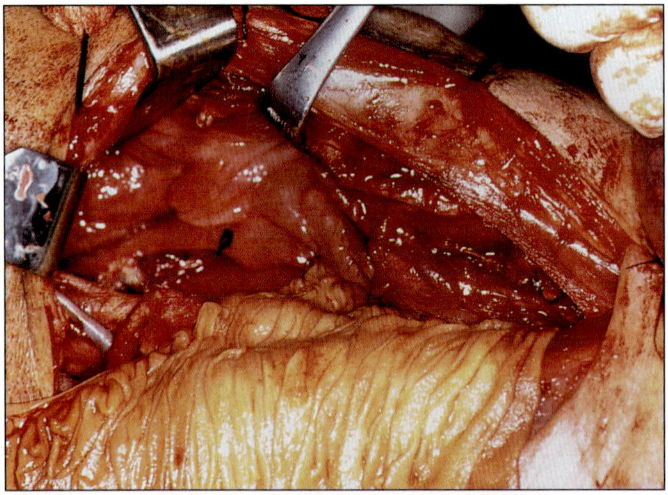

Abb. 2-13a
Rekonstruktion eines Hypopharynxdefekts mittels eines mikrovaskulär reanastomosierten Jejunumpatches als kehlkopferhaltende Operationsmethode.

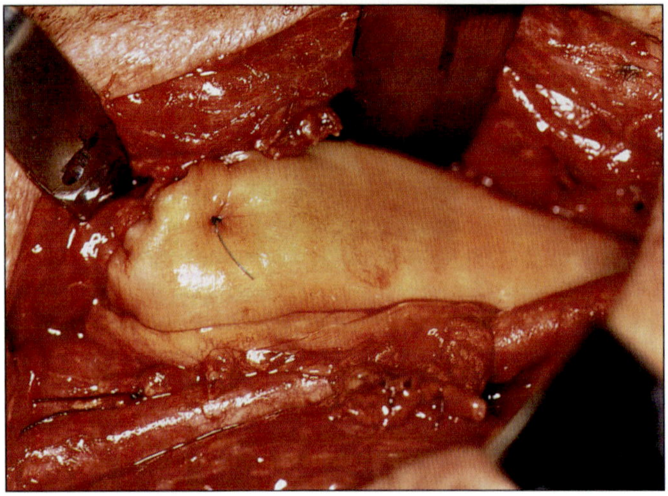

Abb. 2-13b
Mikrovaskulär reanastomosiertes Jejunumpatch.

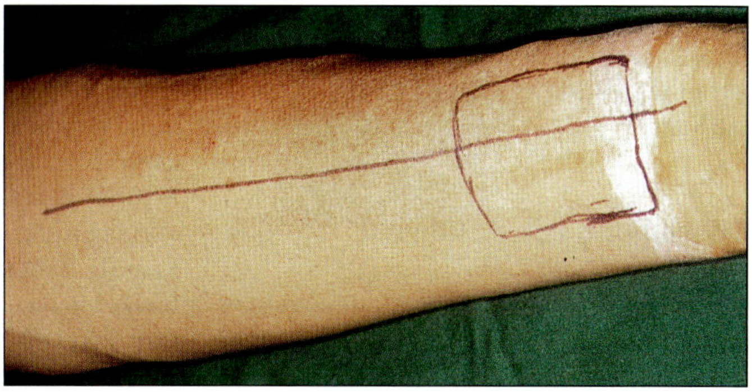

Abb. 2-14a
Unterarmlappen-Design mit eingezeichneter Arteria radialis.

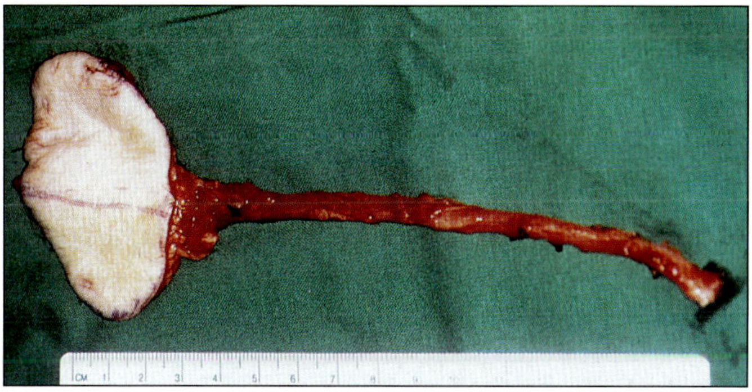

Abb. 2-14b
Unterarmlappen mit Gefäßstiel.

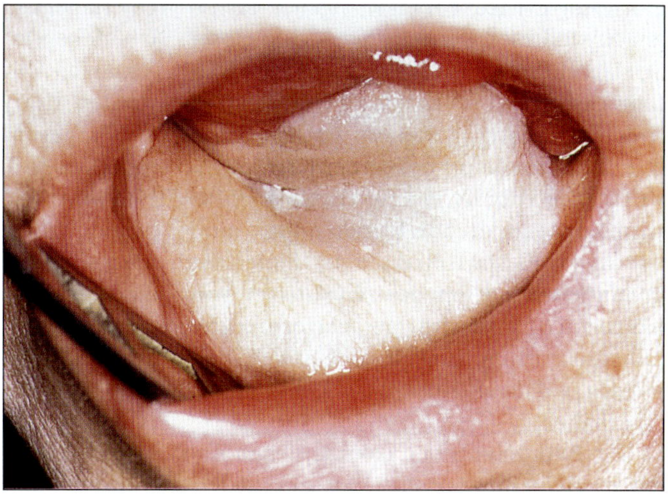

Abb. 2-14c
Komplikationslos eingeheilter mikrovaskulär reanastomosierter Unterarmlappen zur Rekonstruktion des Mundbodens.

unter Organerhalt des Larynx kann eine Alternative zur Pharyngolaryngektomie oder zur primären simultanen Radiochemotherapie sein.

Behandlung der Rezidive

Kleinere Rezidive, die früh erkannt werden, können unter kurativen Gesichtspunkten wie die Primärtumoren in Form einer Teilresektion oder erweiterten Teilresektion mit Rekonstruktion reseziert werden. Eine weitere Möglichkeit bei kurativem Therapieziel ist die Laryngektomie mit Pharynxteilresektion.

Das lokal nicht mehr zu beherrschende Rezidiv des Hypopharynxkarzinoms ist selten der limitierende Faktor für die Überlebenschance des Patienten. Vielmehr sind es die bereits bei der Erstdiagnose bestehenden zervikalen Metastasen, die später auftretenden Fernmetastasen und die in 8 bis 15 % der Fälle auftretenden Zweittumoren, die die Haupttodesursachen darstellen. Tumorrezidive nach vorangegangener Hypopharynxteilresektion oder nach erfolgloser Strahlentherapie werden in Form der **Rettungschirurgie** (Laryngektomie) unter kurativer Zielsetzung therapiert. Ist eine kurative Tumorresektion bei einem weit fortgeschrittenen Rezidiv nicht mehr möglich, so wird der stenosierende Rezidivtumor unter palliativen Gesichtspunkten im Sinne des Tumordebulking mit dem CO_2-Laser verkleinert. Oft lässt sich hier bei begrenzter Lebenserwartung eine Tracheotomie vermeiden und damit ein Teil der Lebensqualität erhalten.

Die Beurteilung der erforderlichen Tumorverkleinerung stellt hier besonders hohe Ansprüche an den Operateur. Wird zu wenig Tumor reseziert, persistiert die Atemnot, wird dagegen zu viel Tumor reseziert, kann als unmittelbare Komplikation eine Aspiration resultieren, welche dann konsekutiv die sekundäre Tracheotomie zur Folge hätte. Dies würde für den Patienten einen zusätzlichen Verlust an Lebensqualität bedeuten.

Die unter palliativen Gesichtspunkten durchgeführte **Radio- und/oder Chemotherapie** führt beim inkurablen Patienten mit Hypopharynxkarzinom zu keiner Lebensverlängerung. Indiziert ist sie jedoch als **kausale Schmerztherapie**. In manchen Fällen kann auch eine temporäre Tumorreduktion erreicht werden und damit ebenfalls eine Erhöhung der Lebensqualität.

Ergebnisse der chirurgischen Therapie, der Strahlen- und Chemotherapie

Ungeachtet des Ansatzes zur Behandlung des Hypopharynxkarzinoms konnten die Überlebenszeiten in den letzten Jahrzehnten nicht verbessert werden. In einer retrospektiven Studie aus dem Jahr 1996 (Marks et al. 1996) zeigte sich bei 93 Patienten mit einem Sinus-piriformis-Karzinom aller T-Stadien eine durchschnittliche 5-Jahres-Überlebensrate von 14,3 %. Die 5-Jahres-Überlebensrate der Patienten, die einen resektablen Tumor aufwiesen und operiert wurden (Laryngopharyngektomie), betrug 34,6 % gegenüber 7,1 % der Patienten mit resektablem Tumor, die sich einer primären Radiotherapie mit oder ohne Chemotherapie unterzogen. Die höchste 5-Jahres-Überlebensrate von 42,8 % erreichten Patienten, die operiert wurden und anschließend eine postoperative Radio- und Chemotherapie erhielten. Krengli et al. berichteten 1993 von 90 Patienten mit einem Hypopharynxkarzinom, die eine primäre Radiotherapie erhielten mit anschließender Rettungschirurgie bei Nichtansprechen der Strahlentherapie. Sie erreichten lediglich eine 5-Jahres-Überlebensrate von 12 %. Die alleinige Laryngektomie mit Pharynxteilresektion oder kompletter Pharynxresektion und anschließender Rekonstruktion ergibt 5-Jahres-Überlebensraten von ca. 40 bis 50 %. Es gibt Hinweise von mehreren Autoren, dass die postoperative Strahlentherapie die 5-Jahres-Überlebensrate nicht erhöht. Es werden teilweise sogar niedrigere 5-Jahres-Überlebensraten erzielt (Krengli et al. 1993). Eine mögliche Ursache könnte hier die zusätzliche Beeinflussung des bereits gestörten Immunsystems bei Patienten mit malignen Erkrankungen sein. Nach derzeitigen Ergebnissen scheinen die 5-Jahres-Überlebensraten nach mikroskopisch-endoskopischer transoraler CO_2-Laserresektion von Hypopharynxtumoren denen nach konventioneller Radikalresektion zu entsprechen.

Die 5-Jahres-Überlebensrate bei alleiniger Radiatio unter kurativer Zielsetzung schwankt zwischen 0 % und 20 %. Folgt der primären Radiatio eine Salvage-Chirurgie sind die 5-Jahres-Überlebensraten mit 10 bis 59 % besser. Bei der alleinigen Radiatio unter palliativer Zielsetzung bei inkurablen Hypopharynxtumoren versterben fast alle Patienten im ersten Jahr der Strahlentherapie. Die **sequenzielle Radiochemotherapie** mit und ohne Salvage-Chirurgie zeigt ungünstige Resultate, die 5-Jahres-Überlebensrate beträgt 5 %. Die **simultane Radiochemotherapie** scheint der sequenziellen überlegen zu sein. Mit ihr lassen sich genauso wie mit der adjuvanten und neoadjuvanten Chemo- bzw. Radiochemotherapie eindrucksvolle Remissionsraten bis zu 50 % erreichen, jedoch keine Verlängerung der Überlebenszeiten erzielen. Die Nachteile der neoadjuvanten Radiochemotherapie werden von manchen Autoren darin gesehen, dass intraoperativ die Grenzen des Resttumors schwerer zu identifizieren sind und damit Unsicherheiten bei der Tumorresektion resultieren.

Erfolg versprechend scheinen die Ergebnisse einer 1998 veröffentlichten Phase-II-Studie zur **hyperfraktionierten akzelerierten simultanen Radiochemotherapie** bei fortgeschrittenen Hypopharnyxkarzinomen zu sein. Hier wurde eine 3-Jahres-Überlebensrate von 39 % erreicht (Schrader et al. 1998).

Therapiestrategien beim Larynxkarzinom und seinen Rezidiven

Definition des Larynxkarzinoms

Die Einteilung in
- supraglottische,
- glottische und
- subglottische Larynxtumoren

erfolgt vorwiegend nach anatomischen Gesichtspunkten (Tab. 2-4). Als „transglottischer Raum" wird die Glottis zusammen mit Sinus morgagnii und Taschenband bezeichnet.

In über 95 % der Fälle handelt es sich bei den malignen Larynxtumoren histologisch um **verhornende** und **nicht verhornende Plattenepithelkarzinome**. Sie stellen die häufigste bösartige Erkrankung des oberen Aerodigestivtrakts dar. Etwa 1 bis 2 % aller Larynxkarzinome sind so genannte verruköse Karzinome. Klinisch zeigen sie durch ihr destruierendes Wachstum ein malignes Verhalten, histologisch imponieren sie als benigne Veränderungen, da bei

Tab. 2-4 Einteilung des Larynxkarzinoms nach Sitz und Häufigkeit.

	Sitz	Häufigkeit
supraglottische Karzinome	laryngeale Epiglottis (einschließlich freiem Epiglottisrand), aryepiglottische Falten, Taschenbänder, Morgagnischer Ventrikel, Arytaenoid	ca. 30 %
glottische Karzinome	Stimmlippen mit Processus vocalis, vordere Kommissur, hintere Kommissur	ca. 65–70 %
subglottische Karzinome		ca. 1–3 %

ihnen ein infiltrierendes Wachstum nicht festzustellen ist. Metastasenbildung ist bisher noch nie beschrieben worden. Von manchen Autoren wird diese Veränderung daher nicht als primär maligne Neubildung sondern als fakultative Präkanzerose angesehen (Glanz und Kleinsasser 1987). Möglicherweise handelt es sich bei dem verrukösen Karzinom auch um eine virusinduzierte Krankheit (Glanz und Kleinsasser 1987). Bei den übrigen seltenen Larynxmalignomen handelt es sich vorwiegend ebenfalls um epitheliale Malignome (lymphoepitheliales Karzinom, Karzinoid und kleinzelliges neuroendokrines Karzinom), daneben kommen Melanome und Karzinome der mukoserösen Drüsen (Mukoepidermoidkarzinom, adenosquamöses Karzinom und Adenokarzinom) und mesenchymale Malignome (Fibrosarkom und malignes fibröses Histiozytom) vor.

Behandlung des Larynxkarzinoms (konventionell und laserchirurgisch)

Im Rahmen der **direkten Mikrolaryngoskopie** wird das T-Stadium des Tumors festgelegt sowie eine Biopsie zur histologischen Absicherung entnommen. Gleichzeitig wird eine **Panendoskopie** mit starren und flexiblen Endoskopen durchgeführt, um synchrone Primärtumoren, die in 5 bis 15 % der Fälle auftreten, zu entdecken. Die Therapie des Larynxkarzinoms richtet sich nach dem T-Stadium (Tab. 2-5, 2-6). Die konventionelle chirurgische Therapie sieht bei T_1- bis T_2-supraglottischen Karzinomen die supraglottische Kehlkopfteilresektion nach Alonso vor. Voraussetzung hierfür sind bewegliche Stimmbänder. Kombiniert wird dieser Eingriff mit einer temporären Tracheotomie. Ist auf der betroffenen Seite die Stimmbandbeweglichkeit eingeschränkt oder auf-

Tab. 2-5 T-Einteilung der primären Kehlkopfkarzinome (UICC 1993).

Supraglottis	
T_1	Tumor ist auf einen Unterbezirk der Supraglottis beschränkt, Stimmband ist beweglich
T_2	Tumor breitet sich auf zwei Unterbezirke der Supraglottis aus, Stimmband ist beweglich
T_3	Tumor noch auf den Larynx beschränkt, Stimmband fixiert und/oder Tumor breitet sich auf Postkrikoidbezirk der medialen Wand des Sinus piriformis oder des präepiglottischen Gewebes aus
T_4	Tumor wächst über die Grenzen des Larynx hinaus
Glottis	
T_{1a}	ein Stimmband betroffen, Beweglichkeit erhalten
T_{1b}	beide Stimmbänder betroffen, Beweglichkeit erhalten
T_2	Stimmbandbeweglichkeit eingeschränkt
T_3	Tumor breitet sich über Unterbezirke aus, Stimmbänder fixiert
T_4	Tumor breitet sich über mehrere Etagen aus, Schildknorpelinfiltration
Subglottis	
T_1	Tumor auf Subglottis beschränkt
T_2	Tumor befällt die Glottis und/oder eingeschränkte Stimmbandbeweglichkeit
T_3	Stimmbandbeweglichkeit aufgehoben
T_4	Tumor wächst über die Grenzen der Subglottis hinaus, Ring- u. Schildknorpelinfiltration

Tab. 2-6 Schematisierte Darstellung der konventionellen chirurgischen Therapie der Larynxkarzinome.

Larynxkarzinome	Therapie
supraglottisches Karzinom	
Epiglottiskarzinom	Epiglottidektomie über mediane oder laterale Pharyngotomie
T_1–T_2-Tumoren (Taschenbandbereich, aryepiglottische Falte)	supraglottische („horizontale") Larynxteilresektion in Kombination mit temporärer Tracheotomie
T_3–T_4-Tumoren	subtotale Laryngektomie, Laryngektomie
Glottiskarzinom	
T_{1a}-Tumoren	endolaryngeale Abtragung, Chordektomie nach Thyreotomie
T_{1b}-Tumoren	endolaryngeale Abtragung, vertikale (frontolaterale oder frontoanteriore) Larynxteilresektion
T_2-Tumoren	Kehlkopfteilresektion, Hemilaryngektomie
T_3–T_4-Tumoren	erweiterte Hemilaryngektomie, Laryngektomie
subglottisches Karzinom	
T_1–T_4-Tumoren	Laryngektomie

gehoben, kann bei diesem Tumor noch eine funktionserhaltende subtotale Laryngektomie unter kurativen Gesichtspunkten versucht werden.

Glottische Karzinome werden funktionserhaltend mikrolaryngoskopisch abgetragen oder über eine Thyreotomie mittels Chordektomie reseziert (T_{1a} Tumoren). Bei T_{1b}-Tumoren kann eine frontolaterale Kehlkopfteilresektion nach Ogura durchgeführt werden. Bei eingeschränkter Stimmbandbeweglichkeit oder Stimmbandstillstand ist eine Hemilaryngektomie nach Gluck und Soerensen indiziert. T_4-Glottiskarzinome werden kurativ mit der Laryngektomie behandelt.

Bei subglottischen Karzinomen gibt es unabhängig vom T-Stadium keine operative Alternative zur Laryngektomie.

Wo es aus onkologischen Gesichtspunkten zulässig ist, wird heute zunehmend der **mikroskopisch-endoskopischen CO_2-Lasermikrochirurgie** der Vorzug gegeben. Seit 1971, als Strong und Jako mit der klinischen Anwendung des CO_2-Lasers in der Laryngologie begonnen haben (Strong und Jako 1972), hat sich die Anwendung der kurativen mikroskopisch-endoskopischen laserchirurgischen Behandlung des Larynxkarzinoms als wirkungsvolle Alternative zur konventionellen Chirurgie oder Strahlentherapie etabliert. Jedoch wird die Diskussion über die Anwendung und Indikation des CO_2-Lasers bei Larynxkarzinomen der verschiedenen T-Stadien kontrovers geführt. Unbestritten ist die Indikation zur mikroskopisch-endoskopischen Laserresektion beim Carcinoma in situ der Stimmlippe und bei T_1-Karzinomen der Glottis. Von manchen Autoren wird schon der Befall der Ventrikel als Kontraindikation zur endoskopisch-mikroskopischen Laserresektion gesehen. In Anlehnung an die klassischen konventionellen Kehlkopfteilresektionen kann auch bei Befall eines Stimmbands eine modifizierte lasermikrochirurgische Kehlkopfteilentfernung durchgeführt werden.

Ein supraglottisches Karzinom weist ebenso die Indikation zu einer modifizierten supraglottischen lasermikrochirurgischen Kehlkopfteilresektion auf. Hier kann fast immer auf eine temporäre Tracheotomie verzichtet werden. Bei fortgeschrittenem Larynxkarzinom, meistens im T_3- bis T_4-Stadium, ist eine Teilresektion, sowohl konventionell als auch lasermikrochirurgisch, oft nicht mehr möglich und eine totale Kehlkopfentfernung indiziert. Hier bedarf es einer besonders sorgfältigen psychologischen Begleitung, die auch postoperativ fortgesetzt werden sollte.

Die **Laryngektomie** ist für den Patienten mit zwei wesentlichen Stigmata verbunden. Neben dem Verlust des Stimmapparats und der Trennung von Luft- und Speisewegen mit der Notwendigkeit eines permanenten Tracheostomas kommt noch der ästhetische Aspekt hinzu, der für den Patienten und seine Umwelt anfangs schwierig zu handhaben ist. Auch bedeutet der Verlust der nasalen Atmung mit einer Einschränkung der olfaktorischen Wahrnehmung eine Minderung der Lebensqualität. Ein zentrales Ziel der postoperativen Therapie betrifft die Stimmrehabilitation. Damit kann schon intraoperativ durch das Einsetzen einer Stimmprothese begonnen werden. Hierbei handelt es sich um einen tracheoösophagealen Shunt in Höhe des Tracheostomas.

Um einen Ton zu erzeugen, ist im Allgemeinen das Zuhalten des Tracheostomas erforderlich. Die Stimmprothese muss durch den Patienten sorgfältig gepflegt werden. Bei Undichtigkeiten kann sie relativ einfach gewechselt werden. Nicht nur unter Kostenaspekten ist das Erlernen der **Ösophagusersatzstimme** für den Patienten vorteilhaft. Er ist auf keine Hilfsmittel angewiesen und kann freihändig sprechen. Die Ösophagusersatzstimme ist bei richtiger Anwendung dem Sprechen mit der Stimmprothese – was Klang und Lautstärke betrifft– nicht unterlegen. Lediglich in der Tonhaltedauer zeigt die Stimmprothese Vorteile. Die Anwendung eines **elektrischen Klanggenerators** (Servox®) erzeugt einen unnatürlich monotonen Klang; darüber hinaus ist eine Hand zur Bedienung notwendig. Der elektrische Klanggenerator sollte deshalb nur angewandt werden, wenn die Ösophagusersatzsprache nicht erlernt werden kann.

Behandlung der Rezidive

Die Lokalrezidivquote aller drei Regionen des Kehlkopfs beträgt ca. 15 %. Rezidive von Glottistumoren werden in Form einer **Chordektomie** nachreseziert oder durch eine **Kehlkopfteilresektion** (konventionell oder laserchirurgisch) bzw. durch eine **totale Laryngektomie** unter kurativen Gesichtspunkten behandelt. Die Auswertung einer größeren Patientenzahl mit T_1- und einigen T_2-Tumoren, die ausschließlich mikroskopisch-endoskopisch laserchirurgisch behandelt wurden, ergab in 12 % der Fälle lokale Rezidive, von denen 5 % mit einer totalen Laryngektomie kurativ behandelt werden mussten (Ambrosch et al. 1994). Parastomale Rezidivtumoren oder Residualtumoren treten bei 5 bis 15 % aller Laryngektomien auf. Ihre Diagnose erfolgt meist in relativ kurzer Zeit, ca. sechs bis zehn Monate nach der Laryngektomie. Als Ursachen werden einerseits zu knappe oder nicht in sano resezierte Schnittränder gesehen, andererseits wird eine Mikrometastasierung über die laryngealen Lymphabflusswege in die tiefen zervikalen Lymphknoten als wahrscheinlich angesehen. Diese These wird dadurch untermauert, dass der Primärtumorsitz bei parastomalen Tumoren überwiegend supra- oder subglottisch ist und dies Areale mit hoher Lymphgefäßdichte und damit verstärkter intralaryngealer Lymphdrainage sind. Die Prognose bei Residual- oder Rezidivtumoren am Tracheostoma ist schlecht. Bei meist vorausgegangener postoperativer Strahlentherapie bleibt im Übrigen nur noch eine Chemotherapie, die aber allenfalls einen palliativen Charakter haben kann. Der Einsatz der **MR-gesteuerten**

laserinduzierten Thermotherapie zur Palliativbehandlung von Rezidivkarzinomen im Kopf-Hals-Bereich bei Patienten ohne weitere Therapieoption gehört noch nicht zur klinischen Routine. Hier müssen erst noch größere Studien die Wirksamkeit belegen.

Ergebnisse der chirurgischen Therapie, der Strahlen- und Chemotherapie

Die primäre Radiotherapie des T_1N_0-Glottiskarzinoms ist der chirurgischen Therapie in Bezug auf die 5-Jahres-Überlebensrate gleichwertig. Manche Autoren behaupten, dass die alleinige Strahlentherapie eine bessere Stimmfunktion erhält (Greisen et al. 1997). In Dänemark ist die primäre Bestrahlung des Larynxkarzinoms die Therapie der Wahl. Rezidive werden chirurgisch behandelt, für gewöhnlich als Rettungslaryngektomie. Die 5-Jahres-Überlebensrate für alle Stadien des Larynxkarzinoms liegt bei primärer Bestrahlung bei 59 % gegenüber 67 % bei Operation mit eventueller Nachbestrahlung.

Die primäre Strahlentherapie erreicht bei den supraglottischen Karzinomen eine 5-Jahres-Überlebensrate von 56 % gegenüber 65 % bei Operation mit eventueller postoperativer Strahlentherapie. Die 5-Jahres-Überlebensrate für glottische Karzinome bei alleiniger Strahlentherapie liegt bei 92 % (Hueston und Mc Conchie 1968). Bei T_1-Glottiskarzinomen wird durch die primäre Operation eine 5-Jahres-Überlebensrate von 95 % erzielt. Letztendlich ist die Entscheidung für eine primäre Radiotherapie oder für eine primäre chirurgische Therapie immer eine individuelle, mit dem Patienten zu klärende Entscheidung. Nicht selten folgt der organerhaltenden primären Radiotherapie des fortgeschrittenen Larynxkarzinoms die totale Laryngektomie als Rettungsoperation; dies ist dann jedoch mit einer schlechteren 5-Jahres-Heilung verbunden (Tab. 2-7).

Tab. 2-7 Fünf-Jahres-Überlebensrate des Larynxkarzinoms in Abhängigkeit der für das T-Stadium statistisch angenommenen regionären Metastasen; therapiert mit Operation und eventueller postoperativer Bestrahlung.

alle Stadien des Larynxkarzinoms		bis 70 %
supraglottisches Karzinom	T_1	ca. 90 %
	T_2	bis 85 %
	T_3	40–60 %
	T_4	< 40 %
glottisches Karzinom	T_1	bis 100 %
	T_2	70–90 %
	T_3	bis 80 %
	T_4	bis 50 %
subglottisches Karzinom aller Stadien		40–60 %

Die postoperative Radiotherapie findet ihre Berechtigung bei fortgeschrittenen Larnyxkarzinomen und bei mehr als zwei histologisch gesicherten Lymphknotenmetastasen im Neckpräparat sowie bei Kapseldurchbruch und Lymphangiosis carcinomatosa. Bei nicht sicher in sano reseziertem Tumor sollte vor der postoperativen Radiotherapie eine Nachresektion durchgeführt werden.

Die Chemotherapie als Monotherapie hat nur in der Rezidivbehandlung einen gewissen palliativen Stellenwert. Als Bestandteil einer multimodalen Therapie scheint die Chemotherapie für das Larynxkarzinom keine Verlängerung der Lebenszeit zu ergeben, auch wird der Zeitraum bis zum Auftreten eines Rezidivs dadurch nicht verkürzt. Unter palliativen Gesichtspunkten kann mit Hilfe der Chemotherapie eine Teilremission erreicht werden und damit die Lebensqualität bei Patienten ohne weitere Therapieoption gehalten oder eventuell temporär verbessert werden.

Behandlung der Lymphabflusswege

Eine große Anzahl der Karzinome im Oropharynx-, Larynx- und Hypopharynxbereich kann, besonders wenn sie früh diagnostiziert wird, chirurgisch im Gesunden reseziert werden. Daher ist es von entscheidender Bedeutung für die Heilung des Patienten, mögliche Mikrometastasen oder bereits klinisch nachweisbare Halslymphknotenmetastasen sicher zu beherrschen. Dies bestimmt letztendlich die Überlebenszeit der Patienten. Sind bei der Erstdiagnose bereits palpable Halslymphknoten nachweisbar, verschlechtert sich die 5-Jahres-Überlebensrate um ca. 50 %. Die chirurgische Entfernung der Metastasen ist sicherlich die effektivste Therapie, daneben umfasst das Therapiekonzept die Strahlentherapie oder die Kombination von Chirurgie mit postoperativer Radiotherapie. Die ausschließliche Chemotherapie oder die alleinige kombinierte Radiochemotherapie kann sicherlich nicht unter kurativer Zielsetzung gesehen werden.

Vor der allgemeinen Verbreitung der **radikalen neck dissection** von Crile (Crile 1906) führte man die **elektive Exstirpation** zervikaler Lymphknotenmetastasen durch. Dieses Verfahren, selbst wenn es mit einer postoperativen Radiotherapie verknüpft wird, gilt heute bei der Erstbehandlung als obsolet. Bei der radikalen *neck dissection* nach Crile wird das gesamte lymphatische Gewebe mitsamt dem Fettgewebe von der Clavicula bis zur Mandibula und vom Vorderrand des Musculus trapezius bis zur Mittellinie des Halses einschließlich des Musculus sternocleidomastoideus, des Musculus omohyoideus, der Jugularvenen und der Glandula submandibularis en bloc entfernt. Die subokzipitalen Lymphknoten, die retropharyngealen und die paratrachealen Lymphknoten werden dabei in der Regel nicht reseziert. Szintigraphische Untersuchungen haben bewiesen, dass auch nach radikaler *neck dissection* noch Lymphbahnen vorhanden waren. Aus funktionellen Überlegungen sollte, wenn möglich, der Nervus accessorius erhalten werden. Die Morbidität der radikalen *neck dissection* ist nicht zuletzt durch die Beeinträchtigung der Schultermobilität und durch den Schulterschmerz bedingt. Bei kritischer Beobachtung lässt sich nur in der Hälfte der Fälle, in denen der Nerv erhalten blieb, eine zufriedenstellende Schultermobilität konservieren. Auf der Suche nach einer weniger invasiven und verstümmelnden Therapie entwickelte Suarez 1962 die **funktionelle neck dissection**, bei der Äste des Plexus cervicalis, der Nervus accessorius, die Vena jugularis interna und der Musculus sternocleidomastoideus erhalten bleiben. Dieser Eingriff hat eine geringere Morbidität und Mortalität sowie ein befriedigenderes kosmetisches Ergebnis zur Folge. Die funktionserhaltende Chirurgie und damit die Abkehr von der Radikalität sollte dabei nicht zu Lasten schlechterer onkologischer Ergebnisse gehen. Später wurde die funktionelle *neck dissection* multiplen Modifikationen unterzogen, die dann als konservative, limitierte, elektive und begrenzt elektive *neck dissection* bezeichnet wurden.

Es sind von verschiedenen Autoren unterschiedliche Klassifikationen vorgeschlagen worden. Wir bevorzugen die Klassifikation der American Academy of Otolaryngology-Head and Neck-Surgery (Tab. 2-8). Diese Einteilung lässt erkennen, welche Lymphknotengruppen reseziert und welche anatomischen Strukturen operativ entfernt wurden oder erhalten werden konnten. Nach der Empfehlung des Memorial Sloan-Kettering Centers (Abb. 2-15) werden die zervikalen Lymphknoten in fünf Gruppen eingeteilt. Die Lymphknoten im submentalen und submandibulären Dreieck werden in der Regio I zusammengefasst. Die Regio II beinhaltet die obere juguläre Lymphknotengruppe, die Regionen III und IV umfassen die mittlere und untere zervikale Lymphknotengruppe. Das hintere Halsdreieck fasst die Lymphknoten zwischen Musculus sternocleidomastoideus und Musculus trapezius sowie die supraklavikulären Lymphknoten bis zur Clavicula einschließlich der Lymphknoten entlang der unteren Hälfte des Nervus accessorius und der Arteria transversa colli zur Regio V zusammen.

Die Indikation zur *neck dissection* bei noch nicht vorhandenen bzw. nicht nachgewiesenen Halslymphknotenmetastasen wird auch heute noch kontrovers diskutiert. Von einigen Autoren wird auch bei nicht palpablen, aber doch anzunehmenden Halslymphknotenmetastasen die elektive *neck dissection* gefordert. Dabei sollen vorsorglich eventuell vorhandene Mikrometastasen entfernt werden, was die Heilungsaussichten gegenüber dem Abwarten bis zur klinischen Manifestation der Metastasen verbessern soll. Die elektive Behandlung des Halses ohne regionäre Lymphknotenmetastasen (N_0-Halses) sollte insbesondere bei allen Zungengrund- und Tonsillenkarzinomen durchgeführt werden, da hier statistisch in über 15 % der Fälle subklinische okkulte Lymphknotenmetastasen zu erwarten sind. Daneben sollte die elektive Behandlung des Halses auch dann erfolgen, wenn zur Entfernung des Primärtumors der Hals als Zugangsweg eröffnet werden muss. Nach anderen Untersuchungen scheint eine Entfernung regionärer Lymphknoten vor erfolgter Metastasierung nicht sinnvoll, da die vorhandenen Lymphknoten Schranken der Tumorausbreitung darstellen. Aus immunbiologischer Sicht würde man dem Patienten damit schaden, da es zur Metastasierung auf unkontrollierten Bahnen kommen könnte. Gallo et al. konnten 1996 in einer retrospektiven Studie an 150 Patienten mit Larynxkarzinom und einem N_0-Hals nachweisen, dass die elektive *neck dissection* die Überlebensrate nicht erhöht im Vergleich mit Patienten, die einer *neck dissection* unterzogen wurden, nachdem Halslymphknoten klinisch manifest wurden. Einige Autoren propagieren die elektive Strahlentherapie des N_0-Halses mit 50 bis 70 Gy. Die

Tab. 2-8 Klassifikation der neck dissection der American Academy of Otolaryngology-Head and Neck Surgery (Robbins et al. 1991).

Typ der neck dissection	entfernte Lymphknotengruppen	geschonte Strukturen
radikal	I–V	
modifiziert radikal	I–V	N. XI und/oder V. ji und/oder M. scm
elektiv		
supraomohyoidal	I–III	N. XI, V. ji, M. scm
anterolateral	I–IV	N. XI, V. ji, M. scm
lateral	II–IV	N. XI, V. ji, M. scm

Abkürzungen:
N. XI: Nervus accessorius
V. ji: Vena jugularis interna
M. scm: Musculus sternocleidomastoideus

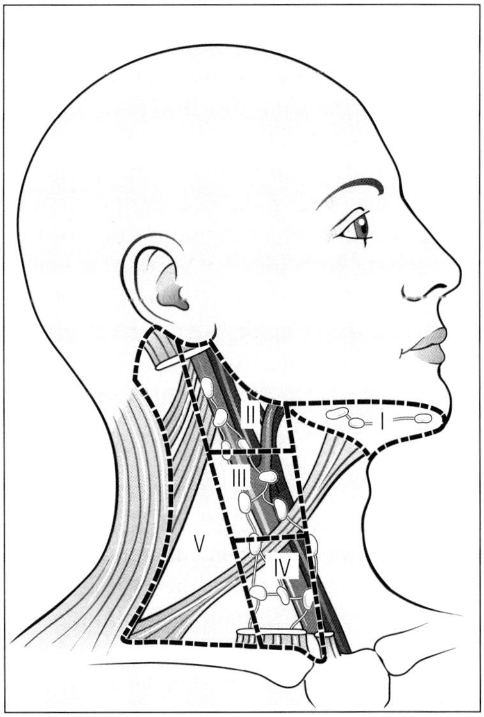

Abb. 2-15 Darstellung der fünf zervikalen Lymphknotenregionen nach der Empfehlung des Memorial Sloan-Kettering Cancer Centre.

Nachteile dieser Behandlung liegen im Fehlen eines histologischen Präparats und der daraus resultierenden Unmöglichkeit, eine Aussage zur Prognose und zum Tumorstaging zu treffen. Die in einigen Fällen auftretende Fibrose erschwert wiederum die Diagnose möglicher Rezidivmetastasen. Zusätzlich nimmt man dem Patienten eine Therapieoption bei möglicherweise auftretenden metachronen Zweittumoren oder Rezidiven.

Steiner empfiehlt die *neck dissection* vier bis acht Tage nach transoraler mikroskopisch-endoskopischer Laserresektion. Er nimmt an, dass Tumorzellen, die sich während der Primärtumorresektion in den Lymphbahnen befanden, in diesem Intervall in die entsprechenden regionären Lymphknoten gelangen könnten. Diese würden dann bei der *neck dissection* miterfasst werden. Ein zweiter Vorteil des zu verschiedenen Zeitpunkten durchgeführten Vorgehens ist, dass nach dem endgültigen Histologiebefund eine eventuell notwendige Nachresektion des Primärtumors zusammen mit der *neck dissection* durchgeführt werden kann (Steiner 1994).

Eine abwartende Haltung impliziert eine regelmäßige Kontrolle des Patienten und neben der klinischen Palpation des Halses den Einsatz bildgebender Verfahren, wobei weder mit der Sonographie, noch mit der Computertomographie oder der Magnetresonanztomographie Aussagen hinsichtlich der Gewebespezifität gemacht werden können. Sie erhöhen lediglich die Treffsicherheit der Palpation. Auch die nuklearmedizinische Untersuchung der Glukoseaufnahme einer metastasenverdächtigen Halsschwellung mit Hilfe der **Positronenemissionstomographie** ersetzt nicht die histologische Diagnostik. Die **Feinnadelaspirationszystologie** gewinnt nur bei Malignitätsnachweis einen Stellenwert. Hoffnung könnten spezielle **Tumormarker** geben, die auf ihre mögliche Rolle beim Aufspüren einer Metastasenbildung bei Larynxkarzinomen untersucht wurden. Die Ergebnisse weisen darauf hin, dass es möglich ist, Lymphknotenmetastasen vorherzusagen oder auszuschließen (Takes et al. 1997). Bei der Therapieentscheidung zur Behandlung der abführenden Lymphwege beim Larynxkarzinom muss die präzise Lokalisation des Primärtumors, seine Ausbreitung in Nachbarregionen und seine Infiltrationstendenz beachtet werden. Durch diese Parameter wird die Metastasierungsfrequenz entscheidend beeinflusst. Die Stimmlippen nehmen aufgrund der geringen Dichte der oberflächlichen Lymphgefäße in der Schleimhaut eine Sonderstellung ein. T_1-Tumoren der Glottis metastasieren selten. Bei T_1-Tumoren der aryepiglottischen Falten, der Aryregion und der Epiglottis steigt die Metastasierungsfrequenz deutlich an.

Die elektive *neck dissection*, ein- oder beidseitig ausgeführt, ist für die Stadien N_1 und N_2 indiziert. Einige Autoren schlagen wegen der engen Beziehung der Lymphgefäße zur Glandula thyreoidea eine **prophylaktische ipsilaterale Hemithyreoidektomie** mit Resektion des Isthmus vor. Bei subglottisch-transglottischem Tumorwachstum wird die Hemithyreoidektomie empfohlen. Die Nachbestrahlung des Halses wird bei multiplen Metastasen, bei histologisch gesichertem Kapseldurchbruch oder bei einer Lymphangiosis carcinomatosa empfohlen.

Die chirurgische Intervention bei fixierten Halslymphknotenmetastasen führt nur selten zu einer Heilung. Bei Infiltration der tiefen Halsfaszie und der tiefen Halsmuskulatur ist eine kurative chirurgische Exstirpation nur selten möglich. Die Behandlung des N_3-Halses kann nicht standardisiert erfolgen (Tab. 2-9). Die Prognose ist extrem schlecht. Die Entscheidung zur kurativen Behandlung, die eine radikale *neck dissection* und eine postoperative Radiatio einschließt, muss individuell getroffen werden unter Berücksichtigung der Einstellung und Erwartungshaltung des Patienten. Der Operateur muss sich fragen, ob die Lebensqualität des Patienten durch seine Therapie eventuell verschlechtert wird (z.B. dauer-

Tab. 2-9 N-Kategorien.

N_x	regionäre Lymphknoten nicht zu beurteilen
N_0	keine regionären Lymphknotenmetastasen
N_1	ipsilaterale solitäre Lymphknotenmetastase ≤ 3 cm
N_{2a}	ipsilaterale solitäre Lymphknotenmetastase > 3 cm und < 6 cm
N_{2b}	ipsilaterale multiple Lymphknotenmetastasen, keine > 6 cm
N_{2c}	bilaterale oder kontralaterale Lymphknotenmetastasen, keine > 6 cm
N_3	Lymphknotenmetastase > 6 cm

hafte Schluckstörungen, verlängerte Hospitalisation). Dagegen können pflegerische Gesichtspunkte, zu denen z. B. das Auftreten einer exulzerierten Metastase zu zählen ist, eine radikale *neck dissection* unter palliativen Aspekten rechtfertigen und die Lebensqualität des Patienten wieder erhöhen.

Wiederauftretende Lymphknotenmetastasen nach *neck dissection* bzw. Bestrahlung sollten bei Resektabilität entfernt werden. Die Prognose ist jedoch wesentlich schlechter als die nach Exstirpation bei Primärtherapie. Patienten mit Rezidivmetastasen, die operativ und/oder radiologisch bereits therapiert worden sind, können unter palliativen Gesichtspunkten eine Chemotherapie erhalten, allerdings lediglich mit der Option einer kurzfristigen Verbesserung der Lebensqualität.

Literatur

Ambrosch P, Brinck U, Fischer G, Steiner W. Special aspects of histopathologic diagnosis in laser microsurgery of cancers of the upper aerodigestive tract. Laryngorhinootologie 1994; 73: 78–83.

Bootz F, Keiner S. Rekonstruktionsverfahren zum Wiederaufbau des Hypopharynx nach Tumorexstirpation. HNO 1998; 46: 87–92.

Crile GW. Excision of cancer of the head and neck with a special reference to the plan of dissection based upon one hundred thirty-two operations. JAMA 1906; 47: 1780–6.

Gallo O, Boddi V, Bottai GV, Parella F, Storchi OF. Treatment of the clinically negative neck in laryngeal cancer patients. Head Neck 1996; 18: 566–72.

Glanz H, Kleinsasser O. Verrucous carcinoma of the larynx—a misnomer. Arch Otorhinolaryngol 1987; 244: 108–11.

Greisen O, Carl J, Pedersen M. A consecutive series of patients with laryngeal carcinoma treated by primary irradiation. Acta Oncol 1997; 36: 279–82.

Hueston ST, Mc Conchie TH. A compound pectoral flap. Aust N Z J Surg 1968; 38: 61–3.

Jones AS, Mc Rae RD, Phillips DE, Hamilton J, Fieldt JK, Husband D. The treatment of node negative squamous cell carcinoma of the postcricoid region. J Laryngol Otol 1995; 109: 114–9.

Krengli M, Pastore G, Inverinizzi A. Exclusive radiotherapy of pyriform sinus carcinomas. Retrospective analysis of 90 cases. Radiol Med 1993; 85: 472–5.

Mak-Kregar S, Hilgers FJM, Levendag PC, Manni JJ, Lubsen H, Roodenburg JLN, v.d.Beek JMH, v.d.Meij AGL. A nationwide study of the epidemiology, treatment and survival of oropharyngeal carcinoma in the Netherlands. Eur Arch Otorhinolaryngol 1995; 252: 133–8.

Marks SC, Lolachi CM, Shamsa F, Robinson K, Aref A, Jacobs JR. Outcome of pyriform sinus cancer: A retrospective institutional review. Laryngoscope 1996; 106: 27–31.

Nakatsuka T, Harii K, Ueda K, Ebihara S, Asai M, Hirano K, Yoshizumi T, Sugasawa T. Preservation of the larynx after resection of a carcinoma of the posterior wall of the hypopharynx: versatility of a free flap patch graft. Head Neck 1997; 19: 137–42.

Robbins KT, Medina JE, Wolfe GT, Levine PA, Sessions RB, Pruet CW. Standardizing neck dissection terminology. Arch Otolaryngol Head Neck Surg 1991; 117: 601–5.

Schrader M, Schipper J, Jahnke K, Stuschke M, Sack H, Budach V. Hyperfraktionierte-akzelerierte simultane Radio-Chemo-Therapie bei fortgeschrittenen Hypopharynxkarzinomen. Überlebensrate, Funktionserhalt und Lebensqualität in einer Phase-II-Studie. HNO 1998; 46: 140–5.

Spiro JD, Spiro RH. Carcinoma of the tonsillar fossa. Arch Otolaryngol Head Neck Surg 1989; 115: 1186–9.

Steiner W. Therapie des Hypopharynxkarzinoms Teil III: Das Konzept der minimal invasiven Therapie von Karzinomen des oberen Aerodi gestivtraktes unter besonderer Berücksichtigung des Hypopharynxkarzinoms und der transoralen Lasermikrochirurgie. HNO 1994; 42: 104–12.

Strong MSt, Jako GJ. Laser surgery in the larynx. Early clinical experience with continous CO_2 laser. Ann Otol 1972; 81: 791–8.

Suarez O. Le problème chirurgical du cancer du larynx. Ann Otol Laryngol 1962; 79: 22–34.

Takes RP, Baatenburg de Jong RJ, Schuring E, Hermans J, Vis AA, Litvinor SV, van Krieken JH. Markers for assessment of nodal metastasis in laryngeal carcinoma. Arch Otolaryngol Head Neck Surg 1997; 123: 412–9.

Werner JA. Tierexperimentelle Untersuchungen zum Einfluß der CO_2-und Nd:YAG-Laserstrahlung auf die Lymphgefäße der Wangenschleimhaut. Lasermedizin 1992; 8: 141–2.

Yang G, Chen B, Gao Y, Liv X, Li J, Jiang S, He S. Forearm free skin flaptransplantation. Nath Med J China 1981; 61: 139.

2.3 Perkutane Radiotherapie und kombinierte Radiochemotherapie von Rezidivtumoren

G. Klautke und R. Fietkau

Einführung

Etwa 5 % aller malignen Neuerkrankungen sind Tumoren im Kopf-Hals-Bereich, deren Inzidenz kontinuierlich zunimmt, ebenso steigt die Mortalitätsrate. Die Primärtherapie erfolgt stadienabhängig, zumeist mit multimodalen Therapiekonzepten aus Operation, Bestrahlung und Radiochemotherapie oder alleiniger Chemotherapie.

Lokale und regionäre Rezidive überwiegen bei Tumoren im Kopf-Hals-Bereich, Fernmetastasen sind mit 15 bis 20 % seltener. Rund 80 bis 90 % aller Rezidive manifestieren sich in den ersten zwei Jahren, die Wahrscheinlichkeit ihres Auftretens ist abhängig von der Lage und Ausbreitung des Primärtumors und vom Lymphknotenstatus. So treten in den frühen Primärtumorstadien (T_1/T_2) in 0 bis 30 % der Fälle lokale Rezidive auf, in den fortgeschrittenen Stadien (T_3/T_4) in bis zu 75 %.

Als ungünstige prognostische Parameter für das Auftreten eines Rezidivs im Bereich der Lymphabflussgebiete sind die Lymphangiosis carcinomatosa, ein Kapseldurchbruch der befallenen Lymphknoten und mehr als drei tumorbefallene Lymphknoten zu nennen. Hinzu kommt, dass Patienten mit Tumoren im Kopf-Hals-Bereich in bis zu 25 % der Fälle Zweittumoren entwickeln, die zum Teil in vorbehandelten Gebieten liegen. (Fietkau et al. 1993; Lippman et al. 1989; Stevens et al. 1994).

Die Behandlungsstrategien von Rezidiven im Hals-Nasen-Ohren-Bereich sind vielfältig und umfassen abhängig von ihrer Ausdehnung eine **Operation**, eine **Radio- oder Radiochemotherapie**, eine **interstitielle Radiotherapie** und/oder eine **Chemotherapie**. Rezidive, die nach alleiniger Operation auftreten, werden, soweit dies funktionell und kosmetisch vertretbar ist, nochmals operativ behandelt (Regine et al. 1997). Anschließend ist eine Strahlentherapie oder Radiochemotherapie dringend anzuraten. Wenn keine Operation durchgeführt wird, erfolgt eine alleinige Radiotherapie oder Radiochemotherapie. Die Regeln der radioonkologischen Behandlung entsprechen den Regeln der Primärtherapie. Komplizierter stellt sich die Situation bei Rezidiven nach einer adjuvanten oder alleinigen Radio- oder Radiochemotherapie dar.

Problematik der Radiotherapie von Rezidiven bei primär vorbestrahlten Patienten

Eine erneute perkutane Bestrahlung beinhaltet eine Reihe von Problemen. Die vorangegangenen Behandlungen können ausgedehnte **Fibrosen** und **Bezirke mit reduzierter Durchblutung** verursacht haben, was ein **hypoxisches Milieu** zur Folge hat. Erfahrungsgemäß ist ionisierende Strahlung hier weniger wirksam, da weniger Sauerstoffradikale und Peroxide gebildet werden können (reduzierter Sauerstoffeffekt). Eine Reoxygenierung dieser Regionen während der Bestrahlung ist wenig wahrscheinlich.

Die Toleranzgrenze des benachbarten Gewebes der **Risikoorgane** ist durch die primäre Bestrahlung meist erreicht. Im Hals-Nasen-Ohren-Bereich müssen hierbei besonders das Gehirn, der Hirnstamm, das Rückenmark, das Chiasma opticum, der Sehnerv und das Auge, insbesondere die Retina, beachtet werden. Weiterhin muss der Patient über das Risiko eines **Larynxödems** bzw. einer **Knorpelnekrose des Larynx** aufgeklärt werden sowie über verstärkte Nebenwirkungen im Bereich der Haut und des Unterkieferknochens im Sinne einer **Osteoradionekrose** und **Kieferklemme**. Die in der Literatur angegebenen **Toleranzdosen** (Emami et al. 1991; Baumann et al. 1994) beziehen sich auf eine alleinige konventionell fraktionierte Bestrahlung des gesamten, gesunden Organs (z. B. Rückenmark: 10 cm bestrahlte Länge). Bei zusätzlichem Einsatz von Chemotherapie, bei vorangegangenen Operationen oder Begleiterkrankungen (Diabetes mellitus, Arteriosklerose, Hypertonie) sind diese Dosen eher nach unten zu korrigieren.

Angegeben werden bei den Toleranzdosen (TD) die 5/5- und die 50/5-Werte, d. h. Dosiswerte, bei denen in 5 % der Fälle nach fünf Jahren (TD 5/5) bzw. in 50 % der Fälle nach fünf Jahren (TD 50/5) mit Nebenwirkungen zu rechnen ist. Für den Hirnstamm, beide Sehnerven und beide Retinae werden TD 5/5 und TD 50/5 von 50 bzw. 65 Gy angegeben, für 10 cm Rückenmark 50 Gy (TD 5/5) bzw. 70 Gy (TD 50/5). Für das Chiasma opticum gelten Toleranzdosen von 50 bzw. 65 Gy, für eine Retina von 45 bzw. 50 Gy. Bei Rezidivbestrahlungen müssen diese Toleranzdosen beachtet werden und im Hinblick auf die Vorbelastung, die Vortherapie, die aktuelle Therapie und das erneute Therapievolumen festgelegt werden. Untersuchungen weisen hier auf einen Zusammenhang zwischen der Volumendosis und der Komplikationsrate hin (Langlois et al. 1985).

Hinweis
Die häufig gefürchtete Osteoradionekrose des Unterkiefers ist sicherlich von der Höhe der insgesamt applizierten Strahlendosis abhängig, aber mindestens im gleichen Ausmaß wird ihre Entstehung durch eine potenzielle Tumorinfiltration, eine ungenügende Zahnsanierung oder eine fehlende Weichteildeckung begünstigt. Der Patienten muss über die aufgeführten Punkte aufgeklärt und auf das erhöhte Risiko von Nebenwirkungen hingewiesen werden.

Bestrahlungsvolumen, Dosierungen, Fraktionierung, Kombinationsbehandlungen

Hinweis
Während bei der Erstbehandlung in der Regel die Primärtumorregion sowie das beidseitige zervikale und supraklavikuläre Lymphabflussgebiet erfasst wird, umfasst das Zielvolumen bei der Zweitbestrahlung zumeist nur die Rezidivregion mit einem zwei bis drei Zentimeter großen Sicherheitssaum, maximal eine Halsseite. Daher ist eine eingehende Diagnostik (Endoskopie, Computertomographie, Kernspintomographie) empfehlenswert. Das Zielvolumen muss so groß wie nötig, aber so klein wie möglich sein. Die Bestrahlungsplanung sollte dreidimensional computer- oder kernspintomographiegestützt unter Verwendung von Kontrastmittel erfolgen.

Trotz der reduzierten Toleranzdosen sollte eine Enddosis angestrebt werden, die die Chance auf eine erneute lokale Kontrolle des Rezidivs bietet, also eine Dosis zwischen 40 und 50, bis zu 60 Gy. Die Effizienz dieser (limitierten) Enddosis kann prinzipiell mit einer **Hyperthermiebehandlung** oder einer Chemotherapie gesteigert werden, da beide Therapiemodalitäten strahlensensibilisierende Wirkung zeigen. Einzeldosen über 1,8 bis 2 Gy sollten außer bei ausgesprochen palliativen Behandlungen vermieden werden.

Die Fraktionierung kann konventionell, aber auch hyperfraktioniert, gegebenenfalls akzeleriert gewählt werden. Bei der **konventionell fraktionierten Bestrahlung** werden einmal pro Tag 1,8 bis 2 Gy appliziert, an fünf Tagen in der Woche. Bestrahlungspausen und die damit verbundene verlängerte Behandlungszeit verschlechtern die lokale Kontrolle (Maciejewski et al. 1983; Maciejewski et al. 1989; Whithers et al. 1988). Eine kompensatorische Erhöhung der Enddosis um 0,5 bis 0,8 Gy pro pausiertem Behandlungstag ist oftmals bei der „eng kalkulierten" Enddosis nicht möglich. Daher ist durch geeignete Supportivmaßnahmen (S. 118f. sowie Kap. 3.3) dafür zu sorgen, dass keine nebenwirkungsbedingten Behandlungspausen entstehen.

Da die Nebenwirkungsrate mit der Höhe der Einzeldosis steigt, werden zum Teil auch **hyperfraktionierte bzw. akzelerierte Fraktionierungsschemata** angewendet, bei denen die Patienten (mindestens) zweimal pro Tag mit kleineren Einzeldosen (1,1 bis 1,5 Gy) bestrahlt werden. Damit wird die Behandlungsdauer für den Patienten verkürzt. Ergebnisse zeigen bei der primären hyperfraktionierten und/oder akzelerierten Bestrahlung eine verbesserte lokoregionäre Kontrolle und ein längeres rezidivfreies Überleben der Patienten (Horiot et al. 1995). Die akute Nebenwirkungsrate (an schnell proliferierenden Geweben) ist in der Regel höher, d.h. die Haut- und Schleimhauttoxizität tritt früher und heftiger auf.

Perkutane Radiotherapie

Daten zur alleinigen perkutanen Strahlentherapie bei Rezidivpatienten sind im Vergleich zur Radiochemotherapie, zur interstitiellen Strahlentherapie oder zur Chemotherapie sehr rar. Die Studien hierzu umfassen meist ein sehr kleines Patientenkollektiv, das in einem vergleichsweise langen Zeitraum rekrutiert wurde. Die Patientendaten wurden meist retrospektiv erhoben, oftmals wird nicht genau zwischen perkutaner und interstitieller Bestrahlung differenziert, gelegentlich auch noch zusätzlich eine Chemotherapie appliziert. Eine Ausnahme bilden die Daten zu den Nasopharynxkarzinomrezidiven. Diese Rezidive werden auf S. 116 beschrieben.

Die lokoregionären Kontrollraten bewegen sich zwischen 37 und 64 %, mit Überlebensraten von 17 % (zwei Jahre) und 15 % (fünf Jahre) (Levendag et al. 1992; Langlois et al. 1985; Pomp et al. 1988; Skolyszewski et al. 1980). Als prognostische Faktoren für eine erneute lokale Kontrolle der Rezidivregion gelten der Zeitraum zwischen der Erst- und der Rezidivbestrahlung sowie die bei der Rezidivbestrahlung applizierte Dosis (Regine et al. 1997). So konnten Pomp et al. (1988) eine lokale Kontrollrate von 48 % bei erneuten Bestrahlungsdosen von über 50 Gy im Vergleich zu 20 % bei Dosierungen unter 50 Gy nachweisen. Die dabei aufgetretenen akuten Nebenwirkungen werden als vergleichbar mit einer Erstbestrahlung beschrieben, die Spätkomplikationsrate als deutlich höher. Hosset et al. (1991) berichten, dass das Risiko des Auftretens von Weichgewebsnekrosen zwischen 28 und 33 % liegt, vergleichbar der Rate bei der multimodalen Primärtherapie aus Operation, Bestrahlung, Chemotherapie bzw. alleiniger Bestrahlung.

Betrachtet man also die Forderungen an eine erneute, erfolgreiche alleinige Rezidivbestrahlung – nämlich größtmögliche Schonung der vorbelasteten Risikoorgane und des Normalgewebes bei höchstmöglicher erneuter Bestrahlungsdosis – so sind dies Forderungen, welche die interstitielle Radiotherapie meist besser erfüllen kann als die perkutane Radiotherapie (Housset et al. 1987). Die mit der interstitiellen Radiotherapie erreichten Remissionsraten liegen bei 20 bis 60 % (Übersichtsarbeit Fietkau et al. 1993).

Hyperthermie in Kombination mit der Strahlentherapie

Unter Hyperthermie versteht man die gezielte, von extern induzierte Erhöhung der Temperatur einer Körperregion oder des gesamten Organismus entgegen dem Sollwert der körpereigenen Wärmeregulation auf Temperaturen von 41 bis 45°C.

Im Gegensatz zu vielen Zytostatika stellt die Hyperthermie einen echten **Radiosensitizer** dar. Die Wirkung beruht zum einen in der Hemmung der Reparatur strahleninduzierter Schäden durch reduzierte Syntheseleistungen und verstärkte Anlagerung von Non-Histon-Proteinen an die DNA. Zum anderen werden durch die Hyperthermie diejenigen Zellen geschädigt, die aufgrund ihres Milieus (hypoxisch) oder ihrer Zellzyklusphase eher strahlenresistent sind. Die strahlensensibilisierende Wirkung ist abhängig vom Abstand zwischen der einzelnen Bestrahlung und der Hyperthermiebehandlung; dieser sollte daher in der Praxis nicht mehr als 15 bis 20 Minuten betragen.

Neben diesem strahlensensibilisierenden Effekt weist die Hyperthermie auch eine chemosensibilisierende Wirkung und einen eigenen zytotoxischen Effekt auf.

Im Kopf-Hals-Bereich ist besonders die **Kombination der interstitiellen Radiotherapie mit einer interstitiellen Hyperthermie** interessant, da bei beiden Therapiemodalitäten dieselben implantierten Katheter benutzt werden. Über komplette Remissionsraten von 60 bis 70 % wird berichtet (Seegenschmiedt et al. 1995; Petrovich et al. 1989; Zbigniew et al. 1989). Die perkutane Oberflächenhyperthermie hat im Kopf-Hals-Bereich aufgrund der anatomischen Verhältnisse lediglich bei Lymphknotenrezidiven oder sehr oberflächlich gelegenen (bis zu 3 cm tiefen) Rezidiven eine Berechtigung. Hier können objektivierbare Remissionsraten von 70 bis nahezu 90 % erreicht werden (Jaulerry et al. 1988; Kamata et al. 1989; Prevost et al. 1992).

Ein großer Nachteil der Hyperthermie ist der hohe Aufwand an Geräten und Personal sowie der hohe Zeitaufwand pro Hyperthermiesitzung von ca. zwei Stunden.

Chemotherapie in Kombination mit der Strahlentherapie

Für die alleinige Chemotherapie von Kopf-Hals-Tumoren werden in der Rezidivtherapie und bei metastasierten Stadien eine Vielzahl von Medikamenten als Monopräparate oder in den unterschiedlichsten Kombinationen eingesetzt. Ein Teil dieser Substanzen zeigt auch einen synergistischen Effekt mit ionisierenden Strahlen, andere sollten nicht in einer Kombination mit einer Bestrahlung eingesetzt werden.

Als wirksame **Monosubstanzen** sind allgemein Methotrexat, Cisplatin, Carboplatin, 5-Fluorouracil (5-FU), Bleomycin, Hydroxyharnstoff, Ifosfamid, Doxorubicin, Paclitaxel und Docetaxel anerkannt. Von den erst kürzlich entwickelten Zytostatika zeigen Gemcitabine, Topotecan, Irinotecan und MTA (*multi-targeted antifolate*, ein Antimetabolit) bei Hals-Nasen-Ohren-Rezidiven meist in Kombinationsschemata eine

Wirksamkeit. Die Standardtherapie ist weiterhin die Kombination von 5-FU und Cisplatin. (Browman und Cronin 1994; Amrein 1990). Auch die meisten anderen Kombinationen basieren auf Cisplatin bzw. Carboplatin sowie den Taxanen. Die Remissionsraten bei der **Monotherapie** mit Methotrexat und Cisplatin liegen bei ca. 40 % (Dimery 1992), mit Carboplatin etwas geringer bei bis zu 30 % (Schantz et al. 1993; Kish et al. 1985). Ca. 25 % der Patienten sprechen auf Taxane und Ifosfamid an; die Ansprechrate auf Bleomycin liegt bei etwa 6 bis 45 % (Al-Sarraf 1987; Haas et al. 1976). **Kombinationstherapien** zeigen in der Regel eine höhere Ansprechrate, bei meist auch höherer Toxizität. Besonders effektiv sind **platinhaltige Kombinationen** mit Remissionsraten bis zu 90 %. Leider sind diese Remissionen nur von kurzer Dauer, und somit bietet eine alleinige Chemotherapie nur wenig Vorteile zu einer *„best supportive care"*-Therapie (Forastiere et al. 1992; Jacobs et al. 1992; Spencer et al. 1996).

Einige Zytostatika zeigen einen synergistischen Effekt in der Kombination mit ionisierenden Strahlen, wie zum Beispiel Cisplatin, Carboplatin, 5-FU und besonders auch die Taxane und bieten sich so für eine **kombinierte Radiochemotherapie** an. Bei diesen Kombinationen ist zu beachten, dass die Toxizitätsspektren am gesunden Gewebe unterschiedlich sind, an der Tumorzelle sich aber die Wirkung der Bestrahlung und Chemotherapie durch unterschiedliche zelluläre Angriffspunkte und verzögerte Reparatur subletaler Schäden additiv oder supraadditiv verstärkt. Am besten kann dies durch eine **simultane Radiochemotherapie** erreicht werden. Der zusätzliche systemische Effekt der Chemotherapie bei einer Radiochemotherapie ist als zweitrangig anzusehen.

Ein Beispiel für eine ungünstige Kombination von Bestrahlung und Chemotherapie liefert Bleomycin. Es besitzt zwar eine hohe lokale Ansprechrate, aber die akuten Hautreaktionen in Kombination mit einer Strahlentherapie sind inakzeptabel. Die Datenlage hinsichtlich der Kombination aus Bestrahlung und Gemcitabinen ist noch sehr dünn, daher sollte die Anwendung dieser Kombination im Moment noch Studien vorbehalten bleiben.

Simultane Radiochemotherapie

> Zielsetzung der simultanen Radiochemotherapie ist es, durch die synergistische Wirkung von Bestrahlung und Chemotherapie die lokale Wirkung der Bestrahlung zu verstärken.

Trotz limitierter Bestrahlungsdosis soll ein vergleichbarer lokaler Effekt erzielt werden wie bei einer höheren Bestrahlungsdosis ohne Chemotherapie. Erkauft wird dieser Zuwachs durch eine Reihe von systemischen Nebenwirkungen, hauptsächlich hämatologischer, gastrointestinaler, renaler oder kardialer Natur sowie durch lokal verstärkte akute Reaktionen. Erschwerend kommt hinzu, dass sich Patienten mit einem Rezidiv im Hals-Nasen-Ohren-Bereich meist in einem reduzierten Allgemeinzustand befinden und oftmals aufgrund (vorangegangenem) Alkoholabusus eine Leberfunktionsstörung aufweisen.

Hinweis

Bei Patienten, die einer simultanen Radiochemotherapie unterzogen werden sollen, ist deshalb eine ausreichende kardiale, renale und hepatogene Funktionstüchtigkeit zu fordern und eine aufwendige supportive Therapie nötig. Aufgrund dieser Komplexizität ist es notwendig, dass der Patient in der Hand eines erfahrenen Therapeuten bleibt, der die Nebenwirkungen der Bestrahlung und der Chemotherapie kennt und beherrscht, die zeitlichen Abläufe zwischen Bestrahlung und Chemotherapie täglich koordiniert und den Patienten nahe der „eigentlichen Bestrahlungseinheit", also dem Bestrahlungsgerät bzw. der die Bestrahlung durchführenden Abteilung, betreuen kann.

Die Wahl der geeigneten Chemotherapeutika hängt von den oben genannten Organfunktionen ab sowie von den zu erwartenden Risiken. Oftmals haben Rezidivpatienten schon bei der Primärtherapie eine Chemotherapie mit bestimmten Zytostatika erhalten. Hier empfiehlt es sich, die Medikamente (zum Teil) zu wechseln, was oftmals dazu führt, dass taxan- und platinhaltige Schemata zum Einsatz kommen. Betrachtet man die durchgeführten Studien zur simultanen Radiochemotherapie (Tab. 2-10), so zeigen sich häufig „längere", über drei Tage andauernde Bestrahlungspausen im Therapieplan, was zumindest bei einer konventionell fraktionierten Bestrahlung die lokale Rezidivkontrollrate per se verschlechtert. In diesen Fällen sind dann auch keine oder nur wenige komplette Remissionen zu beobachten. Vielversprechende Ergebnisse bezüglich der lokalen Kontrolle zeigen die Ansätze von Schnabel et al. (1991), Haraf et al. (1996) und Becker et al. (1997), die in 50 bis 60 % der Fälle komplette Remissionen erreichten bzw. eine hohe Rate an partiellen Remissionen (81 %) verzeichneten. Hier wurden effektive Bestrahlungsdosen appliziert, ohne dass einzelne Bestrahlungen ausgefallen waren. Auch scheint Paclitaxel die lokale Kontrolle in der Kombination mit einer Bestrahlung günstig zu beeinflussen.

Bestrahlung der Rezidive von Nasopharynxkarzinomen

Lokale Rezidive von Nasopharynxkarzinomen nehmen eine Sonderstellung ein, da hier die Rezidivtherapie eine höhere kurative Chance hat. Allerdings muss berücksichtigt werden, dass im Rahmen der Primärtherapie auch bei diesen Tumoren bereits eine Bestrahlung mit Enddosen von meist 60 bis 70 Gy erfolgt ist (Yan et al. 1983).

Das Zielvolumen umfasst auch hier die Rezidivregion mit ca. 2 cm Sicherheitssaum. Wie bei der Primärtherapie sind auch bei der Rezidivtherapie Bestrahlungsdosen zwischen 60 und 70 Gy erforderlich. So zeigten Lee et al. (1997) bei der Bestrahlung von rT_1/rT_2-Tumoren mit Enddosen von mehr als 70 Gy eine lokale 5-Jahres-Kontrollrate von 40 %, mit Enddosen zwischen 60 und 70 Gy von 35 % und mit Enddosen von weniger als 60 Gy von lediglich 14 %. Eine ähnliche Dosis-Wirkungs-Beziehung konnte diese Gruppe auch bei rT_3-Tumoren zeigen, jedoch mit einer niedrigeren lokalen 5-Jahres-Kontrollrate (> 60 Gy ca. 15 %, < 60 Gy ca. 5 %). Einige Tumorzentren bestrahlen die Rezidive mit 40 Gy perkutan und applizieren zusätzlich noch ca. 20 Gy mittels Brachytherapie (Wang 1987).

Wichtige **prognostische Parameter** für die Rezidivtherapie sind das **Rezidivintervall** sowie das **Rezidivstadium**. Patienten mit Rezidiven, die zwei Jahre und später nach Behandlung des Primärtumors auftreten, haben nach erneuter Rezidivbestrahlung eine 5-Jahres-Überlebensrate von 60 % im Vergleich zu 13 % bei Patienten, deren Rezidive früher auftreten. Die 5-Jahres-Überlebensraten bei rT_1/rT_2-Tumoren liegen bei 28 bis 38 % im Vergleich zu 11 bis 15 % bei rT_3/rT_4-Tumoren (Lee et al. 1997; Wang 1987). Trotz der möglichen Nebenwirkungen an den Risikoorganen wie Hirnstamm, Temporallappen, Chiasma opticum, Sehnerv u.a. ist eine hohe Rezidivdosis zwischen 60 und 70 Gy, gegebenenfalls mit einer simultanen Chemotherapie, gerechtfertigt, wenn man sich und dem Patienten die guten Langzeitergebnisse vor Augen führt.

Tab. 2-10 Therapieergebnisse der simultanen Radiochemotherapie bei Patienten mit Rezidivtumoren im Hals-Nasen-Ohren-Bereich.

Autor	Anzahl	Therapie		Remission Patienten	Überlebensrate
		Chemotherapie	Radiotherapie		
Becker et al. 1997	16	Paclitaxel 2x/Woche; 4 Wochen	GD: 30–46 Gy	CR: 0 PR: 13/16 (81 %)	k.A.
Domenge et al. 1993	18	5-FU, Mitomycin C, Cisplatin	ED: 2x 1,5 Gy (d 1–12) 15 Tage Pause	CR: 0 PR: 0	k.A.
Gandia et al. 1993	34	5-FU, Hydroxyurea	ED: 2 Gy (5x/Woche) GD: 40–60 Gy	PR: 13/34 (30 %)	mediane Überlebensrate 11 Monate
Haraf et al. 1996	136	5-FU, Hydroxyurea	GD: 50 Gy (9–75 Gy)	k.A.	26 % (2 Jahre) 20 % (5 Jahre)
Haraf et al. 1997	31	5-FU, Hydroxyurea, Paclitaxel	ED: 1,8–2 Gy (d 1–5) 9 Tage Pause	PR: 13/31 (41 %)	k.A.
Hartsell et al. 1994	21	5-FU-Cisplatin	ED: 2 Gy (d 1–5) alle 14 Tage GD: 20–70 Gy	PR: 10/21 (48 %)	k.A.
Moormeier et al. 1990	22	5-FU, Hydroxyurea, Cisplatin	d 1–5 alle 14 Tage	PR: 7/22 (32 %)	k.A.
Schnabel et al. 1991	22	Mitoxantron	GD: 56 Gy	PR: 11/22 (50 %)	
Weppelmann et al. 1992	21	5-FU, Hydroxyurea	d 1–10 alle 14 Tage GD: 40–48 Gy	PR: 9/21 (43 %)	k.A.

Abkürzungen:
CR: komplette (complete) Remission; d: Tag (day); ED: Einzeldosis; GD: Gesamtdosis; k.A.: keine Angaben; PR: partielle Remission

Zweittumoren

Neben Lokalrezidiven treten in bis zu 25 % der Fälle Zweitkarzinome bei Kopf-Hals-Tumorpatienten in den vorbestrahlten Regionen auf (Stevens et al. 1994). Prinzipiell gelten hier die gleichen therapeutischen Überlegungen wie bei Rezidivtumoren. Auch hier sind die Ergebnisse abhängig von der möglichen applizierten Bestrahlungsdosis. So können höhere lokale Kontrollraten bei Enddosen über 50 Gy (Stevens et al. 1994) bzw. über 60 Gy mit einer Brachytherapie (Langlois et al. 1988) erzielt werden. Für Zweittumoren konnte eine Korrelation zwischen der Dosis bei der Erst- und Zweitbestrahlung und der lokalen Kontrolle ebensowenig gefunden werden, wie zwischen Nekrosen und kumulativer Bestrahlungsdosis (Mazeron et al. 1987; Vayrynen 1983). Zweittumoren treten oft später als Rezidive auf. Dennoch ist es nicht möglich zu sagen, ob durch das dadurch meist längere Intervall zwischen Erst- und Zweitbestrahlung die Toleranzdosen an den kritischen Organen bei der Zweitbestrahlung höher gewählt werden können als bei kürzeren Intervallen (Vayrynen 1983). Insgesamt gesehen sind die Ergebnisse der Behandlung von Zweittumoren besser als die von Rezidiven. So liegen die 5-Jahres-Überlebenssraten bei Zweittumoren zwischen 37 und 50 % im Vergleich zu 17 % bei Rezidiven (Stevens et al. 1994; Robinson et al. 1991).

Supportivtherapie

Noch intensiver als bei der Erstbestrahlung ist bei den nachfolgenden Bestrahlungen der Patienten auf eine adäquate **Haut- und Schleimhautpflege** zu achten sowie auf eine ausreichende **Flüssigkeits- und Kalorienzufuhr**. Durch die meist bereits bestehende Xerostomie und die vorangegangene Bestrahlung sind die Verhältnisse im Mund- und Rachenraum verändert. Ferner ist oftmals die Durchblutung vor allem der Haut durch vorangegangene Operationen und Bestrahlung reduziert. Verstärkt wird dies häufig durch Nikotinabusus. Vor der Rezidivbestrahlung ist auch eine erneute **Kontrolle des Zahnstatus** und gegebenenfalls eine **Zahnsanierung** zu fordern. Insbesondere muss freiliegender Kieferknochen mit Gewebe bedeckt werden. Bakterielle Infektionen und Pilzinfektionen sind vor der Therapie zu behandeln. Für die Pflege der Haut und der Schleimhäute gibt es die unterschiedlichsten Empfehlungen.

> **Hinweis**
> Wir bevorzugen zur Befeuchtung und Reinigung der Mundschleimhaut mehrmals täglich eine Spülung des Mund- und Rachenraums mit Dexpanthenollösung oder gegebenenfalls mit Chlorhexidin. Ferner ist eine tägliche Inhalation mit einer Mischung aus Dexpanthenol und Emsersalz vorteilhaft. Für die Hautpflege favorisieren wir bei intakter Haut Puder. Alkohol und Nikotin sind dem Patienten strikt zu untersagen.

Zur Sicherstellung der enteralen Ernährung während der Rezidivtherapie ist eine **perkutane endoskopische Gastrostomie (PEG)** in der Regel obligat, zumal sich die Patienten häufig in einem reduzierten Allgemein- und Ernährungszustand vorstellen (Senft et al. 1993). Ein weiterer Gewichtsverlust unter der Therapie würde die Nebenwirkungsrate erhöhen und das Ansprechen auf die Therapie verringern. Eine weitere Möglichkeit zur Verbesserung des Ernährungszustands stellt die tägliche Gabe von **Megestrolacetat** dar (Fietkau et al. 1997). Da Rezidivpatienten oftmals eine simultane Radiochemotherapie mit Cisplatin oder taxanhaltigen Regimen erhalten, ist oft eine Leukopenie zu beobachten, die rechtzeitig und gegebenenfalls auch prophylaktisch mit **Granulozyten-**

koloniestimulierendem Faktor (G-CSF) behandelt werden sollte (Riepl et al. 1997). Eine interessante Substanz, insbesondere für die Rezidivtherapie, stellt **Amifostin** dar. Zum einen reduziert es die durch Bestrahlung und Chemotherapie verursachten akuten Nebenwirkungen an der Haut und an den Schleimhäuten (Busch et al. 1997), zum anderen kann es in ausreichender Dosierung die Nephrotoxizität von z.B. Cisplatin (Bohemeyer et al. 1997) bzw. die Hämatotoxizität der Zytostatika reduzieren. Inwieweit Amifostin die chronischen Nebenwirkungen der Strahlentherapie senken kann und damit bei der Rezidivtherapie möglicherweise höhere Bestrahlungsdosen zulässt, bedarf noch Untersuchungen.

Literatur

Al-Sarraf M. Chemotherapeutic management of head and neck cancer. Cancer Metastis Rev 1987; 6: 191–8.

Amrein PC. Cisplatin and 5-fluorouracil vs. the same plus bleomycin and methotrexate in recurrent squamous cell carcinoma of the head and neck. Proc Am Soc Clin Oncol 1990; 9: 175.

Baumann M, Budach V, Appold S. Strahlentoleranz des menschlichen Rückenmarks. Strahlenther Onkol 1994; 170: 131–9.

Becker A, Büchele Th, Sandner A, Weigel Ch, Schöber Ch, Schmoll HJ. Phase-I-II study of simultaneous radiotherapy and paclitaxel (taxol) in a twice a week (TIW) schedule for recurrent squamous cell carcinomas of the head and neck (SCCHN). Eur J Cancer 1997; 33: 193.

Browman GP, Cronin L. Standard chemotherapy in squamous cell head and neck cancer: What we have learned from randomized trials. Semin Oncol 1994; 21: 311–9.

Busch M, Schymura B, Dühmke E. Cytoprotection with amifostine in recurrent head and neck cancer. Proc Am Soc Clin Onkol 1997; 16: 1418.

Dimery IW. Chemotherapy in head and neck cancer. In: Otolaryngology: head and neck surgery. Philadelphia: Saunders 1992: 1027–45.

Domenge C, Wibault P, Gandia D, Lartigau E, Belehradek M, Marandas P, Schwaab G, Eschwege F, Luboinski B. Simultaneous chemotherapy with split bifractionated radiotherapy in locally recurrent squamous head and neck cancer. Fourth-International-Congress-on-Anti-cancer-Chemotherapy 1993, Paris.

Emami B, Lyman J, Brown A, Coia L, Goitein M, Munzenrider JE, Shank B, Solin LJ, Wesson M. Tolerance of normal tissue to therapeutic irradiation. Int J Radiat Oncol Biol Phys 1991; 21: 109–21.

Fietkau R, Grabenbauer GG, Seegenschmiedt MH. Rationale for Interstitial Thermoradiotherapy for Tumors in the head and neck region. In: Interstitial and Intracavitary thermoradiotherapy. Seegenschmiedt MH, Sauer R (Hrsg). Berlin, Heidelberg, New York: Springer 1993; 163–78.

Fietkau R, Riepl M, Kettner H, Hinke Z, Sauer R. Supportive Use of Megestrol Acetate in Patients with Head and Neck Cancer. During Radio(chemo)therapy. Eur J Cancer 1997; 33: 75–9.

Gandia D, Wibault P, Guillot T, Bensmaine A, Armand JP, Marandas P, Luboinski B, Cvitkovic E. Simultaneous chemoradiotherapy as salvage treatment in locoregional recurrences of squamous head and neck cancer. Head Neck 1993: 8–15.

Haas CD, Coltman CA, Gottlieb JA. Phase II evaluation of bleomycin. Cancer 1976; 38: 8–12.

Haraf DJ, Stenson K, List M, Witt ME, Weichselbaum RR, Vokes EE. Continuous infusion Paclitaxel, 5-Fluorouracil, and Hydroxyurea with concomitant radiotherapy in patients with advanced or recurrent head and neck cancer. Semin Oncol 1997; 24: 68–71.

Haraf DJ, Vokes E, Nautiyal J, Kozloff M, Witt M, Malone D, Weichselbaum R. Re-irradiation with concomitant chemotherapy of recurrent unresectable head and neck cancer. Proc Am Soc Clin Onkol 1996; 15: 875.

Hartsell WF, Thomas CR, Murthy AK, Taylor SG, Haselow RE. Pilot study for the evaluation of simultaneous cisplatin/5-fluorouracil infusion and limited radiation therapy in regionally recurrent head and neck cancer. Am J Clin Oncol 1994; 17: 338–43.

Horiot JC, Bontemps P, Begg AC, LeFur R, Bogaert van den W, Bolla M, Guyen TN, Weijngaert van den W, Bernier J, Lusinchi A, Stuschke D, Lopez D, Torrecilla, Jancar B, Glabbeke van M, Pierart M. Hyperfractionated and Accelerated Radiotherapy in Head and Neck Cancers: Facts from Trials, Impact on Standard Practice. Eur J Cancer 1995; 31A: 69.

Housset M, Baillet F, Dessard DB, Martin D, Miglianico L. A retrospective study of three treatments techniques for T1 T2 base of tongue lesions: surgery plus postoperative radiation, external radiation plus interstitial implantation and external radiation alone. Int J Radiat Oncol Biol Phys 1987; 13: 511–6.

Jaulerry C, Gaboriaud G, Chevret S, Martini F, Brunin F, Wang Y, Brugere J, Batani JP. Hyperthermia and radiotherapy or chemotherapy in the retreatment of primary and nodal head and neck carcinomas. In: Hyperthermic onkology 1988; 2. London: Taylor and Francis 1989; 454–7.

Kamata R, Saito T, Urahashi S, Takashima H, Kumagai Y, Sanuki E, Maeno T, Yamashita T, Nakazawa M, Kaneda K, Hoshida I. Hyperthermia and radical dose of radiation therapy in cervical lymph node metastases. In: Hyperthermic onkology 1988; 2. London: Taylor and Francis 1989; 450–3.

Langlois D, Eschwege F, Kramar A, Richard JM. Reirradiation of head and neck cancer. Radiother Oncol 1985; 3: 27–33.

Langlois D, Hoffstetter S, Malissard L, Pernot M, Taghian A. Salvage irradiation of oropharynx and mobile tongue about 192 iridium brachytherapy in Centre Alexis Vautrin. Int J Radiat Oncol Biol Phys 1988; 14: 849–53.

Lee AWM, Foo W, Law SCK, Poon YF, Sze WM, Tung SY, Lau WH. Reirradiation for recurrent nasopharyngeal carcinoma: factors affecting the therapeutic ratio and ways for improvement. Int J Radiat Oncol Biol Phys 1997; 38: 43–52.

Levendag PC, Meeuwis CA, Visser AG. Reirradiation of recurrent head and neck cancers: external and/or interstitial radiation therapy. Radiother Oncol 1992; 23: 6–15.

Lippman SM, Hong WK. Second malignant tumors in head and neck squamous cell carcinoma: the overshadowing threat for patients with early-stage disease. Int J Radiat Oncol Biol Phys 1989; 17: 691–4.

Maciejewski B, Preuss-Bayer G, Trott KR. The influence of the number of fractions and of overall treatment time on local control and late complication rate in squamous cell carcinoma of the larynx. Int J Radiat Oncol Biol Phys 1983; 9: 321–8.

Maciejewski B, Whiters HR, Taylor JM, Hliniak A. Dose fractionation and regeneration in radiotherapy for cancer of the oral cavity and oropharynx: tumor dose-response and repopulation. Int J Radiat Oncol Biol Phys 1989; 16: 831–43.

Mazeron JJ, Langlois D, Glaubiger D, Huart J, Martin M, Raynal M, Clitchi E, Ganem G, Faraldi M, Feuilhade F, Brun B, Marin L, LeBourgeois JP, Baillet F, Pierquin B Salvage irradiation of oropharyngeal cancers using iridium 192 wire implants: 5-year results of 70 cases. Int J Radiat Oncol Biol Phys 1987; 13: 957–62.

Moormeier JA, Vokes EE, Moran WJ, Panje WR, Haraf DJ, Weichselbaum RR. Cisplatin, 5-Fluorouracil and hydroxyurea with concomitant radiotherapy in advanced and recurrent head and neck cancer. Third-International-Head-and-Neck-Oncology-Research-Conference 1990, Las Vegas.

Pomp J, Levendag PC, v. Putten WLJ. Reirradiation of recurrent tumors in the head and neck. Am J Clin Oncol 1988; 11: 543–9.

Prevost B, Mirabel X, Moncho V, Leveque C, Chive M, Fabre JJ. Inoperable recurrent neck nodes in previously irradiated fields; results of a combined treatment with radiation and hyperthermia. Hyperthermic oncology 1992; Summary papers, Arizona Board of Regents;1: 491.

Regine WF, Valentino J, Patel P, Sloan DA, Mohiuddin M, Kenady D. Efficacy of postoperative radiation therapy for recurrent squamous cell carcinoma of the head and neck. Int J Radiat Oncol Biol Phys 1997; 39: 297–302.

Riepl M, Fietkau R, Sauer R. G-CSF bei Radiochemotherapie. Strahlenther Onkol 1997; 173: 76–82.

Robinson E, Neugut AI, Murray T, Rennert G. A comparison of the clinical characteristics of first and second primary head and neck cancers. Cancer 1991; 68: 189–92.

Schantz SP, Harrison LB, Hong WK. Cancer of the head and neck. In: Cancer: principles and practice of oncology. De Vita, Hellman, Rosenby. Philadelphia: Lippincott 1993; 574–672.

Schnabel T, Zamboglou N, Schmitt G. Intravenöse Mitoxantron-Applikation und simultane Strahlentherapie als palliatives Konzept bei rezidivierten Kopf-Hals-Tumoren. Strahlenther Onkol 1991; 167: 599–602.

Seegenschmiedt MH, Klautke G, Seidel R, Stauffer PR. Clinical Practice of Interstitial Thermoradiotherapy. In: Thermoradiotherapy and thermochemotherapy. Seegenschmiedt MH, Fessenden P, Vernon CC. Clin Applications 1995; 2: 207–63.

Senft M, Fietkau R, Iro H, Sailer D, Sauer R. The influence of supportive nutritional therapy via PEG on the quality of life of cancer patients. Support Care Cancer 1993; 1: 272–5.

Skolyszewski J, Korzenlowski S, Reinfuss M. The reirradiation of recurrences of head and neck cancer. Br J Radiol 1980; 53: 407–10.

Spencer S, Wheeler R, Meredith R, Jenelle R, Beenken S, Peters G, Kim R, Salter M. Concurrent reirradiation, hydroxyurea, and timed infusion 5-Fluorouracil in patients with recurrent head and neck cancer. A phase-I study. Proc Am Soc Clin Onkol 1996; 15: 890.

Stevens KR, Britsch A, Moss WT. High-dose reirradiation of head and neck cancer with curative intent. Int J Radiat Oncol Biol Phys 1994; 29: 687–98.

Vayrynen T. Cumulative radiation damage and cumulative radiation effect. Acta Oncol 1983; 22: 281–7.

Wang CC. Reirradiation of recurrent nasopharyngeal carcinoma – treatment techniques and results. Int J Radiat Onkol Biol Phys 1987; 13: 953–6.

Wang CC, McIntyre J. Reirradiation of laryngeal carcinoma – techniques and results. Int J Radiat Oncol Biol Phys 1993; 26: 783–5.

Weppelmann B, Wheeler RH, Peters GE, Kim RY, Spencer SA, Meredith RF, Salter MM. Treatment of reurrent head and neck cancer with 5-Fluorouracil, hydroxyurea, and reirradiation. Int J Radiat Oncol Biol Phys 1992; 22: 1051–6.

Whithers HR, Taylor JMG, Maciejewski B. The hazard of accelerated tumor clonogen repopulation during radiotherapy. Acta Oncol 1988; 27: 131–46.

Yan JH, Hu YH, Gu XZ. Radiation therapy of recurrent nasopharyngeal carcinoma. Report on 219 patients. Acta Radiol Oncol 1983; 22: 23–8.

Zbigniew P, Langholz B, Lam K, Luxton G, Cohen D, Jepson J, Astrahan M. Insterstitial microwave hyperthermia combined with Iridium-192 radiotherapy for recurrent tumors. Am J Clin Oncol 1989; 12: 264–8.

2.4 Brachytherapie

S. L. Roth, R. Döker, A. Hartmann, K. Muskalla, G. Lammering, H. Kreischer, C. U. Fritzemeier und A. Künzel

Einführung

Einen Patienten, der bereits wegen eines Hals-Nasen-Ohren-Karzinoms bestrahlt wurde, erneut zu behandeln, diesmal mit einer **Brachytherapie**, stellt eine große Herausforderung dar und erfordert eine sorgfältige Beachtung der Indikationen (Ardiet et al. 1995).

Eine Operation ist die Therapie der ersten Wahl für eine Rezidivbehandlung nach primärer oder postoperativer Bestrahlung im Hals-Nasen-Ohren-Bereich. Allerdings wird die Mehrzahl der Rezidive nach primärer Strahlentherapie erst spät, in einem fortgeschrittenen Stadium, bemerkt, wenn jede Rezidivtherapie unmöglich ist. Nur 40 % der Patienten mit lokoregionalen Rezidiven erhielten in einer Studie mit 1700 Patienten (Housset et al. 1988) eine Salvage-Behandlung, die in der Mehrzahl der Fälle (74 %) aus einer Operation, aus einer interstitiellen Therapie (19 %) und nur in 7 % aus einer perkutanen Strahlentherapie bestand. Dies zeigt die Priorität der chirurgischen Salvage-Behandlung von Rezidiven in vorbestrahlten Regionen. Allerdings sind ein zu großes Ausmaß des operativen Eingriffs und das Risiko einer Verschlechterung des Allgemeinzustands aufgrund einer chirurgischen Behandlung der neuen Tumorlokalisation allgemeine Kontraindikationen. Außerdem kann der Patient die Einwilligung in eine operative Rezidivtherapie verweigern. Die begrenzte Gewebetoleranz in der Hals-Nasen-Ohren-Region, insbesondere des Knochens, macht eine erneute **perkutane Bestrahlung** problematisch, auch wenn diese nur in einem kleinen Zielvolumen ausgeführt wird.

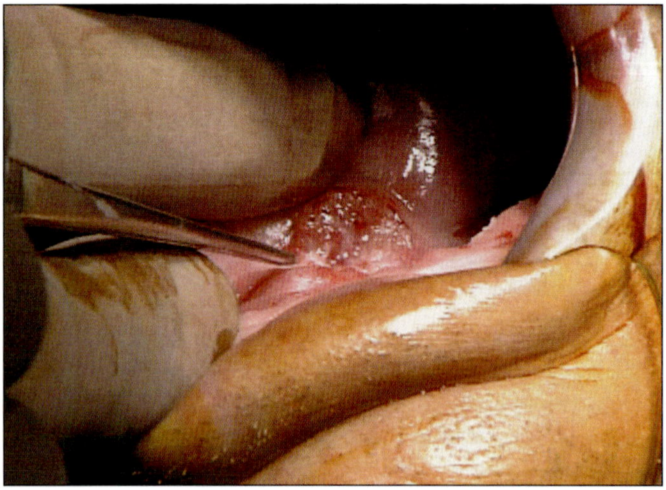

Abb. 2-16
Rezidivtumor am linken Zungenrand nach chirurgischer Behandlung und perkutaner Bestrahlung mit 70 Gy.

Die **Chemotherapie** erzielt Remissionen nur für eine kurze oder mittlere Zeitspanne ohne eine Chance auf Heilung. Die **interstitielle oder intrakavitäre Brachytherapie** bleibt damit die einzige Behandlungsmöglichkeit mit kurativer Zielsetzung. In der von Houssett et al. 1988 veröffentlichten Studie erhielten 127 der 669 Patienten mit Rezidiv eine interstitielle Curie-Therapie (19 %). Nur hiermit kann die Strahlendosis in einem begrenzten Gebiet erhöht werden und damit die Hoffnung, in etwa der Hälfte der Fälle eine lokale Tumorkontrolle zu erzielen. Allerdings muss bei einem Drittel der Patienten mit Grad-2- und -3-Nebenwirkungen gerechnet werden (Abb. 2-16).

Häufigkeit der Rezidive von Hals-Nasen-Ohren-Karzinomen

Die **interstitielle Brachytherapie** richtet sich gegen Lokalrezidive in vorbestrahlten Regionen, die sich später als sechs Monate nach Abschluss der primären Strahlenbehandlung entwickelt haben (Pernot 1994). Der Abstand zwischen der Primärbehandlung und dem Auftreten des Rezidivs stellt einen bedeutenden prognostischen Faktor dar. Ein sehr früh auftretendes Rezidiv entspricht einem Tumor mit einer kurzen Verdoppelungszeit, die erneute Behandlung muss daher sehr intensiv sein. Ein später als sechs Monate auftretendes, kleines Rezidiv ist weniger problematisch und kann in bestimmten Fällen wie ein neues Karzinom behandelt werden. Dies ist aber selten, da 80 % der Rezidive innerhalb von zwei Jahren auftreten.

Zur Häufigkeit von Rezidiven nach einer Strahlentherapie bietet die Studie von Housset et al. (1988) mit 1700 Patienten, die wegen eines Hals-Nasen-Ohren-Karzinoms behandelt wurden, die meisten Informationen: 19 % der Patienten entwickelten ein Lokalrezidiv, 16 % ein lokoregionales Rezidiv und 4 % einen Zweittumor in der bestrahlten Region.

Die Häufigkeit von Zweitkarzinomen wird in der Literatur allgemein mit etwa 20 % angegeben (Baillet et al. 1992; Benner et al. 1992; Tepperman und Fitzpatrick 1981).

Vorteile einer interstitiellen Brachytherapie gegenüber einer perkutanen, intraoperativen oder intrakavitären Boost-Therapie

Da die **perkutane Strahlentherapie** durch normales Gewebe geht, sind die Möglichkeiten einer solchen **Boost-Therapie** durch die Toleranz des benachbarten Normalgewebes, insbesondere der Mandibula, begrenzt.

Die **intraoperative Strahlentherapie** mit Elektronen des Linearbeschleunigers schützt das gesunde Gewebe durch einen steilen Dosisabfall zur Umgebung. Hierdurch ist es möglich, zusätzlich zur perkutanen Therapie eine wirkungsvolle Dosis zu applizieren. Sie kann allerdings wegen der dazu nötigen Operation nicht wiederholt werden, ist aufwendig, die Anwendung ist auf wenige Tumoren, z. B. das Rektumkarzinom, begrenzt und sie ist weniger gut für die Hals-Nasen-Ohren-Region geeignet.

Bei der **intrakavitären Brachytherapie** werden die Applikatoren in Hohlräume wie z. B. in den Epipharynx oder die Nasenhöhle eingebracht. Die anatomischen Voraussetzungen zur Aufnahme der radioaktiven Quellen liegen jedoch nicht immer vor. Wenn der Resttumor nicht zentral liegt, ist es vorteilhaft, zusätzlich zur perkutanen Therapie interstitiell eine Strahlendosis in den vom Tumor infiltrierten Bereich zu applizieren und nicht in die Mitte des Hohlraums. So kann die unnötige Bestrahlung des kontralateralen, gesunden Gewebes vermieden werden.

Bei der **interstitiellen Brachytherapie** (Synonyme: **Curie-Therapie, interstitielle Strahlentherapie**) werden die radioaktiven Quellen direkt in das Tumorgewebe appliziert. Sie ermöglicht es, in kurzer Zeit eine wirkungsvolle Strahlendosis einem begrenzten Gebiet zu verabreichen und das gesunde Gewebe in der Nachbarschaft, insbesondere die Parotis und die durch eine Bleischiene abgeschirmte Mandibula, zu schonen.

Brachytherapie als Rezidivtherapie

Hinweis
Bei jedem Rezidiv im Hals-Nasen-Ohren-Bereich müssen im Rahmen der ärztlichen Untersuchung eine Bronchoskopie und Ösophagoskopie erfolgen. Eine Computertomographie oder Kernspintomographie sind zur Beschreibung der Tumorausdehnung und ihrer Beziehung zu den benachbarten ossären Strukturen und zum Ausschluss makroskopischer Metastasen hilfreich.

Indikationen und Kontraindikationen einer interstitiellen Brachytherapie bei Rezidiven

Wegen der therapiebedingten Nebenwirkungen ist es notwendig, im Rahmen eines interdisziplinären Konsils eine Behandlung zu wählen, die sich von der primären Tumortherapie unterscheidet:

- Wenn Rezidive nach einer alleinigen chirurgischen Behandlung auftreten, lassen sich diese am besten mit einer begrenzten Operation in Kombination mit einer perkutanen Bestrahlung behandeln. Wenn die Möglichkeit eines operativen Vorgehens wegen der lokalen Ausdehnung des Rezidivs, des Allgemeinzustands des Patienten oder der zu erwartenden Nebenwirkungen nicht besteht, kann eine perkutane Bestrahlung gefolgt von einer Brachytherapie durchgeführt werden. Eine alleinige interstitielle Strahlentherapie sollte der Behandlung kleiner Tumoren vorbehalten sein (Wang 1994).
- Wenn Rezidive nach einer perkutanen Bestrahlung auftreten (Peiffert 1994a), wird die Behandlung meist chirurgisch sein. Wenn der Abstand der Resektionsgrenze zum Tumor minimal ist oder nicht existiert, kann dort zur Sicherheit eine postoperative Brachytherapie durchgeführt werden (Beitler et al. 1998). Bei Inoperabilität kann eine erneute perkutane Bestrahlung versucht werden, wobei einige Vorsichtsmaßnahmen getroffen werden müssen, da das Risiko einer Gewebs- und Osteoradionekrose erhöht ist (Fujita et al. 1996). In diesem Fall ist eine Rezidivtherapie mittels einer Brachytherapie vorteilhafter.
- Wenn primär eine Brachytherapie durchgeführt wurde, sollte möglichst auf eine zweite Curie-Therapie verzichtet werden. Eine Überschneidung der Hochdosiszonen führt zu ausgedehnten, sehr schmerzhaften Nekrosen, die den Erfolg der zweiten Behandlung zunichte machen. Deshalb ist es hier sinnvoll, eine Salvage-Operation durchzuführen.
- Mit Ausnahme von Tumoren des Nasopharynx sollten die verschiedenen Rezidivlokalisationen einer Salvage-Operation zugänglich sein, damit zerstörtes Gewebe infolge einer durch die Brachytherapie bedingten Gewebsnekrose durch eine Salvage-Operation entfernt werden kann (Moscoco et al. 1994).

Die wesentlichen **Kontraindikationen** für eine Brachytherapie sind:

- Tumoren des retromolaren Dreiecks und des Hypopharynx, da hier eine Curie-Therapie nicht kurativ ist

- einschränkende Nebenwirkungen der früheren Bestrahlung (Fibrose etc.) im Bereich des Tumorbetts oder der benachbarten Gewebe
- multilokuläre Zweitkarzinome

Apparative Voraussetzungen und physikalische Aspekte

Für die interstitielle Brachytherapie verwendet man als **Quelle** am häufigsten **Iridium-192**. Dieser Strahler besitzt eine mittlere Energie von 370 keV und eine Halbwertszeit von 74 Tagen. Die Strahlenquelle wird in Nylonschläuchen, die im Körper eingebracht sind, in Form von 0,2 mm dünnen Drähten nachgeladen. In den USA sind „*seeds*" (radioaktive Körner), die in Nylonschläuchen liegen, üblich. Einige wenige Tumorzentren benutzen **Jod-125**. Dieses besitzt eine Halbwertszeit von 60 Tagen und eine mittlere Energie von 28,5 keV.

Allgemein ist es wichtig, und zwar noch mehr als bei der Behandlung des Primärtumors, eine **niedrige Dosisleistung** (*low-dose-rate*) zwischen 0,4 und 0,7 Gy/h zu wählen. Die lineare Aktivität der Iridiumdrähte sollte etwa 1,3 mCi/cm betragen und 1 mCi/cm möglichst nicht unterschreiten (1 Curie entspricht 37 Gigabecquerel). Erste Ergebnisse zur Salvage-Behandlung mit einer *high-dose-rate*-**Afterloadingtherapie** (Friedrich et al. 1997) sind in der Literatur noch nicht bestätigt worden (Donath et al. 1995; Stevens et al. 1994).

Das **Behandlungsvolumen** beträgt im Mittel 40 cm^3 (zwischen 2,5 und 150 cm^3). Die **Applikationstechnik** und die **Dosimetrie** der niedrig dosierten Brachytherapie mit Iridium-192 erfolgen nach den Regeln des **Paris-Systems**, das von Pierquin und Marinello beschrieben wurde (Pierquin 1992). Hierdurch wird das Nekroserisiko vermindert. Die Basaldosis von 100 % ist als die niedrigste Dosis zwischen den Drähten definiert. Das Behandlungsvolumen schließt mit der „85 %-Referenzisodose" den Tumor mit einem Sicherheitssaum ein. Somit ist die Basaldosis 15 % höher als die zur Dosierung anzugebende Referenzisodose (Abb. 2-17).

Bei der interstitiellen Strahlentherapie muss das Risiko einer Überdosierung mit trophischen Störungen und Nekrosen bedacht werden, daher muss vorsichtig dosiert werden. Für die Curie-Therapie eines Rezidivs wird eine Dosis von 60 Gy empfohlen, da die Behandlung eines Rezidivs die gleiche Strahlendosis wie die eines Primärtu-

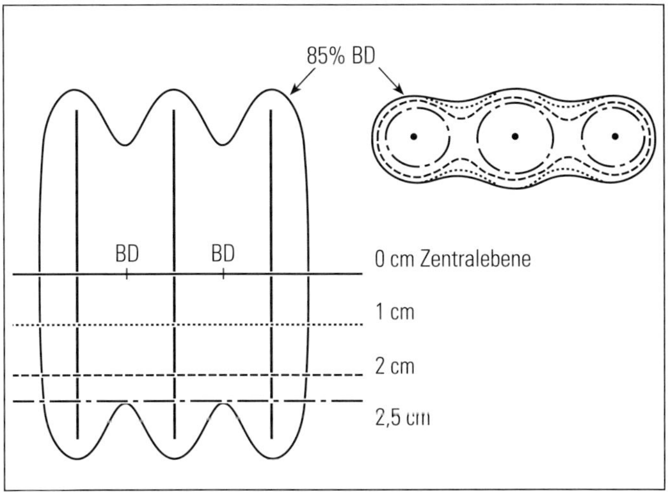

Abb. 2-17
Das „System von Paris" bezeichnet als Basaldosis (BD) den Punkt in der Zentralebene mit der minimalen Dosisleistung zwischen zwei Drähten. Die Referenzisodose umschließt die Drähte mit 85 % der Basaldosis. Gewebsnekrosen werden bei der Beachtung der Abstandsregeln nach dem „System von Paris" vermieden.

mors zur Heilung erfordert (Fontanesi et al. 1989; Housset et al. 1991).

Einige Autoren empfehlen eine Curie-Therapie in zwei Sitzungen mit niedrigen Dosierungen (Housset et al. 1991).

Technik der Applikation

Die Applikation erfolgt nach bestimmten Gesetzmäßigkeiten (Abb. 2-18): Vor der Implantation der Nylonschläuche legt man einen transnasalen Trachealtubus für die Anästhesie, um auf diese Weise ein freies Operationsfeld zu haben. Zur Vermeidung einer Über- oder Unterdosierung müssen die Hohlnadeln, in die später radioaktive Drähte oder *seeds* eingeführt, d. h. „nachgeladen" werden, in einem regelmäßigen Abstand von etwa 1,3 (1–1,5) cm implantiert werden. Durch die Beachtung der **Abstandsregeln des Pariser Systems** (Abb. 2-22) können Nekrosen und Narben vermieden werden. Die Lage der Applikatoren und die Reihenfolge, in welcher die Nadeln implantiert werden, müssen vor Beginn des Eingriffs genau festgelegt werden (Simon et al. 1993) (Abb. 2-19, 2-20, 2-21).

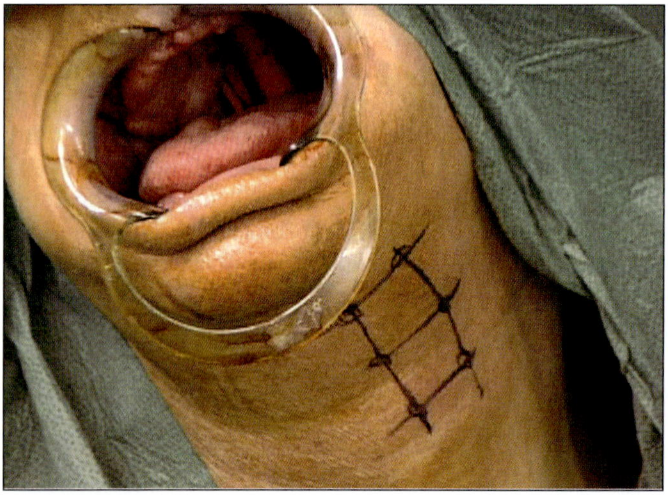

Abb. 2-18
Raster zum Legen der Hohlnadeln.

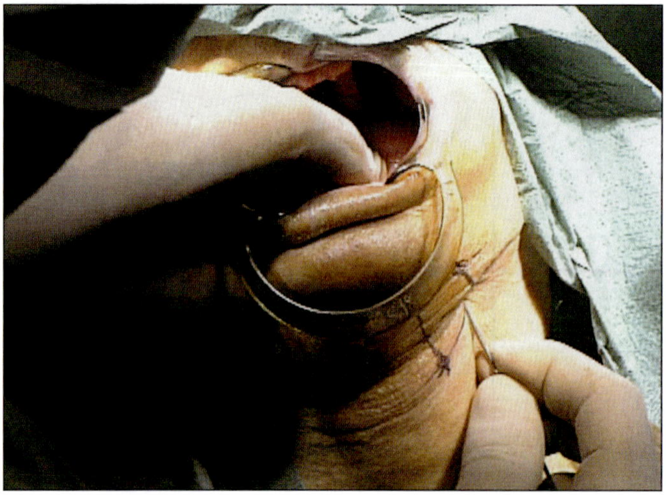

Abb. 2-19
Legen der Hohlnadeln von extraoral.

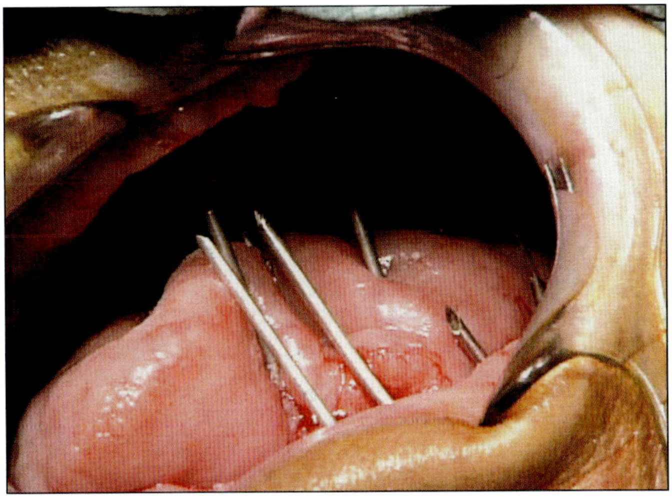

Abb. 2-20
Spickung des Tumors mit Hohlnadeln.

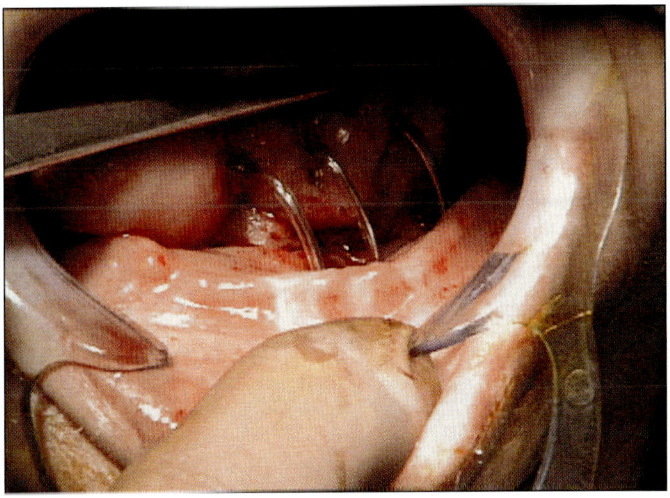

Abb. 2-21
Führungsschläuche für die Iridiumdrähte.

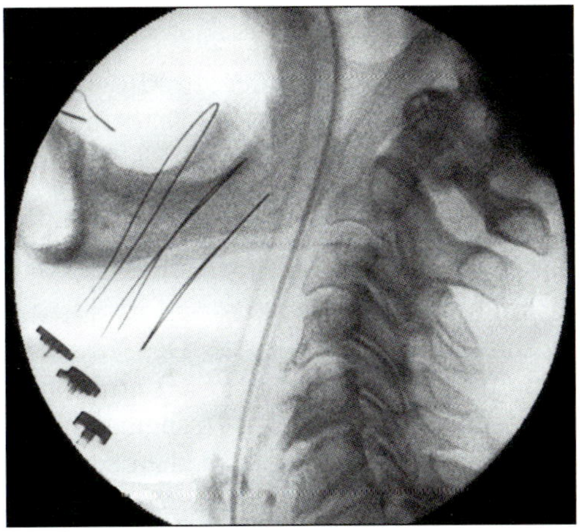

Abb. 2-22
Röntgenkontrolle der gelegten Planungsschläuche.

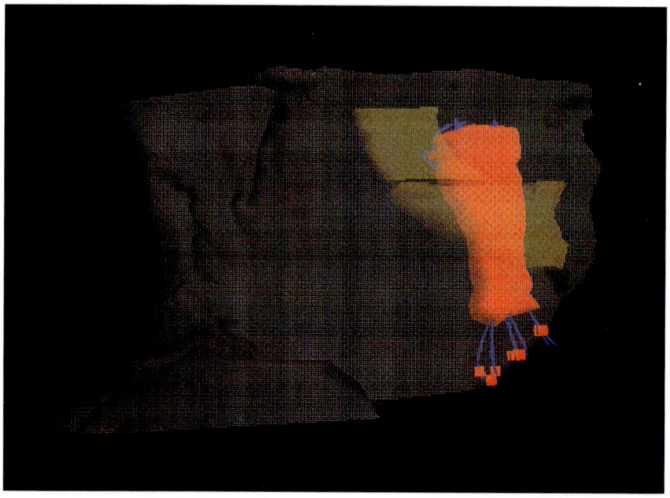

Abb. 2-23
Computergestützte Bestrahlungsplanung.

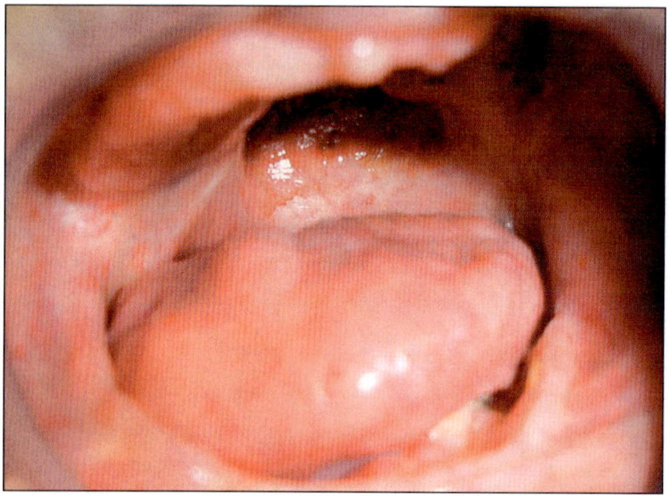

Abb. 2-24
Zustand nach der Behandlung.

Röntgenaufnahmen in zwei Ebenen oder eine **Computertomographie** dienen zur Kontrolle der realen Lage der Nadeln oder Nylonschläuche. Die Bilddaten werden für die Dosimetrie in den Planungsrechner übertragen. Bei der Planung des Eingriffs werden vor dem Einführen der radioaktiven Quellen die Strahlendosen in den Risikoorganen, z.B. im Unterkieferknochen, und mögliche Überdosierungen im Zielvolumen errechnet. Zum Schutz des Processus alveolaris mandibulae wird während der Bestrahlung eine prothesenähnliche Bleischiene zwischen die radioaktiven Nadeln und die Mandibula eingegliedert, um eine Osteoradionekrose zu verhindern (Abb. 2-22, 2-23, 2-24).

Nachsorge

Die Nachsorge der Patienten muss in den ersten Monaten nach einer Brachytherapie engmaschig sein. Abgesehen von den üblichen Schleimhautreaktionen kann in einem vom bestrahlten Bereich entfernt gelegenen Gebiet ein Rezidiv auftreten, besonders, wenn primär bereits eine Curie-Therapie erfolgt ist. Die Schleimhautentzündungen treten innerhalb von vier Monaten nach der erneuten Behandlung auf und können zu ausgedehnten trophischen Störungen führen. Deshalb raten wir von einer Curie-Therapie bei Patienten ab, die auf diese Weise schon in der Primärtherapie behandelt wurden.

Eine fehlende lokale Rezidivkontrolle und Grad-4-Komplikationen stellen die hauptsächlichen Todesursachen dar. Lymphknotenmetastasen oder Fernmetastasen wie auch andere Todesursachen sind hier erst in zweiter Linie zu nennen.

Rettungs-Chirurgie als Rezidivtherapie

Die Salvage-Chirurgie (= Rettungs-Chirurgie) muss die Kriterien der Krebschirurgie erfüllen, z. B. hinsichtlich einer Rekonstruktion von Gewebsdefekten nach der Operation mit einem gestielten myokutanen Lappen, seltener mit einem freien mikroanastomosierten Lappen. Die lokale Tumorkontrolle ist in einigen Fällen gut, die funktionellen Ergebnisse sind aber häufig nur mäßig.

Perkutane Strahlentherapie als Rezidivtherapie

Die großen T_3- oder T_4-Tumoren, die sich in vorbestrahlten Regionen entwickeln, sind selten durch eine erneute perkutane Strahlentherapie heilbar. Diese erscheint deshalb, wenn überhaupt, nur mit palliativer Zielsetzung angezeigt. Einige Autoren schlagen vor, sie mit einer Chemotherapie zu unterstützen (Gandia et al. 1993). Andere kombinieren eine kurativ ausgerichtete äußere Bestrahlung in niedriger Dosierung (20 bis 30 Gy) mit einer anschließenden Brachytherapie zur Heilung des Rezidivs.

Ergebnisse und Komplikationen

Studien zur Rezidivtherapie in der Literatur

Es gibt nur wenige Studien in der Literatur, die sich mit der Brachytherapie als Rezidivtherapie beschäftigen (Tab. 2-11). Die Interpretation der Ergebnisse ist schwierig (Peiffert 1994b). Denn in der Mehrzahl der Studien werden Rezidive und Zweitkarzinome gleichzeitig aufgeführt.

Die Ergebnisse der wesentlichen Studien sind in Tabelle 2-11 zusammengefasst. Die verabreichten Strahlendosen betragen etwa 60 Gy, eine lokale Rezidivkontrolle über fünf Jahre wird in mehr als der Hälfte der Fälle erzielt. Die Rate an letalen (Grad-4-) Komplikationen ist aufgeführt. Die Nebenwirkungsrate durch die Behandlung ist bei etwa einem Viertel der Patienten hoch, einige der Nebenwirkungen sind letal.

Ein Vergleich mit anderen therapeutischen Methoden der Rezidivtherapie, wie Chirurgie (Gehaano 1983), externe Strahlentherapie (Huang et al. 1992; Langlois et al. 1985; Pomp et al. 1988; Skolyszewski et al. 1980) oder Chemotherapie, ist schwierig, da keine randomisierten Studien vorliegen.

Rezidive im Nasopharynx

30 bis 40 % der Patienten mit einem Nasopharynxkarzinom entwickeln ein Lokalrezidiv. Liegt ein Rezidiv ohne Lymphknotenbeteiligung vor, ist eine **intrakavitäre Brachytherapie** zur Rezidivbehandlung indiziert, wenn der Tumordurchmesser nicht

Tab. 2-11 Studienübersicht: Brachytherapie zur Rezidivbehandlung von Hals-Nasen-Ohren-Karzinomen.

Autor	Haie et al. 1983	Mazeron et al. 1987	Langlois et al. 1988	Fontanesi et al. 1989	Housset et al. 1991	Lee et al. 1991	Levendag et al.1992	Peiffert et al.1994	Maulard et al. 1994
Patientengruppe	Zungengrund 6 Rezidive 11 Zweitkarzinome 4 Resttumoren	Oropharynx 34 Rezidive 36 Zweitkarzinome	Oropharynx 72 Rezidive 51 Zweitkarzinome	HNO-Tumoren 16 Rezidive, 2 Lymphknotenrezidive 5 Zweitkarzinome	Zungengrund 26 Rezidive 29 Zweitkarzinome	HNO-Tumoren 41 lokale Rezidive	HNO-Tumoren 23 lokale Rezidive, 30 regionale Rezidive 2 Zweitkarzinome	HNO-Tumoren 73 lokale Rezidive	Tonsille, weicher Gaumen 14 lokale Rezidive 10 Zweitkarzinome 4 Progressionen
Iridium-192-Dosis in Gy	35–70 median 59	50–71	31–84	38,5–60	60–65	intraoperativ „seeds"	18–84 median 46	30–73 median 58	65, aufgeteilt in 2 Fraktionen
Komplikationen:									
• Grad 4	5%	2 von 70	0	13%	0%	0%	0%	0%	4 von 28
• Grad 2/3	14%	27%	23%	26%	29%	40%	28%	28%	7%
lokale Kontrolle	24%	69%	59%	91%	65%	44%	50%	51%	87%
Überlebensrate:									
• 2 Jahre	33%		48%	26%		49%		43%	25%
• 3 Jahre	20%				19%				
• 5 Jahre		14%	24%			27%	20%	23%	19%

mehr als 5 bis 8 mm beträgt. Hierbei wird eine Moulage zur Einlage der Iridiumdrähte verwendet. Die Hauptstudien hierzu (Gerbaulet et al. 1994; Pierquin 1992) ergeben eine lokale Kontrollrate von 50 % ohne wesentliche Komplikationen.

Wenn das Rezidiv größer ist (Matsuura et al. 1998; Maulard et al. 1994), kommt nur eine Wiederaufnahme der **äußeren Bestrahlung** (Zhang et al. 1989) in Frage, eventuell in Kombination mit einer intrakavitären Brachytherapie. Diese Kombination scheint die geringste Komplikationsrate zu besitzen. Die am besten bewährte Kombination (Wang 1987) ist die äußere Bestrahlung mit 40 Gy innerhalb von vier bis fünf Wochen, gefolgt von einer **endokavitären Brachytherapie** mit 20 bis 25 Gy (3 Gy pro Fraktion, zwei Fraktionen pro Tag mit einem freien Intervall von vier bis sechs Stunden an drei bis vier aufeinander folgenden Tagen).

Rezidive in der Mundhöhle

Tumoren der inneren Wangenseite (Lapeyre et al 1995; Leung et al. 1993) und des Mundbodens (Pernot et al. 1995; Pernot et al. 1996) haben eine nur geringe Disseminationsneigung, da natürliche Barrieren existieren. Deshalb kann die Behandlung eines umschriebenen Gebiets mit einem geringen Sicherheitssaum durchgeführt werden.

Die lokale Kontrollrate ist bei gleichen Ausgangssituationen nach einer interstitiellen Rezidivtherapie mit 60 bis 80 % höher als nach einer alleinigen externen Bestrahlung mit 20 bis 40 % (Pomp 1988). Die Rate an ernsten Komplikationen liegt bei 20 bei 40 % (Beauvois et al. 1994).

Die Tumoren des Mundbodens können erfolgreich mit einer alleinigen Curie-Therapie behandelt werden. In einer Studie (Peiffert et al. 1992) mit 43 Patienten (34 T_1N_0-Tumoren, 9 T_2N_0-Tumoren), die auf diese Weise behandelt wurden, konnte man eine lokale Kontrollrate von 90 % erzielen (38/43) mit einer spezifischen Überlebensrate von 96 % in zwei und fünf Jahren und einer Gesamtüberlebensrate von 66 % in zwei Jahren und 22 % in fünf Jahren.

Acht Patienten (18 %) litten unter trophischen Komplikationen oder Schmerzen, die medikamentös behandelt wurden (Haie-Meder et al. 1995; Henk 1992).

Rezidive im Oropharynx

Die Zunge, die Tonsillenlogen und der weiche Gaumen haben eine hohe Disseminationsneigung. Hier kann nur in der Hälfte der Fälle oder weniger eine lokale Rezidivkontrolle erzielt werden (Bachaud et al. 1994; Regueiro et al. 1995).

Die am häufigsten untersuchten Regionen sind der Zungengrund, der weiche Gaumen und die Tonsillen. Die Rezidive des Oropharynx können in 69 bis 75 % der Fälle durch eine Brachytherapie geheilt werden, wenn der Tumor wenig infiltrierend ist (Housset et al. 1991; Langlois et al. 1988; Mazeron et al. 1987), das Gaumensegel und die Tonsillen (auch bei Rezidiven) in 76 % der Fälle, Sulcus glossotonsillaris oder Zungengrund in 60 % (Hoffstetter 1995). Andere Autoren geben eine ungünstigere Überlebensrate für den Zungengrund von nur 20 % in drei Jahren an. Die fehlende Unterscheidung zwischen Rezidiv und Zweitkarzinom kann die Unterschiede der Ergebnisse erklären.

Peiffert et al. (1994) berichten in einer Studie von 73 Patienten mit einem Rezidivtumor in einem bestrahlten Bereich der Tonsillenloge oder des weichen Gaumens, die mit einer alleinigen Brachytherapie behandelt wurden (45 T_1N_0-Tumoren, 20 T_2N_0-Tumoren, 1 T_3N_0-Tumor, 1 T_3N_2-Tumor und 6 T_xN_x-Tumoren). Die aktuelle lokale Kontrollrate nach fünf Jahren lag bei 80 % für die T_1N_0-Tumoren und bei 67 % für die T_2N_0-Tumoren mit einem lokalen oder lokoregionalen Rezidivrisiko von 10 % in jeder Gruppe. Es wurden in 13 % der Fälle Komplikationen 2. Grads und keine Komplikation 3. oder 4. Grads beobachtet. In 87 % traten keine Nebenwirkungen auf.

Die krankheitsspezifische Überlebensrate nach fünf Jahren lag bei 64 %, die Gesamtüberlebensrate jedoch nur bei 30 %. Die bei der Therapie verabreichte Strahlendosis betrug bei der Mehrzahl der Patienten 60 Gy.

Schlussfolgerung

Die Curie-Therapie ist eine wirksame Methode zur Therapie von lokalen Rezidiven der Hals-Nasen-Ohren-Region und zur Behandlung von Zweitkarzinomen in einem bereits vorbestrahlten Gebiet. Die Lokalisationen, die erneut behandelt werden sollen, müssen hierfür sorgfältig ausgewählt werden; vor allem eignen sich hier der Mundboden und die Wangenschleimhaut. Eine Curie-Therapie kann auch für die Behandlung der Zunge, der Region des weichen Gaumens und der Tonsillen eingesetzt werden, wenn dies die Tumorgröße erlaubt (T_1 und T_2). Die Indikation muss zusammen mit dem Chirurgen unter Berücksichtigung der Möglichkeiten und Risiken der jeweiligen Methode für jeden speziellen Fall diskutiert werden. Die Curie-Therapie sollte nur angewendet werden, wenn die Möglichkeit einer lokalen Tumorkontrolle vorhanden ist. Die Therapieentscheidung für eine Brachytherapie bei Rezidiven ist von verschiedenen Parametern abhängig, wie dem Allgemeinzustand des Patienten, der Tumorausdehnung und der Erfahrung der behandelnden Ärzte, denn bei einem Drittel der Patienten sind schwere Nebenwirkungen zu erwarten. Ein Drittel oder die Hälfte der Patienten kann jedoch mit nur geringen Nebenwirkungen geheilt werden.

Literatur

Ardiet JM, Coquard R, Peiffert D, Montbarbon X, Pernot M, Gerard JP. Curietherapie ORL. Curietherapie de rattrapage des cancers ORL. Bull Cancer Radiother 1995; 82: 199–204.

Bachaud JM, Delannes M, Allouache N, Benchalal M, Alzieu C, David JM, Serrano E, Daly-Schweitzer NJ. Radiotherapy of stage I and II carcinomas of the mobile tongue and/floor of the mouth. Radiother Oncol 1994; 31: 199–206.

Baillet F, Housset M, Rozec C. Analyse des secondes localisations dans une population de 1988 patients porteurs de tumeurs ORL traitée de facon curative par association radiochirurgicale ou radiothérapie exclusive. In: Localisations multiples et métastases dans la region cervicofaciale. Paris, Milan, Barcelone, Bonn: Masson 1992; 20–9.

Beauvois S, Hoffstetter S, Peiffert D, Luporsi E, Carolus JM, Dartois D, Pernot M. Brachytherapy for lower lip epidermoid cancer: tumoral and treatment factors influencing recurrences and complications. Radiother Oncol 1994; 33: 195–203.

Beitler JJ; Smith RV, Silver CE, Quish A, Deore SM, Mullokanov E, Fontenla DP, Wadler S, Hayesw MK, Vikrem B. Close or positive margins after surgical resection for the head and neck cancer patient: the addition of brachytherapy improves local control. Int J Radiat Oncol Biol Phys 1998; 40: 313–7.

Benner SE, Lippmann SM, Hong WK. Prevention of second head & neck cancers. Semin Radiat Oncol 1992; 2: 142–8.

Donath D, Vuong T, Shenouda G, MacDonald B. The potential uses of high-dose-rate brachytherapy in patients with head and neck cancer. Eur Arch Otolaryngol 1995; 252: 321–4.

Fontanesi J, Hetzler D, Ross J. Effect of dose rate on local control and complications in the reirradiation of head and neck tumors with interstitial iridium 192. Int J Radiat Oncol Biol Phys 1989; 17: 365–9.

Friedrich RE, Krüll A, Schwarz R, Thurmann H, Plambeck K, Schmelzle R. Salvagebehandlung fortgeschrittener Plattenepithelkarzinome der Mundhöhle und des Oropharynx. Strahlenther Onkol 1997; 173: 507–12.

Fujita M, Hirokawa Y, Kashiwado MD, Akagi Y, Kashimoto K, Kiriu H, Ohtani K, Wada T. An analysis of mandibular bone complications in radiotherapy for T1 and T2 carcinoma of the oral tongue. Int J Radiat Oncol Biol Phys 1996; 34: 333–9.

Gandia D, Wibault P, Guillot T. Simultaneous chemoradiotherapy as salvage treatment in locoregional recurrences of squamous head and neck cancers. Head Neck 1993; 15: 8–15.

Gehaano P, Kebail C, Guedon C, Moisy N, Sichel JY. Buccopharyngectomie transmaxillaire de rattrapage dans les volumineux cancers de la region amygdalienne. À propos de 21 cas traités de 1970 à 1978 à l'institute Gustave-Roussy. J Eur Radiother 1983; 4: 139–42.

Gerbaulet A, Haie-Meder C, Marsiglia H. Role of brachytherapy in the treatment of head and neck cancers: Institut Gustave-Roussy experience with 1140 patients. In: Brachytherapy: from radium to optimization. Mould RF (ed). Leersum: Nucletron Int. 1994; 101–20.

Haie C, Mazeron JJ, Chassagne D. Curiethérapie de rattrapage des tumeurs de la base de langue. À propos de 21 cas traités de 1970 à 1978 à l'institute Gustave-Roussy. J Eur Radiother 1983; 4: 139–42.

Haie-Meder C, Marsiglia H, Mamelle G, Wibault P, Lartigau E, Gerbaulet A. ORL brachytherapy. Brachytherapy of epidermoid carcinoma of the oral cavity. Bull Cancer Radiother 1995; 82: 186–90.

Henk JM. Treatment of oral cancer by interstitial irradiation using iridium-192. J Oral Maxillofac Surg 1992; 30: 355–9.

Hoffstetter S. Curiethérapie ORL. Curiethérapie des carcinomes epidermoide de l' oropharynx. Bull Cancer Radiother 1995; 82: 191–9.

Housset M, Baillet F, Delanian S. Split cours brachytherapy with a source shift: the results of a new iridium implant technique vs. single course implant for salvage irradiation of base of tongue cancers in 55 patients. Int J Radiat Oncol Biol Phys 1991; 20: 965–71.

Housset M, Michel-Langlet P, Alapite C. Étude des traitements de rattrapage à visée curative réalisés dans une population de 1700 cancers ORL irradiés. Ann Otol Laryngol 1988; 105: 23–8.

Huang D, Johnson CR, Schmidt-Ulrich RK, Sismanis A, Neifeld JP, Weber J. Incompletely resected advanced squamous cell carcinoma of the head and neck: The effectiveness of adjuvant vs. salvage radiotherapy. Radiother Oncol 1992; 24: 87–93.

Langlois D, Eschwege F, Kramar A, Richard JM. Reirradiation of head and neck cancers. Radiother Oncol 1985; 3: 27–33.

Langlois D, Hoffstetter S, Malissard L, Pernot M. Salvage irradiation of oropharynx and mobile tongue with 192 iridium brachytherapy in centre Alexis Vautrin. Int J Radiat Oncol Biol Phys 1988; 14: 849–53.

Lapeyre M, Peiffert D, Malissard L, Hoffstetter S, Pernot M. An original technique of brachytherapy in the treatment of epidermoid carcinomas of the buccal mucosa. Int J Radiat Oncol Biol Phys 1995; 33: 447–54.

Lee DJ, Libermann FZ, Park RJ. Intraoperative I-125 seed implantation for extensive recurrent head and neck carcinomas. Radiology 1991; 178: 879–82.

Leung TW, Lee AWM, Chan DKK. Definitive radiotherapy for carcinoma of the oral tongue. Acta Oncol 1993; 32: 559–64.

Levendag PC, Meeuwis CA, Visser AG. Reirradiation of recurrent head and neck cancers: external and/or interstitial radiation therapy. Radiother Oncol 1992; 23: 6–15.

Matsuura K, Yutaka H, Minoru F, Akagi Y, Ito K. Treatment results of stage I and II oral tongue cancer with interstitial brachytherapy: maximum tumor thickness is prognostic of nodal metastasis. Int J Radiat Oncol Biol Phys 1998; 40: 535–7.

Maulard C, Housset M, Delanian S. Salvage split course techniques and results. Laryngoscope 1994; 104: 359–63.

Mazeron JJ, Langlois D, Glaubiger D, Huart J, Martin M, Raynal M, Calitchi E, Ganem G, Faraldi M, Feuilhade F, Brun B, Martin L, LeBourgeois JP, Baillet F, Pierquin P. Salvage irradiation of oropharyngeal cancers using iridium wire implants: 5 year results of 70 cases. Int J Radiat Oncol Biol Phys 1987; 13: 957–62.

Moscoco JF, Urken M, Dalton J, Wesson MF, Biller HF. Simultaneous interstitial radiotherapy with regional or free-flap reconstruction, following salvage surgery of recurrent head and neck carcinoma. Arch Otolaryngol Head Neck Surg 1994; 120: 965–72.

Peiffert D. Curietherapie de rattrapage des recidives en territoire irradié des cancers de la sphere ORL. Bull Cancer Radiother 1994a; 81: 384–91.

Peiffert D. Why reirradiate by brachytherapy? In response to C.C. Wang. Int J Radiat Oncol Biol Phys 1994b; 29: 919–25.

Peiffert D, Pernot M, Hoffstetter S. Curietherapie seule des second cancers ORL localisés au plancher de bouche. Bull Cancer Radiother 1992; 79: 392–3.

Peiffert D, Pernot M, Malissard L, Aletti P, Hoffstetter S, Kozminski P, Luporski F, Dartois D, Bey P. Salvage irradiation by brachytherapy of velotonsillar squamous cell carcinoma in a previously irradiated field: results in 73 cases. Int J Radiat Oncol Biol Phys 1994; 29: 681–6.

Pernot M. Traitement des récidives des cancers ORL survenant en territoire irradié. Bull Cancer Radiother 1994; 81: 374–83.

Pernot M, Hoffstetter S, Peiffert D, Luporsi E, Marchal C, Kozminski P, Dartois D, Bey P. Epidermoid carcinomas of the floor of mouth treated by exclusive irradiation: statistical study of a series of 207 cases. Radiother Oncol 1996; 35: 177–85.

Pernot M, Aletti P, Carolus JM, Marquis I, Hoffstetter S, Maaloul F, Peiffert D, Lapeyre M, Luporsi E, Marchal C, Noell A, Bey P. Indications, techniques and results of postoperative brachytherapy in cancer of the oral cavity. Radiother Oncol 1995; 35: 186–92.

Pomp J, Levendag PC, Van Putten PC. Reirradiation of recurrent tumors in the head and neck. Am J Clin Oncol 1988; 11: 543–9.

Regueiro CA, Millán I, De la Torre A, Valcárel FJ, Magallón R, Fernández E, Aragón G. Influence of boost technique (external beam radiotherapy or brachytherapy on the outcome of patients with carcinoma of the base of the tongue). Acta Oncol 1995; 34: 225–33.

Simon JM, Mazeron JJ, Pohar S, Le Péchoux C, Crook JM, Grimard L, Piedbois P, Le Bourgeois JP, Pierquin B. Effect of intersource spacing on local control and complications in brachytherapy of mobile tongue and floor of mouth. Radiother Oncol 1993; 26: 19–25.

Skolyszewski J, Korzeniowski S, Reinfuss M. The reirradiation of recurrences of head and neck cancer. Br J Radiol 1980; 53: 462–5.

Stevens K, Britsch A, Moss WT. High-dose reirradiation of head and neck cancer with curative intent. Int J Radiat Oncol Biol Phys 1994: 29: 687–98.

Tepperman BS, Fitzpatrick PJ. Second respiratory and upper digestive tract cancers after oral cancer. Lancet 1981: 2: 547–9.

Wang CC. Reirradiation of recurrent nasopharyngeal carcinoma: treatment, techniques and results. Int J Radiat Oncol Biol Phys 1987; 13: 953–6.

Wang CC. To reirradiate or not to reirradiate? Int J Radiat Oncol Biol Phys 1994; 29: 913.

Zhang EP, Lian PG, Cai KL. Radiation therapy of nasopharyngeal carcinoma: prognostic factors based on a 10 years follow up of 1302 patients. Int J Radiat Oncol Biol Phys 1989; 16: 303–5.

2.5 Bestrahlungsplanung

A. Röser

Einführung

Bei der Behandlung von Patienten mit soliden Tumoren stehen sowohl der Strahlentherapeut als auch der Medizinphysiker immer vor dem Konflikt, den Tumor einerseits in einem vorgegeben Areal mit einer möglichst homogenen Strahlendosis zu bestrahlen, andererseits das umliegende Gewebe sowie die den Tumor umgebenden Risikoorgane weitestgehend zu schonen (Scherer und Sack 1993). Zur Lösung dieses Problems stehen neben dem konventionellen Therapiesimulator computergestützte Bestrahlungsplanungssysteme und neuerdings auch Computertomographen (CT) zur virtuellen Simulation zur Verfügung.

Bei dem **konventionellen Therapiesimulator** handelt es sich um ein Röntgendurchleuchtungsgerät, das dieselben geometrischen Eigenschaften wie das eigentliche Therapiegerät besitzen muss. Bei diesem Gerät werden im Rahmen der Bestrahlungsplanung alle geometrischen Parameter unter Zuhilfenahme von Durchleuchtungsbildern direkt am Patienten festgelegt und durch Röntgenaufnahmen dokumentiert. Die Lage der Risikoorgane kann zwar, je nach Lokalisation des Tumors, berücksichtigt, aber nicht immer auf den Röntgenaufnahmen sichtbar gemacht werden.

Im Gegensatz dazu wird bei **computergestützten Bestrahlungsplanungssystemen** anhand von axialen CT-Schnitten ein Bestrahlungsplan erstellt und erst anschließend mit dem Therapiesimulator am Patienten verifiziert. Der Vorteil dieser so genannten **computergestützten dreidimensionalen Bestrahlungsplanung** oder kurz 3D-Bestrahlungsplanung liegt darin, dass den Planenden, Arzt und Physiker, die anatomischen Strukturen und auch die Risikoorgane in dem zu bestrahlenden Areal innerhalb des Schnittbilds als Konturen zur Verfügung stehen und bei der Planung direkt Berücksichtigung finden.

In den vergangenen zwei Jahren gewann zudem die **virtuelle CT-Simulation** an Bedeutung (Conway und Robinson 1997). Bei diesem Verfahren kann bereits unmittelbar nach der Computertomographie, noch beim liegenden Patienten, am Rechner des Tomographen die Bestrahlungsgeometrie, insbesondere das Isozentrum und die Bestrahlungsfelder, unter Berücksichtigung der Risikoorgane festgelegt werden. Die Dokumentation erfolgt mittels Projektionen, die aus dem CT-Rohdatensatz berechnet werden. Da der Patient bei diesem Verfahren während der gesamten Planung auf der CT-Liege verbleibt, kann das bei der Planung festgelegte Isozentrum ohne notwendige Umlagerung – hierin liegt ein wesentlicher Vorteil der Methode – auf dem Patienten markiert werden. Eine Integration der Dosisberechnung in diese Planungsumgebung in Form eines kompletten Moduls wird zur Zeit realisiert (Conway und Robinson 1997).

Der Vorteil des Verfahrens kann gleichzeitig aber auch ein Nachteil sein. Während der gesamten Planung muss der Patient in der späteren und für ihn oft sehr unangenehmen Bestrahlungsposition verbleiben, sodass die Planung unter einem gewissen Zeitdruck erfolgt. Von daher wird sich bei aufwendigen Bestrahlungsplanungen, wie sie auch bei Rezidiven erforderlich sind, in der Zukunft voraussichtlich eine Kombination von virtueller CT-Simulation und nachträglicher 3D-Bestrahlungsplanung durchsetzen.

Die Bestrahlungsplanung von Rezidiven erfolgt verstärkt unter Berücksichtigung der Vorbestrahlung, sodass sich der am Anfang geschilderte Konflikt potenziert. Von daher ist in solchen Fällen eine computergestützte dreidimensionale Bestrahlungsplanung nahezu unerlässlich.

Um die Lösungsansätze, welche die 3D-Bestrahlungsplanung bietet, zu verdeutlichen, sollen in diesem Kapitel die wesentlichen Merkmale dieser Planungsform in der chronologischen Abfolge der Gesamtplanung verdeutlicht werden.

Lagerung und Immobilisation

Die Qualität der Strahlentherapie und damit auch das zu erwartende Ergebnis hängen in besonderem Maße von der Lagerung des Patienten ab.

Diese Tatsache ist einleuchtend, wenn man sich bewusst macht, dass sich die gesamte Therapie in viele einzelne Schritte gliedert, die eine identische Lagerung des Patienten an zum Teil sehr unterschiedlichen medizinischen Geräten erfordern. So ziehen Lagevariationen z.B. zwischen Therapiesimulator und Linearbeschleuniger, die entweder durch Abweichungen zwischen den Einstellhilfen an den Geräten oder durch Bewegungen des Patienten herrühren, systematische Verschiebungen nach sich, die je nach Ausmaß bis hin zu Fehlbestrahlungen führen können. Demgegenüber stehen im Rahmen der fraktionierten Bestrahlung tägliche Variationen in der Lagerung, die sich im Mittel ausgleichen und lediglich zu einer „Verschmierung" der Dosisverteilung im Patienten führen. Deshalb sollte man sich stets vor Augen halten, dass jede Lagerung lediglich eine Momentaufnahme darstellt. Zusätzlich können Lagerungsunsicherheiten durch tumorbedingtes Schmerzverhalten des Patienten, durch Angst vor der Therapie oder durch Gewichtsabnahme während der Bestrahlung verstärkt werden.

Durch den Einsatz von zusätzlichen **Lagerungs- und Immobilisationshilfen** soll eine reproduzierbare Lagerung des Patienten erreicht werden, sodass jede Lagerung repräsentativ für die Gesamtheit anzusehen ist.

Im Bereich der Kopf-Hals-Tumoren hat sich die Verwendung von **Masken aus Thermoplast** durchgesetzt, die im angewärmten Zustand dem auf einer Kopfschale liegenden Patienten anmodelliert werden und nach dem Erkalten erstarren (Abb. 2-25). Die mit diesen Systemen erreichbare Lagerungsvariabilität der Patienten liegt in der Größenordnung von etwa ± 5 mm (Michalski 1994) und kann durch den Einsatz von zusätzlichen **Beißhalterungen** oder den am Deutschen Krebsforschungszentrum (DKFZ) in Heidelberg speziell für die fraktionierte stereotaktische Hirnbestrahlung entwickelten **Wickelmasken** weiter verbessert werden (Karger et al. 2001).

Die Verwendung von Maskensystemen hat neben der Immobilisation zudem den Vorteil, dass Einstellhilfen wie Laserlinien, Feldrand- und Zentralstrahlmarkierungen nicht auf der Haut der Patienten, sondern auf den Masken eingezeichnet werden können. Dies trägt zur Verbesserung der Lebensqualität während der Therapie bei.

Die Immobilisation sollte bereits vor der Durchführung der Planungs-CT (S. 137ff.) im Hinblick auf die beabsichtigte Bestrahlungstechnik unter Zuhilfenahme der Durchleuchtung optimiert werden. So kann beispielsweise durch die Wahl der Kopfschalenform ein Ausgleich der Halswirbelsäulenkrümmung für eine das Rückenmark

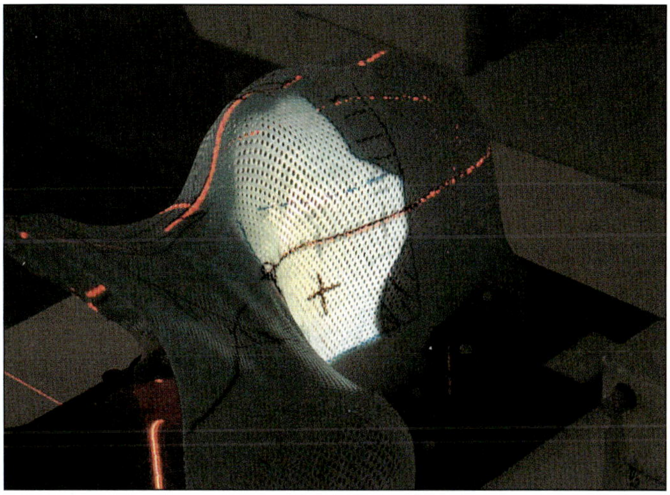

Abb. 2-25
Thermoplastmasken zur Fixation der Patienten bei Kopf-Hals-Tumoren. Auf der Maske werden neben den Laserlinien (rot) auch Feldrand- und Zentralstrahlmarkierungen als Lagerungshilfen eingezeichnet. Das eigentliche Bestrahlungsfeld wird durch den hell erleuchteten Bereich dargestellt.

schonende Bestrahlungsgeometrie erreicht und damit der Planungsaufwand reduziert werden.

Wichtig bei der Bestrahlungsplanung ist eine **Standardisierung** und **vollständige Dokumentation** der Patientenlagerung. Dies gilt vor allem bei der Behandlung von Rezidiven, da erst eine vergleichbare Lagerung des Patienten die Übertragung der Dosisverteilung der Vorbestrahlung auf die neue Planungs-CT ermöglicht und somit Aussagen über die summierten Dosisbelastungen von Risikoorganen während der gesamten Therapie möglich sind.

Planungs-Computertomographie

Die Planungs-CT bildet die **Grundlage der dreidimensionalen Bestrahlungsplanung** und unterliegt damit besonderen Anforderungen und entsprechender Sorgfalt. So muss die Patientenlagerung identisch mit derjenigen später am Bestrahlungsgerät sein. Hierzu dient neben einer besonders angefertigten Lagerungsmatte, welche die sonst übliche Rundung des CT-Lagerungstisches ausgleicht, auch die zuvor individuell auf den Patienten und die Bestrahlung abgestimmte Patientenimmobilisation. Hilfreich ist zudem ein zusätzliches Lasersystem, mit dessen Hilfe eine Ausrichtung des Patienten gemäß der am Therapiesimulator zuvor eingezeichneten Laserlinien möglich ist.

Ziel der Planungs-CT ist neben der **Festlegung der räumlichen Außenkonturen** des Patienten insbesondere die **Bestimmung der Dichteverteilung** innerhalb jeder einzelnen CT-Schicht, die aus den Grauwerten, den so genannten „*Hounsfield units*" (Hofer 2000), berechnet wird. Diese Dichteverteilung beeinflusst die jeweilige Schwächung der Strahlung in den einzelnen Körperregionen und muss bei der späteren Berechnung der Dosisverteilung berücksichtigt werden.

Hinweis
Es ist daher besonders wichtig, die Planungs-CT möglichst ohne Kontrastmittel durchzuführen, da es ansonsten zu einer Verfälschung der Dichteverhältnisse und damit der Dosisverteilung kommt.

Bei älteren Bestrahlungsplanungssystemen wurde die Dosisverteilung lediglich in der

Zentralstrahlschicht berechnet und anhand der in dieser Schicht sichtbaren Strukturen optimiert (Purdy 1994). In ausgesuchten Fällen, insbesondere bei der Fragestellung der Rückenmarksbelastung, wurden zusätzlich vereinzelte Schichten kranial und kaudal des Zentralstrahls berücksichtigt (Purdy 1994). Im Gegensatz hierzu wird bei der computergestützten 3D-Bestrahlungsplanung eine Vielzahl axialer Schichten verwendet, welche die Grundlage für ein **dreidimensionales Patientenmodell** bilden. Inzwischen sind 30 bis 40 Schichten pro Planung keine Seltenheit mehr.

Durch den Einsatz von Hochleistungsrechnern können aus diesem einmal gewonnen Datensatz zusätzliche multiplanare Rekonstruktionen berechnet werden. Hierbei sind axiale, koronare, sagittale und beliebig angulierte Schnittebenen, die man sonst hauptsächlich aus der Magnetresonanztomographie kennt, möglich. Diese zusätzlichen berechneten Schnittführungen kommen vorwiegend bei der Optimierung und Evaluierung zum Einsatz.

In jüngster Zeit findet auch die **Spiral-CT**, bei welcher der Patient bei rotierender Röntgenröhre kontinuierlich verschoben wird, vermehrt Anwendung. Der Vorteil bei dieser Untersuchungstechnik liegt neben der Zeitersparnis in der Möglichkeit, ohne erneute Strahlenbelastung für den Patienten, an beliebigen Stellen entlang der untersuchten Region zusätzliche axiale Schnitte aus diesem Rohdatensatz zu rekonstruieren.

Zukunftsweisend sind auch Bestrahlungstechniken, bei denen die Bestrahlung atemgesteuert durchgeführt wird. Diese sind nur mit Planungen auf der Basis von Spiral-CT-Untersuchungen, bei denen der Patient in der gewünschten Atemphase verweilt, möglich (Siemens, persönliche Angaben).

Zielvolumen

Die in der Planungs-CT gewonnenen Dichteverteilungen in den einzelnen CT-Schich-

Tab. 2-12 Zielvolumenkonzept gemäß ICRU 50 (Landberg und Wambersie 1993).

Bezeichnung des Volumens	Definition	weitere Einschlusskriterien
gross tumor volume (GTV)	Volumen des sichtbaren Tumors sowie Bereiche bösartigen Wachstums	
clinical target volume (CTV)	GTV inklusive tumorbedingtem Sicherheitssaum	regionäre Lymphknoten
planning target volume (PTV)	CTV inklusive geometrischem Sicherheitssaum	Bewegungsunsicherheiten sowohl innerhalb des Körpers als auch durch den Patienten selbst; Volumeneffekte wie Tumorverkleinerung, -vergrößerung und -kompression; Variationen in der Strahlgeometrie (Feldgröße, Einstrahlwinkel)
treated volume (TV)	Behandlungsvolumen	Volumen, das von einer durch den Strahlentherapeuten festgelegten Isodose umschlossen wird
irradiated volume (IV)	bestrahltes Volumen	

ten (Pixel-Daten) werden durch Festlegung der Patientenaußenkontur reduziert und damit der Bereich, in dem die Dosisverteilung berechnet werden soll, festgelegt. Je nach Planungssystem erfolgt dieser Prozess automatisch oder schichtweise manuell. Manche Planungssysteme bieten zudem die Möglichkeit, die Dichte einzelner Areale zu verändern oder eine Dichtekorrektur insgesamt zu unterdrücken. Dies ist z. B. dann erforderlich, wenn Kontrastmittel von Voruntersuchungen die Dichteverteilung verfälschen oder zur Abgrenzung verschiedener Gewebearten bewusst Kontrastmittel verabreicht wurde.

In einem weiteren Schritt werden die Umrisse von einzelnen Organen konturiert, die bei der eigentlichen Bestrahlungsplanung Berücksichtigung finden sollen. Hierunter fallen im Hals-Nasen-Ohren-Bereich insbesondere die Risikoorgane wie Rückenmark, Augen, Augenlinse, Nervus opticus sowie das Chiasma. Die Konturen jeweils eines Organs werden in einer so genannten **„region of interest“ (ROI)** als dreidimensionales Objekt zusammengefasst. Die Dosisverteilungen innerhalb dieser Volumina dienen später bei der Evaluierung von verschiedenen Varianten der Bestrahlungspläne als Grundlage der Entscheidungsfindung.

Besondere Bedeutung fällt hierbei der **Festlegung des Zielvolumens** zu, das die zentrale ROI der Planung darstellt. Die Festlegung des Zielvolumens obliegt dem Strahlentherapeuten. Um den Vergleich verschiedener Bestrahlungspläne zu ermöglichen, hat sich die *International Commission on Radiological Units and Measurements* (ICRU) in ihrem Bericht Nr. 50 (Landberg und Wambersie 1993) auf eine einheitliche Nomenklatur festgelegt. So unterscheidet die ICRU zwischen verschiedenen Volumina, die in Tabelle 2-12 wiedergegeben sind. Die räumliche Anordnung und damit die Relation der einzelnen Volumina untereinander ist in Abbildung 2-26 dargestellt.

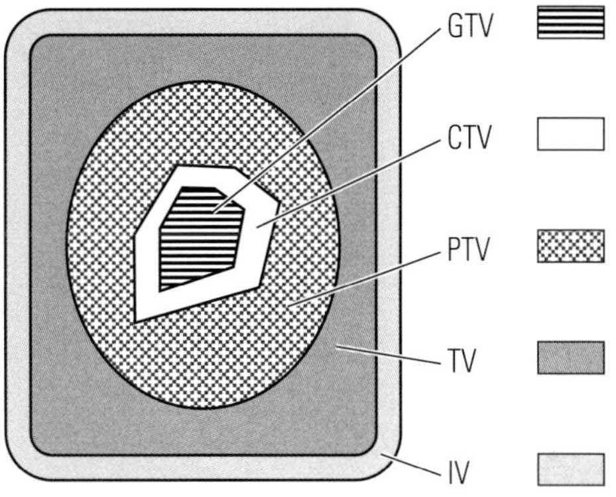

Abb. 2-26 Definition und Gliederung der Zielvolumina nach ICRU 50.

Hinweis

Eine strikte Einhaltung dieser Definitionen ist unbedingt erforderlich, da bei rezidivierenden Tumoren die Patienten nicht zwingend von demselben Arzt behandelt werden, der auch die strahlentherapeutische Behandlung des Primärkarzinoms durchgeführt hat. Nur durch Verwendung des von der ICRU vorgeschlagenen Konzepts ist die am Patienten durchgeführte Bestrahlung auch für andere nachvollziehbar und von daher für die weitere Behandlung einsetzbar. Dieses Konzept ermöglicht auch den Vergleich verschiedener Behandlungsplanungen im Rahmen von klinikübergreifenden Studien.

Neben den CT-Schichten finden bei der Festlegung der Zielvolumina zusätzlich auch **Magnetresonanztomographien (MRT), nuklearmedizinische Untersuchungen** und neuerdings auch **Ultraschalluntersuchungen** Berücksichtigung. Durch räumliche Korrelation identischer anatomischer Strukturen in den Bildern verschiedener Modalitäten (z. B. CT und MRT), dies wird häufig auch

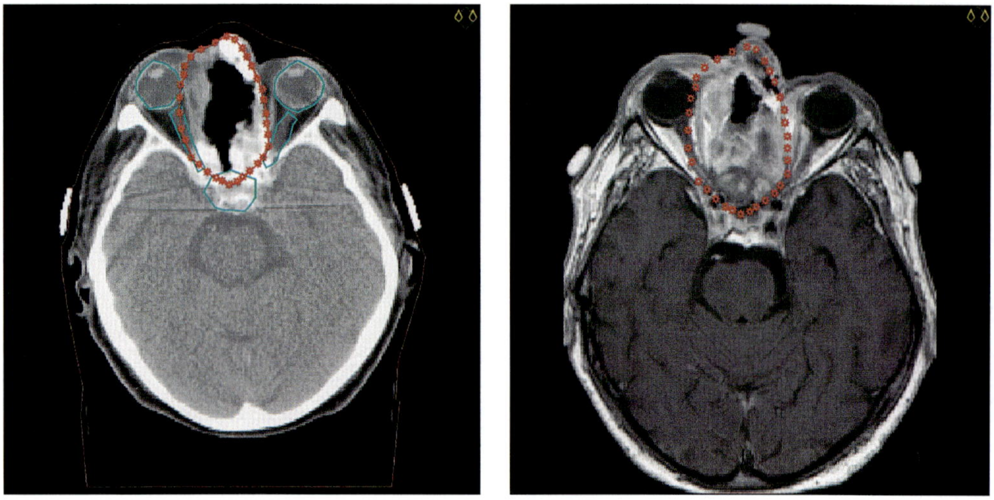

a b

Abb. 2-27 CT-MRT-Matching. Durch Korrelation von anatomischen Strukturen in den beiden Untersuchungstechniken wird eine räumliche Transformation definiert. Anschließend können Zielvolumina von der (b) MRT-Aufnahme (rot markierte Punkte) auf den entsprechenden (a) CT-Schnitt übertragen werden. Abgebildet sind Aufnahmen eines Patienten mit einem rezidivierenden Adenokarzinom der rechten Siebbeinzellen.

matching genannt (Abb. 2-27), können zusätzliche Informationen über Tumorausdehnungen sowie über die Lage von Risikoorganen zwischen den verschiedenen Untersuchungstechniken ausgetauscht werden.

Einen besonderen Stellenwert hat dabei die **Kernspintomographie** mit ihren T1-gewichteten Sequenzen (Hawighorst et al. 1997), da diese im Hals-Nasen-Ohren-Bereich einen ausreichenden Weichteilkontrast unter nahezu verzerrungsfreier Beibehaltung der anatomischen Strukturen bietet. Die bei diesem CT-MRT-*matching* erreichbaren Lagegenauigkeiten vergleichbarer anatomischer Strukturen liegen je nach Qualität der Untersuchungen in der Größenordnung von 2 bis 4 mm (Roessler et al. 1997).

Der Erfolg hängt auch hier wesentlich von einer nahezu identischen Schnittführung in den beiden Modalitäten CT und MRT ab. Zwar ist in Kernspintomographen die Verwendung von Maskensystemen meist problematisch, da durch den Einsatz von Kopfspulen oft nicht ausreichend Platz für dieses System vorhanden ist; jedoch reicht in vielen Fällen die Verwendung einer zusätzlichen Kopfstütze aus Styrodur® aus, die der Kopfhalterung des Maskensystems nachempfunden ist und fest in die Kopfspule eingebaut werden kann, um eine genügende Halterung des Kopfes zu erreichen. Zudem können leichte Rotationen durch die beliebige Schnittführung im MRT ausgeglichen werden. Zur Reproduzierung der am Computertomographen erfolgten Schnittführung am Kernspintomographen dienen einfache Adalat-Kapseln, die entlang der CT-Schnittführung angebracht werden und im T1-Bild einen ausreichenden Kontrast bilden.

Nach erfolgter Korrelation zwischen den Schnitten der einzelnen Untersuchungen ist der Arzt in der Lage, entweder das bereits in den CT-Schnitten eingezeichnete Zielvolumen auf die MRT-Untersuchung zu übertragen oder umgekehrt. Dabei muss man sich jedoch immer vor Augen halten, dass, wie Studien gezeigt haben, die anhand der MRT eingezeichneten Zielvolumina gegenüber den CT-Volumina systematisch größer sind (Kagawa et al. 1997). Dies liegt daran, dass die MRT im Gegensatz zur CT einen verbesserten Weichteilkontrast ergibt und damit eine bessere Abgrenzung des vom Tumor befallenen Gewebes gegenüber dem gesunden Gewebe erlaubt.

Dosisberechnung und Methoden zur Optimierung des Bestrahlungsplans

Nach der Festlegung des **Planungszielvolumens (PTV)** erfolgt die eigentliche Planungsphase, in der mit Hilfe von Computern die Bestrahlung des Patienten auf der Basis von berechneten Dosisverteilungen, die aus den einzelnen Bestrahlungsfeldern resultieren, simuliert wird. Dabei kann das Planungssystem alle geometrischen Bewegungen sowohl des Bestrahlungsgeräts als auch des Lagerungstisches sowie alle Veränderungen der Strahleigenschaften nachempfinden und bei der Berechnung der Dosisverteilung berücksichtigen.

Das in den einzelnen CT-Schnitten eingezeichnete Planungszielvolumen legt dem planenden Physiker oder Arzt oft bereits eine bestimmte Bestrahlungstechnik nahe, sodass einige der geometrischen Bestrahlungsparameter wie Anzahl der Felder, Einstrahlwinkel (Gantrywinkel), Feldgrößen und Feldrotationswinkel (Kollimatorwinkel) grob festgelegt werden können.

Für die eigentliche Optimierung eines Bestrahlungsplans ist in der 3D-Bestrahlungsplanung der so genannte **„beams-eye-view"** das Hilfsmittel der Wahl. Bei dieser Planungshilfe werden alle eingezeichneten Konturen (z.B. PTV, Risikoorgane) auf eine Ebene senkrecht zur Einstrahlrichtung des betrachteten Bestrahlungsfelds projiziert, analog der Vogelperspektive in der Kartographie. Unterstützend werden unter Berücksichtigung der Strahldivergenz auch die Grauwerte der Pixel aller CT-Schnitte als Summationsbild überlagert, sodass das resultierende Gesamtbild einem Röntgenbild entspricht, wenn auch mit erheblich geringerer Auflösung (Abb. 2-28). Bereits zu diesem frühen Zeitpunkt der Planung zeigt sich die Notwendigkeit der Einzeichnung von Zielvolumina und Risikoorganen, da man mit Hilfe dieser Sichtweise, wenn auch in Form einer Projektion, die Dreidimensionalität aller ROI gleichzeitig erfassen kann. Durch Variation der geometrischen Bestrahlungsparameter (Kollimator- und Gantrywinkel, Feldgröße und Tischrotation) kann eine vollständige Ausleuchtung des zu bestrahlenden Zielvolumens unter Berücksichtigung der Risikoorgane, d.h. deren Teilschonung oder Ausschluss, erfolgen (Abb. 2-29), sodass der in der Einführung aufgezeigte Spagat vollzogen werden kann.

Nach dieser geometrischen Optimierung eines Bestrahlungsplans schließt sich die **Optimierung der Dosisverteilung** an. Auch hier stehen dem Planer je nach Ausstattung des Bestrahlungsgeräts eine Vielzahl von Hilfsmitteln zur Verfügung. Durch **Variation der Strahlenqualität**, die durch Strahlenart (Photonen und Elektronen) sowie verschiedene Energien (Telecobalt 1,25 MeV; Photonenenergien je nach Beschleuniger mit 4, 6, 10, 12, 15, 18, 25 oder 45 MV; typische Elektronenenergien mit 6 bis 21 MeV) bestimmt wird, kann die Eindringtiefe der Strahlung verändert werden. Auch lassen sich die Strahlprofile durch zusätzliche feste Filter, so genannte Keilfilter, welche die Dosisverteilung in bestimmten Bereichen abschwächen, den individuellen Gegebenheiten anpassen.

Die wichtigste Modifikationsmöglichkeit stellt, auch wenn es sich eher um eine geometrische Variante handelt, die **patientenindividuelle Feldformung** dar, die man auch mit dem Begriff **konformale Strahlentherapie** bezeichnet. Bei dieser Form der Strahlentherapie kann durch zusätzliche Abschirmmaterialien, die neben den Blockblenden des Bestrahlungsgeräts zusätzlich

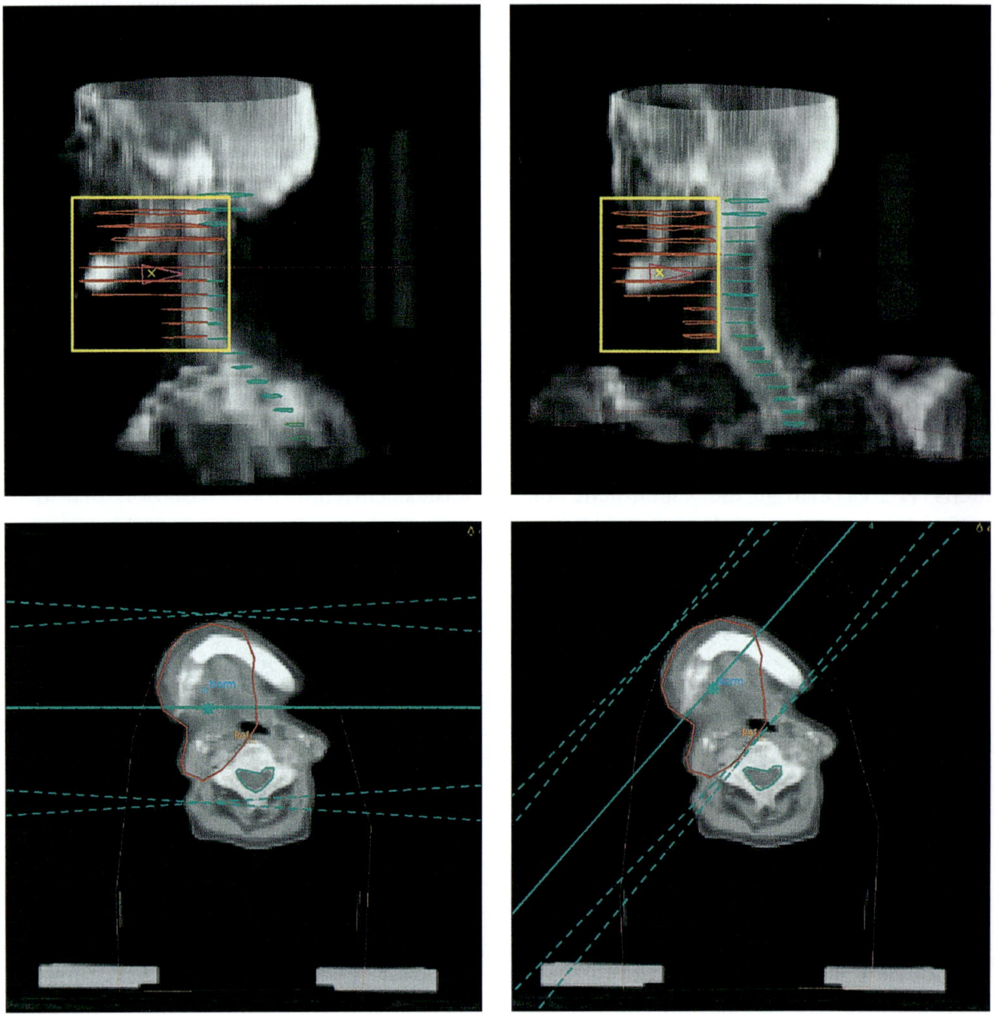

a

c

Abb. 2-28 Beams-eye-view **(a)**, **(b)** mit eingezeichnetem Zielvolumen (rot) und Rückenmark (grün) als Risikoorgan. Rezidivbestrahlung eines Mundboden- und Zungenkarzinoms nach Radiotherapie mit 60 Gy an einem Telekobalt-Gerät. Durch Rotation der Gantry von **(a)** streng seitlichen Feldern auf eine **(b)** schräge Feldgeometrie kann eine volle Ausleuchtung des Zielvolumens unter Schonung des Rückenmarks erreicht werden. **(c)** und **(d)** zeigen die jeweils dazugehörigen anatomischen Schnitte mit abgebildeter Feldgeometrie.

in den Strahlengang gebracht werden, eine individuelle Anpassung jedes Bestrahlungsfelds an die Konturen des Zielvolumens oder eine Abschirmung von Risikoorganen erreicht werden. Diese Abschirmung kann entweder mit Hilfe einer Tieftemperaturlegierung gegossen werden oder aber die Feldformung kann, wie es bei moderneren Beschleunigern heutzutage üblich ist, über einen „*multi-leaf-Collimator*“ erzeugt werden, dessen Blenden aus vielen einzelnen, meist motorgesteuerten, verfahrbaren Lamellen bestehen (LoSasso et al. 1993).

Vielversprechend ist auch, und dies gilt insbesondere für Zielvolumina in unmittel-

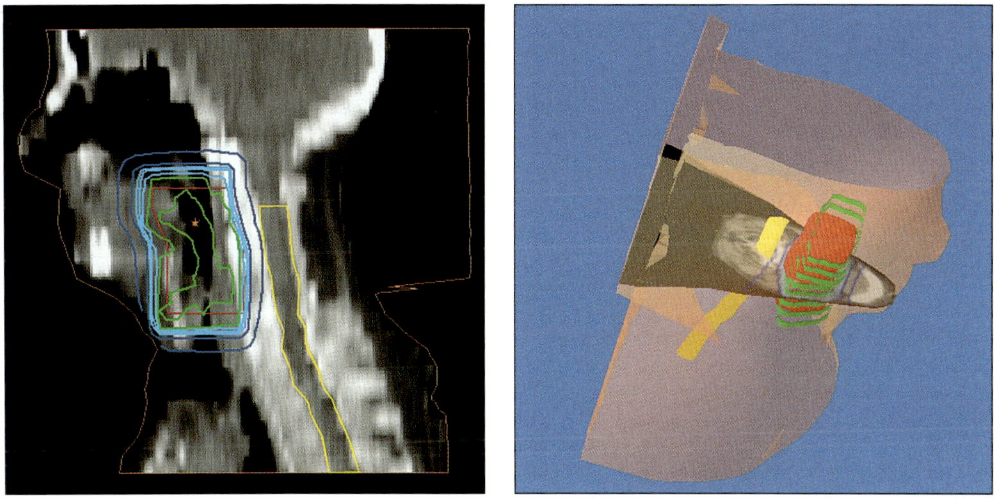

a b

Abb. 2-29 Patient mit einem supraglottischen Larynx-Karzinom. Darstellung von Dosisverteilungen. (a) Sagittale multiplanare Rekonstruktion; eingezeichnet sind die 100%-, 95%-, 80%-, 70%-, 50%- und 10%-Isodosen. (b) Dreidimensionale Darstellung der umschließenden 95%-Isodose in Relation zum Rückenmark als Risikoorgan.

barer Nähe von Risikoorganen, die **intensitätsmodulierte Strahlentherapie**, bei der unter Beibehaltung der Einstrahlgeometrie die Feldform entweder während der Bestrahlung oder zwischen kurzen Bestrahlungen mehrfach verändert wird. Hierdurch lassen sich innerhalb einer Ebene bewusst Über- bzw. Unterdosierungen und damit eine Dosisoptimierung im Gesamtvolumen erzeugen. Voll entfalten kann sich diese neue Bestrahlungstechnik aber erst im Rahmen der inversen Bestrahlungsplanung, die bei vorgegebenem Zielvolumen und bekannten Dosisgrenzwerten für die Risikoorgane die intensitätsmodulierten Strahlprofile für eine zuvor festgelegte Feldgeometrie berechnet (Èsik et al. 1997; Reinstein et al. 1998).

Bei vorgegebenen Strahlparametern werden unter Zuhilfenahme dosimetrisch ermittelter Messwerte die Dosisverteilungen in den einzelnen Schnitten berechnet. Je nach Planungssystem kommen hierbei Interpolationsalgorithmen bis hin zu vollständigen Simulationsrechnungen auf der Basis von Monte-Carlo-Methoden zum Einsatz (Wang et al. 1998; Gustafsson 1996), auf deren Darstellung hier aber verzichtet werden soll.

Durch zusätzliche Gewichtungen der einzelnen Felder kann die resultierende Dosisverteilung im Planungszielvolumen weiter optimiert werden.

Kann keine zufriedenstellende Verteilung erreicht werden, müssen die Parameter der einzelnen Felder iterativ variiert werden. In diesem Prozess ist die Verwendung von multiplanaren Schnittführungen, die aus den axialen Schnitten berechnet werden, sehr hilfreich (Abb. 2-29a). Mit ihnen lassen sich die Auswirkungen der Modifikationen auf die Dosisverteilung dreidimensional gut erfassen. Moderne Bestrahlungsplanungssysteme ermöglichen zudem eine volle dreidimensionale Darstellung der Dosisverteilung im Hinblick auf die einzelnen ROIs (Abb. 2-29b).

Evaluierung von Bestrahlungsplänen

Für die Bewertung von Bestrahlungsplänen dienen neben den allgemein bekannten Toleranzdosiswerten der verschiedenen Risikoorgane weitere in der ICRU 50 festgelegte Richtlinien. So gibt die ICRU 50 als Richtwert für die Homogenität innerhalb des PTV einen typischen Toleranzbereich der relativen Dosisverteilung von -5 % bis +7 % an (Landberg und Wambersie 1993).

Es ist zwar einleuchtend, dass die wirkliche Qualität eines Bestrahlungsplans nur anhand der Dosisverteilungen in den einzelnen Schnitten bestimmt werden kann, jedoch lässt sich eine globale Bewertung bereits auf der Basis einiger Dosiswerte durchführen. Hierzu gehört, für die einzelnen ROIs getrennt, neben den maximalen

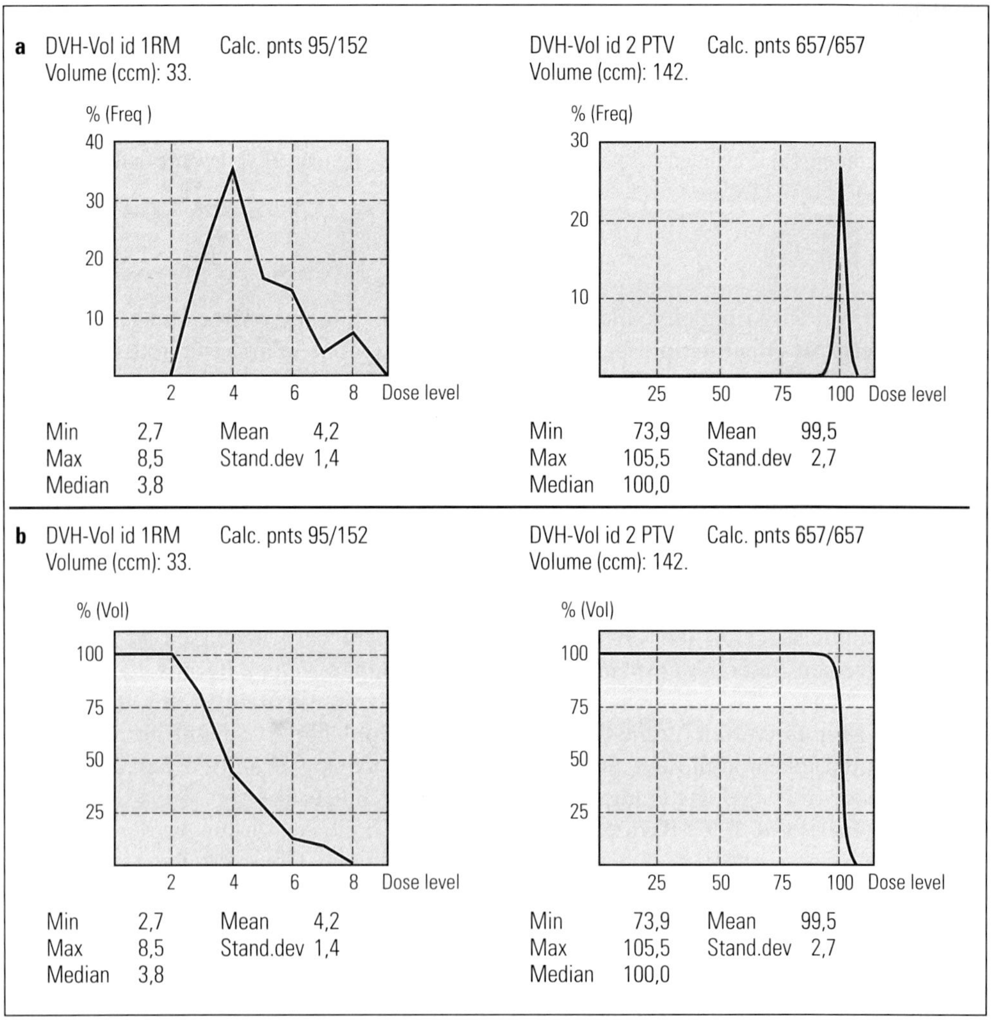

Abb. 2-30 Dosis-Volumen-Histogramm des Zielvolumens in **(a)** differenzieller, **(b)** integraler Darstellung. Patient wie in Abb. 2-29.

und minimalen Dosiswerten auch die Angabe der verschiedenen mathematischen Momente der Verteilung wie Mittelwert bzw. Median und Standardabweichung.

Weitere Entscheidungskriterien stellen die **Dosisvolumenhistogramme** (DVH) dar (Lax 1986), die entweder differenziell (Abb. 2-30a) oder integral (Abb. 2-30b) die Dosisverteilungen bezogen auf die jeweiligen Volumina (ROI) widerspiegeln. Durch Vergleich der Dosisvolumenhistogramme für das Planungszielvolumen und Abwägung der zu erwartenden Nebenwirkungen anhand der Dosisvolumenhistogramme der Risikoorgane ist eine Bewertung der verschiedenen Bestrahlungstechniken möglich. Oft werden verschiedene Bestrahlungstechniken auch kombiniert verwendet, um eine Schonung von vorbestrahlten Regionen und Risikoorganen zu erreichen. Auch hier bieten sich die Dosisvolumenhistogramme zur Bewertung an. Durch Addition der Dosisverteilungen verschiedener Planvarianten innerhalb einer Gesamtserie und den daraus resultierenden Dosisvolumenhistogrammen lassen sich, bei vorgegebener Gesamtdosis der Serie, die Dosiswerte im Zielvolumen unter Berücksichtigung der Grenzwerte für die Risikoorgane ermitteln.

Bei all diesen Betrachtungen ist die **biologische Wirksamkeit** der Bestrahlung in Bezug auf Dosis und Volumen bisher nicht eingeflossen. Zur Abschätzung der zu erwartenden Nebenwirkungsrate einer Bestrahlung sind biologische Modelle unbedingt mit in die Bewertung einzubeziehen. In der Literatur werden solche Ansätze, die auf den aus den Dosisvolumenhistogrammen bekannten Abhängigkeiten zwischen Dosis und Volumen aufbauen, beschrieben (Lyman und Wolbarst 1989; Ten Haken et al. 1994; Albrecht et al. 1997). Allerdings wird es noch einige Zeit dauern, bis diese Modelle feste Bestandteile der 3D-Bestrahlungsplanung werden.

Bestrahlungsplanung von Rezidiven

Die in den vorangegangenen Abschnitten dargelegten Prinzipien der dreidimensionalen computergestützten Bestrahlungsplanung gelten in besonderer Weise auch für die Bestrahlungsplanung von Tumorrezidiven. Die Planungen unterscheiden sich von regulären Planungen insoweit, dass zu den üblichen Risikoorganen die vorbestrahlte Region als zusätzliche Restriktion analog eines Risikoorgans hinzukommt und sich der in der Einführung beschriebene Konflikt somit zuspitzt. In verstärktem Maße trifft dies für die Behandlung von Rezidiven im Kopf-Hals-Bereich zu, da durch die anatomisch bedingte Enge in dieser Körperregion Zielvolumen und Risikoregionen meist näher beieinander liegen als in anderen Körperbereichen.

Bei der Bestrahlungsplanung von Rezidiven sind daher aufgrund der zusätzlich erschwerten Bedingungen computergestützte 3D-Planungen konventionellen Planungen am Simulator stets vorzuziehen.

Oft sind die Felder einer Vorbestrahlung in die neue, aktuelle Planungs-CT zu übertragen, damit Aussagen über erreichte Dosiswerte in speziellen Körperregionen gemacht und weitere Therapieoptionen für die unmittelbar benachbarten Regionen von Vorbestrahlungen entwickelt werden können. Insgesamt erfordert die Bestrahlungsplanung von Rezidiven, nicht zuletzt wegen der unmittelbaren Nähe von Zielvolumen und kritischem Bereich, eine enge Zusammenarbeit zwischen Arzt und Physiker.

Trotz aller Bemühungen ist mit den zur Verfügung stehenden Mitteln der Strahlentherapie mit Photonen und Elektronen eine ausreichende Abdeckung des Zielvolumens bei gleichzeitiger Schonung von kritischen

Strukturen nicht immer möglich, sodass entweder Kompromisse in der Dosisabdeckung des Zielvolumens oder alternative Bestrahlungstechniken – z. B. mit Protonen oder schweren Ionen – verfolgt werden müssen. Leider stehen diese Therapieoptionen wegen der geringen Verbreitung in Europa nur selten zur Verfügung.

Literatur

Albrecht C, Wehrmann R, Zimmermann F, Pietzsch C, Kneschaurek P. Bewertung von 3D-Bestrahlungsplänen mittels NTCP-Berechnungen aus Dosisvolumenhistogrammen, Medizinische Physik 1997. Tagungsband der 28. Wissenschaftlichen Tagung der Deutschen Gesellschaft für Medizinische Physik, 24.–27. September. Hamburg: DGMP 1997.

Conway J, Robinson MH. CT virtual simulation. Brit J Rad 1997; 70: 106–18.

Èsik O, Bortfeld T, Bendel R, Németh G, Schlegel W. Inverse Radiotherapy for a Concave-Convex PTV in Vervical and Upper Mediastinal Regions. Strahlenther Onkol 1997; 173: 193–200.

Gustafsson A. Developement of a versatile algorithm for optimization of radiation therapy. Stockholm: Department of Medical Radiation Physics 1996.

Hawighorst H, Knopp MV, Debus J, Brix G, Engenhardt-Cabillic R, Schad LR, Grandy M, Essig M, van Kaick G. Morphologische MR-Bildgebung mit T1-gewichteten Sequenzen zur radiotherapeutischen Zielvolumendefinition von intrakraniellen Tumoren. Radiologe 1997; 37: 243–50.

Hofer M. CT-Kursbuch. 3. Aufl. Düsseldorf: Hofer Verl. Didamed 2000; 12–3.

Kagawa K, Lee WR, Schultheiss TE, Hunt MA, Shaer AH, Hanks GE. Initial clinical assessment of CT-MRI image fusion software in localization of the prostate for 3D conformal radiation therapy. Int J Radiat Oncol Biol Phys 1997; 38: 319–25.

Karger CP, Jakel O, Debus J, Kuhn S, Hartmann GH. Three-dimensional accuracy and interfractional reproducibility of patient fixation and positioning using a stereotactic head mask system. Int J Radiat Oncol Biol Phys 2001; 49: 1493–504.

Landberg T, Wambersie A (eds). Prescribing, Recording and Reporting Photon Beam Therapy. ICRU Report 50. Bethesda (MD): ICRU 1993.

Lax I. Development of a Generalized Gaussian model for absorbed Dose calculation and Dose Planning in therapeutic Electron beams. Doctoral Dissertation. Department of Radiation Physics. University of Stockholm 1986.

LoSasso T, Chui CS, Kutcher GJ, Leibel SA, Fuks Z, Ling CC. The use of a multileaf collimator for conformal radiotherapy of carcinomas of the prostate and nasopharynx. Int J Radiat Oncol Biol Phys 1993; 25: 161–70.

Lyman JT, Wolbarst AB. Optimization of radiation therapy, IV: A dose-volume histogram reduction algorithm. Int J Rad Onc Biol Phy 1989; 17: 433–6.

Michalski JM. Accounting for Localization and Organ Motion Uncertainty in Treatment Planning. In: Syllabus: A Categorical Course in Physics, Three-dimensional Radiation Therapy Treatment Planning. Purdy JA, Fraass BA. Oak Brook (IL): RSNA 1994: 41–6.

Purdy JA. Evolution of Threedimensional Radiation Therapy Treatment Planning. In: Syllabus: A Categorical Course in Physics, Three-dimensional Radiation Therapy Treatment Planning. Purdy JA, Fraass BA. Oak Brook (IL): RSNA 1994: 7–8.

Reinstein LE, Wang XH, Burman CM, Chen Z, Mohan R, Kutcher G, Leibel SA, Fuks Z. A feasibility study of automated inverse treatment planning for cancer of the prostate. Int J Rad Oncol Biol Phys 1998; 40: 207–14.

Roessler K, Ungersboeck K, Czech T, Aichholzer M, Dietrich W, Goerzer H, Matula C, Koos WT. Contour-guided brain tumor surgery using a stereotactic navigating microscope. Stereotact Funct Neurosurg 1997; 68: 33–8.

Scherer E, Sack H (Hrsg). Strahlentherapie, Radiologische Onkologie. 4. Aufl. Berlin, Heidelberg: Springer 1993.

Ten Haken RK, Kessker ML, Martel MK, Lawrence TS. Use of Dose-Volume Histograms and Tumor Control and Normal-Tissue Complication Probabilities for Clinical Planning. In: Syllabus: A Categorical Course in Physics, Three-dimensional Radiation Therapy Treatment Planning. Purdy JA, Fraass BA. Oak Brook (IL): RSNA 1994: 55–60.

Wang XH, Burman CM, Chen Z, Mohan R, Kutcher G, Leibel SA, Fuks Z. A feasibility study of automated inverse treatment planning for cancer of the prostate. Int J Rad Onc Biol Phys 1998; 40: 207–14.

2.6 Medikamentöse Therapie: Zytostatika, Antibiotika, Antiemetika, Analgetika

K. D. Haase und R. B. Schilcher

Einführung

Zu Beginn der Therapie von Rezidiven intensiv vorbehandelter, fortgeschrittener Kopf-Hals-Tumoren steht primär sicherlich die klinische und radiologische Evaluation hinsichtlich einer palliativen Behandlung von manifesten oder auch drohenden Symptomen wie Blutungen, Superinfektionen und Schmerzen. Als primäre Behandlungsoptionen stehen hier die Tumorchirurgie und eine erneute, kleinvolumige Strahlentherapie zur Verfügung.

Oberstes Therapieziel ist der Erhalt der Lebensqualität.

Daher ist, mehr noch als in der meist kurativ intendierten Primärbehandlung, auf ein adäquates Verhältnis zwischen Effektivität und Toxizität der onkologischen Strategie zu achten. Im Kontext einer palliativen Strahlenbehandlung gewinnt eine die Bestrahlung begleitende, sensibilisierende zytostatische Chemotherapie an Bedeutung. Allerdings sollte die Durchführung derartiger Therapien spezialisierten Tumorzentren vorbehalten bleiben, die zudem über die wirtschaftlichen Ressourcen verfügen, auch moderne und damit in der Regel teurere Behandlungsstrategien zu verfolgen.

Zytostatische Chemotherapie

Die nachfolgende Darstellung kann lediglich Anhaltspunkte bezüglich etwaiger potenzieller Therapieoptionen geben. Unter Berücksichtigung der Vorbehandlung sollte zur Vermeidung von Resistenzen ein bereits appliziertes Protokoll nicht nochmals verwendet werden. Für die zytostatische Chemotherapie hat sich die Gabe folgender Substanzen bewährt (die Angabe von Nebenwirkungen beschränkt sich auf die klinisch bedeutsamen).

Alkylierende Substanzen

Cisplatin

Cisplatin wirkt unabhängig vom Zellzyklus. Es verursacht so genannte *inter-* und *intrastrand cross-links* an Purin- und Pyrimidinbasen sowie Quervernetzungen der DNA. Infolge der radiosensibilisierenden Wirkung ist vermutlich eine gewisse Reduktion der Strahlendosis möglich. Gleichzeitig kann die zytostatische Komponente empfindliche Zellklone treffen und den Tumorrückgang beschleunigen. Die wöchentliche Gabe befindet sich in therapeutischer Erprobung. Voraussetzungen für eine Applikation sind eine ausreichende Nierenfunktion und Knochenmarkreserve des Patienten.

Hinweis
Zu beachten sind die Nephrotoxizität (Hydratation!), Myelotoxizität, Neuro- (insbesondere Oto-)toxizität und ein hohes emetisches Potenzial; daher ist eine antiemetische Prophylaxe mit 5-HT_3-Antagonisten obligat, gegebenenfalls mit einer zusätzlichen Dexamethasongabe.

Carboplatin

Im Vergleich zu Cisplatin besitzt Carboplatin eine geringere Nephrotoxizität, daher ist keine Hydratation erforderlich und dieses Zytostatikum somit eher auch bei Patienten mit kardialer Vorbelastung anwendbar. Es besitzt ein geringeres emetisches Potenzial, aber es treten vermehrt Thrombozytopenien auf. Die Ansprechraten erscheinen leicht vermindert. Die **Dosierung** wird nach der AUC (*area under curve*), z. B. mittels der Calvert-Formel berechnet, da der Plasmaspiegel von der Nierenclearance abhängig ist.

Mitomycin C

Mitomycin C ist ein antitumorales Antibiotikum. Die Substanz ist ein seit langem bekanntes und bewährtes Medikament. Vorteilhaft erscheint der O_2-Verstärkungsfaktor von 0,3, da die Hypoxie von Tumoren speziell im Hals-Nasen-Ohren-Bereich häufig eine positive Korrelation zu deren Aggressivität (Größe, Differenzierungsgrad, Neigung zur Rezidivbildung) aufweist.

Hinweis
Toxizitätsprofil: Myelotoxizität (Nadir-Verzögerung von ca. sechs Wochen!); es ist eine streng intravenöse Gabe erforderlich.

Das emetische Potenzial ist eher mässig, insbesondere bei wöchentlicher Applikation von 2 bis 3 mg/m^2 Körperoberfläche über 24 Stunden (in klinischer Prüfung).

Bendamustin

Bendamustin ist in hochpalliativen Kurzprotokollen erprobt: Durchführung einer Radiotherapie mit jeweils 3 Gy an fünf aufeinander folgenden Tagen und Gabe von Bendamustin mit 150 mg/m^2 Körperoberfläche am ersten und zweiten Tag der Strahlentherapie, zwei Zyklen im Abstand von sechs Wochen. Bewährt hat sich die Gabe von Bendamustin über drei Stunden, hierbei tritt fast keine emetogene Wirkung auf; bei Bedarf ist Metoclopramid oder Alizaprid ausreichend. Als Begleittherapie wird Heparin 2500 IE i.v. als Venenschutz gegeben. Das Vermeiden einer Alopezie ist angesichts der stark eingeschränkten Prognose der Patienten ein erheblicher psychologischer Vorteil.

Pyrimidin-Analoga

Gemcitabin

Gemcitabin ist eine interessante, neuere Substanz, insbesondere bei langsam wachsenden Tumoren. Es hemmt die Ribonukleotidreduktase und deaktiviert die Cytidindesaminase. Der Einbau in die DNA führt zu einem maskierten Kettenabbruch. Die Toxizität ist gering (grippeähnliche Symptome). Applikabel ist es sowohl mit konventioneller Radiotherapie-Fraktionierung (z. B. Einzeldosis 1,8 Gy, Gesamtdosis 50,4 bis 59,4 Gy, auch nach Vorbestrahlung), als auch in Radiotherapie-Kurzprotokollen (vgl. Bendamustin) bei hochpalliativen Therapiestrategien. Hier werden jeweils 1000 mg/m^2 Körperoberfläche 1x wöchentlich i.v. appliziert.

5-Fluorouracil

5-Fluorouracil (5-FU) ist bereits bei der Behandlung des Primärtumors in vielen Therapieprotokollen enthalten, daher in der Rezidivtherapie oft nicht anwendbar und wird deshalb hier nicht ausführlicher dargestellt.

Antimetabolite

Methotrexat

Dieser Folsäure-Antagonist ist in diversen älteren Behandlungsregimen enthalten und im Einzelfall schwierig zu steuern. Auch nach niedriger Dosierung finden sich in Einzelfällen über mehrere Wochen nachweisbare Wirkspiegel mit konsekutiver, protrahierter und hochgradiger Myelosuppression. Antidot: **Citrovorum-Factor** (Folinsäure, so genannte Leucovorin®-Rescue).

Experimentelle Ansätze

Über **Ifosfamid** in Kombination mit „sensibilisierender", niedrig dosierter RT und teils auch über **Cisplatin** bei so genannten ausbestrahlten Tumoren (Vorbelastung > 80 Gy) liegen zwar interessante, aber weitestgehend nicht publizierte Daten vor, die sich auch auf metastasierte Tumorstadien, insbesondere disseminierte Lungenmetastasen, beziehen. Auch eine Kombination mit lokaler Hyperthermie ist hierbei zu diskutieren. **Capecitabin/Taxan-Kombinationen** erscheinen nach präliminären Daten attraktiv, befinden sich jedoch erst im Entwicklungsstadium.

Supportive Therapie

Ernährung

Eine hochkalorische Ernährung ist in vielen Fällen Voraussetzung sowohl für die Sicherung der Lebensqualität als auch für die Durchführbarkeit palliativer radioonkologischer Therapiemaßnahmen. Hierzu ist die Anlage einer **perkutanen endoskopischen Gastrostomie** (PEG) oder einer **intestinalen Ernährungssonde** häufig obligat. Alternativen im Falle eventuell erforderlicher parenteraler Ernährung stellen **Portsysteme** dar, die konventionell-chirurgisch oder neuerdings auch, mit weniger Aufwand, interventionell-radiologisch implantiert werden können. Diese ermöglichen die Infusion auch konzentrierter Lösungen wie Nutriflex®, von Fetten sowie fettlöslicher Vitamine.

Antibiotische und antimykotische Behandlung

Aufgrund von Tumornekrosen mit Superinfektion ist häufig eine antibiotische Chemotherapie erforderlich. Diese sollte möglichst gezielt nach vorangegangener Keimbestimmung erfolgen. Oft ist bereits eine primäre Behandlung mit einem besonders weichteilaffinem Antibiotikum wie z. B. **Clindamycin** effektiv. Ein weiteres Problem bilden entzündliche oder durch Tumorinfiltration hervorgerufene Schluckstörungen. Auch in diesen Fällen ist eine PEG-Anlage zu empfehlen. Aspirationspneumonien infolge Verschluckens sprechen gut auf z. B. **Ciprofloxacin**, **Metronidazol** oder eine **Sulbactam/Ampicillin-Kombination** an. Zur antimykotischen Behandlung steht in erster Linie **Fluconazol**, aber auch **Amphotericin B** zur Verfügung.

Blut- und Blutersatzprodukte

Viele Tumorpatienten leiden an einem so genannten **Fatigue-Syndrom** infolge einer **Anämie**. Dies bedeutet eine vielfach unterschätzte, jedoch die Patienten erheblich belastende Einschränkung der Lebensqualität und führt auch infolge der konsekutiven Gewebshypoxie zu einer weiteren Einschränkung der onkologischen Therapieoptionen. Anzustreben sind Hämoglobin-Werte um 10 bis 12 g/dl. Neben einer kurzfristigen Korrektur mit bestrahlten **Erythrozytenkonzentraten** hat sich die Applikation von **Erythropoetin** bewährt, dessen Wirkung allerdings mit einer Verzögerung von zwei Wochen eintritt und eine Prognose quoad vitam von mindestens sechs Monaten voraussetzt.

Hinweis
Die Behandlung der tumorassoziierten Anämie ist keine „Laborkosmetik"!

Die Gabe Granulozyten stimulierender Faktoren (Filgastrim, Lenogastrim) ist hingegen weitaus seltener notwendig. Sie mag im Einzelfall sinnvoll erscheinen, um unerwünschte Pausen der radioonkologischen Therapie zu verhindern oder zumindest zu verkürzen, oder auch bei leukopenischen Patienten mit bereits bestehender Infektion zur Vermeidung von Folgekomplikationen (Sepsis). Zwischen glykosylierten und nichtglykosylierten Präparaten bestehen bei dieser Indikation kaum klinisch relevante Unterschiede. Ob eine G-CSF-Behandlung eingeleitet wird, sollte angesichts der sehr eingeschränkten Prognose der Patienten sehr sorgfältig abgewogen werden.

Entsprechendes gilt auch für die **Thrombozytensubstitution**, die allenfalls bei Thrombozytenzahlen unter 10/nl und/oder Blutungsneigung zu empfehlen ist.

Antiemetische Therapie

Der Stellenwert der Lebensqualität wurde am Anfang des Kapitels bereits angesprochen. Es ist daher absolut unerlässlich, die durch Zytostatika verursachte Übelkeit und das Erbrechen ausreichend zu behandeln. Gering emetogene Substanzen erfordern in der Regel lediglich eine Begleitbehandlung mit **Metoclopramid** oder **Alizaprid**. Bewährt hat sich z. B. die Applikation von drei Ampullen Vergentan® in 100 ml 0,9 %iger NaCl-Lösung als Kurzinfusion, die gleichzeitig eine Kontrolle der korrekten intravenösen Lage des Infusionssystems erlaubt.

Hinweis
Bei stärker emetogenen Medikamenten wie Cisplatin ist hingegen die Gabe von 5-HT_3-Antagonisten obligat.

Zu beachten ist, dass **Dolasetron** und **Tropisetron** lediglich für die zytostatische Chemotherapie zugelassen sind, während **Ondansetron** und **Granisetron** (letzteres als i.v.-Zubereitung) auch bei strahleninduzierter Übelkeit eingesetzt werden können. Eine Verstärkung der antiemetischen Wirkung lässt sich bei den letzteren Präparaten erreichen durch Hinzugabe von **Dexamethason**, bei Granisetron auch mittels **Methylprednisolon**. Im Bedarfsfall kann auch **Dimenhydrinat** zusätzlich verabreicht werden. Hier erscheint die Darreichung als Suppositorien in mancher Hinsicht vorteilhaft.

Analgetika

Galen wird die Aussage zugeschrieben: „Divinum est sedare dolorem". Tumorbedingte, oft als qualvoll empfundene Schmerzen sind für viele Patienten derjenige Aspekt ihrer Erkrankung, welcher die Lebensqualität am stärksten beeinträchtigt. Die Schmerzen können ferner zu Inappetenz führen und hierdurch eine – oftmals bereits vorbestehende – katabole Stoffwechsellage verstärken und damit den Allgemeinzustand zusätzlich verschlechtern. Dies wiederum beschränkt die Möglichkeiten der eigentlichen radioonkologischen Therapie.

Hinweis
Eine lege artis durchgeführte analgetische Therapie beinhaltet auch bei Anwendung stark wirksamer Opiate kein relevantes Abhängigkeitspotenzial. Die „Angst" des Arztes vor dem Betäubungsmittel(Btm)-Rezept sollte daher nicht etwa eine Kontraindikation für eine suffiziente Schmerztherapie darstellen.

Tumorschmerz ist meist chronischer Schmerz und bedarf somit einer kontinuierlichen Medikamentengabe nach einem festen Zeitschema, welches von der Wirkdauer der verwendeten Substanzen abhängt. Alle Substanzen sind grundsätzlich oral zu verabreichen, retardierte Zubereitungen vereinfachen die Applikation. Die Auswahl der Analgetika erfolgt zum einen nach der Art, zum anderen entsprechend der Stärke der Schmerzen gemäß dem Stufenplan der WHO:

- Stufe 1: **Peripher wirkende Analgetika**, wie z.B. Paracetamol, Diclofenac, Ibuprofen. Zur Behandlung von mukositisbedingten schmerzhaften Schluckstörungen hat sich Metamizol bewährt.
- Stufe 2: Hinzugabe von **schwach wirksamen Opiaten**, bzw. deren Abkömmlingen. Gute Erfahrungen bestehen mit Tilidin und Tramadol, aber auch u.a. mit Codein oder Dihydrocodein.
- Stufe 3: Umstellung auf **stark zentral wirkende Opiate** wie Buprenorphin oder Morphinsulfat. Auch Oxycodon und Hydromorphon sind mittlerweile als orale Darreichungsform erhältlich. Ist der Patient mit einer PEG versorgt, stehen als Suspension zu verabreichende Granulate (z.B. Morphinsulfat) zur Verfügung. Auch transdermale Systeme (Fentanyl-Pflaster) sorgen für einen kontinuierlichen Wirkspiegel.

Eine Kombination mit so genannten **Koanalgetika** (trizyklische Antidepressiva, Antikonvulsiva, Neuroleptika) ist oft sinnvoll. Wichtig bei einer Opiat-Ersteinstellung ist die zusätzliche Gabe von Antiemetika und Laxanzien. Genauere Angaben zur Medikation bei der Schmerztherapie finden sich in Kapitel 3.4.

Schlussbemerkung

Dem Interessierten steht eine umfangreiche – auch deutschsprachige – weiterführende Literatur zur Verfügung. Die im Folgenden genannten Bücher stellen lediglich eine kleine Auswahl zum Einstieg in die Thematik dar. Neben dem entsprechenden Literaturstudium sind umfangreiche praktische Erfahrungen jedoch unabdingbar für die umfassende Betreuung dieser oft schwerkranken Patienten. Darüber hinaus sollte die Behandlung, soweit möglich, im Rahmen kontrollierter klinischer Studien erfolgen, nicht nur unter wissenschaftlichen Aspekten, sondern auch im Hinblick auf die Qualitätskontrolle.

Literatur

DeVita VT Jr, Hellman S, Rosenberg SA (Hrsg). Cancer. Principles & Practice of Oncology. 6. Aufl. Philadelphia: Lippincott Williams & Wilkins 2001.

Husebö S, Klaschik E. Palliativmedizin. 2. Aufl. Berlin, Heidelberg, New York: Springer 2000.

Schockenhoff B (Hrsg). Spezielle Schmerztherapie. Nach den Richtlinien der Bundesärztekammer. 1. Aufl. München: Urban & Fischer 1999.

Seeber S, Schütte J (Hrsg). Therapiekonzepte Onkologie. 4. Aufl. Berlin, Heidelberg, New York: Springer 2002.

Wolff HP, Weihrauch TR (Hrsg). Internistische Therapie 2000/2001. 13. Aufl. München: Urban & Fischer 2000.

3 Supportive Therapie

3.1 Allgemeine Prophylaxe und Therapie von Infektionen bei Patienten mit Kopf-Hals-Tumoren

P. G. Höher

Einführung

Die Therapie von Tumoren im Kopf-Hals-Bereich ist mit einem hohen Risiko der Verbreitung von mikrobiellen Erregern verbunden. Der Kontakt des Patienten mit Erregern kann auf aerogenem Weg erfolgen, aber auch durch Schmierinfektionen, die beim Gesunden auf eine vielschichtige Abwehrbarriere stoßen. Diese Barriere entsteht durch ein Zusammenwirken physikalischer, chemischer und immunologischer Faktoren. Die hohe Konzentration von Mikroorganismen der physiologischen Flora ist Bestandteil dieses Schutzmechanismus. Die Entstehung von Tumoren im Kopf-Hals-Bereich und ihre Behandlung durch chirurgische, zytostatische oder radiotherapeutische Eingriffe führen zu einer Störung dieses empfindlichen Systems und fördern die Translokation fakultativ pathogener Mikroorganismen. Die anatomischen Verhältnisse sind geeignet, Mikroorganismen der physiologischen Flora oder pathogene Erreger auf kurzem Wege in lebenswichtige Zentren zu transportieren, sei es in die Weichteile des parapharyngealen Raums, in die Bereiche der Lunge, des Herzens oder des zentralen Nervensystems.

Abwehrmechanismen

Unspezifische Abwehrsysteme der Schleimhäute

Die Schleimhäute im Bereich der oberen Luftwege, der Bronchien und der Mundhöhle haben bei der Abwehr von eindringenden Schadstoffen eine herausragende Funktion. Die Abwehrmechanismen sind in diesem Bereich besonders ausgeprägt. Gegen das Eindringen von Krankheitserregern oder allgemein gegen Mikroorganismen wirken zahlreiche Systeme zum Schutz des Organismus zusammen. Zu den natürlichen unspezifischen Abwehrmechanismen gehören die intakte Haut und die intakte Schleimhaut; diese bilden eine physikalische Schranke. Der Speichelfluss, die Schleimabsonderung und das Flimmerepithel mit seinen erzeugten Strömungsverhältnissen wirken ebenfalls als effektive Schutzmechanismen. Zu den physikalischen Schutzreflexen zählen auch der Husten und das Niesen. Schleimhautsekrete, die unspezifische chemische Substanzen (z. B. Lysozym) enthalten, wirken auf Bakterien, Viren, Protozoen und Pilze ein. Proteine und Komplementfaktoren, insbesondere Proteine der akuten Phase wie das CRP (C-reaktives Protein) oder α_1-Antitrypsin, sind weitere unspezifische Schutzmechanismen. Leukozyten bzw. natürliche Killerzellen (NK-Zellen) im Bereich der Tonsillen kommen noch hinzu.

Zu den Mechanismen unspezifischer Abwehr darf auch die normale **mikrobielle Flora** auf Haut und Schleimhäuten gezählt werden. Das Vorhandensein dieser Mikroorganismen auf der Schleimhaut schützt den Organismus vor Besiedelung und auch vor der Invasion von pathogenen Mikroorganismen. Normale Flora und pathogene Erreger konkurrieren um das Nährstoffangebot und um die Rezeptoren auf den Wirtszellen, über die sie dann in den Organismus eindringen können. Die normale Bakterienflora ist in der Regel schädlich für pathogene Keime. Darüber hinaus bilden die physiologischen Keime einen ständigen antigenen Stimulus für Makrophagen und andere Zellen des Immunsystems, wobei es letztlich zur Antikörperproduktion kommen kann und somit ein breites Spektrum von neutralisierenden Substanzen gegen pathogene Erreger zur Verfügung steht. Toxische Metaboliten, die durch den mikrobiellen Stoffwechsel entstehen, bilden eine weitere Abwehr gegen pathogene Keime. Der antigene Stimulus bewirkt auch die Bildung von Interferon als spezies-spezifischen Abwehrfaktor. Die **Phagozytose** von Schadstoffen und Erregern und ihr chemischer Abbau in den Phagozyten vervollständigen das Abwehrsystem.

Die normale physiologische Flora besteht aus Bakterien, Pilzen und Protozoen. Viren gehören nicht zu den residenten Erregern, die man auf Schleimhäuten finden kann. Für eine ständige Besiedelung von Haut oder Schleimhäuten durch Viren gibt es keine Belege. Die physiologische Flora hat auf den Schleimhäuten, so auch auf den Schleimhäuten des Mundes und des Rachens eine beständige Zusammensetzung, die sich auch nach erheblichen Störungen durch toxische Einflüsse wieder regeneriert. So finden sich im Bereich der Haut vor allem koagulase-negative Staphylokokken und andere Mikrokokkenspezies, apathogene Corynebakterien, Propionibakterien und Acinetobacter. Die Keimbesiedlung im Bereich der Nase und des äußeren Gehörgangs entspricht mit geringfügigen Unterschieden denen der Haut. Die Anzahl liegt in Abhängigkeit von Nährstoffangebot und Feuchtigkeit zwischen 10^3 bis 10^6 Keimen pro cm^2.

In der Mundhöhle finden sich unterschiedliche Mikrobiotope. Die Keimzahl im Speichel beträgt bis zu 10^9 Kolonie bildende Einheiten (KBE) pro ml. Im Wesentlichen handelt es sich um obligate Anaerobier. Etwa 10 % sind aerob wachsende Keime. Unter ihnen befinden sich vergrünende Streptokokken und apathogene Neisserien als Leitkeime. Weiterhin finden sich Staphylokokken, Corynebakterien, Laktobazillen, Enterokokken und insbesondere bei geschwächter Immunabwehr Enterobakterien und Pseudomonaden. Sprosspilze sind ebenso wie Amöben oder Trichomonaden vereinzelt vorhanden. Von den zahlreichen anaeroben Bakterien sind hier die Bacteroidesarten beispielhaft für gramnegative Keime genannt. Unter den Grampositiven finden sich Actinomyces, Laktobazillus, Propionibakterien, Peptostreptokokken u.a. Diese residente Flora kann vorübergehend durch transiente Bakterien, die nur temporär nachweisbar sind, ergänzt werden. Hier sind Staphylococcus aureus, aber auch Streptococcus pneumoniae und Neisseria meningitidis zu nennen.

Der hohe Gehalt an **Lysozym** in der Tränenflüssigkeit hemmt das Keimwachstum auf den Konjunktiven.

Spezifische Immunabwehr auf den Schleimhäuten

Die spezifische Immunabwehr auf unseren Schleimhäuten funktioniert auf rund 300 m^2 Schleimhautoberfläche in unserem Körper trotz individueller lokaler Gegebenheiten nach dem annähernd gleichen Prinzip. Man kann also alle Schleimhautareale immunologisch unter einem Begriff zusammenfassen: schleimhautassoziiertes lymphatisches Gewebe (***M**ucosa-**A**ssociated **L**ymphoid **T**issue*). **MALT** zählt zu den sekundären lymphatischen Organen. Es schützt den

Organismus durch eine immunologische Schleimhautbarriere vor dem Eindringen infektiöser Erreger oder anderer Fremdsubstanzen. Die typische Abwehrleistung des MALT ist die Produktion des **sekretorischen Immunglobulins A** (s-IgA). Es kommt in Sekreten fast ausnahmslos in dimerer Form vor und hat ein Molekulargewicht (MG) von 385 000. Es enthält zusätzlich ein Glykoprotein (MG 70 000), das über Disulfidbrücken zwei IgA-Moleküle miteinander verbindet. Das Glykoprotein wird in epithelialen Zellen gebildet und an IgA angelagert und besitzt dadurch eine hohe Resistenz gegen Proteolyse. Im IgA-Molekül ist kein Fc-Fragment nachweisbar, es ist jedoch durch Aggregatbildung in der Lage, Komplement zu aktivieren. Die Produktion von s-IgA durch das MALT überwiegt die Produktion des systemischen IgG um ein Vielfaches. Seine wichtigste biologische Funktion ist die Verhinderung der Bakterienadhäsion auf der Schleimhautoberfläche. Durch diesen Mechanismus wird die Besiedelung der Schleimhäute mit Bakterien erschwert. Das s-IgA bildet praktisch einen Teppich auf den Schleimhäuten, neutralisiert bakterielle Toxine und Viren und wirkt antibakteriell in Gegenwart von Lysozym.

Defekte des Abwehrsystems

Die Störung des Zusammenspiels von unspezifischen und spezifischen Abwehrmechanismen auf den Schleimhäuten im Kopf-Hals-Bereich wird überwiegend durch eine gestörte Barrierefunktion, seltener durch eine spezifische Störung des Immunsystems selbst verursacht. Gerade im Bereich der Schleimhäute des Nasopharynx, der Bronchien, der Mundhöhle und des Rachens wirkt sich eine solche Störung besonders empfindlich aus. Die Beeinträchtigung der Barriere kann durch Fehlbildungen in diesem Bereich, durch chronische Entzündungen oder durch permanente Reize wie Rauchen oder Luftschadstoffe hervorgerufen werden. Gerade aber auch Tumoren und ihre Behandlung schädigen hier das komplizierte Zusammenspiel der Immunabwehr. Die Immunsuppression durch Strahlentherapie und deren Folgeerkrankungen, wie z. B. Mukositis, begünstigen die Ansiedelung, Vermehrung und Verbreitung von Krankheitserregern.

Infektionen

Obwohl bei Patienten mit Tumoren im Kopf-Hals-Bereich die Radiotherapie die Hauptursache für Infektionen darstellen soll, kann man diese nicht ausschließlich unter diesem Gesichtspunkt betrachten, da in der Regel viele verschiedene Dinge die Ausbreitung der Infektionen begünstigen, so z. B. der Tumor selbst als auch seine chirurgische oder zytostatische Behandlung.

Infektionen infolge von Immunsuppression

Die meisten Patienten mit Tumoren im Kopf-Hals-Bereich dürften als immunsupprimiert angesehen werden. Neben dem Tumor selbst wirkt die Behandlung durch chirurgische Eingriffe, Zytostatika oder Radiotherapie immunsuppressiv. Hinzu kommt eine Fehlernährung durch die Behinderung der Essensaufnahme, die zu Vitamin- und Proteinmangelstörungen führen kann. Veränderungen des Blut bildenden Knochenmarks bei Rezidivtumoren im Kopf-Hals-Bereich sind gerade bei einer Strahlentherapie häufig. Hierfür dürften jedoch zusätzlich auch hohe Blutverluste verantwortlich sein. In der Regel sind Patienten, die mit einer Radiotherapie behandelt werden, aus mikrobiologischer und immunologischer Sicht als neutropenische Patienten anzusehen und zu behandeln.

Nosokomiale Infektionen

Nosokomiale Infektionen gewinnen im klinischen Alltag immer mehr an Bedeutung. Invasive Diagnostik, ausgedehnte Operationen mit nachfolgender Intensivtherapie bei Patienten bis ins hohe Alter und immunsuppressive Therapie begünstigen die Ausbreitung von Erregern. Die breite Anwendung von Antibiotika führt zur Entstehung hochresistenter Varianten. Trotz aller hygienischen Maßnahmen lassen sich nur in etwa einem Drittel aller Fälle diese Infektionen verhindern. Denn das Reservoir für nosokomiale Erreger ist nicht allein das Krankenhaus und die Umgebung des Patienten, sondern vielmehr der Patient selbst. Nicht nur Patienten mit myeloischer Insuffizienz oder immunsuppressiver Therapie sind gefährdet, als immunsupprimiert ist auch der Patient anzusehen, der sich einem großen operativen Eingriff unterziehen und intensivtherapeutisch betreut werden muss. Generell gefährdet sind ältere Menschen. Sie sind empfänglich gegenüber nosokomialen Infektionen mit Erregern endogenen Ursprungs, etwa mit physiologischen Bakterien des Respirationstrakts oder mit in den Organismus eingedrungenen Darmkeimen. **Aspirations- und Beatmungspneumonien** sind häufige nosokomiale Infektionen. Bei älteren Patienten überwiegen gramnegative Erreger, postoperative **Wundinfektionen** kommen ebenso vor wie **Endokarditiden**, verursacht durch vergrünende Streptokokken, die der normalen Flora der Mundhöhle angehören. Eine Translokation von Bakterien bei Eingriffen chirurgischer oder strahlentherapeutischer Art ist im Kopf-Hals-Bereich nicht auszuschließen, sodass es zum Übertritt von Mikroorganismen der physiologischen Flora in Lymphbahnen und Blut und damit zu **Bakteriämien** und **sepsisähnlichen Zuständen** kommt.

Hinweis

Nosokomiale Keime aus der Umgebung des Patienten, die auf diesen durch Eingriffe oder Behandlungen übertragen werden können, bedürfen besonderer Aufmerksamkeit. Denn diese Übertragung ist im Prinzip zu verhindern. Der wichtigste Vektor hierfür ist die Hand, sei es die des Arztes, der Pflegekraft, des Besuchers oder die des Patienten selbst. Einer der Hauptübertragungswege ist der Griff mit der Hand an die mit Staphylokokken besiedelte Nase. In der Normalbevölkerung sind es etwa 10 %, beim Pflegepersonal bis zu 40 %, bei denen man Staphylococcus aureus in der Nase findet. Es gibt einen direkten Zusammenhang zwischen der Dauer des Aufenthalts im Krankenhaus und der Häufigkeit nosokomialer Infektionen.
Eine weitere Quelle zur Verbreitung nosokomialer Keime sind Katheter mit längerer Verweildauer. Auch die Infektion über angelegte Shunts muss hier genannt werden.

Die Plastikmaterialien sind Besiedelungsorte insbesondere grampositiver Keime, welche in die Blutbahn ausstreuen und häufig zu einer Sepsis führen. Als Prophylaxe können eine ständige mikrobiologische Kontrolle des Patienten und die Aufzeichnung des Infektionsgeschehens beim Patienten und seiner Umgebung angesehen werden. Darüber hinaus muss das hygienische Vorgehen festgelegt und strikt eingehalten werden. Dies gelingt, wenn es praktikabel ist und das Personal von seiner Effizienz überzeugt werden kann.

Hinweis

Zu den hygienischen Maßnahmen gehören u.a. regelmäßige Abstriche der Nase, der Axille und des Perineums beim Patienten, insbesondere auf Intensivstationen. Beim Auftreten multiresistenter Keime sollte jedoch auch beim Personal ein Nasenabstrich erfolgen.

Das Auftreten hochresistenter Keime wie MRSA (Methicillin-resistenter Staphylococcus aureus), der in Deutschland zwischen 6 und 10 % aller Staphylococcus-aureus-Stämme im Krankenhaus ausmacht, sowie Vancomycin-resistenter Enterokokken, die praktisch nicht mehr therapierbar sind, muss kontrolliert und eingedämmt werden, wenn man nicht in erhebliche therapeutische Schwierigkeiten kommen will. Nosokomiale Keime unter den gramnegativen Bakterien mit hoher Resistenz gegen Antibiotika sind Klebsiellen, Enterobacter und Pseudomonaden (Ruckdeschel et al. 1998; Trautmann et al. 1998). Risikopatienten für nosokomiale Infektionen sind insbesondere Patienten mit einer Operationsdauer von über fünf Stunden, die über 50 Jahre alt sind und präoperativ eine Radiotherapie erfahren haben (Velasco et al. 1995). Der Verlauf nosokomialer Infektionen wird durch Begleitkrankheiten und die Ausbreitung des Tumors beeinflusst.

Infektionshäufigkeit bei chirurgischer oder Radiotherapie

Eine Radiotherapie bei Patienten mit Kopf-Hals-Tumoren, insbesondere vor einem chirurgischen Eingriff, beeinflusst in hohem Maße die Abwehr gegen Erreger im Kopf-Hals-Bereich. Sie zerstört epitheliale und endotheliale Strukturen, vermindert den Blutdurchfluss und verzögert so die Wundheilung. Sie bewirkt ferner eine interstitielle und perivaskuläre Fibrose (Johnson und Bloomer 1989; Marks 1997). Eine Radiotherapie vor einem chirurgischen Eingriff steigert nicht die Infektionsrate, sie beeinflusst jedoch eine Infektion in Richtung schwerer Verläufe. Die Häufigkeit von Wundinfektionen nach einem operativem Eingriff mit und ohne Radiotherapie liegt im Mittel zwischen 15 und 22 %. Nach einer Zusammenfassung von insgesamt elf Studien mit über 1000 Patienten wurden Werte zwischen 6 und 29 % angegeben. Das Erregerspektrum setzt sich ausnahmslos aus Keimen der physiologischen Flora bzw. des Patienten selbst zusammen, von denen die meisten als fakultativ pathogen gelten können. Betroffen sind die Körperbereiche, die unmittelbar physikalisch lädiert werden. Die Infektionen erfolgen überwiegend intraoperativ. Meist ist die Infektion polymikrobiell (> 90 %) mit überwiegend aerob wachsenden Bakterien (90 %), hierauf folgen Anaerobier und Pilze. Die Beteiligung anaerob wachsender Bakterien hängt wesentlich von der Art der Komplikation ab, so ist sie überwiegend bei Abszessen zu beobachten. Gefunden werden u.a. Peptostreptokokken und Bacteroidesarten. Bei der Infektion mit aeroben Bakterien überwiegen grampositive Kokken (> 54 %) gegenüber gramnegativen Erregern (ca. 40 %). Der Anteil grampositiver und -negativer Erreger wird vom Alter des Patienten und seines Immunstatus beeinflusst. Mit zunehmendem Alter verschiebt sich die Verteilung zugunsten gramnegativer Bakterien. Komplikationen außerhalb des unmittelbaren Bereichs der physikalischen Eingriffe sind selten. In ca. 6 % der Fälle sind dies Lungenaffektionen, Phlebitiden oder Harnwegsinfekte (aufgezählt nach der Häufigkeit).

Immer wieder wird der Effekt einer Wundinfektion auf die Tumorrezidivrate genannt. Im Bereich der Kopf-Hals-Tumoren gibt es jedoch hierzu keine einheitliche Aussage. Nach Operationen von Plattenepithelkarzinomen ist die Rezidivhäufigkeit bei aufgetretenen Wundinfektionen mit ca. 52 % doppelt so hoch wie bei komplikationsloser Heilung (26 %). Ein positiver Effekt wird jedoch nach Operationen von Larynxkarzinomen erwähnt, bei denen neben einem Einfluss von Infektionen auf die Minderung der Rezidivrate eine deutlich bessere 5-Jahres-Überlebensrate mit 44 % bei infizierten gegenüber 31 % bei nicht infizierten Patienten beobachtet werden konnte. In den meisten Studien wird eine Auswirkung der Wundinfektion auf die Überlebensrate nicht geschildert. Es gibt jedoch auch Hinweise auf einen Zusammenhang zwischen verkürzter Überlebensrate und Wundinfektion unabhängig vom Tumorstaging.

Sepsis

Über 94 % aller Patienten mit einer Sepsis haben eine Grunderkrankung, die das Immunsystem schwächt. Auch Patienten mit malignen Erkrankungen in neutropenischem Status neigen zur Sepsis.

Die Mundhöhle und der Nasen-Rachen-Raum sind bei solchen Patienten neben dem Intestinaltrakt häufig Ausgangsherde für Infektionen. Etwa 95 % sind Monoinfektionen und ca. 5 % Doppelinfektionen, Mischinfektionen liegen nur in 0,5 % der Fälle vor. Es überwiegen grampositive Erreger mit ca. 48 %, Enterobakterien finden sich in 38 % und Pseudomonas aeruginosa in 5 % der Sepsen als Verursacher. Hämophilus influenzae ist nur mit 0,5 % beteiligt. Auch Anaerobier machen mit 1,2 % nur einen geringen Anteil aus. Die Pilzsepsis ist mit 1,3 % relativ selten. Unter den immunsupprimierten Patienten und denen mit Malignomen sind grampositive Erreger mit 38 % und Enterobakterien mit 39 % gleich häufig nachweisbar.

Bei einer Sepsis wurden in 48 % der Fälle grampositive Erreger und in 22 % Enterobakterien gefunden. Pseudomonas aeruginosa war in 4,3 % beteiligt, Hämophilus unverhältnismäßig häufig mit 11 %. Unter den grampositiven Erregern sind die nicht-hämolysierenden Streptokokken mit 15 % am häufigsten vertreten. Die Erregerverteilung unterschied sich in der von Rosenthal 1991 und 1992 durchgeführten Studie nicht wesentlich von früheren Untersuchungen. Auch gab es im europäischen Raum keine wesentlichen Unterschiede in der Verteilung (Rosenthal 1993).

Einer gramnegativen Sepsis geht häufig die Kolonisation des Nasopharynx und des Darms mit gramnegativen Keimen voraus. Die selektive Darmdekontamination soll das Erregerspektrum von gramnegativen hin zu grampositiven Erregern verändern, mit überwiegend Staphyloykokken oder auch multiresistenten koagulase-negativen Stämmen, gefolgt von Pneumokokken und Streptokokken. Zwischen einer prophylaktischen Behandlung mit Chinolonen und oralen oder gastrointestinalen Schleimhautschäden soll ein Zusammenhang bestehen. Auch Pilzseptikämien werden bei Malignompatienten beobachtet; man findet sie meist zusammen mit polymikrobiellen, hochgradig letalen Infektionen, insbesondere dann, wenn Strahlentherapie und zytostatische Therapie angewandt werden.

Endokarditis

Werden im Verlaufe einer Sepsis nicht-hämolysierende Streptokokken isoliert, besteht in 40 bis 60 % der Fälle gleichzeitig eine Endokarditis. Damit ist **Streptococcus viridans** der häufigste Erreger bakterieller Endokarditiden. Vielfach ist der Ausgangsherd für die Sepsis eine Infektion im Kopfbereich, die in 15 % der Fälle durch Streptococcus viridans veruracht wird. Aber auch **Escherichia coli** (E. coli) wird in 13 % der Fälle eines septischen Krankheitsbilds bei Infektionen im Kopfbereich gefunden. **Hämophilus influenzae** und **Staphylococcus aureus** haben einen Anteil von je 11 %.

Infektionen im Kopf-Hals-Bereich

Eine Reihe von typischen Erkrankungen im Verlaufe eines Tumorleidens und seiner Behandlung im Kopf-Hals-Bereich sind als Komplikationen der Therapie anzusehen.

Die Erreger sind häufig residente Keime der Mundhöhle, aber auch seltene transiente Erreger, deren pathogene Eigenschaften sich nur in vorgeschädigten Geweben oder immunsupprimierten Organismen entfalten und zu ernsthaften Erkrankungen führen können (Gradon 1996).

Hinweis
Infektionen im Gesichtsbereich können lebensbedrohend werden, wenn sie Zugang zu tieferen, vital notwendigen Strukturen bekommen. Besondere Gefahrenzonen im Gesicht sind u. a. die Oberlippe und die Nasenspitze. Von hier aus können Infektionen auf venösem Weg zu einer **septischen Thrombose des Sinus cavernosus** führen. Von den blutreichen Sinus kann sich die Infektion ausbreiten und zur bakteriellen Meningitis, zu Hirnabszessen, epi- und subduralen Empyemen oder kranialer Osteomyelitis entwickeln. Zu den Verursachern dieser Infektionen sind Staphylococcus aureus und Anaerobier zu zählen.

Auch von der Gingiva können, allerdings seltener, schwere Infektionen ausgehen. Die **Gingivitis** ist nicht nur Folge einer mangelhaften Mundhygiene. Sie ist häufig auch Zeichen einer verminderten immunologischen Resistenz und Ausdruck einer Hypovitaminose, wie sie insbesondere bei Tumoren im Kopf-Hals-Bereich durch die oft mechanisch gestörte Nahrungsaufnahme vorkommen kann. Durch die Schädigung der Schleimhaut an Zähnen und im Mund können Keime wie hämolysierende Streptokokken, Staphylokokken, gramnegative Bakterien und auch Anaerobier in die Blutbahn gelangen, an anderer Stelle abszedieren und zu septikämischen Zuständen führen. Seltene Folgen der Gingivitis oder anderer Zahn- und Kieferinfektionen sind **Senkungsabszesse** oder die **Mundbodenphlegmone**, deren Verursacher in der Regel Streptokokken und Anaerobier (Bacteroides spp.) sind.

Eine Verletzung der Schleimhaut im Nasen-Rachen-Bereich kann auch die Entstehung von Meningitiden begünstigen. Meningokokken, Hämophilus influenzae oder Enterokokken sind hierbei häufige Erreger. Subakute, aseptische Meningitiden können Ausdruck einer Pilzinfektion, eines Tumors oder einer viraler Infektion sein.

Die **Angina Plaut-Vincenti** ist eine akute exsudative Infektion des Pharynx und der Tonsillen, die durch Anaerobier und Treponema vincenti verursacht wird. Komplikationen in Form von Infektionen des Gewebes im Mundbereich können bei Patienten mit Mangelernährung oder durch mangelnde Mundhygiene auftreten. In seltenen Fällen treten tonsilläre oder gingivale Blutungen auf. Bacteroides spp. sind für diese Komplikationen verantwortlich.

Der **peritonsilläre Abszess** ist eine Komplikation tonsillärer Infektionen, bei denen eine Vielzahl von Erregern mitwirkt. In jedem Fall sind Anaerobier unter den Verursachern.

Die **akute Pharyngitis** wird durch eine Reihe verschiedener Viren und Bakterien ausgelöst. Als häufigste Verursacher werden Streptokokken der Gruppe A beobachtet. Die Ausbreitung geschieht von Mensch zu Mensch oder durch kontaminierte Lebensmittel.

Eine typische Infektion des Submandibularraums ist die so genannte **Angina Ludovici**. Es handelt sich um eine Phlegmone des Mundbodens bzw. der oberen Hals- und Mundgegend. Sie geht von akuten Entzündungen der Glandula submandibularis oder von den Zahnwurzeln der unteren Molaren aus. Die Infektion ist polymikrobiell: Beteiligt sind zu 50 % Viridans-Streptokokken und andere Streptokokken, zu etwa 15 % Staphylococcus aureus und epidermidis und zu 25 % Anaerobier wie Bacteroides. Die Infektion wird besonders bei Patienten mit Immunsystem schwächenden Erkrankungen beobachtet. Dies sind z. B. Diabetes, Lupus erythematodes oder allgemein neutropenische Erkrankungen. Komplikationen sind Aspirationspneumonien, Lungenabszess, Zungennekrose, Thrombose der Jugularvene sowie Pleura- und Perikardbeteiligungen. Eine häufige Todesursache der Patienten ist die Asphyxie.

Ausgehend vom Submandibularraum, den retropharyngealen oder peritonsillären Gebieten sowie den Speicheldrüsen können sich Infektionen in das laterale pharyngeale Gebiet ausbreiten. Wieder sind hier immunsupprimierte Patienten besonders gefährdet. Etwa zwei Drittel dieser Infektionen sind polymikrobiell (Streptococcus viridans, Staphylokokken). Anaerobier sind zu 40 % beteiligt, der Anteil gramnegativer Bakterien ist hier gering.

Der Retropharyngealraum stellt die Verbindung zum hinteren Mediastinum her. Die paravertebral gelegenen Infektionen beginnen oft in zervikalen Regionen. Wieder sind Anaerobier wie Bacteroides oder Peptostreptokokken, aber auch Streptococcus viridans, Staphylococcus aureus und Hämophilus influenzae beteiligt.

Die **septische Thrombophlebitis der Jugularvene**, das Lemierre-Syndrom, wird durch Anaerobier verursacht. Sie kommt vorwiegend bei jungen Menschen vor. Ein Zusammenhang mit besonderen Ereignissen ist nicht bekannt.

Die Besiedelung des Gehörgangs mit Mikroorganismen entspricht etwa der der Mundhöhle. Infolgedessen können Erreger einer Otitis media unter den fakultativ pathogenen Erregern gefunden werden. Staphylococcus aureus, gramnegative Stäbchen wie E. coli oder Pseudomonas aeruginosa und selten auch Pilze können **Otitiserkrankungen** verursachen.

Die **maligne Otitis externa** entwickelt sich vornehmlich bei immunsupprimierten Patienten. Sie breitet sich über den Processus mastoideus intrakranial aus und kann zu Meningitiden sowie Hirnabszessen führen. Eine Assoziation der Infektionen mit malignen Tumoren in diesem Bereich ist gegeben. Der Verursacher ist häufig Pseudomonas aeruginosa.

Bakterien in der Mundhöhle sowie aerogene exogene Keime sind häufig Ursache für Lungenaffektionen. Die klassische **Pneumonie** wird durch Pneumokokken verursacht. Sie tritt häufig im Verlauf von Tumorbehandlungen auf und ist eine der häufigsten Todesursachen bei älteren Menschen. Die nosokomiale Superinfektion des abwehrgeschwächten Patienten erfolgt durch Staphylokokken. Auch Klebsiella pneumoniae ist ein häufiger nosokomialer Keim mit hoher antibiotischer Resistenz, der für Patienten jenseits des 50. Lebensjahrs ganz allgemein, aber besonders bei entsprechender immunsuppressiver Belastung, gefährlich werden kann. Die **Legionellen-Pneumonie**, eine typische Erkrankung des immunsupprimierten Menschen nach Infektion über legionellenhaltige Aerosole, gehört dagegen nicht zu den typischen Komplikationen im Rahmen einer Tumortherapie des Kopf-Hals-Bereichs.

Rhinozerebrale Mucormykosen treten bei Diabetikern, neutropenischen Patienten und Tumorpatienten mit chemotherapeutischer Behandlung auf. Die saprophytären Keime dringen über die Nasennebenhöhlen ins Gehirn vor. Durch ihre besondere Affinität zu Blutgefäßen können sie dort zu Gefäßthromben führen und durch die Gefäßwände ins Gewebe einwachsen. Bei den erkrankten Patienten wird gelegentlich ein Makrophagendefekt festgestellt.

Die **zervikofasziale Aktinomykose** tritt nach Radiotherapie im Mundbereich auf. Es kommt zu kleinen Gewebsnekrosen und zur Vermehrung anaerober Keime. An der traumatisierten Stelle entsteht eine schmerzhafte Schwellung und auf der Haut bildet sich extern ein Knoten, der vereitert und von dem eine Fistelbildung ausgeht. Im Fisteleiter sind die typischen Drusen zu finden. Im weiteren Verlauf kann es zu Aushöhlungen der Kiefer und zur Zerstörung umliegender Strukturen kommen, hierbei kann auch der Larynxknorpel beteiligt sein. Durch Ausbreitung der Läsionen in den paranasalen Raum kann eine **zerebrale Aktinomykose** entstehen.

Die Aktinomykose ist eine Erkrankung des alten und des immunsupprimierten Patienten. Bei der Behandlung muss nicht nur an die Aktinomyzeten selbst gedacht werden, die in der Regel auf Penicillin ansprechen, sondern vor allem an die Begleitflora, die in der Regel aus Staphylokokken und Anaerobiern besteht.

Infektionen durch Herpes-Viren

Die Herpes-Virus-Gruppe, zu der das Herpes-simplex-Virus (HSV), das Varizella-zoster-Virus (VZV), das Cytomegalie-Virus (CMV) und das Epstein-Barr-Virus (EBV) gehören, ist gekennzeichnet durch die symptomlose Persistenz dieses Erregers im Organismus, die beim gesunden Menschen aus dem Gleichgewicht zwischen dem vorhandenen Erreger und dem intakten Immunsystem resultiert. Die dermatropen Herpes-Virus-Arten HSV und VZV spielen im Rahmen von Tumorerkrankungen im Kopf-Hals-Bereich eine besondere Rolle. Nach primären Infektionen, die bei HSV in der Regel inapparent, gelegentlich als Stomatitis, und bei VZV in Form der Varizellen auftreten können, gelangen die Viren über die Nervenbahnen in sensorische Ganglienzellen des Zentralnervensystems (ZNS), um dort latent zu verbleiben. Die erneute Aktivierung beider Virusarten ist abhängig von der zellvermittelten Immunreaktion, die in der Regel im Alter abnimmt, kann jedoch auch iatrogen und tumorbedingt durch Beeinträchtigung des Immunsystems erfolgen (Oakley et al. 1997). Eine Generalisierung der HSV-Infektion mit direkter Beteiligung des zentralen Nervensystems wird selten beobachtet. Mit einem schwereren Verlauf als bei Gesunden ist jedoch sowohl bei HSV- als auch bei VZV-Infektionen zu rechnen. Insbesondere ein Herpes zoster kann beim immunsupprimierten Patienten einen besonders schweren Verlauf nehmen.

Prophylaxe und Therapie

Prophylaktische Maßnahmen zur Verhinderung von Infektionen sollten sich am Erregerspektrum orientieren. Dazu ist es notwendig, sich einen Überblick über die Besiedelung des Patienten im Bereich der Nase, der Mundhöhle und eventuell auch der Axille zu verschaffen. Das Erreger- und Resistenzspektrum der Klinik bzw. der Station sollte im Abstand von einem halben Jahr ermittelt und als Grundlage einer prophylaktischen Antibiotikatherapie angesehen werden. Eine solche Therapie kann die Rate der Wundinfektionen günstig beeinflussen.

Hinweis
Breitbandantibiotika mit Wirkung im überwiegend grampositiven und auch gramnegativen Bereich, wie z. B. Cephalosporine, sollten kurzfristig eingesetzt werden. Eine prophylaktische Gabe von Präparaten gegen Anaerobier erscheint nur im Einzelfall notwendig. Maßnahmen über einen so genannten *single shot* hinaus haben keinen Effekt.

Bei Verschlimmerung der Mukositis nach Radiotherapie durch Erreger hat sich der Einsatz von Gyrasehemmern bzw. Amoxicillin als günstig erwiesen (Bricard et al. 1994; Righi et al. 1996).

Immunmodulation

Die Strahlentherapie eines Tumorrezidivs im Kopf-Hals-Bereich verursacht die Störung insbesondere des zellulären Immunsystems. Das Ziel einer Stimulierung des unspezifischen und spezifischen Abwehrsystems ist die Verminderung der Komplikationsrate durch pathogene Keime. Ein wesentlicher Unterschied zwischen bakteriellen und viralen Krankheitserregern ist ihre unterschiedlichen Wirkung auf das Immunsystem. Während bei viralen Erregern nach einer Infektion oder Impfung eine mehrere Jahre, ja oft lebenslang andauernde Immunität erreicht wird, ist das immunologische Gedächtnis für bakterielle Antigene relativ kurz. Bedingt durch die geringere antigene Stimulation durch bakterielle Glykoproteine ist eine regelmäßige Boosterung erforderlich.

Aktive Schutzimpfung

Jede Impfung mit viralen oder bakteriellen Antigenen hat nicht nur den Effekt einer spezifischen, auf die Erreger gerichteten Stimulierung des humoralen und zellulären Immunsystems, sie führt auch zur Steigerung unspezifischer und kreuzreagierender Abwehrmechnismen. Sie ist daher bei Erregern zu empfehlen, die zu Infektionen im Nasen-Rachen-Raum führen und durch ihre systemische Wirkung zu einer Gefährdung des Patienten beitragen. Dies ist insbesondere bei **Influenzaviren** der Fall. Die Erkrankung selbst, aber vor allem ihre Begleitsymptome, wie Kreislaufdepression und schwer verlaufende, bakteriell superinfizierte Pneumonien, gefährden die Patienten vital. Die regelmäßige Impfung mit dem aktuellen Epidemiestamm sollte bei diesen immunsupprimierten Patienten zur Routine gehören.

Weitere Impfungen sind möglich, wobei diese den Impfstatus berücksichtigen sollten, der durch Impfungen im Kindesalter und Boosterinjektionen des Erwachsenen aufgebaut wurde. Weitere virale Impfungen gegen Erreger, die dem Organismus zusätzlich schaden können, sind Impfungen gegen **Hepatitis A** und **B**.

Impfungen gegen bakterielle Keime können mit Vakzinen aus Pneumokokken, Hämophilus influenzae Typ B oder bei entsprechender epidemiologischer Situation auch mit Pertussis- oder Diphtherie-Vakzine vorgenommen werden. Bei Diphtherie ist bei entsprechender Indikation auch ein Antitoxin zu erwägen.

Hinweis
Alle Impfungen mit Lebendvakzinen sind bei immungeschwächten oder neutropenischen Patienten kontraindiziert. Die Ausbreitung der attenuierten Impfstämme im Organismus ist unter immunsupprimierten Verhältnissen nicht kontrollierbar.

Bakterielle Immunmodulatoren

Für die häufigsten bakteriellen Atemwegsinfektionen lässt sich eine Steigerung der spezifischen und unspezifischen Abwehr durch eine **immunstimulierende Therapie** erreichen. Durch orale Aufnahme und Resorption der Immunmodulatoren über das MALT kommt es zu einer generellen Stimulation des spezifischen und unspezifischen Immunsystems. Neben **Bakterienlysaten**, die aus Pneumokokken, Streptokokken, Klebsiellen, Staphylokokken, Neisserien, Moraxellen und Hämophilus influenzae zusammengesetzt sind, lassen sich insbesondere **Ribosomenpräparationen** von Bakterien zur Immunstimulation heranziehen. Erste positive Versuche wurden mit Mycobacterium-tuberculosis-Ribosomen gemacht. Im Tierversuch war die Wirkung eines Mikrogramms von Ribosomen gleich der Wirkung eines Milligramms des Gesamtbakteriums. Ribosomenfraktionen werden in Kombination mit einem Adjuvans verabreicht, dadurch wird eine weitere Steigerung der immunstimulierenden Wirkung erreicht. Nach der Gabe von Ribosomenfraktionen sind bakterienspezifische Antikörper in den Tonsillen hochsignifikant erhöht. Nach Verwendung von Bakterienlysaten werden nachweisbare Werte kaum erreicht.

Ribosomale Präparationen von Hämophilus influenzae, Streptococcus pyogenes, Streptococcus pneumoniae und Klebsiella pneumoniae werden im lymphatischen Gewebe des Darms aufgenommen und führen dann zu einer Erhöhung der Enzym- und Phagozytoseaktivität der alveolären Makrophagen, zu einer Stimulation der γ-Interferon-Bildung, zu einer Steigerung der Phagozytose und der Aktivität der NK-Zellen, zu einer Aktivierung der B- und T-Lymphozyten und zu einer Erhöhung der Produktion immunologisch relevanter Zytokine. Der Vorteil dieser Präparationen liegt darin, dass sie pharmakologisch klar definierbar sind im Gegensatz zu einem Extrakt aus kompletten Zellen. Ribosomen führen darüber hinaus zu einer Kreuzreaktion mit anderen bakteriellen Serotypen. Sie sind weniger toxisch als Zellextrakte und erzeugen eine stärkere Immunantwort, insbesondere in Kombination mit einem Adjuvans. Ihre spezifische Wirkung auf das Immunsystem wurde experimentell belegt. Die Anzahl geprägter Lymphozyten und die Absonderung von sekretorischem IgA auf die Schleimhautoberfläche werden erhöht. Die Zahl der spezifischen Plasmazellen steigt, antigenspezifisches IgA, IgG und IgM finden sich vermehrt im Serum, in der Lunge und in den Tonsillen. Die Verträglichkeit dieser ribosomalen Präparate kann als sehr gut bezeichnet werden, die Nebenwirkungen unterscheiden sich nicht von Plazebogruppen. Bakterienlysate erreichen im Vergleich zur Plazebogruppe eine Verminderung der Atemwegsinfektionen um die Hälfte. Lysate und Ribosomenreinfraktionen vermindern Atemwegsinfektionen, den Antibiotikaverbrauch und die Begleitmedikation um durchschnittlich die Hälfte (Elies 1997). Die Strahlentherapie selbst scheint auch einen immunmodulatorischen Einfluss in Form einer Erhöhung des spezifischen IgA gegen Streptokokken zu haben (Himi et al. 1997). Ribosomale Präparate von Bakterien dürften in Zukunft als Immunmodulatoren auch für Patienten mit rezidivierenden Tumoren und strahlentherapeutischer Behandlung Bedeutung erlangen.

Therapien mit G-CSF und GM-CSF

Die hämatopoetischen Wachstumsfaktoren G-CSF (Granulozyten-kolonienstimulierender Faktor) und GM-CSF (Granulozyten-Makrophagen-kolonienstimulierender Faktor) sind hochwirksame Zytokine, die im Rahmen der Hämatopoese zur Verkürzung der Dauer von Neutropenien sowie zur Verminderung der Häufigkeit von Infektionen eingesetzt werden (Ottmann et al. 1997). Der Effekt der beiden Substanzen ist u. a. ein Anstieg der Zahl der neutrophilen Granulozyten sowie der Progenitorzellen anderer Zellreihen. Im Knochenmark wird eine Zunahme der Promyelozyten und Myelozyten beobachtet. Bei der Gabe von G-CSF wird ein geringer Anstieg der Monozyten- und Lymphozytenzahl sowie ein vorübergehender Abfall der Thrombozytenzahl beobachtet. Die Gabe von GM-CSF bewirkt eine Zunahme der eosinophilen Granulozyten, der Monozyten und eine Zunahme der Zirkulationshalbwertzeit, aber ebenfalls einen vorübergehenden Abfall der Thrombozytenzahl. Die wichtigste Indikation für die Anwendung von G-CSF und GM-CSF ist die Verkürzung der zytostatikainduzierten Neutropenie. Individuelle Therapieschemata sollten in Zukunft in kontrollierten Studien erarbeitet werden. Eine allgemein akzeptierte, tolerable Grenze unterhalb derer man von einer Neutropenie spricht sind 500 Neutrophile pro µl Blut, ein erhöhtes Infektionsrisiko besteht jedoch auch zwischen 500 und 1000 Neutrophilen pro µl Blut.

Die Indikationen zur Therapie mit G-CSF und GM-CSF sind nach entsprechenden Klassifikationen geordnet (Link et al. 1994). Die G-CSF- und GM-CSF-Therapie der Neutropenien bei Strahlentherapie wird in die Klasse II a eingeordnet (akzeptable Indikation). Die Therapie mit G-CSF und GM-CSF sollte vom Schweregrad und der Dauer der Neutropenie abhängig gemacht werden. Zur Infektionsprophylaxe können beide Substanzen verwendet werden. Über therapeutische Effekte parallel zur Strahlentherapie gibt es noch wenig Erkenntnisse. Daher erfolgt die Einstufung der Anwendung von G-CSF und GM-CSF in die Klasse III (theoretische, nicht ausreichend untersuchte Indikation).

Hinweis
Die Stimulation der Granulopoese kann beendet werden, wenn an zwei aufeinanderfolgenden Tagen mindestens 500 Neutrophile/µl Blut vorhanden sind und keine schwere Infektion vorliegt. Bei Infektionen sollten 1500 Neutrophile/µl Blut vor Absetzen der Therapie nachweisbar sein.

Antibiotika-Therapie

Patienten mit onkologischen Grunderkrankungen, insbesondere wenn sie den Kopf-Hals-Bereich betreffen, sind aus den bereits vorher dargelegten Gründen durch Infektionen hochgradig gefährdet.

Eine antibiotische Therapie muss daher schon bei Fieber unklarer Genese unverzüglich einsetzen.

Über 50 % der neutropenischen Patienten leiden unter einem solchen Fieber. Keimnachweis und Differenzierung dauern in der Regel über 24 Stunden und können daher bis zur Initialtherapie nicht abgewartet werden. Da 85 bis 90 % aller Infektionen bei neutropenischen Patienten bakterieller Natur sind, ist die rasche und ausreichende Gabe von Antibiotika notwendig. Hier ist es besser, zuviel zu behandeln, als durch Zuwarten die Situation des Patienten zu verschlechtern.

Bewertungskriterien

Die routinemäßige Messung der Antibiotikaspiegel ist in der Regel eine **Konzentrationsmessung** im Serum, denn die Antibiotikakonzentration im Gewebe oder anderen Körperflüssigkeiten hängt wesentlich von der Serumkonzentration ab. Die Gewebskonzentration oder die in der interstitiellen, extrazellulären Flüssigkeit werden von zahlreichen Faktoren beeinflusst, sodass sich in Abhängigkeit von den verwendeten Antibiotika unterschiedliche Beziehungen zwischen Konzentration und Wirkungsort ergeben. Neben den normalen anatomischen Gegebenheiten spielt auch der Entzündungsprozess eine entscheidende Rolle. So verläuft die Konzentration im Gewebe (z. B. von Ampicillin) zeitlich versetzt zur Konzentration im Serum. Die im Serum gemessenen Werte werden in Geweben erst später erreicht. Die Bestimmung der Gewebespiegel geht von homogenisiertem Gewebe aus und misst somit eine Antibiotika-Konzentration in einem Gemisch aus Blut und intra- und extrazellulärer Flüssigkeit. β-Lactam-Antibiotika sind z. B. fast ausschließlich im extrazellulären Raum konzentriert, sodass eine Aussage über ihre intrazelluläre Konzentration auf diese Weise nicht gemacht werden kann. Aminoglykoside dringen nur sehr langsam ins Gewebe ein, dagegen penetrieren Chinolone und Makrolide gut in Zellen und erreichen somit einen hohen Gewebespiegel. Besonders in der Lunge sind Chinolone und Makrolide in hohen Konzentrationen zu finden.

Ein weiterer Faktor, der die Wirkung des Antibiotikums beeinflussen kann, ist die **Generationszeit der Erreger**. Ein Antibiotikum ist umso weniger wirksam, je länger die Generationszeit eines Erregers ist. Sie ist unter In-vitro-Bedingungen festgelegt, kann jedoch in vivo verlängert sein und so die

Wirksamkeit des Antibiotikums verschlechtern. Synergistisch wirken Antibiotikum und Blutbakterizide. Dagegen vermindert die Ausbildung von Biofilmen an Gewebsoberflächen und vor allem an Kunststoffen die Antibiotikaaktivität oder hebt sie ganz auf. Der Entzündungsprozess und der Entzündungsort haben Einfluss auf das Penetrationsverhalten der Antibiotika. Abbauprodukte von Bakterien können wiederum Chemotherapeutika binden (Naber und Wiedemann 1994). Eine einheitliche Festlegung auf einen exakten, therapeutisch wirksamen Grenzwert für die Dosierung der Antibiotika dürfte daher nur schwer möglich sein, denn viele mikrobiologische und pharmakodynamische Vorgänge beeinflussen die Wirkung des Antibiotikums. Gemessene Serum- und Gewebespiegel können daher nur Anhaltspunkte für die Antibiotikatherapie sein. Wichtiger für die Beurteilung des therapeutischen Erfolgs sind die Resistenztestung der isolierten Keime und der klinische Verlauf.

Auswahl der Antibiotika

Die Auswahl der Antibiotika unterliegt objektiven aber auch subjektiven Einflüssen. Persönliche Erfahrungen im Umgang mit Antibiotika spielen dabei als subjektive Kriterien eine besonders wichtige Rolle. Zu den objektiven Auswahlkriterien gehören u. a. das Wirkungsspektrum des Antibiotikums, die örtliche und allgemeine Resistenzlage, der Wirkungstyp, die Pharmakokinetik, die Nebenwirkungen und schließlich die Kosten. In Klinik und Praxis ist die **kalkulierte Chemotherapie**, welche die antibakterielle Aktivität, die Infektlokalisation der Erreger und sein Resistenzspektrum berücksichtigt, an erste Stelle zu setzen. Um diese kalkulierte Therapie möglichst effektiv zu gestalten, sind eine Reihe logistischer Voraussetzungen notwendig. Diese beinhalten die regelmäßige Beteiligung des Mikrobiologen an den Therapieüberlegungen bzw. an den Visiten selbst. Die Konsultation beginnt mit der Abstimmung über die korrekte Abnahme einer Probe und den optimalen Transport ins Labor und fördert eine ausgewogene Antibiotikawahl. Eine **praxisbezogene Mikrobiologie**, die klinik- und krankheitsbezogene Erreger und Resistenzstatistiken berücksichtigt, durch rasche Befunderhebung und Übermittlung die Dauer der kalkulierten Therapie verkürzt und durch eine gezielte Therapie ersetzt, ist eine wesentliche Voraussetzung für einen erfolgreichen Einsatz von Antibiotika. Eine Ergänzung ist die parallel durchgeführte **hygienische Überwachung** zur Erkennung und Vermeidung nosokomialer Infektionen und zur Aufdeckung von Infektionsquellen, Verbreitungswegen und ihrer konsequenten Ausschaltung (Vogel et al. 1996).

Jedes mikrobiologische Institut erfasst regelmäßig Erreger und Resistenzlage für die Klinik bzw. die Stationen, die es betreut. Diese Kenntnis ist die Voraussetzung für eine kalkulierte, qualifizierte Therapie. Die bakteriologische Untersuchung wird ergänzt durch mykologische und virologische Techniken. Eine rasche Erregerdiagnostik ist vor allem bei immunsupprimierten Patienten entscheidend. Die kalkulierte Therapie geht von Erfahrungswerten aus, welche die Erregerhäufigkeit bei Infektionen und die regionale Resistenzquote berücksichtigen. Vor jeder Therapie ist darauf zu achten, dass Blutkulturen, Urin, Liquor, Sputum, Abstriche und bronchioalveoläre Lavagen o. ä. durchgeführt werden.

> **Hinweis**
> In bedrohlichen Situationen ist aus Gründen der Sicherheit eine Kombinationsbehandlung von Antibiotika vorzusehen, die ein breites Spektrum der bekannten Erreger abdeckt und die lokale Resistenzlage beachtet. Bakterizide Mittel stehen dabei an erster Stelle. Aminoglykoside als Ergänzung erzielen oft einen synergistischen Effekt. Insbesondere abwehrgeschwächte Patienten müssen schon bei ersten Anzei-

chen einer Infektion therapiert werden. Eine parenterale Gabe des Antibiotikums, die sowohl mögliche Ausscheidungsstörungen über Leber und Niere, als auch die Eiweißbindung des verwendeten Antibiotikums berücksichtigt, ist initial vorzuziehen. Nur der nicht gebundene Teil eines applizierten Antibiotikums ist wirksam. Daher sind Präparate mit Eiweißbindungen über 90 % als Initialtherapeutikum schwerer Infektionen ungeeignet (Tauchnitz 1995).

Hinsichtlich der Nebenwirkungen gelten β-Lactam-Antibiotika weitgehend als unbedenklich und können auch in der Schwangerschaft oder der Stillzeit gegeben werden. Aminoglykoside sollten insbesondere bei älteren Menschen nur unter der täglichen Kontrolle des Talspiegels angewandt werden. Die Toxizität eines Präparates darf jedoch kein Hinderungsgrund für seinen Einsatz bei vitaler Indikation sein.

Von Infektionen im Kopf-Hals-Bereich können schwere Allgemeininfektionen ausgehen:

- Die **bakterielle Endokarditis** ist eine relativ häufige Erkrankung, deren Erreger aus Blutkulturen isoliert werden können, auch wenn der Patient kein Fieber entwickelt. Häufigster Verursacher ist Streptococcus viridans. Er spricht auf Benzylpenizilline an. Eine Kombination mit einem Aminoglykosid ist empfehlenswert. In einem Viertel aller Fälle sind Staphylokokken die Ursache der Endokarditis. Hier ist ein Cephalosporin I kombiniert mit Gentamycin wirksam. Enterokokken – in ca. 6 % die Ursache von Endokarditiden – sprechen in der Regel auf Ampicillin an. Auch hier ist die Kombination mit einem Aminoglykosid von günstigem Einfluss.
- **Meningitiden bakterieller Art** können als Folge von Infektionen im Kopf-Hals-Bereich zu einer vitalen Bedrohung des Patienten führen. Hier sind initial Cephalosporine der dritten Generation einzusetzen, mit denen auch Enterobakterien erfasst werden können. Nach entsprechender Diagnostik kann bei Meningokokken und Pneumokokken zu Penicillin, bei Hämophilus zu Ampicillin gewechselt werden.
- **Pneumonien** können ebenfalls durch fortgeleitete Infektionen des Kopf-Hals-Bereichs entstehen. Sofern sie ambulant erworben sind, sind Makrolide das Mittel der Wahl. Nach entsprechender Erregerdiagnostik sind bei Pneumokokken das Benzylpenicillin, bei Hämophilus influenzae das Ampicillin und bei Staphylococcus aureus das Cefazolin in der Regel wirksame Mittel. Bei **nosokomialen Pneumonien** ist die besondere Resistenzsituation zu berücksichtigen sowie die häufige Komplikation durch Enterobakterien. Hier kann mit Cefotiam begonnen werden, hiermit lassen sich auch Staphylococcus-aureus-Stämme bzw. Enterobakterien erfassen. Bei persistierendem Fieber über den vierten Tag hinaus muss auch an eine Pseudomonas-Infektion gedacht werden und eine Umstellung auf Ciprofloxacin oder Ceftazidim bzw. auf ein pseudomonaswirksames Cephalosporin der dritten Generation erfolgen.
- Weitere weniger bedrohliche Infektionen sind die **akute** oder **chronische Bronchitis**, deren Verursacher häufig Pneumokokken und Hämophilus influenzae sind, sodass hier Aminopenizilline als erste Mittel der Wahl gelten. Bei chronischen Bronchitiden sind häufig auch Staphylokokken beteiligt, bei **Bronchektasen** schließlich auch gramnegative Erreger. Hier sind Makrolide bzw. Cephalosporine angezeigt.
- Das gleiche Erregerspektrum mit Pneumokokken, Hämophilus influenzae, Staphylococcus aureus, aber auch Streptokokken der Gruppe A findet sich bei der akuten **Sinusitis**. Bei der chronischen Form kommt es vermehrt zu Mischinfektionen mit anaeroben Keimen. **Tonsillitis**,

Laryngitis und **Pharyngitis** werden durch Gruppe-A-Streptokokken bzw. Hämophilus influenzae und auch Staphylococcus aureus verursacht. Hier sind Penicillin V oder Aminopenizilline angezeigt.

- Für die akute **Otitis media** sind wiederum Pneumokokken, Hämophilus influenzae, Staphylokokken und Gruppe-A-Streptokokken hauptsächlich verantwortlich. Bei der chronischen Form kommen gramnegative Erreger wie Pseudomonas aeruginosa, Proteus und andere Enterobakterien hinzu. Hier sind Chinolone wirksame Mittel.

Antibiotikagruppen

Penizilline

Orale Penizilline (**Penicillin V, Propicillin**) sind wirksam gegen Streptokokken einschließlich Pneumokokken. Eine gelegentliche Penizillinresistenz der Pneumokokken sollte berücksichtigt werden. **Aminopenizilline** erfassen auch Enterokokken, Hämophilus influenzae, Listerien, empfindliche E. coli und Proteus mirabilis. Alle anderen Enterobakterien sind resistent. Resistente Stämme werden auch bei Hämophilus influenzae, E. coli und Proteus mirabilis beobachtet. Gegen Staphylokokken und Moraxella katarrhalis sind Aminopenizilline nicht ausreichend wirksam. Durch Zusatz von **β-Lactamase-Inhibitoren** ist das Spektrum der Aminopenizilline auch auf β-lactamasebildende Erreger zu erweitern, sodass Staphylococcus aureus, Moraxella katarrhalis, Hämophilus influenzae, E. coli und Bacteroides erfasst werden können. Ein schmales Wirkungsspektrum gegen Staphylokokken haben die **Oxacilline**.

Cephalosporine

Das Wirkungsspektrum des **Cefazolin** umfasst grampositive und gramnegative Bakterien. Es wirkt gut gegen Staphylokokken, jedoch nicht gegen Pseudomonas aerunginosa, Enterokokken oder Hämophilus influenzae. **Cefuroxim** ist weitgehend β-lactamasestabil und erfasst Hämophilus influenzae, viele Staphylokokken, Streptokokken und Meningokokken. Pseudomonas und Enterokokken sind resistent. **Cefoxitin** wirkt gegen gramnegative Stäbchen, auch auf solche, die gegen Cefazolin resistent sind. Es wirkt außerdem gegen Bacteroides spp.; Pseudomonas und Enterokokken werden wiederum nicht erfasst. **Cefotaxim** gehört zu den Cephalosporinen der dritten Generation mit einem erweiterten Spektrum. **Ceftriaxon** und Cefotaxim sind bei lebensbedrohlichen Infektionen, insbesondere bei Patienten mit schweren Grundleiden und geschwächter Abwehrkraft, indiziert. **Ceftazidim** zeichnet sich sowohl durch eine besondere Pseudomonaswirksamkeit, als auch durch eine gute Wirksamkeit gegen andere gramnegative Bakterien, wie Proteus vulgaris, Serratia u.a. aus. Es ist nicht geeignet zum Einsatz gegen Staphylokokken.

Die **Oralcephalosporine** der Cefalexin-Gruppe sind in ihrer Wirkung vergleichbar mit dem Cefazolin. **Cefixim** gehört zu den Oralcephalosporinen mit erweitertem Spektrum. Seine Aktivität richtet sich gegen Hämophilus influenzae, Klebsiellen, Proteus mirabilis und vulgaris und Enterobacter, jedoch nicht gegen Enterokokken und Pseudomonas.

Makrolide

Zu den Makroliden gehören **Erythromycin** und **Spiramycin** mit guter Wirksamkeit gegen Pneumokokken, Bordetella pertussis, Mycoplasmen, Chlamydien und Legionellen. Makrolide werden bei den ambulant erworbenen Pneumonien von Erwachsenen bevorzugt eingesetzt. Das gleiche Wirkungsspektrum, jedoch mit besserer Pharmakokinetik und Bioverfügbarkeit als neuere Makrolide, haben **Roxithromycin** und **Clarithromycin**. **Azithromycin** ist wegen seiner extrem langen Halbwertzeit als drei-, bzw. fünf-Tage-Therapeutikum zugelassen. Neuere Indikationen für Makrolide sind Helicobacter pylori, Borrelia burgdorferi, Mycobakterium avium intracellulare und Bartonellen.

Chinolone

Fluorchinolone (Gyrasehemmer) sind wirksam gegen Enterobakterien, gramnegative Kokken, Salmonellen, Shigellen und Legionellen. Gegen grampositive Kokken, Mycoplasmen oder Chlamydien sind sie nicht Mittel der ersten Wahl. Gegen Pseudomonas aeruginosa ist **Ciprofloxacin** unter den Chinolonen das beste Präparat. Neuere Fluorchinolone wurden entwickelt und zum Teil bereits zugelassen (Grepafloxacin, Levrofloxacin, Sparfloxacin, Trovafloxacin). Ihr Vorteil ist, dass sie im grampositiven Bereich besser wirksam sind.

Tetrazykline

Tetrazykline (Doxycyclin) sind gut wirksam gegen Hämophilus influenzae, Mycoplasmen, Chlamydien und Rickettsien. Wegen ihrer bakteriostatischen Wirkung sind sie bei immunsupprimierten Patienten nur beschränkt einsetzbar.

Weitere Antibiotika

Clindamycin ist gegen Staphylokokken und gramnegative, anaerobe Keime wirksam. Dentogene Infektionen und schwere Staphylokokkeninfektionen sind Indikation.

Trimethoprim, Fosfomycin oder Nitrofurantoin sind mit Ausnahme bei der Pneumocystis-Pneumonie für die Behandlung immunsupprimierter Patienten mit Infektionen im Kopf-Hals-Bereich weniger geeignet (Naber et al. 1998).

Arzneimittelwechselwirkungen in der Antibiotikatherapie

An dieser Stelle sind nur beispielhaft einige Wechselwirkungen aufgezeigt. Eine ausführliche Übersicht mit einem entsprechendem Tabellenwerk wurde von Strehl und Ibrom 1995 publiziert. Bei der gleichzeitigen Anwendung von Antibiotika und anderen Medikamente kann durch Wechselwirkungen die antibakterielle Wirksamkeit reduziert oder aufgehoben sein. Genauso kann sich das Antibiotikum auf andere Arzneimittel auswirken. Pharmakokinetische Prozesse können verändert werden. So wird z. B. die Arzneimittelresorption allein schon durch die Nahrungsaufnahme beeinflusst. Eine kompetitive Verdrängung vom Plasmaalbumin findet bei Präparaten statt, die zu über 90 % an Serumproteine gebunden sind, klinisch relevant sind hier proteingebundene Antikoagulanzien oder Antidiabetika. Ein synergistischer Effekt ist nur dann zu erzielen, wenn die pharmakokinetischen Eigenschaften der Kombinationspräparate nur unwesentlich voneinander verschieden sind und wenn sie verschiedene Angriffspunkte an der Bakterienzelle haben. Wechselwirkungen treten auch bei der Biotransformation und der Elimination auf. Aminoglykoside können neuromuskuläre Blockaden auslösen. Ihre Nephrotoxizität ist bekannt und kann durch andere nephrotoxische Präparate verstärkt werden (z. B. Amphotericin, Methotrexat, Cisplastin). Das gleiche gilt auch für die Ototoxizität, die durch Vancomycin verstärkt werden kann. Gruppenspezifische Wechselwirkungen gibt es auch mit Cephalosporinen, Cephamycinen, Aztreonam und Imipenem. Hier seien Blutgerinnungsstörungen, Alkoholintoleranz oder Nierenschädigungen genannt. Chinolone können die Nebenwirkungen von Theophyllin und Koffein verstärken und auch zu einer verstärkten Wirkung von Antikoagulanzien beitragen. Eine verminderte thrombozytäre Koagulation wird bei hochdosierter Penizillintherapie beobachtet. Diuretika beschleunigen die Elimination von Penizillinen.

Kalkulierte Antibiotikainitialtherapie bei Neutropenie

Patienten mit Tumorrezidiven im Kopf-Hals-Bereich, die mit einer Strahlentherapie behandelt werden, müssen im Hinblick auf die antibiotische Therapie wie hochgradig immunsupprimierte Patienten angesehen werden. Sie können Patienten mit myeloischer Insuffizienz und Neutropenie gleichgesetzt werden. Eine kalkulierte Antibiotikatherapie sollte daher frühzeitig beginnen ohne eine Erregerdifferenzierung abzuwarten. Die räumliche Nähe lokalisierter Infektionen im Kopf-Hals-Bereich zu den lebenswichtigen Organen (ZNS, Herz, Lunge) muss dabei berücksichtigt werden. Die natürliche Resistenz durch intakte Schleimhäute ist hier durch Strahleneinwirkung, die insbesondere die Schleimhaut betrifft, herabgesetzt.

> Fieber mit über 38,5°C ist bereits eine Indikation für den Beginn einer antibiotischen Therapie.

Das Fieber kann durch lokale Infektionen wie Stomatitis, Pharyngitis oder peritonsilläre Abszesse, durch Otitis oder Sinusitis verursacht sein oder von tieferen zervikalen Strukturen ausgehen. An eine durch Infektionen im Kopf-Hals-Bereich ausgelöste Pneumonie oder Sepsis ist ebenso zu denken, wie an einen infizierten Venenkatheter mit nachfolgender Thrombophlebitis. 85 bis 90 % aller Fieberreaktionen sind auf bakterielle Infektionen zurückzuführen, zwei Drittel davon durch grampositive Erreger wie Staphylococcus aureus oder auch koagulase-negative Staphylokokken ausgelöst. Von den gramnegativen Erregern gehören 90 % zu den klassischen Keimen wie Escherichia coli, Pseudomonas aeruginosa oder Klebsiellen. Danach folgen Enterobakterien, Legionellen, Listerien, Anaerobier und Mycobakterien. Soweit Viren beteiligt sind, beschränken sie sich fast ausschließlich auf die Herpes-Virus-Gruppe mit dem HSV, VZV oder EBV. An eine Beteiligung von Pilzen ist ebenfalls zu denken. Hier sind Candidaarten und Aspergillen zu nennen. Parasiten sind eher seltener beteiligt, aber eine Toxoplasmainfektion oder eine Pneumonie mit Pneumocystis carinii ist ebenfalls möglich.

Für die Therapie sollte ein klares Konzept vorliegen, das sich an Standardprotokollen, z. B. den Empfehlungen der Paul-Ehrlich-Gesellschaft, orientiert. Hierfür kann die Arzneimittelkommission der Kliniken unter Mitwirkung von Klinikern, Mikrobiologen, klinischen Pharmakologen und Apothekern ein Konzept festlegen, das unter der Berücksichtigung des Keimspektrums und der Resistenzlage des Krankenhauses, der Klinik, ja gegebenenfalls der Station, als Empfehlung für die Initialtherapie gilt.

> Es ist besser, zu früh und zu viel zu therapieren als zu spät und zu wenig.

Beginnt die Therapie bei neutropenischen Patienten innerhalb von 24 Stunden, ist mit einem Erfolg in über 70 % zu rechnen. Setzt sie erst nach 24 Stunden ein, liegt die Erfolgsquote unter 50 %. Der Einsatz von Antimykotika ist frühzeitig zu erwägen.

> **Hinweis**
> In allen Fällen von Fieber unklarer Genese (> 38,5°C) kann die Initialtherapie mit Piperacillin/Tazobactam und einem Aminoglykosid erfolgen oder aber mit Carbapenempräparaten. Ist ein Ansprechen der Therapie nach 72 bis 96 Stunden nicht erkennbar, kann auf Chinolone plus Glykopeptide übergegangen werden, bei entsprechendem Verdacht kann die Behandlung mit Amphotericin B oder Fluconazol ergänzt werden.

Tab. 3-1 Vorschlag zur Therapie von Infektionen bei neutropenischen Patienten.

Symptome	Diagnostik	Erreger	Therapie	Alternative
Leukozyten > 1000/ul, Temperatur > 38,5°C	Untersuchung von Blutkulturen, Trachealsekret, (BAL), Urin, Katheterspitzen; Serologie: Pilz-AK	alle gramnegativen und grampositiven Bakterien und Pilze	Imipenem (Zienam®) 3–4x0,5 g/d	Piperacillin/ Tazobactam (Tazobac®) 3x4,5 g/d oder Ceftazidim (Fortum) Aminoglykosid Gentamycin 3–5 mg/kg/d
zusätzlich Hinweis auf Lungeninfiltration			s.o. und Amphothericin B 1–1,5 mg/kg/d	s.o. und Amphothericin B 1–1,5 g/kg/d
persistierendes Fieber > 48 h	s.o.	s.o.	s.o. und Vancomycin 2x1 g/d oder Wechsel auf Ciprofloxycin (Ciprobay®) 2500 mg/d	s.o. und Vancomycin
weiteres Fieber > 48 h			und Amphothericin B oder Fluconazol 400 mg/d	und Amphothericin B

Abkürzungen:
BAL: bronchoalveoläre Lavage
AK: Antikörper

Als Anhaltspunkt für die Vereinbarung eines einheitlichen Therapiekonzepts bei neutropenischen Patienten ist die in unserem Hause zur Zeit gültige Therapieempfehlung als Tabelle 3-1 aufgeführt. Sie berücksichtigt die Erregerfrequenz und Resistenzlage im Bereich der kritischen Stationen. Sie orientiert sich an den Empfehlungen der Paul-Ehrlich-Gesellschaft und ist in der Arzneimittelkommission erarbeitet worden, in der neben Klinikern auch der Mikrobiologe und Krankenhaushygieniker, die klinische Pharmakologin und der Apotheker mitwirken.

Literatur

Bricard H, Deshayes JP, Sillard B, Lefrancois C, Delassus P, Lochu T, Segol P, Gignoux M. Antibiotic prophylaxis in surgery of the esophagus. Ann Fr Anesth Reanim 1994; 13: 161–8.

Elies W. Zur Indikation von Immunmodulatoren. Chemother J 1997; 6: 28–30.

Gradon JD. Space-occupying and life-threatening infections of the head, neck, and thorax. Infect Dis Clin North Am 1996; 10: 857–78.

Himi T, Kukumianto Y, Kita H, Yoshioka I, Kataura A. Effect of radiotherapy on the levels of secretory immunoglobulin A against indigenous and virulent streptococci. Otolaryngol Head Neck Surg 1997; 117: 433–7.

Johnson JT, Bloomer WD. Effect of prior radiotherapy on postsurgical wound infection. Head Neck 1989; 11: 132–6.

Link H, Herrmann F, Welte K, Aulitzky WE, Ganser A, Kern W, Meyer P, Schrappe M, Schmoll HJ, Werdan K , Kern P. Rationale Therapie mit G-CSF und GM-CSF. Chemother J 1994; 3: 116–30.

Marks JE. Mucosal protectants and their application for head and neck chemoirradiation. Curr Opin Oncol 1997; 9: 267–73.

Naber KG, Wiedemann B. Bewertungskriterien für die antibakterielle Chemotherapie. Chemother J 1994; 3: 47–52.

Naber KG, Vogel F, Adam D, Bauernfeind A, Elies W, Görtz G, Helwig H, Knothe H, Lode H, Petersen EE, Stille W, Tauchnitz C, Ullmann U, Wiedemann B. Rationaler Einsatz oraler Antibiotika in der Praxis. Empfehlungen einer Expertenkommission der Paul-Ehrlich-Gesellschaft für Chemotherapie e.V. Chemother J 1998;7: 16–26.

Oakley C, Epstein JB, Sherlock CH. Reactivation of oral herpes simplex virus: Implications for clinical management of herpes simplex virus recurrence during radiotherapy. Oral Surg Oral Med Oral Pathol Oral Radiol 1997; 84: 272–8.

Ottmann OG, Seipelt G, Hoelzer D. Klinischer Einsatz von Wachstumsfaktoren. Wann und wo? Internist (Berl) 1997; 38: 1160–7.

Righi M, Manfredi R, Pasquini E, Cenacchi V. Short-term versus long-term antimicrobial prophylaxis in oncologic head and neck surgery. Head Neck 1996; 18: 399–404.

Rosenthal EJK. Epidemiologie von Septikämie-Erregern. Blutkulturstudie der Paul-Ehrlich-Gesellschaft e.V. Dtsch Med Wochenschr 1993; 118: 1269–75.

Ruckdeschel G, Grabein B, Haas A. Erregerwandel bei nosokomialen Infektionen. Chemother J 1998; 7: 7–15.

Strehl E, Ibrom W. Arzneimittelwechselwirkungen bei der Antibiotikatherapie. Chemother J 1995; 4: 73–98.

Tauchnitz C. Die Auswahl von Antibiotika in der Klinik. Chemother J 1995; 4: 28–31.

Trautmann M, Ruhnke M, Marre R. Manifestationsformen und Erregerspektrum nosokomialer Infektionen. Chemother J 1998; 7; 3–6.

Velasco E, Martins CA, Goncalves VM, Dias LM, Thuler LC. Fatores de risco para o desenvolvimento de infeccao da ferid operatoria em cirurgias oncologicas de cabeca e pescoco. Rev Hosp Clin Fac Med Sao Paulo 1995; 50: 58–62.

Vogel F, Stille W, Tauchnitz C, Stolpmann R. Positionspapier zur Antibiotikatherapie in der Klinik. Chemother J 1996; 5: 23–7.

3.2 Infektionen im Bereich der Mundhöhle und deren Prophylaxe

R. Rahn

Einführung

Neben der operativen Therapie erfolgt die Behandlung von Kopf-Hals-Tumoren durch Bestrahlung, Chemotherapie oder durch eine Kombination dieser beiden Verfahren. Sowohl die Radiatio als auch die Chemotherapie können unerwünschte Nebenwirkungen mit unterschiedlichem Schweregrad im Bereich der Mundhöhle zur Folge haben, die zum Abbruch der Behandlung zwingen können. Bei einer Bestrahlung wird trotz moderner Verfahren und Bestrahlungsgeräten das den Tumor umgebende gesunde Gewebe praktisch immer mehr oder weniger in Mitleidenschaft gezogen. Hierbei sind vor allem die strahlensensiblen Gewebe betroffen, also insbesondere die Mundschleimhaut und deren Anhangsgebilde sowie der Kieferknochen (De Conno et al. 1989).

Diese Gewebeschädigung verursacht eine lokale und/oder systemische Resistenzminderung, die zu unterschiedlichen **Infektionen** im Bereich der Mundhöhle führen kann. Typische Folgen der Tumorbehandlung sind entzündliche Parodontopathien, unspezifische Infektionen der Weichteile und des Knochens, die orale Candidiasis, die infizierte Mukositis der Mundschleimhaut sowie die so genannte radiogene Karies (Larson 1986).

Infektionen

Entzündliche Parodontopathien

Während einer therapeutischen Bestrahlung kann eine Parodontitis auftreten, eine entzündliche Veränderung des Parodontiums. Parodontitiden sind sehr häufig und treten auch ohne Bestrahlung auf. Ursache ist eine unzureichende Mundhygiene, wodurch sich im Bereich des Parodontiums bakterienhaltige Beläge bilden, die eine Infektion verursachen. Parodontitiden sind aber auch typische strahlenassoziierte Erkrankungen, da die Mundhygiene – die bei diesen Patienten häufig bereits unzureichend ist – unter der Bestrahlung schmerzbedingt weiter vernachlässigt wird und die Radiatio außerdem zu einer Verschiebung der oralen Mikroflora führt. So findet man nach einer Radiatio vermehrt Staphylococcus aureus. Entzündliche Parodontitiden treten auch fast regelmäßig während einer Chemotherapie infolge der Störung des Immunsystems auf.

Klinisch imponieren entzündliche Parodontopathien durch eine Schwellung und Rötung der Gingiva mit erhöhter Blutungsneigung sowie durch eine zunehmende Destruktion parodontaler Stützgewebe, die letztlich den Verlust von Zähnen zur Folge hat (Kaufmann 1980).

Die Behandlung der entzündlichen Parodontopathien ist grundsätzlich kausal, d.h. es werden mechanisch harte und weiche Beläge aus den desmodontalen Taschen entfernt und soweit erforderlich die pathologische Taschentiefe chirurgisch verringert. Eine medikamentöse Begleittherapie erfolgt üblicherweise mit Antiseptika, die die Plaquebildung hemmen (z. B. Chlorhexidin, PVP-Jod), sowie durch eine systemische Antibiose mit Penizillinen, Clindamycin, Doxycyclin oder Metronidazol (Kaufmann 1980).

Unspezifische Weichteilinfektionen

Bei einer therapeutischen Bestrahlung bzw. Chemotherapie besteht ein erhöhtes Risiko von unspezifischen Infektionen im Bereich der Mundhöhle. Diese können in Form dentogener Infektionen (z. B. periapikale Ostitis) oder als Wundinfektionen im Zusammenhang mit einem operativen Eingriff in der Mundhöhle auftreten. Bei diesen Patienten ist zudem auch das Risiko einer Infektionsausbreitung in entferntere Körperregionen erhöht (z. B. in das Mediastinum oder den intrakraniellen Bereich). Typische Erreger sind orale Streptokokken und Anaerobier. Die Therapie der Infektionen erfolgt üblicherweise durch eine chirurgische Behandlung und eine systemische Antibiose mit Penizillin, Clindamycin, Cephalosporinen oder Makroliden (Larson 1986)

Orale Candidiasis

Die Candidiasis ist eine Infektion, die praktisch ausschließlich bei einer Beeinträchtigung der Immunabwehr (z. B. bei Immunsuppression oder AIDS) oder bei einer Verschiebung der Mikroflora, infolge einer länger dauernder Antibiose, auftritt. Klinisch werden bei der oralen Candidiasis die pseudomembranöse und die erythematöse Form unterschieden, zwischen denen es Übergänge gibt. Bevorzugte Lokalisationen in der Mundhöhle sind die Zungenoberfläche und der Gaumen. Die Therapie der Candidiasis gestaltet sich aufgrund der zugrunde liegenden Resistenzminderung schwierig. Die **lokale Behandlung** erfolgt mit Nystatin, Miconazol-Gel, Amphotericin-B-Lutschtabletten und PVP-Jod-Lösung; die systemische Therapie mit Ketoconazol bzw. Fluconazol (Quintiliani et al. 1984).

Orale Mukositis

Bei der therapeutischen Bestrahlung oder der kombinierten Radiochemotherapie von Malignomen im Kopf-Hals-Bereich tritt fast regelmäßig eine Mukositis der Mundschleimhaut auf. Diese kann von der einfachen Rötung bis zu ausgeprägten Ulzerationen mit Superinfektionen reichen und bei schwerer Ausprägung eine parenterale Nahrungsaufnahme erforderlich machen sowie gelegentlich zur Unterbrechung der Therapie zwingen (Hammans et al. 1993). Die Entstehung einer strahlenbedingten Mukositis ist von verschiedenen Faktoren abhängig und wird durch folgende Bedingungen begünstigt:

- Durch **direkte Schädigung des Epithels** wird die Integrität der Schleimhautbarriere gestört, die normalerweise vor einer Invasion von Keimen schützt. So können Infektionen durch verschiedene Keimarten auftreten. Ursache der Schleimhautschädigung ist einerseits eine direkte Schädigung des Epithels, andererseits eine Fibrose der kleinen Gefäße.
- Die strahlenbedingte **Schädigung der Speicheldrüsen** führt zur Verminderung der Speichelproduktion und zu einer Veränderung der Zusammensetzung des Speichels. Ursachen hierfür sind zunächst ein Ödem und ein entzündliches Infiltrat der Drüsen, später eine Degeneration und Atrophie des Drüsengewebes, kombiniert mit einer fibrösen Degeneration der Gefäße. Durch die Funktionsein-

schränkung der Speicheldrüsen entstehen ein verminderter Speichelfluss, später eine Xerostomie, Viskositätsänderungen und pH-Verschiebungen des Speichels und möglicherweise eine weitere Schädigung der Schleimhaut durch Alkohol und Nikotin.
- Ein weiterer Faktor ist das bei Patienten mit Kopf-Hals-Malignomen geschwächte Immunsystem.

Darüber hinaus haben die Mundhygiene und der Allgemeinzustand des Patienten Einfluss auf den Schweregrad der Mukositis (Dudjak 1987).

Die Mukositis tritt meist in der zweiten bis dritten Bestrahlungswoche auf und verschwindet bei oder kurz nach Abschluss der Therapie. Sie heilt unter Atrophie des Schleimhautepithels und einer Fibrose des darunter liegenden Bindegewebes ab.

Es werden **fünf Schweregrade** unterschieden, diese sind in Tabelle 3-2 aufgeführt.

Die orale Mukositis geht meist mit einem teilweisen oder vollständigen Verlust des Geschmackssinnes einher. Die Xerostomie persitiert nach Beendigung der Bestrahlung über Monate bis Jahre, bedingt durch eine Hyposalivation hauptsächlich der serösen Drüsenanteile (Eichhorn et al. 1993). Mögliche **Komplikationen** der Mukositis sind Superinfektionen der Schleimhaut oder fortgeleitete fulminante septische Infektionen, die Ausbreitung zum Ösophagus (Ulzerationen, Perforationen) oder zum Mediastinum oder eine generalisierte Candidiasis (Hammans et al. 1993).

Tab. 3-2 Schweregradeinteilung der Mukositis.

Grad 0	keine Mukositis
Grad 1	Erythem, Wundgefühl
Grad 2	Erythem, Ulzerationen, feste Kost möglich
Grad 3	Erythem, Ulzerationen, nur flüssige Kost möglich
Grad 4	Erythem, Ulzerationen, keine orale Nahrungsaufnahme möglich

Infizierte Osteoradionekrose

Schwerste Strahlenfolge ist die infizierte Osteoradionekrose, die ganz überwiegend (zu etwa 90 %) im Unterkiefer auftritt. Ursache ist die im Vergleich zum Oberkiefer ungünstige Gefäßversorgung mit fehlenden Kollateralkreisläufen und die durch einen höheren Kompaktaanteil bedingte höhere Strahlenabsorption. Im Bereich der knöchernen Strukturen – insbesondere des Unterkiefers – kommt es an den Blutgefäßen zunächst zu einer entzündlichen Reaktion und im weiteren Verlauf zu einer Verschwielung. Dies führt zu einer Verengung und teilweise auch Obliteration des Gefäßlumens. Die Schädigung der Blutgefäße resultiert in einer Thrombosierung und Fibrosierung und in einer Verminderung der Osteoblastenzahl. Nach einer Bestrahlung wird die Blutgefäßversorgung reduziert. Insbesondere nach Thrombosierung der Arteria alveolaris inferior und gleichzeitiger Unterbrechung der Gefäßversorgung durch verdicktes, hyalinisiertes Periost ist der Unterkiefer zur Entwicklung einer aseptischen Nekrose besonders disponiert (Larson 1986).

Die Inzidenz einer Osteoradionekrose beträgt im Unterkiefer etwa 5 bis 10 %. Ätiologische Faktoren sind hierbei Zahnextraktionen, periapikale Infektionen, parodontale Taschen und Ulzerationen an Prothesendruckstellen. In dem hypoxischen, hypozellulären und hypovaskulären Gebiet – dem bestrahlten Bereich – fehlt die Fähigkeit zur Bildung bzw. zum Ersatz normaler Kollagenstrukturen. Nicht oder nur gering ausgeprägte Reparationsmechanismen führen zu einer über Jahre bestehenden Infektionsgefährdung des Kiefers. Aufgrund der Immunsuppression kann sich die

Infektion eventuell ungehindert ausbreiten und zu einer intra- und extraoralen Fistelbildung führen, die schwierig zu therapieren ist.

Radiogene Karies

Im Zusammenhang mit einer therapeutischen Bestrahlung kann es zu einer kariesähnlichen Destruktion von Zahnhartsubstanzen kommen, der so genannten radiogenen Karies oder Strahlenkaries. Die Bezeichnung Karies ist insoweit unzutreffend, da sowohl der klinische Verlauf als auch die typischen Lokalisationen nicht mit den Befunden bei der eigentlichen Karies übereinstimmen. Die radiogene Karies bzw. Destruktion der Zähne ist ein multifaktorielles Geschehen. Ursächlich ist zum einen die strahlenbedingte Verminderung der Speichelproduktion und damit die verminderte physiologische Selbstreinigung der Zähne. Zum anderen wird durch die veränderte Zusammensetzung des Speichels, den geringeren pH-Wert sowie die höhere Viskosität eine Plaquebildung begünstigt. Durch ausgeprägte Schmerzen während und nach Beendigung der Strahlentherapie sowie durch die Xerostomie und die Schluckbeschwerden werden zudem die Zahnreinigung und die Mundhygiene vom Patienten vernachlässigt (Dreizen et al. 1977).

Die radiogene Karies tritt etwa ein halbes Jahr nach Ende der Bestrahlung auf und beginnt mit einer Entkalkung des Zahnschmelzes an atypischen Stellen, d. h. an den Glattflächen der Zähne, und breitet sich dann zirkulär aus. Im weiteren Verlauf kommt es zur Auflösung des Dentins mit nachfolgender Fraktur der Zahnkrone. Da die radiogene Karies in der Regel zu einer ausgedehnten Destruktion der Zähne führt, müssen diese meist entfernt werden (Kaufmann 1980).

Prophylaxemaßnahmen

Zahnsanierung, Behandlung und Prophylaxe der radiogenen Karies

Jeder Patient muss vor einer Chemo- bzw. Strahlentherapie im Kopf-Hals-Bereich zahnärztlich untersucht werden, um therapiebedingte Komplikationen zu reduzieren.

Lange Zeit war es üblich, sämtliche im Strahlenfeld liegende Zähne zu entfernen. Dies bedeutete für den Patienten eine erhebliche zusätzliche Belastung, insbesondere wenn er noch voll bezahnt war. Heute versucht man zumindest, erhaltungswürdige Zähne zu erhalten. Grundsätzlich müssen Patienten vor Beginn der Bestrahlung gründlich klinisch und röntgenologisch untersucht werden, um eine sinnvolle Behandlungsplanung vornehmen zu können. Zur Prophylaxe gehört die Aufrechterhaltung einer guten Mundhygiene und eines gesunden und entzündungsfreien Parodontiums. Dies gilt zwar generell für alle Patienten, jedoch ganz besonders für Bestrahlungspatienten. Erschwert wird die Mundpflege bei diesen Patienten dadurch, dass aufgrund der strahlenbedingten entzündlichen Veränderungen – insbesondere der Mukositis – die Mundhygiene schmerzhaft ist und daher meist insuffizient vorgenommen wird. Während der Bestrahlung erfolgt eine regelmäßige **Fluoridierung** der Zähne. Diese Fluoridierung hat die Funktion, den Schmelz resistenter gegenüber kariogenen Mikroorganismen zu machen. Durch die verminderte Speichelproduktion einerseits und die veränderte Keimflora und den veränderten pH-Wert andererseits sind die Zähne gegenüber kariogenen Einflüssen besonders empfindlich. Die Fluoridierung erfolgt mit einem handelsüblichen lokal anwendbaren Fluorpräparat (Kaufmann 1980).

Entsprechend dem Ausgangbefund können die Patienten in drei verschiedene Gruppen eingeteilt werden:

- zahnlos
- sanierungsbedürftig
- gesund bzw. saniert

Hinweis

Bei zahnlosen Patienten muss in jedem Fall neben der klinischen Untersuchung eine Panoramaschichtaufnahme angefertigt werden, um behandlungsbedürftige Befunde auszuschließen. Soweit erforderlich, sind Behandlungen (etwa Zystenentfernungen, Entfernung von Wurzelresten) vor Beginn der Bestrahlung vorzunehmen. Bei zahnlosen Patienten ist außerdem nach Abschluss der Bestrahlung auf einen guten und druckfreien Sitz der Prothesen zu achten und Prothesendruckstellen zu vermeiden. Eine ungleichmäßige Druckverteilung durch ungenauen Sitz kann zu Druckstellen führen, die sich infizieren und in ungünstigen Fällen eine Osteoradionekrose induzieren können (Larson 1986).

Bei den meisten Patienten mit Malignomen liegt ein sanierungsbedürftiges Gebiss vor. Sanierungsbedarf besteht bei unterschiedlichen pathologischen Veränderungen, insbesondere bei kariösen Defekten, wobei die Indikation zur Zahnentfernung großzügig gestellt werden sollte. Hierbei ist zu berücksichtigen, dass jeder devitale oder parodontal insuffiziente Zahn einen locus minoris resistentiae darstellt und zu entzündlichen Veränderungen Anlass geben kann. Defekte Füllungen müssen in jedem Fall vor Beginn der Bestrahlungstherapie erneuert werden, soweit nicht eine Zahnentfernung erfolgt. Tief zerstörte, devitale und periapikal veränderte Zähne sollten grundsätzlich entfernt werden. Bei devitalen Zähnen ist zwar grundsätzlich die Erhaltung mittels Wurzelfüllung möglich, dies sollte jedoch bei Bestrahlungspatienten aufgrund der Resistenzminderung unterbleiben. Dasselbe gilt für Zähne mit ausgeprägten marginalen Parodontitiden. Auch wenn im Einzelfall eine Zahnerhaltung möglich erscheint, sollte die Indikation zur Entfernung großzügig gestellt und nur solche Zähne nicht entfernt werden, bei denen von einer langfristigen Erhaltung ausgegangen werden kann. Retinierte und verlagerte Zähne sind in jedem Fall vor der Bestrahlung zu entfernen, ebenso Zysten im Bereich der Kiefer.

Hinweis

Bei allen chirurgischen Sanierungsmaßnahmen ist zu beachten, dass vor Beginn der Chemotherapie bzw. der Bestrahlung die Wundheilung abgeschlossen sein muss.

Bei Patienten mit gesundem bzw. saniertem Gebiss sollen und können die Zähne erhalten bleiben. In jedem Fall müssen erforderliche Behandlungen vor Beginn der Bestrahlung durchgeführt werden. Während und nach der Bestrahlung ist eine Fluorid-Behandlung sinnvoll. Hierzu erhält der Patient eine Schiene als Medikamententräger, die er dreimal täglich für jeweils 5 Minuten trägt. Nach Beendigung der Strahlentherapie muss der Patient weiterhin regelmäßig zahnärztlich behandelt und kontrolliert werden. Zum Erhalt der Zähne ist eine gute Mundhygiene und die Erhaltung eines gesunden Parodontiums unbedingt erforderlich. Zur Prophylaxe der strahlenbedingten Karies ist eine Nachfluoridierung sinnvoll. Zur allgemeinen Karies-Prophylaxe empfiehlt sich hier eine tägliche Fluor-Applikation mittels einer Kunststoffschiene als Träger.

Prophylaxe der oralen Mukositis

Zur Prophylaxe der Mukositis werden unterschiedliche Medikamente eingesetzt, welche die Ausprägung und den Schweregrad begrenzen sollen, insbesondere Antiseptika, Antimykotika und Immunglobuline. Hierzu werden unterschiedliche Prophylaxe-Schemata (Tab. 3-3) angegeben (Ader et al. 1988; Kim et al. 1985; Rahn et al. 1992). Obwohl die strahlenbedingte Mukositis ein multifaktorielles Geschehen darstellt, kommt der oralen Mikroflora und damit einer **Antisepsis der Mundhöhle** eine entscheidende Bedeutung zu. In einer klinischen Prufung (Rahn et al. 1996) konnte gezeigt werden, dass eine zusätzlich zu einem üblichen Prophylaxe-Schema durchgeführte Mundspülung mit einer PVP-Jod-Lösung (Betaisodona® Mund-Antiseptikum Lösung) im Vergleich zu sterilem Wasser sowohl Inzidenz als auch Schweregrad und Dauer einer strahlenbedingten Mukositis der Mundhöhle signifikant vermindert. PVP-Jod-Lösung zeigt in vitro eine gute keimreduzierende Wirksamkeit gegen Bakterien, Pilze, Protozoen und z.T. auch Viren. Die antibakterielle Wirksamkeit ist auch in vivo im Bereich der Mundhöhle nachgewiesen (Rahn et al. 1992; Rahn et al. 1994; Rahn et al. 1998). So ist anzunehmen, dass diese effiziente Keimreduktion für die beobachtete verminderte Ausprägung der strahlenbedingten Mukositis verantwortlich ist. PVP-Jod-Lösung scheint auch deshalb zur Mukositis-Prophylaxe besonders geeignet, da sie im Gegensatz zu anderen Antiseptika – insbesondere bei längerer Anwendung – keine Schleimhaut schädigende Wirkung besitzt. Obwohl es bei der häufigen und über einen längeren Zeitraum durchgeführten Spülung mit PVP-Jod-Lösung sicher zu einer Resorption von Jod über die Schleimhaut kommt, führte diese Behandlung bei Patienten mit gesunder Schilddrüse nicht zu einer Hyper- oder Hypothyreose (Glöbel et al. 1984; Reinhardt et al. 1988).

Tab. 3-3 Schemata zur medikamentösen Prophylaxe der Mukositis.

Rutosiden (Venoruton-intens®) 4x1 Tbl. täglich (Rahn et al. 1996)
lokale Reinigung der Mundhöhle 4–5x täglich mit 3%iger H_2O_2-Lösung (Hasenau et al. 1988; Rahn et al. 1996)
lokale Spülung der Mundhöhle 4–5x täglich mit PVP-Jod-Lösung (Betaisodona® Mund-Antiseptikum Lösung) (Hasenau et al. 1988; Rahn et al. 1996; Tsuzura et al. 1992)
Austupfen der Mundhöhle mit Nystatin-Suspension (Moronal®) (Hasenau et al. 1988; Rahn et al. 1996)
mehrfach tägliche Spülung bzw. Anwendung von Dexpanthenol-Lösung oder -Lutschtabletten (Bepanthen®) (Hasenau et al. 1988; Rahn et al. 1996)
eine i.m.-Injektion pro Woche mit einem Immunglobulin (Beriglobin®) (Rahn et al. 1996)

Prophylaxe der infizierten Osteoradionekrose

Da die Osteoradionekrose nach zahnärztlich-chirurgischen bzw. kieferchirurgischen Eingriffen oder Traumatisierungen entsteht, sollten chirurgische Eingriffe in der Mundhöhle bei bestrahlten Patienten nur unter strenger Indikationsstellung vorgenommen werden. Operative Eingriffe können weitgehend vermieden werden, wenn eine Zahnsanierung vor der Bestrahlung vorgenommen wird. Soweit eine Prothese getragen wird, ist auf deren einwandfreien Sitz zu achten, um Druckstellen zu vermeiden. Wird trotz der prophylaktischen Maßnahmen eine Zahnentfernung oder ein anderer operativer Eingriff in der Mundhöhle erforderlich, so muss dies unter einer entsprechenden Prophylaxe durchgeführt werden. Die Prophylaxe umfasst eine lokale Antisepsis und eine systemische Antibiose. Ein potentes Antiseptikum – insbesondere PVP-Jod-Lösung – vermindert die Keimdichte im Eingriffsbereich um etwa zwei Zehnerpotenzen. Die Antibiose wird mit Penizillin, Clindamycin oder einem Makrolid durchgeführt.

Literatur

Ader AW, Paul TL, Reinhardt W, Safran M, Pino S, McArthur W, Braverman LE. Effect of mouth rinsing with two polyvinylpyrrolidone-Iodine mixtures on Iodine absorption and thyroid function. J Clin Endocrinol Metab 1988; 66: 632–5.

De Conno F, Ripamonti C, Sbanotto A, Ventafridda V. Oral complications in patients with advanced cancer. J Pain Symptom Manage 1989; 4: 20–30.

Dreizen S, Brown LR, Daly TE. Prevention of xerostomia-related dental caries in irradiated cancer patients. J Dent Res 1977; 56: 99–104.

Dudjak LA. Mouth care for mucositis due to radiation therapy. Cancer Nurs 1987; 10: 131–40.

Eichhorn W, Gehrke G, Bschorer R, Stepke M, Greschniok A, Kaiserling E, Voy ED. Morphologische Veränderungen von kleinen Kopfspeicheldrüsen durch Strahlentherapie. Dtsch Zahnarztl Z 1993; 48: 58–60.

Glöbel B, Glöbel H, Andres C. Das Hyperthyreoserisiko nach Erhöhung der Jodzufuhr. Dtsch Med Wochenschr 1984; 109: 1081–2.

Hammans P, Niederhagen B, Hültenschmidt D. Mukositis nach Radiatio bei Mundhöhlenkarzinomen. Dtsch Zahnarztl Z 1993; 48: 55–8.

Hasenau C, Clasen BPE, Roettger D. Anwendung einer standardisierten Mundpflege zur Prophylaxe und Therapie einer Mukositis bei Patienten während der Radiochemotherapie von Kopf-Hals-Malignomen. Laryngorhinootologie 1988; 67: 576–9.

Kaufmann M. Zur zahnärztlichen Betreuung von Patienten vor, während und nach Strahlentherapie im Kopf-Hals-Bereich. SSO Schweiz Monatsschr Zahnheilkd 1980; 90: 633–40.

Kim JH, Chu F, Lakshmi V, Houde R. A clinical study of benzydamine for the treatment of radiotherapy-induced mucositis of the oropharynx. Int J Tissue React 1985; 7: 215–8.

Larson DL. Management of complications of radiotherapy of the head and neck. Surg Clin North Am 1986; 66: 169–73.

Quintiliani R, Owens NJ, Quercia RA, Klimek JJ, Nightingale CH. Treatment and prevention of oropharyngeal candidiasis. Am J Med 1984; 77: 44–8.

Rahn R, Ghahremani M, Schäfer V. Keimreduzierende Wirkung verschiedener Mundantiseptika – in-vivo-Untersuchungen. Öst Z Stomatol 1994; 91: 155–60.

Rahn R, Schäfer V, Ghahremani M, Gerhardt U. Untersuchung zur Wirksamkeit unterschiedlich konzentrierter PVP-Jod-Lösungen (Betaisodona) zur Desinfektion der Mundschleimhaut. Zahnarztl Welt 1992; 101: 936–9.

Rahn R, Adamietz IA, Böttcher HD, Reimer K, Fleischer W. PVP-Jod-Lösung zur Mukositis-Prophylaxe bei therapeutischer Bestrahlung. Dtsch Z Mund Kiefer Gesichtschir 1996; 20: 137–9.

Rahn R, Schäfer V, Rechtmann V, Reimer K, Fleischer W. Vergleichende Untersuchung der antiseptischen Wirksamkeit einer PVP-Jod-Lösung (Betaisodona® Mund-Antiseptikum) in der Mundhöhle bei unterschiedlicher Einwirkdauer. Zahnärztl Welt 1998; 107: 418–20.

Reinhardt W, Braverman LE, Safran M. Auswirkungen einer längeren Einnahme eines jodhaltigen Mundantiseptikums auf die Jodaufnahme und die Schilddrüsenfunktion. Med Klin 1988; 83: 294–5.

Tsuzura Y, Okabe I, Shimono I, Kamimura M, Kemezawa T, Kitahara M, Iwashita N, Hashiguchi H, Izumoto C, Fukuyosi Y. Prevention of stomatitis in patients with acute myelogenous leukemia using PVP-iodine gargle. Jap J Cancer Chemother 1992; 19: 817–22.

3.3 Behandlung von akuten Nebenwirkungen der Radiochemotherapie

A. N. Rahn

Einführung

Patienten, die wegen eines Kopf-Hals-Tumorrezidivs behandelt werden, sind nicht nur unmittelbar durch das Rezidiv, sondern häufig auch durch die Nebenwirkungen vorausgegangener Therapien in ihrer Lebensqualität deutlich beeinträchtigt. Vorbestehende Schädigungen werden durch die bei einer Rezidivbehandlung zu erwartenden Nebenwirkungen potenziert. Bei diesem Patientenkollektiv findet sich dann eine Mischung aus chronischen Nebenwirkungen, die aus vorangegangenen Therapien resultieren, und akuten Nebenwirkungen. Diesem Umstand ist bei der Planung und Durchführung einer kurativen oder palliativen Therapie Rechnung zu tragen. Eine besondere Rolle kommt dabei der Prophylaxe und Behandlung von Therapienebenwirkungen zu. Insbesondere in der palliativen Behandlung ist zu beachten, dass Nebenwirkungen nicht den Benefit einer Therapie aufwiegen dürfen und so den Sinn einer therapeutischen Maßnahme in Frage stellen. Vorbereitende, prophylaktische Maßnahmen (z. B. Zahnsanierungen) dürfen nicht zu relevanten zeitlichen Verzögerungen führen. Insbesondere im Hinblick auf die für jede Therapie wichtige Compliance des Patienten können die suffiziente Behandlung von Nebenwirkungen und ganz besonders eine enge und verständnisvolle Patientenbetreuung und -führung entscheidend sein.

Bei Patienten, die ausschließlich chirurgisch behandelt worden sind, stehen vorwiegend funktionelle Störungen und Behinderungen im Vordergrund. Hierunter fallen operationsbedingte Beschwerden wie z. B. das Halswirbelsäulen-Syndrom, Kraftminderung und Bewegungseinschränkungen im Schulter- und Halsbereich als Folge einer postoperativen Muskelasymmetrie und Nervenläsionen. Dies betrifft vor allem Patienten nach einer Halsdissektion. Bedingt durch die Resektionen und die Narbenbildung treten Lymphabflussstörungen, Behinderung der Atmung, Störungen der Artikulation sowie Kau- und Schluckstörungen auf, welche die betroffenen Patienten häufig auch in ihrem sozialen Umgang stark behindern und einschränken.

Bei Patienten, die bereits bei der Behandlung des Primärtumors zusätzlich radio- und/oder chemotherapiert worden sind, können zusätzliche funktionelle Beeinträchtigungen durch Fibrosen der Muskulatur, der Haut und des Unterhautbindegewebes hinzukommen. Daneben sind vor allem Schädigungen der Haut, der Speicheldrüsen, der Mund-, Nasen- und Rachenschleimhaut mit daraus resultierender Xerostomie sowie Schäden an Zähnen und Zahnhalteapparat zu erwarten. Eine intensive chemotherapeutische Vorbehandlung führt zu einer eingeschränkten Knochenmarksreserve und kann unter Umständen auch bereits eine Schädigung parenchymatöser Organe wie Leber und Niere zur Folge gehabt haben.

Die Behandlung von Patienten mit Rezidiven im Kopf-Hals-Bereich erfordert daher ein umfassendes interdisziplinäres Konzept zur Prophylaxe und Behandlung von Therapienebenwirkungen. Eine enge Zusammenarbeit zwischen Kieferchirurgen,

Hals-Nasen-Ohren-Ärzten, Strahlentherapeuten, Zahnmedizinern und besonders dem betreuenden Hausarzt ist wünschenswert.

In der Therapie von Strahlentherapie-Nebenwirkungen lassen sich generell drei Ansätze unterscheiden:

- Einsatz von radioprotektiven Substanzen – diese erreichen eine Verminderung von Nebenwirkungen durch einen Schutz des Normalgewebes.
- Durchführung der klassischen Supportivtherapie – diese dient der Vorbeugung und Behandlung von therapieassoziierten Komplikationen.
- Einsatz von Substanzen, die eine Regeneration von Normalgeweben fördern.

Zu den Radioprotektoren gehören verschiedene Vitamine (E, C, Betacarotin), Ribose-Cystein, Glutamin und die Substanz **WR-2721** (**Amifostin**), die in den letzten Jahren vermehrt in den Mittelpunkt wissenschaftlichen Interesses gerückt ist.

Eine Schlüsselrolle im Therapiekonzept kommt aber der zwischenmenschlichen Beziehung zwischen Patient und Arzt zu, nicht zuletzt wegen der Compliance fördernden Wirkung einer guten psychoonkologischen Betreuung. Insbesondere aber muss sich der behandelnde Arzt bewusst sein, dass auftretende Probleme nur erkannt und behandelt werden können, wenn eine enge Zusammenarbeit zwischen Patient und Arzt vorhanden ist. Kopf-Hals-Tumor-Patienten sind oft selbstunsicher, was durch den oft verstümmelnden Charakter der Tumorerkrankung noch verstärkt wird. Sprechstörungen bilden zusätzlich ein Problem, das die Patienten sozial isoliert und auch die Kontaktaufnahme zum behandelnden Arzt erschwert. Patienten mit Kopf-Hals-Tumoren sollten gezielt und regelmäßig im Hinblick auf bestehende Probleme und Beschwerden angesprochen und befragt werden, da diese Probleme oft nicht spontan vorgebracht werden.

Mukositis

Pathophysiologie

Die radiogene Mukositis ist eine der häufigsten Nebenwirkungen einer Radio- oder Radiochemotherapie bei Tumoren im Hals-Nasen-Ohren-Bereich. Bei dieser Tumorgruppe stellen histologisch die Plattenepithelkarzinome die größte Gruppe dar; seltener sind Adenokarzinome und lymphoepitheliale Tumoren. Abgesehen von den lymphoepithelialen Tumoren sind Kopf-Hals-Tumoren nur mäßig strahlensensibel. Bei einer kurativ intendierten Radiotherapie werden daher relativ hohe Gesamtreferenzdosen von über 60 Gy appliziert. Da andererseits die Mukosa zu den strahlensensiblen Geweben zählt, werden nahezu alle Patienten im Verlauf einer Radiotherapie von einer Mukositis betroffen.

Die strahlendinduzierte Mukositis ist primär eine aseptische entzündliche Reaktion der strahlenexponierten Mukosa als Folge einer direkten Epithelschädigung des mukösen Plattenepithels sowie einer supprimierten Zellneubildung. Eine strahlenbedingte Hyperpermeabilität der Schleimhautkapillaren mit konsekutivem Schleimhautödem führt darüber hinaus zu einer Minderdurchblutung der betroffenen Mukosaareale. Klinisch beginnt die Mukositis mit einem Erythem (Grad I), das über ein Ödem und fibrinöse Beläge (Grad II) bis zu ulzerösen Veränderungen mit Nekrosen (Grad III) fortschreitet. Häufig treten im Verlauf **bakterielle und mykotische Superinfektionen** infolge der systemischen und lokalen Immunsuppression auf (Mose et al. 1995).

Eine klinisch relevante Mukositis tritt in der Regel ab einer Strahlendosis von ca. 20 Gy auf. Bei den üblichen Fraktionierungschemata mit 1,8 bis 2,0 Gy pro Tag, fünfmal pro Woche entspricht das einer Therapiezeit von ca. zwei bis drei Wochen. Eine zusätzlich zur Strahlentherapie applizierte Chemotherapie stellt einen zusätzlichen Risikofaktor dar und kann sowohl den Zeitpunkt des Auftretens der Mukositis vorverlegen als auch den Ausprägungsgrad verstärken.

Hinweis
Bei ungenügender supportiver Therapie zwingen Mukositiden zum einen häufig zu Therapieunterbrechungen, die wegen der Gefahr einer verstärkten Tumorzellproliferation in Bestrahlungspausen den Therapieerfolg gefährden können. Zum anderen wurde gezeigt, dass die Ausprägung akuter Therapienebenwirkungen das Ausmaß radiogener Spätnebenwirkungen beeinflusst. Der Prophylaxe und Behandlung der radiogenen Mukositis kommt somit im Hinblick auf die Maximierung der Tumorheilungschancen und die Minimierung der Spättoxizität eine Schlüsselposition zu (Schedler et al. 1994; Dörr 1997; Mose et al. 1995).

Prophylaxe und Behandlung

Allgemeine Maßnahmen

Wird zur Behandlung eines Rezidivs eine Radiotherapie angestrebt, die zahntragende Kieferbereiche einschließt, ist eine **Erhebung des Zahnstatus** unbedingt erforderlich. Bei der Mehrzahl der Kopf-Hals-Tumor-Patienten ist eine **Zahnsanierung** nötig, die zügig erfolgen muss, um Zeitverzögerungen bis zum Beginn der Therapie zu minimieren. Schnell durchzuführende Sanierungsmaßnahmen wie Zahnextraktionen müssen im Hinblick auf den Zeitfaktor aufwendigen zahnerhaltenden Therapien vorgezogen werden. Vor Beginn einer Strahlentherapie muss im Falle durchgeführter operativer Maßnahmen die Wundheilung abgeschlossen sein.

Bekannte Risikofaktoren für die Entwicklung und den Ausprägungsgrad einer radiogenen Mukositis sind neben mangelhafter Mundhygiene schleimhautschädigende Noxen wie Nikotin und Alkohol. Bei der von einem Kopf-Hals-Tumor betroffenen Patientengruppe sind oft beide Faktoren vorhanden. Da in Untersuchungen gezeigt werden konnte, dass Rauchen zudem die Wirksamkeit einer Strahlentherapie beeinträchtigt und das Gesamtüberleben bei weiterhin rauchenden Kopf-Hals-Tumor-Patienten gegenüber nichtrauchenden signifikant geringer ist (Browman et al. 1993), müssen vor Beginn einer Radio- oder Radiochemotherapie diese Zusammenhänge dem Patienten deutlich gemacht und er auf seine Verantwortung in diesem Bereich hingewiesen werden. Dennoch wird erfahrungsgemäß nur eine Minderzahl der Patienten während der Radio- oder Radiochemotherapie vollständig auf Alkohol und Nikotin verzichten.

Da eine sorgfältige Mund- und Zahnpflege den Ausprägungsgrad einer Mukositis reduziert, sollten Patienten zu einer regelmäßigen, mehrmals täglichen **Mund- und Zahnpflege** angehalten werden. Um Verletzungen der Schleimhaut zu vermeiden, sollte diese mit einer weichen Zahnbürste – bei bereits eingetretener, schmerzhafter Mukositis auch mit angefeuchteten Mullkompressen oder Wattetupfern – erfolgen. Der ergänzende Einsatz von **Mundduschen** ist empfehlenswert. Hierbei ist Geräten mit mehreren Strahldüsen der Vorzug zu geben, der Strahldruck sollte 5 kp/cm^2 nicht überschreiten. Um zusätzlicher Schleimhauttraumatisierung und der Entstehung von Druckulzera vorzubeugen, sollte während einer Radiotherapie keine Zahnprothese getragen werden (Imfeld 1984). Wird bei starken entzündlichen Veränderungen vom Patienten keine ausreichende Zahn- und Mundpflege durchgeführt, ist eine wöchentliche professionelle Mundreinigung durch den Zahnarzt zu erwägen.

Zahnplomben aus Goldlegierungen und Amalgam können über die übliche Mukositis hinaus zu verstärkten lokalen Schleimhautläsionen führen. Häufig beobachtet werden umschriebene, den Plomben gegenüberliegende Ulzerationen der Wangenschleimhaut. Die Ursache sind am Plombenmaterial entstehende Sekundärelektronen und niederenergetische Photonen (Schedler et al. 1994; Thilmann 1996). Eine Vermeidung solcher plombenbedingter Schleimhautläsionen kann durch einen während der Radiatio getragenen, individuell angefertigten **Plombenschutz** erfolgen.

Medikamentöse Therapie

Zusätzlich zu den oben genannten allgemeinen Maßnahmen zu Reduzierung des Mukositisrisikos stehen zur Prophylaxe und Therapie einer radiogenen Mukositis eine Vielzahl medikamentöser Maßnahmen zur Verfügung, deren Wirksamkeit aber zum Teil nicht eindeutig belegt ist. Ein wichtiger Faktor ist dabei die erforderliche Patientencompliance. Maßnahmen, die für den Patienten mit hohem Aufwand verbunden sind, werden unter Umständen nicht oder zumindest nicht ausreichend regelmäßig durchgeführt. Nicht nur im Hinblick auf den heute immer wichtiger werdenden Kostenaspekt sollte daher auch aus diesem Grund eine Beschränkung auf wenige und erwiesen wirksame Maßnahmen erfolgen. Im folgenden Abschnitt sollen die wichtigsten Wirkstoffgruppen, die zur Zeit in der Mukositisprophylaxe und -therapie eingesetzt werden, vorgestellt werden.

Radioprotektive Maßnahmen

▸ **Einsatz von Amifostin**

Für Amifostin konnte in den letzten Jahren eine protektive Wirkung im Tierexperiment nachgewiesen werden; dies sowohl im Hinblick auf späte als auch auf frühe Nebenwirkungen. Beim Menschen wurden Daten, die eine selektive Radioprotektion von Normalgeweben (Reduktion von Mukositis und Xerostomie) belegen, u.a. auch bei Patienten mit Kopf-Hals-Tumoren erhoben (Büntzel et al. 1998; Carrol et al. 1995; Liu et al. 1992; Sauer et al. 1999).

▸ **Einsatz von vasokonstriktiv wirkenden Agenzien**

Der zugrunde liegende Wirkungsmechanismus besteht in einer durch Vasokonstriktion ausgelösten Minderdurchblutung des Gewebes; die daraus resultierende Hypoxie reduziert die Strahlenempfindlichkeit und wirkt so mukoprotektiv. Bei gleichzeitiger Chemotherapie kommt hinzu, dass die Minderdurchblutung die Plasmakonzentration des Chemotherapeutikums in dem betreffenden Gewebe reduziert und so die Wirkung des Zytostatikums lokal vermindert. Eine lokale Vasokonstriktion im Bereich der Mundmukosa lässt sich durch **lokale Kühlung** (z. B. Lutschen von Eiswürfeln) erreichen. Zwar konnte sowohl tierexperimentell als auch in kontrollierten Studien eine wirksame Mukoprotektion nachgewiesen werden, allerdings ist zu bedenken, dass bei der Therapie von Tumoren, wie z. B. Mundbodenkarzinomen, lokale Kühlungsmaßnahmen auch eine Vasokonstriktion im Tumor und somit dort eine unerwünschte Radio- bzw. Chemoprotektion bewirken können. Zur Anwendung von vasokonstriktiven Wirkstoffen wie **Glypressin** oder dem Lokalanästhetikum **Lidocain** existieren bisher keine Ergebnisse aus klinische Studien. Diese Maßnahmen sind daher für die routinemäßige Anwendung nicht zu empfehlen (Dörr 1997; Bjeldengren et al. 1987; Cascinu et al. 1994; Ohlsen et al. 1987).

Supportive Maßnahmen

▸ **Antimikrobielle Maßnahmen**

Bei der Mukositisentstehung unter einer Radiotherapie scheint die lokale Keimbesiedelung der bestrahlten Schleimhaut ebenfalls eine bedeutende Rolle zu spielen. Von antimikrobiellen Maßnahmen ist somit eine Wirksamkeit in Bezug auf die Mukositisprophylaxe zu erwarten.

Es existieren verschiedene Untersuchungen über die Wirksamkeit von **antibiotikahaltigen Mundspülungen** (z. B. Polymyxin B, Tobramycin und Amphothericin B) zur gezielten Eradizierung opportunistischer gramnegativer Bakterien und zur Bekämpfung der relativ häufigen Soorstomatitis (z. B. mit Amphothericin B oder Fluconazol). Da hier eine signifikante Verminderung des Mukositisgrads unter einer Radiochemotherapie gezeigt werden konnte, kann die Anwendung empfohlen werden (Allison et al. 1995; Dietz et al. 1995; Dörr 1997; Kaanders et al. 1996; Spijkervet et al. 1991; Verdi 1993).

Untersuchungen zur Wirksamkeit von **Chlorhexidin-Mundspülungen** bei der radiogenen Mukositis haben widersprüchliche Ergebnisse gezeigt, gleiches gilt für **Spülungen mit einprozentiger Wasserstoffperoxid-Lösung**, sodass diese Präparate beim momentanen Erkenntnisstand nicht empfehlenswert erscheinen (Dörr 1997; Spijkervet et al. 1989). Studien über die Anwendung von **Polyvidon-Jod-Lösung** konnten sowohl ein verzögertes Auftreten der Mukositis, eine Reduzierung des Schweregrads sowie ein rascheres Abklingen der Schleimhautveränderungen zeigen (Adamietz et al. 1998; Hasenau et al. 1988; Rahn 1993). Bei Patienten mit Verdacht auf eine Schilddrüsenerkrankung und im Hinblick auf das allergene Potenzial von Jod erscheint die Anwendung noch nicht uneingeschränkt empfehlenswert.

Empfehlenswert erscheinen regelmäßige **Mundspülungen auf Kamillebasis**. Neben dem mechanischen Reinigungseffekt sind antientzündliche, antimikrobielle und spasmolytische Effekte nachweisbar. Trotz möglicher Verstärkung einer Xerostomie kann die regelmäßige Anwendung von Kamillesud oder Lösungen mit Kamilleextrakten unter einer Radiotherapie empfohlen werden (Dörr 1997). Bekannt ist auch die schleimhautpflegende Wirkung von **Salbeisud**, ohne dass hier durch Studien gesicherte Ergebnisse vorliegen.

▶ **Maßnahmen zur Steigerung der Immunabwehr**

Es wird vermutet, dass eine radiogene lokale Immunsuppression sowie eine systemische Immunsuppression z. B. als Folge einer Chemotherapie entscheidende Faktoren für die Ausprägung der Mukositis darstellen. Insbesondere auf die Entwicklung der unter Radiotherapie häufigen Schleimhautsuperinfektionen im Mund- und Rachenbereich mit gramnegativen Bakterien und Pilzen nimmt die lokale Abwehrsituation entscheidenden Einfluss (Butz-Jorgensen 1990; Maciejewski et al. 1991; Martin 1993; Mose et al. 1995; Poland 1989). Eine Verbesserung der allgemeinen Abwehrlage könnte hier eine kausale Therapie darstellen.

Untersucht wurden die systemische Applikation von **Immunglobulin** und die Therapie mit Granulozyten-koloniestimulierendem Faktor (**G-CSF**) oder Granulozyten-Makrophagen-koloniestimulierendem Faktor (**GM-CSF**) unter Radiotherapie und Radiochemotherapie. Als Wirkmechanismen diskutiert werden neben einer direkten Stimulation der Mukosaregeneration die indirekte Wirkung durch Verbesserung der lokalen Immunabwehr. Hier konnten für die prophylaktische Behandlung mit IgG nur geringe schleimhautprotektive Effekte, gemessen am Auftreten und Ausprägungsgrad der Mukositis, nachgewiesen werden und zwar vor allem bei zusätzlich chemotherapierten Patienten (Mose et al. 1995). Bei der höherdosierten therapeutischen Anwendung bei bereits aufgetretener Mukositis ließ sich dagegen eine hochsignifikante Wirksamkeit nachweisen, sodass eine systemische Applikation von Immunglobulin allenfalls zur Therapie einer bereits nachgewiesenen Mukositis empfohlen werden kann (Schedler et al. 1994). Für GM-CSF und G-CSF existieren bisher nur Daten bei chemotherapierten Patienten, sodass zur Wirksamkeit bei Radio- oder Radiochemotherapie keine Aussagen gemacht werden können.

▸ **Einsatz von Antiphlogistika**

Entzündungshemmende Medikamente lassen neben der Suppression der akuten lokalen Enzündungsreaktion auch eine analgetische Wirkung erwarten. Sowohl Steroide als auch nichtsteroidale Antiphlogistika sind daher mit unterschiedlichen Ergebnissen bei durch Radio- und Radiochemotherapie verursachten Mukositiden untersucht worden (Freund et al. 1987; Michalowski 1994; Summers et al. 1991; Zimmermann und Kimmig 1998).

Dexpanthenol in unterschiedlichen Applikationsformen ist, nicht nur bei den durch Radiotherapie verursachten Schädigungen, sondern generell, eine der am weitesten verbreiteten Substanzen in der Prophylaxe und Therapie von Haut- und Schleimhautschädigungen. Die Substanz Panthenol bzw. ihr wirksamer Metabolit Panthotensäure (Vitamin B15) ist Bestandteil des Coenzyms A, das in der Glukoneogenese, der Fettsäure- und Steroidsynthese sowie im Kohlenhydratstoffwechsel eine Rolle spielt. Trotz der weitverbreiteten Anwendung dieser Substanz existieren nur wenige wissenschaftlich abgesicherte Daten, die eine Wirksamkeit bei der Behandlung von Radiotherapienebenwirkungen belegen. Eine Empfehlung zum prophylaktischen oder therapeutischen Einsatz in der Strahlentherapie kann daher nicht unumstritten gelten (Goodmann und Gilman 1995; Lokkevik et al. 1996; Zimmermann und Kimmig 1998).

Für **Benzydamin**, ein nichtsteroidales Antiphlogistikum mit analgetischer, entzündungshemmender und gleichzeitiger antiseptischer Wirkung, haben mehrere Studien bei radiotherapierten Patienten sowohl eine signifikante Schmerzreduktion als auch eine Reduktion von Mukositisschweregrad und -ausdehnung nachweisen können. Benzydaminhaltige Mundspülungen können daher zur Behandlung der radiogenen Mukositis empfohlen werden (Dörr 1997).

Zum Einsatz von **Steroiden** existieren, trotz ihres schon lange währenden Einsatzes in der Medizin, widersprüchliche Ergebnisse. Hier scheint zwar die Erythembildung vermindert, nicht aber höhergradige Veränderungen der Schleimhaut (Summers et al. 1991).

Für den Wirkstoff **Indomethazin** existieren unterschiedliche Daten; insgesamt erscheint eine Wirksamkeit noch nicht ausreichend bestätigt (Nicopoulos et al. 1985; Pillsbury et al. 1986; Summers et al. 1991; Tochner et al. 1990). Ähnliches gilt momentan für **Azelastin** (Dörr 1997; Osaki et al. 1994).

▸ **Einsatz von Prostaglandinmodulation (Stimulation von Prostaglandin E)**

Prostaglandine sind Mediatoren, deren Produktion im Rahmen der Entzündungsgenese eine wichtige Rolle spielt. Ihre Beteiligung bei der Entstehung entzündlicher Strahlenreaktionen ist experimentell belegt. Prostaglandin E (PGE) hat eine antiinflammatorische Wirkung, wirkt zellprotektiv und aktiviert darüber hinaus die Zellregeneration und -proliferation. Eine Stimulierung der lokalen Prostaglandin-E-Synthese ließe daher eine günstige Wirkung auf radiogene Schleimhautschäden erwarten. Zur lokalen Anwendung von PGE gibt es widersprüchliche Untersuchungsergebnisse (Dörr 1995; Hennings und Elgjo 1970; Labar et al. 1993; Porteder et al. 1988), sodass eine Anwendung außerhalb von Studien nicht empfohlen werden kann.

Sucralfat wird zur Behandlung von Schleimhautentzündungen und Ulzera im Magenbereich eingesetzt; hier ist eine Stimulation der PGE-Synthese nachgewiesen. Die Wirksamkeit an anderen Schleimhäuten ist durch Studien bei radiotherapierten Ösophaguskarzinomen und Kopf-Hals-Tumoren gezeigt worden. Ebenso existieren Daten bei Behandlung allein mit Chemotherapie. Diese Ergebnisse erscheinen vielversprechend, dennoch existieren auch hier gegenläufige Resultate. Eine uneingeschränkte Empfehlung zur Anwendung von Sucralfat zur Mukositisprophylaxe bei

Radiotherapie kann daher momentan noch nicht gegeben werden (Dörr 1997; Allison et al. 1995; Kaanders et al. 1996; Epstein und Wong 1994; Carter et al. 1999; Franzén et al. 1995).

Tierexperimentelle und aktuell auch klinische Daten zeigen eine Reduzierung akuter und später Nebenwirkungen durch eine indirekte Beeinflussung des PGE-Musters unter Anwendung **essenzieller Fettsäuren** (Hopewell et al. 1994; Michalowski 1994; Sauer et al. 1999). Eine generelle Empfehlung lässt die Datenlage zum momentanen Zeitpunkt allerdings noch nicht zu.

Maßnahmen zur Förderung der Normalgeweberegeneration

▸ **Biologische Konditionierung der Mundschleimhaut**

Diese Maßnahmen zielen auf die Aktivierung der Zellproliferation der strahlenexponierten Mukosa, um über eine Steigerung der Zellerneuerung eine erhöhte Strahlenresistenz zu erreichen. Zur Verfügung stehen Methoden zur mechanischen Abtragung der oberen Epithelschichten. Während auf der Haut die Abtragung mit Hilfe von Klebestreifen möglich ist, kommt bei Schleimhäuten die **chemische Ablation** z.B. mit Hilfe von Silbernitratlösung oder aber eine technisch aufwendige **Laserbehandlung** in Frage. Zum einen konnte für diese Maßnahmen aber eine Wirksamkeit nur bei der hyperfraktionierten Radiatio nachgewiesen werden, zum anderen scheitert die routinemäßige Anwendung an der technischen Aufwendigkeit (Dörr 1995; Ciais et al. 1994; Hennings und Elgjo 1970; Maciejewski et al. 1991). Auch zur Anwendung **proteolytischer Enzyme** liegen bisher nur sehr spärliche Ergebnisse vor, sodass eine Anwendung außerhalb klinischer Studien nicht in Frage kommt.

Bei Substanzen, die als Promotoren der Geweberegeneration wirken, sei an dieser Stelle nochmals auf Wachstumsfaktoren wie **G-CSF** und **GM-CSF** (Abschnitt über Maßnahmen zur Steigerung der Immunabwehr, S. 185 sowie S. 165f.) verwiesen. Es wird zur Zeit außerdem über positive Wirkungen von **Hyaluronsäure** (Liguori et al. 1997) und **Pentoxyfyllin** (Dörr 1995; Attal et al. 1993; Van der Jagt et al. 1994; Franzén et al. 1995) auf die Reduktion von strahleninduzierten Weichteil- und Schleimhautschäden berichtet (Büntzel et al. 1998; Hussey und Friedland 1991; Sullivan et al. 1988).

Hautreaktionen

Nahezu alle Patienten mit Kopf-Hals-Tumoren sind im Verlauf einer Radiotherapie von strahlenbedingten Hautreaktionen betroffen. Zu unterscheiden sind Akutreaktionen, die unter der Radiotherapie auftreten und in der Regel innerhalb von zwei bis sechs Wochen nach Ende der Radiotherapie vollständig abklingen, und Spätreaktionen.

Pathophysiologie und klinische Aspekte

Die sonnenbrandähnliche **radiogene Dermatitis** entsteht dosisabhängig. Bei Bestrahlungen im Kopf-Hals-Bereich liegt das Zielvolumen, die zervikalen Lymphknoten, nahe unter der Haut. Da zur Kontrolle der meist plattenepithelialen Tumoren relativ hohe Strahlendosen appliziert werden müssen (50 bis 70 Gy) und außerdem die Haut des ventralen Halses als besonders radiosensibel gilt (Kalz 1949), werden fast alle perkutan bestrahlten Patienten im Verlauf der Radiotherapie von Hautreaktionen betroffen. Faktoren sind hier, wie bei der Mukositis, neben der direkten Zellschädigung die supprimierte Zellneubildung. Hinzu kommt die Austrocknung der Haut durch akute Schädigung der Schweiß- und Talgdrüsen. Erstes Zeichen ist das Trockenwerden der Haut. Nach etwa zwei Wochen werden Rötungen und Überwärmung, im weiteren Verlauf trockene Epitheliolysen beobachtet. Feuchte Epitheliolysen mit Blasenbildung können auftreten. Besonders gefährdet sind Diabetiker. Bei feuchten Läsionen besteht die Gefahr der bakteriellen und mykotischen Superinfektion. Weitere Zeichen sind Hyperpigmentierungen der bestrahlten Haut, die auch nach dem Abklingen der akuten entzündlichen Reaktion längere Zeit, oft lebenslang, sichtbar sein können. In ausgeprägteren Fällen treten eine Atrophie der Haut und Gefäßveränderungen wie Teleangiektasien, in schweren Fällen auch Ulzerationen auf.

Behandlung

Allgemeiner Standard zur Reduktion der akuten Hautreaktionen unter Bestrahlung ist bis heute die **trockene Hautbehandlung** mit Puder und Waschkarenz während der Radiotherapie bis zum Abklingen der entzündlichen Reaktionen (Zimmermann et al. 1998a; Zimmermann et al. 1998b), obgleich sich in den letzten Jahren eine zunehmende Lockerung dieser Vorschrift abzuzeichnen scheint. Andere Studien konnten keine vermehrten Hautreaktionen bei einer Hautpflege mit milder Seife und Wasser während der Bestrahlung nachweisen (Campbell und Illingsworth 1992), wohingegen von alkalischen Seifen und Waschlotionen sowie mechanischer Beanspruchung der Haut z. B. durch Bürsten nach wie vor abzuraten ist.

Während für Haut mit einem hohem Dermatitisrisiko (hohe Strahlendosis, Hautfalten, vorbestrahlte oder vorgeschädigte Haut) weiterhin die trockene Hautbehandlung, also Waschverbot und Pflege mit Puder zweimal pro Tag, empfohlen wird, kann für Haut mit geringem Dermatitisrisiko nach neueren Daten vorsichtiges Waschen alle zwei bis drei Tage mit klarem Wasser oder hautneutraler Seife gestattet werden (Zimmermann et al. 1998a; Zimmermann et al. 1998b).

Treten feuchte Epitheliolysen auf, muss ein Pudern der Läsionen unterbleiben. Kleinere Epitheliolysen lassen sich unserer Erfahrung nach gut mit austrocknenden und desinfizierenden **Farbstofflösungen** (z. B. Gentianaviolett) behandeln, auch wenn diese Behandlung inzwischen umstritten ist. Bei großflächigen feuchten Epitheliolysen ist eine Farbstoffbehandlung wegen des entstehenden starken Spannungsgefühls nicht indiziert. Hier kann in leichteren Fällen auf eine **Salbenapplikation** (z. B. Panthenol) zurückgegriffen werden, ansonsten sind die Wundflächen wie Verbrennungen zu behandeln. **Fettgaze-** oder **Kolloid-Wundauflagen**, die nicht mit der Wunde verkleben und gleichzeitig ein Abfließen des Wundsekrets erlauben, haben sich hier bewährt.

> **Hinweis**
> Treten Zeichen einer Superinfektion auf, muss lokal, bei Patienten mit reduzierter Abwehrlage am besten auch systemisch, antibiotisch und antimykotisch behandelt werden. Wundabstriche zur Sicherung des Keimspektrums vor Beginn der Antibiotikatherapie und gegebenenfalls auch zur Therapiekontrolle sollten durchgeführt werden.

Bei Bedarf muss eine angemessene Schmerztherapie eingeleitet (Zimmermann et al. 1998a; Zimmermann et al. 1998b) werden.

Im Falle schlecht heilender Wundflächen und Ulzerationen ist neben allgemeinen Maßnahmen der Wundversorgung, auf die hier im Einzelnen nicht eingegangen werden kann, an die Durchführung einer **hyperbaren Sauerstofftherapie** zu denken.

Schwerere akute Hautreaktionen sind unter adäquat durchgeführter Hautbehandlung bei Patienten ohne Risikofaktoren sehr selten und zwingen nur in Ausnahmefällen zur Unterbrechung oder zum Abbruch der Strahlentherapie.

Xerostomie

Allgemeine Aspekte

Die Mundspeicheldrüsen (Glandula parotis, Glandula submandibularis, Glandula sublingualis) produzieren pro Tag etwa ein bis zwei Liter Speichel. Seröse Drüsenanteile, die dünnflüssigen Speichel produzieren, sind vor allem in der Glandula parotis zu finden, während die kleinen Speicheldrüsen vorzugsweise mukösen Speichel produzieren. Speichel besteht vorwiegend aus Wasser und enthält neben organischen Substanzen wie Speichelmuzinen ein Gemisch verschiedener Glykoproteine, die die Viskosität des Speichels bedingen. Außerdem enthält die Speichelflüssigkeit anorganische Ionen (Chlorid, Natrium, Karbonat, Phosphat, Rhodanid, Kalium und Kalzium) und antibakterielle Substanzen. Der Speichel erleichtert durch die Lubrifikation der Nahrung die Nahrungszerkleinerung und -aufnahme, enthält stärkeabbauende Enzyme und spielt eine wichtige Funktion bei der Rekalzifizierung des Zahnschmelzes und bei der Schleimhautpflege.

Pathophysiologie

Bei Patienten, die sich im Kopf-Hals-Bereich einer Strahlentherapie unterzogen haben, ist Mundtrockenheit eine der am häufigsten geklagten und die Lebensqualität dauerhaft beeinträchtigenden Nebenwirkungen. Ursache für die Xerostomie ist die dosisabhängige Schädigung der im Bestrahlungsfeld liegenden Speicheldrüsen. Bereits bei einer Belastung mit 10 Gy, d.h. bei üblicher Fraktionierung nach bereits einer Woche, ist eine auf die Hälfte reduzierte Speichelproduktion messbar. Da die serösen Speicheldrüsenanteile zuerst betroffen sind, tritt zunächst ein Zäherwerden des Speichels auf, das im weiteren Verlauf der Strahlentherapie in der Regel in eine unterschiedlich ausgeprägte Xerostomie mündet. Ab einer Dosis von ca. 60 Gy ist eine Restitution der Drüsenfunktion nicht mehr möglich, bei geringeren Dosen ist eine zumindest teilweise Wiederherstellung möglich.

Probleme sind zum einen die von den meisten Patienten spontan geklagten Beschwerden beim Sprechen und Essen: Aufgrund der fehlenden Befeuchtung durch den Speichel, die beim Kauen und Schlucken eine wichtige Rolle spielt, ist die Nahrungsaufnahme, zumindest der Genuss beim Essen oft deutlich beeinträchtigt. Die Ernährungsgewohnheiten der Patienten ändern sich fast immer hin zu weichen, meist kohlenhydratreichen Speisen. Eine ausgewogene Ernährung ist so oft nicht mehr gegeben. Unabhängig von der radiogenen Geschmacksempfindungsstörung durch die direkte Beeinträchtigung der auf der Zunge liegenden Geschmacksknospen, die sich aber in der Regel nach etwa einem Vierteljahr wieder regenerieren, spielt auch die Speichelproduktion bei der Geschmacksempfindung eine wichtige Rolle. Der Speichel fungiert nämlich als Träger für gelöste Geschmacksstoffe, die so mit den sensorischen Zellen in Berührung kommen können. Daher kann bei einer ausgeprägten Xerostomie auch das Geschmacksempfinden beeinträchtigt oder verändert sein, was im Hinblick auf die Ernährungsgewohnheiten ebenfalls eine nicht zu unterschätzende Rolle spielt.

Gravierend sind die Folgen der Xerostomie auf Zähne und Zahnhalteapparat (Haveman und Redding 1998). Da die im Speichel gelösten Mineralsalze eine wichtige Rolle bei der Remineralisierung des Zahnschmelzes spielen, resultiert aus einer radiogenen Verminderung der Speichelproduktion und einer Veränderung der Speichelzusammensetzung eine ausgeprägte Kariesneigung, die ohne adäquate Behandlung innerhalb weniger Jahre zu einem vollständigen Zahnverlust führen kann.

Behandlung

Eine individualisierte Bestrahlungsplanung, die auf eine Schonung der Speicheldrüsen Wert legt, wird bei Patienten mit Kopf-Hals-Tumorrezidiven in vielen Fällen nicht oder nicht ausreichend möglich sein. Bei vortherapierten Patienten sind in der Regel bereits latente oder manifeste Schädigungen der Speicheldrüsen vorhanden, die nicht mehr rückgängig zu machen sind. Hierzu zählen neben Resektionen und Teilresektionen der Speicheldrüsen auch die verminderte Durchblutung der Restspeicheldrüsen, z. B. nach einer Halsdissektion, oder die direkte Schädigung von Drüsengewebe bei systemischen und regionalen Chemotherapien. Bedingt durch die Lage des Rezidivtumors und vorangegangene Radiotherapien sind die therapeutischen Möglichkeiten im Hinblick auf die Strahlentherapieplanung meist eingeschränkt. Hier muss die Schonung der Speicheldrüsen oft hinter kurativen Aspekten zurückstehen. Als prophylaktische Maßnahme zur Verminderung einer Xerostomie ist hier das Radioprotektivum **Amifostin** zu nennen, für das aktuelle klinische Daten einen Speicheldrüsenschutz unter Radiatio zeigen konnten (Bohuslavizki et al. 1999).

Als wichtiger therapeutischer Ansatz zur Behandlung der therapiebedingten Schädigung der Speicheldrüsen bleibt oft nur eine intensive palliative Therapie des Folgesymptoms Xerostomie, dem im Hinblick auf die Lebensqualität der bestrahlten Patienten eine nicht zu unterschätzende Rolle zukommt. Insbesondere hinsichtlich der späteren zahnprothetischen Versorgung ist die Xerostomie ein außerordentlich bedeutsamer Faktor, da die Toleranz für Zahnprothesen infolge Mundtrockenheit erheblich reduziert ist. Haftungsprobleme, das Auftreten von Druckulzera und Soorbefall stellen bei xerostomen Patienten erhebliche Probleme dar. Eine intensive Kooperation mit dem betreuenden Zahnarzt ist hier unverzichtbar.

Endogene Maßnahmen

Ziel endogener Maßnahmen ist die Stimulation der Mundspeicheldrüsen, um so eine therapiebedingte Minderfunktion der Speicheldrüsen zu kompensieren. Voraussetzung für die Wirksamkeit dieser Maßnahmen ist funktionsfähiges Speicheldrüsenparenchym.

Sialagoga

Besteht eine Restdrüsenfunktion, stellt die pharmakologische Stimulation der Speicheldrüsen mit parasympathisch wirksamen Substanzen, so genannten Sialagoga, eine erfolgversprechende therapeutische Option dar. Eingesetzt werden können direkte **Parasympathomimetika**, hierzu zählen Carbachol, Bethanechol sowie Pilocarpin, oder indirekt parasympathomimetisch wirkende Pharmaka (Cholinesterasehemmer) wie Physostigmin, Pyridostigmin und Neostigmin.

Am besten dokumentiert ist die Wirksamkeit von **Pilocarpin**. Hier existieren umfangreiche Studien zur Xerostomie-Therapie bei radiotherapierten Patienten, die eine gute Wirksamkeit und Akzeptanz dieser Substanz nachweisen konnten, sodass prinzipiell ein Einsatz dieses Wirkstoffs bei bestehender Restspeicheldrüsenaktivität empfohlen werden kann. Es existieren auch Hinweise zur Möglichkeit einer Xerostomie-Prophylaxe durch Anwendung von Pilocarpin während der Radiotherapie (Fox 1998), jedoch sind die Daten hierzu noch nicht ausreichend für eine Therapieempfehlung. Einschränkungen für den Dauereinsatz ergeben sich im Hinblick auf das Nebenwirkungsprofil. Die am häufigsten auftretenden vegetativen Symptome Schwitzen, erhöhte Miktionsfrequenz sowie vermehrter Tränenfluss, werden von den Patienten in der Regel gut toleriert. Weitere Nebenwirkungen der Parasympathomimetika wie Blutdruckerhöhung und Kontraktion der Bronchien sowie eine vermehrte bronchiale Sekretion können jedoch insbesondere bei Asthmatikern und Hypertonikern problematisch werden. Bei Patienten mit einer entsprechenden Anamnese muss über den Einsatz dieser Wirkstoffe individuell entschieden werden.

Interessant erscheinen Berichte, nach denen eine anhaltende Steigerung des Speichelflusses bei postradiogener Xerostomie nach **Akupunkturbehandlung** gemessen werden konnte (Blom et al. 1997).

Mastikatorische Stimulation

Bei Kontraindikation oder Unverträglichkeiten medikamentöser Therapie sollte mastikatorischen Maßnahmen, d.h. Stimulation der Speichelproduktion durch Betätigung der Kaumuskulatur, der Vorzug gegeben werden. Geeignet sind hier zuckerfreie zahnschonende Kaugummis, besser noch Zahnpflegekaugummis mit Fluoridzusatz, die neben der mechanischen zahn- und zahnfleischpflegenden Wirkung eine zusätzliche kariesprophylaktische Wirkung entfalten. Nebenwirkungen und Kontraindikationen sind nicht bekannt.

Exogene Maßnahmen

Bei radiotherapierten Patienten, insbesondere bei intensiv vortherapierten Patienten in der Rezidivsituation, ist die Speicheldrüsenfunktion nicht selten so stark eingeschränkt, dass eine Stimulation keinen oder keinen ausreichenden Erfolg bringt. In diesen Fällen müssen zusätzlich exogene Maßnahmen zur Mundbefeuchtung angewandt werden.

Benetzungsmittel

> **Hinweis**
> Prinzipiell ist hier darauf zu achten, dass die benutzten Befeuchtungssubstanzen – die in der Regel jahre- oder jahrzehntelang benutzt werden sollen – für Schleimhäute und Zähne verträglich sein müssen. Saure Netzmittel greifen Dentin und Schmelz stark an und können bei xerostomen Patienten Schleimhauterosionen verursachen. Am günstigsten ist ein speichelähnlicher pH-Wert zwischen fünf und acht.

Um die Viskosität und somit die Haftung an den Schleimhäuten zu erhöhen und um die Intervalle zwischen den nötigen Anwendungen zu verlängern, enthalten die meisten heute gebräuchlichen Speichelersatzmittel Methylzellulose oder verwandte Stoffe. Neuerdings werden auch Präparate mit tierischem Muzin hergestellt, für die verbesserte rheologische Eigenschaften beschrieben sind. Ein Zusatz von Mineralstoffen zur Pflege und Remineralisierung der Zahnhartsubstanz ist aus medizinischer Sicht wünschenswert und bei den angebotenen Präparaten vorhanden. Speichelersatzmittel werden in der Regel als Sprühflüssigkeit appliziert. Die Akzeptanz vonseiten der Patienten ist in der Regel gut, ein Einsatz dieser Präparate kann empfohlen werden. Bei der Wahl des Präparats werden weniger medizinische Gründe als der individuelle Geschmack des Patienten entscheidend sein.

Ein Großteil der von Xerostomie betroffenen Patienten kommt jedoch ohne kommerziell vertriebene Benetzungsmittel aus und verwendet Wasser oder Tee (z.B. Salbei oder Kamille) zur Befeuchtung der Mundschleimhaut.

Blutbildveränderungen

Pathophysiologie

Blutbildveränderungen im Verlauf einer Tumortherapie sind ein bekanntes Phänomen. Gerade bei Patienten mit Rezidivtumoren im Kopf-Hals-Bereich sind sie häufig, auch wenn die hier angewandten Bestrahlungstechniken keine großen Volumina Blut bildenden Knochenmarks umfassen. Die Ursachen bei diesem Patientenklientel sind multifaktoriell. Wie in der Einführung erwähnt, kann bei Patienten nach Chemotherapien die Knochenmarkreserve reduziert sein. Blutverluste durch operative Maßnahmen oder chronische Tumorblutungen können zu einem klinisch relevanten Hämoglobin-Abfall führen. Latente Vitamin- und Eisenmangelsyndrome in Folge einseitiger Ernährung oder Resorptionsstörungen sind bei Kopf-Hals-Tumor-Patienten häufig. Als Auswirkung von Strahlentherapie oder Operationen treten funktionelle Beeinträchtigungen im Kopf-Hals-Bereich auf, die das Kauen und Schlucken in vielen Fällen behindern. Viele Patienten haben sich auf weiche Nahrungsmittel umgestellt, die meist kohlenhydratreich, aber vitaminarm sind. Fleisch, Obst und Salate werden häufig kaum gegessen. Alkohol- und Nikotinabusus verschlimmern eine Mangelernährung bekanntermaßen. Aus den genannten Gründen tolerieren insbesondere intensiv vorbehandelte Patienten Kombinationstherapien, wie sie bei Kopf-Hals-Tumor-Patienten häufig durchgeführt werden, schlecht. Es kommt bei vielen Patienten, mit im therapiefreien Intervall noch eben kompensierter Situation, im Verlauf einer knochenmarksuppressiven Therapie zu Blutbildveränderungen. Oft sind alle Zellreihen betroffen. Die weiße Blutzellreihe reagiert aufgrund der geringen Lebensdauer der reifen, im Blut zirkulierenden Zellen am unmittelbarsten und ausgeprägtesten. Umgekehrt ist hier die Erholung nach dem Nadir auch am ehesten und raschesten zu erwarten. Etwas verzögert reagieren die Thrombozyten; die Auswirkungen auf das rote Blutbild treten in der Regel am spätesten auf und die Schwankungen sind am wenigsten ausgeprägt. Bei der Erholung im therapiefreien Intervall normalisieren sich die Leukozytenwerte am schnellsten, gefolgt von den Thrombozyten- und Erythrozytenwerten.

Anämie

Klinisch relevante Änamien sind bei Patienten mit Kopf-Hals-Tumorrezidiven auch in therapiefreien Zeitintervallen relativ häufig. Ursachen sind die genannten Faktoren Fehlernährung und chronische Blutverluste im Rahmen von Tumorblutungen. Bei eingeschränkter Knochenmarkreserve ist nach operativen Maßnahmen mit größeren Blutverlusten die Erholung der Bluthämoglobinkonzentration verzögert.

Bei klinischem Verdacht sollte neben der Erstellung eines Blutbilds auch eine Untersuchung des Eisenstoffwechsels erfolgen. Zeigt sich ein latenter oder manifester **Eisenmangel**, kann eine orale Substitution erfolgen. Wegen der bei Alkoholikern häufigen Vitaminmangelsyndrome bietet sich bei klinischem Anhalt auch hier eine Substitutionstherapie an, die insbesondere Vitamine der B-Gruppe und Folsäure berücksichtigen sollte.

Behandlung

Eine **Bluttransfusion** muss bei einer klinisch symptomatischen Anämie in Betracht gezogen werden. Eine feste Regel, ab welchem Hb-Wert eine Bluttransfusion indiziert ist, kann jedoch kaum aufgestellt werden. Die Indikationsstellung sollte unserer Meinung nach vom Ausmaß der klinischen Symptomatik und von der Akzeptanz des Patienten abhängig gemacht werden. Bestehen Symptome wie Abgeschlagenheit und orthostatische Beschwerden oder liegt die Bluthämoglobinkonzentration unter 9 mg/dl, sollte aber auf jeden Fall an eine Bluttransfusion gedacht werden. Dies gilt insbesondere dann, wenn potenziell Hb-wirksame Therapieregime wie eine Radiotherapie und/oder eine Chemotherapie anstehen oder chirurgische Maßnahmen durchgeführt werden müssen. Die Transfusion von Erythrozytenkonzentraten stellt auch bei inkurablen Tumorleiden eine nicht nur lebensverlängernde, sondern durchaus hochwirksame palliative Maßnahme dar. Sie kann Symptome wie Fatigue und orthostatische Beschwerden bessern, ermöglicht dem Patienten so eine längere Selbständigkeit und Selbstversorgung und hat damit nicht zu unterschätzende positive Auswirkungen auf die Lebensqualität des Tumorpatienten. Applikationen von rekombinantem Erythropoetin werden in Studien erprobt, kommen aber zur Zeit für die routinemäßige Anwendung noch nicht in Betracht.

Leukopenie

Die Zellen der weißen Blutzellreihe unterliegen dem schnellsten *Turnover*. Sie reagieren daher auf eine Knochenmarksuppression am frühesten und in der Regel auch am ausgeprägtesten. Umgekehrt ist die Erholung nach dem Nadir hier ebenfalls am raschesten. Klinisch behandlungsbedürftige Leukopenien treten fast ausschließlich im Verlauf von Radiochemotherapien auf. Sie bilden bei der Applikation von Radiochemotherapien häufig das dosislimitierende Symptom. Im therapiefreien Intervall sind leichtere Leukopenien mit Werten zwischen 1,5 und 3 Leukozyten/nl bei klinischer Beschwerdefreiheit nicht behandlungsbedürftig.

Behandlung

Bei eintretenden Infektionen oder im Verlauf von Chemo- oder Radiochemotherapien stellt sich die Situation anders dar. Bei Leukozytenwerten unter 3/nl wird man in der Regel auf eine Chemotherapie verzichten. Bei einer geplanten Radiotherapie im Kopf-Hals-Bereich stellt die Leukopenie keine absolute Kontraindikation dar; diese Patienten bedürfen jedoch im Verlauf der Therapie einer erhöhten Aufmerksamkeit und engmaschiger Blutbildkontrolle. Auch ohne systemische zytostatische Therapie kann es im Verlauf einer Radiotherapie zu einem weiteren Abfall der weißen Blutzellen kommen. Besonderes Gewicht ist bei diesen Patienten auf die Infektionsprophylaxe zu legen (Kap. 3.1). Eine prophylaktische antibiotische und antimykotische Therapie kann, abhängig vom klinischen Bild und Allgemeinzustand des Patienten, indiziert sein.

Hinweis

Patienten sollten im Falle einer Leukopenie auf folgende Verhaltensmaßnahmen hingewiesen werden: Vermeidung von Menschenansammlungen, um die Ansteckungsgefahr zu minimieren, und Verzicht auf rohe Speisen (rohe Milch, Obst), da hier prinzipiell eine Infektionsgefahr besteht. Eine Isolationsbehandlung in der Klinik ist, außer in extremen Fällen und bei aufgetretener Infektion, eher kontraindiziert. Wegen der Gefahr der Akquirierung schwer behandelbarer, multiresistenter Hospitalkeime ist eine ambulante Behandlung unter engmaschiger Kontrolle in asymptomatischen Fällen vorzuziehen.

Die subkutane Applikation von Wachstumsfaktorenfaktoren wie G-CSF und GM-CSF, die eine beschleunigte Teilung der Blut bildenden Stammzellen bewirken und so zu einem Anstieg der Leukozytenzahl führen, stellt eine weitere therapeutische Option dar, die auch in der ambulanten Behandlung von Kopf-Hals-Tumor-Patienten genutzt werden sollte. Sie ist indiziert bei mit Leukopenie einhergehenden Infektionen sowie bei relevanten Leukozytenabfällen nach Chemotherapie bzw. Radiotherapie. In letzterem Fall kann die Applikation der Wachstumsfaktoren restriktiver gehandhabt werden, sollte aber im Allgemeinen dann erfolgen, wenn die Zahl der weißen Blutzellen unter 1,5/nl fällt, wenn Infektionszeichen auftreten oder Infektionsverdacht besteht.

Die prophylaktische Gabe von Wachstumsfaktoren zur Verhinderung oder Verkürzung des Nadir nach Chemotherapien wird kontrovers gesehen, kann aber im Hinblick auf die geplante Durchführung weiterer Chemotherapien insbesondere bei kurativ intendierter Behandlung indiziert sein. Bei Leukopenien mit Werten unter 1,5 Leukozyten/nl sollte auch hier eine systemische Infektionsprophylaxe mit Antibiotika und Antimykotika erfolgen.

Thrombopenie

Thrombopenien treten bei Kopf-Hals-Tumor-Patienten vor allem im Verlauf von Chemotherapien auf; hierbei sind meist auch andere Blutzellreihen betroffen. Insbesondere bei der Therapie mit Mitomycin und bei Anwendung von Platin-Derivaten werden Thrombopenien beobachtet, oft tritt der Nadir spät, d.h. erst vier bis sechs Wochen nach dem Chemotherapiezyklus auf. Bei üblicher Dosierung der Chemotherapie treten auch bei vortherapierten Patienten meist nur leichtere Thrombopenien auf; Werte von 60 bis 70 Thrombozyten/nl werden in der Regel nicht unterschritten und die Normalisierung der Werte tritt nach Durchschreiten des Nadirs ohne spezifische Maßnahmen ein. Da bei Thrombozytenwerten unter 100/nl in der Regel von einer erneuten Chemotherapie absehen wird, ist bei den üblichen Chemotherapie-Regimen mit einer Zykluswiederholung nach vier Wochen eine fristgerechte Applikation des Folgezyklus oft nicht möglich. In diesen Fällen muss individuell entschieden werden, ob ein Aufschub der Chemotherapie bis zum Wiederanstieg der Thrombozytenzahl erfolgen soll oder ob die Zytostatikatherapie ganz ausgesetzt wird. Diese Entscheidung muss in Abhängigkeit von der Behandlungsintention und unter Berücksichtigung des Allgemeinbefindens des Patienten getroffen werden. Konsequenzen für die Radiotherapie ergeben sich in der Regel nicht.

Behandlung

Die meisten Thrombopenien verlaufen asymptomatisch und müssen dann nicht therapiert werden. Anders als für die weiße und die rote Blutzellreihe existieren für die Stammzellen der Blutplättchen im Handel noch keine Wachstumsfaktoren, sodass die **Transfusion von Thrombozytenkonzentraten** die einzige zur Verfügung stehende therapeutische Option darstellt. Transfundierte Thrombozyten haben im Empfängerorganismus aber eine Halbwertszeit von nur wenigen Tagen, sodass eine prophylaktische Transfusion, um ein weiteres Absinken bei mäßigen Thrombopenien aufzuhalten, therapeutisch nicht sinnvoll ist. Bei asymptomatischen Fällen kann unter engmaschiger Blutbild-Kontrolle zugewartet werden. Gerade bei abwartenden Vorgehensweisen ist die Aufklärung des Patienten über die zugrunde liegenden Sachverhalte außerordentlich wichtig. Patienten sind durch das Wissen um „schlechte Blutwerte" und durch die engmaschigen Kontrollen oft sehr geängstigt. Informierte Patienten dagegen tragen eine zuwartende Behandlungsstrategie unseren Erfahrungen nach problemlos mit.

> **Hinweis**
> Die Indikation für eine Transfusion ist ganz klar dann gegeben, wenn Blutungen auftreten, dies ist in der Regel erst bei Thrombopenien mit Werten unter 20/nl der Fall.

Erste Zeichen können petechiale Haut- und Schleimhautblutungen in den orthostatisch belasteten Regionen (Unterarme und Unterschenkel) sowie nach einer Venenstauung (z.B. infolge einer Blutdruckmessung oder Blutabnahme) sein. Weitere Zeichen sind Zahnfleisch- und Nasenbluten, Blutungen aus Blase und Darm sowie Tumorblutungen. In diesen Fällen ist eine sofortige Transfusion unter stationären Bedingungen nötig. Sinken die Thrombozytenwerte unter 20/nl ist unserer Meinung nach – insbesondere bei ambulanten Patienten – auch in asymptomatischen Fällen ein Thrombozytenersatz indiziert. Das Gleiche gilt für Patienten, bei denen eine erhöhte Blutungsgefahr besteht, z.B. wenn anamnestisch bereits Tumorblutungen bekannt sind.

Ist eine hämorrhagische Diathese bekannt – neben angeborenen Gerinnungsstörungen kommen hier als iatrogene Ursachen eine Marcumar-Therapie oder die Behandlung mit Thrombozytenaggregationshemmern in Betracht – sollte die Indikation für eine Thrombozytentransfusion ebenfalls weiter gefasst werden. Ob eine gerinnungswirksame Begleitmedikation ausgesetzt oder reduziert werden sollte, hängt von der Indikationsstellung ab und sollte auf jeden Fall nur nach Rücksprache mit dem in dieser Sache behandelnden Arzt entschieden werden.

Literatur

Adamietz IA, Rahn R, Böttcher HD, Schäfer V, Reimer K, Fleischer W. Prophylaxe der radiochemotherapeutisch bedingten Mukositis. Strahlenther Onkol 1998; 174:149–55.

Allison RR, Vongtama V, Vaughan J, Shin KH. Symptomatic acute mucositis can be minimized or prohylaxed by the combination of sucralfate and fluconazole. Cancer Invest 1995; 13: 16–22.

Attal M, Huguet F, Rubie H, Charlet J-P, Schlaifer D, Huynh A, Laurent G, Pris J. Prevention of regimen-related toxicities after bone marrow transplantation by pentoxifylline: a prospective, randomized trial. Blood 1993; 82: 732–6.

Bjeldengren G, Aronsen KF, Augustsson NE, Borgstöm S, Lindström C, Nylander G. The radioprotective effect of locally administered glypressin on the rectal musosa. A study in the rat. Estro 6th Annual Meeting, Book of Abstracts 1987; 287.

Blom M, Davidson I, Fernberg JO, Johnson G, Angmar-Mansson B. Acupuncture treatment of patients with radiation-induced xerostomia. Oral Oncol. 1997; 33: 146–7.

Bohuslavizki KH, Klutmann S, Bleckmann C, Brenner W, Lassmann S, Mester J, Henze E, Clausen M. Salivary gland protection by amifostine in high-dose radioiodine therapy of differentiated thyroid cancer. Strahlenther Onkol 1999; 175: 57–61.

Browman GP, Wong G, Hodson I, Sathya J, Russel R, McAlpine L, Skingley P, Levine MN. Influence of cigarette smoking on the efficacy of radiation therapy in head and neck cancer. N Engl J Med 1993; 328: 159–63.

Büntzel J, Schuth J, Kuttner K, Glatzel M. Radiochemotherapy with amifostine cytoprotection for head and neck cancer. Support Care Cancer 1998; 6: 155–60.

Butz-Jorgensen E. Etiology, pathogenesis therapy and prophylaxis of oral yeast infections. Acta Odontol Scand 1990; 48: 61–9.

Campbell IR, Illingsworth MH. Can patients wash during radiotherapy to the breast and chest wall? A randomized controlled trial. Clin Oncol (R Coll Radiol) 1992; 4: 78–82.

Carrol MP, Zera RT, Roberts JC, Schlafmann SE, Feeney DA, Johnston GR, West MA, Bubrick MP. Efficacy of radioprotective agents in preventing small and large bowel radiation injury. Dis Colon Rectum 1995; 38: 716–22.

Carter DL, Hebert ME, Smink K, Leopold KA, Claugh RL, Brizel DM. Double blind randomized trial of sucralfate vs placebo during radical radiotherapy for head and neck cancers. Head Neck 1999; 21: 760–6.

Cascinu S, Federli A, Federli SL, Catalano G. Oral cooling (cryotherapy), an effective treatment for the prevention of 5-uracil-induced stomatitis. Eur J Cancer 1994; 30B: 234–6.

Ciais G, Namer M, Schneider M, Demard F, Pourreau-Schneider N, Martin PF, Soudry M, Franquin JC, Zattara H. Soft-laser therapy for prevention and treatment of mucositis induced cancer chemotherapy. Bull Cancer 1994; 79: 183–91.

Dietz A, Nollert J, Maier H, Rudat V, Flentje M. Zur Problematik der radiogenen bzw. chemotherapieinduzierten Mukositis der Mundschleimhaut am Beispiel der akzelerierten Radiochemotherapie mit Carboplatin bei Patienten mit inoperablen Plattenepithelkarzinomen des Kopf-/Halsbereichs. HNO 1995; 43: 405–13.

Dörr W, Dölling-Jochem I, Baumann M, Herrmann Th. Therapeutische Beeinflussung der radiogenen oralen Mukositis. Strahlenther Onkol 1997; 4: 183–92.

Dörr W, Jacubek A, Kummermehr J, Herrmann T, Dölling-Jochem I, Eckelt U. Effect of stimulated repopulation on oral mucositis during conventional radiotherapy. Radiother Oncol 1995; 37: 100–7.

Epstein JB, Wong FLW. The efficacy of sucralfate suspension on the prevention of oral mucositis due to radiation therapy. Int J Radiat Oncol Biol Phys 1994; 28: 693–8.

Fox PC. Acquired salivary dysfunction. drugs and radiation. Ann N Y Acad Sci 1998; 842: 132–7.

Franzén L, Henriksson R, Littbrand MB, Zackrisson B. Effects of sucralfate on mucositis during and following radiotherapy of malignancies in the head and neck region. Acta Oncol 1995; 34: 219–23.

Freund U, Schölmerich J, Siems H, Kluge F, Schafer HE, Wannenmacher M. Unwanted side effects in using mesalazine (5-aminosalicylic acid) during radiotherapy. Strahlenther Onkol 1987; 163: 678–80.

Goodman LS, Gilman A. The pharmacological basis of therapeutics. 9. ed. New York: Mc Graw-Hill 1995.

Hasenau C, Clasen BP, Roettger D. Use of standardized oral hygiene in the prevention and therapy of mucositis in patients treated with radiochemotherapy of head and neck neoplasms. Laryngorhinootologie 1988; 67: 576–9.

Haveman CW, Redding SW. Dental management ant treatment of xerostomic patients. Tex Dent J 1998; 115: 43–56.

Hennings H, Elgjo K. Epidermal regeneration after cellophane tape stripping of hairless mouse skin. Cell Tissue Kinet 1970; 3: 243–52.

Hopewell JW, Van den Aardweg GJMJ, Morris GM, Robbins MEC, Ross GA, Whitehouse E, Scott CA, Horrobin DF. Amelioration of both early and late radiation-induced damage to pig skin by essential fatty acids. Int J Radiat Oncol Biol Phys 1994; 30: 1119–25.

Hussey DH, Friedland JL. Second report of a pilot study of pentoxifylline in the treatment of late radiation necrosis. Workshop Proceedings of Pentoxyfylline. Leukocyte Cytokines. Potential therapeutic uses. Scottsdale, Arizona, March 8–10, 1991.

Imfeld T. Oligosialie und Xerostomie II: Diagnose, Prophylaxe und Behandlung. Acta Parodontol 1984; 13: 111–38.

Kaanders JHA, Pop LAM, Muytjens HL, Bruaset I, Van Daal WAJ. Topical administration of antimicrobial agents to prevent irradiation mucositis of the oral cavity and oropharynx: a pilot study. Radiat Oncol Investig 1996; 2: 283–90.

Kalz F. Theoretical considerations and clinical use of Grenz ray in dermatology. Arch Dermatol 1949; 43: 447–72.

Labar B, Mrsic M, Pavletic Z, Bogdanic V, Nemet D, Aurer I, Radmann I, Filipovic-Grcic N, Sertic D, Kalenic S, Presecki P. Prostaglandin E2 for prophylaxis of oral mucositis following BMT. Bone Marrow Transplant 1993; 11: 379–82.

Liguori V, Guillemin D, Pesce GF, Mirimanoff RO, Bernier J. Double-blind, randomized clinical study comparing hyaluronic acid cream to placebo in patients treated with radiotherapy. Radiother Oncol 1997; 42: 155–61.

Liu T, Liu Y, He S, Zang Z, Kligerman MM. Use of radiation with or without WR 2721 in advanced rectal cancer. Cancer 1992; 69: 2820–5.

Lokkevik E, Svoklund E, Reitan JB, Hannisdal E, Tanum G. Skin treatment with bepanthen cream versus no cream during radiotherapy. Acta Oncol 1996; 35: 1021–6.

Maciejewski B, Zajusz A, Pilecki B, Swiatnicka J, Skladowski K, Dorr W, Kummermehr J, Trott KR. Acute mucositis in the stimulated oral mucosa of patients during radiotherapy for head and neck cancer. Radiother Oncol 1991; 22: 7–11.

Martin MV. Irradiation mucositis: a reappraisal. Eur J Cancer B Oral Oncol 1993; 29B: 1–2.

Michalowski AS. On radiation damage to normal tissues and its treatment. II. Antiinflammatory drugs. Acta Oncol 1994; 33: 139–57.

Mose St, Adamietz IA, Thilmann Ch, Saran F, Heyd R, Knecht R, Böttcher HD. Immunglobulin zur Prophylaxe der radiogen induzierten Mukositis. HNO 1995; 43: 421–6.

Nicolopoulos N, Mantidis A, Stathopoulos E, Papaodysseas S, Kouvaris J, Varveris H, Papavasiliou C. Prophylactic administration of indomethacin for irradiation esophagitis. Radiother Onkol 1985; 3: 23–5.

Ohlsén L, Evers H, Segerström K, Hagelqvist E, Graffmann S. Local anaesthetics modifying the dermal response of radiation. Acta Oncol. 1987; 26: 467–76.

Osaki T, Ueta E, Yoneda K, Hirota J, Yamamoto T. Prophylaxis of oral mucositis associated with chemoradiotherapy for oral carcinoma by azelastine hydrochloride (azelastine) with other antioxidants. Head Neck 1994; 16: 331–9.

Pillsbury HC, Webster WP, Rosenman JG. Prostaglandin inhibitor and radiotherapy in advanced head and neck cancers. Arch Otolaryngol Head Neck Surg 1986; 112: 171–3.

Poland JM. The role of candida infections as an adverse effect upon head and neck cancer patients undergoing therapeutic radiation and the effect of antimycotic treatment. Mycoses 1989; 32: 39–41.

Porteder H, Rausch E, Kment G, Watzek G, Matejka M, Sinzinger H. Local prostaglandin E2 in patients with oral malignancies undergoing chemo- and radiotherapy. J Craniomaxillofac Surg 1988; 16: 371–4.
Rahn R. Review presentation on povidone-iodine antisepsis in the oral cavity. Postgrad Med J 1993; 69: 4–9.
Sauer R, Wannenmacher M, Wasserman T, Henke M, Monier A, Eschwege R, Russel L, Brizel D. Randomized Phase III Trial of Radiation ± Amifostine in Patients with Head and Neck Cancer. Asco 1999.
Schedler MGJ, Bost P, Federspil P, Pautler M, Schätzle W. Die Behandlung der strahleninduzierten Mukositis bei Kopf-/Halstumoren mit intramuskulär verabreichtem polyvalentem Immunglobulin. Tumordiagn u Ther 1994; 15: 184–91.
Spijkervet FKL, van Saene HFK, Panders AK, Vermey A, van Saene JJM, Mehta DM, Fidler V. Effect of chlorhexidine rinsing on the oropharyngeal etiology in patients with head and neck cancer. Oral Surg Oral Med Oral Pathol 1989; 67: 154–61.
Spijkervet FKL, van Saene HFK, van Saene JJM, Panders AK, Vermey A, Mehta DM, Fidler V. Effect of selective elimination of the oral flora on mucositis in irradiated head and neck cancer patients. J Surg Oncol 1991; 46: 167–73.
Sullivan GW, Carper HAT, Novick WJ Jr, Mandell GL. Inhibition of the inflammatory action of interleukin-1 and tumor necrosis factor (alpha) on neutrophil function by pentoxyfylline. Infect Immun 1988; 56: 1722–9.
Summers RW, Glenn CE, Flatt AJ, Elahmady A. Radiation an indomethacin effects on morphology, prostaglandins, and motility in dog jejunum. Am J Physiol 1991; 261: 145–51.
Thilmann C, Adamietz IA, Ramm U, Rahn R, Mose S, Saran F, Bottcher HD. In vivo dose increase in the presence of dental alloys during 60 Co-gamma-ray therapy of the oral cavity. Med Dosim 1996 Fall; 21: 149–54.
Tochner Z, Barnes M, Mitschel JG, Orr K, Glatstein E. Protection by indomethacin against acute radiation esophagitis. Digestion 1990; 74: 81–7.
Van der Jagt RHC, Pari S, McDiarmid A, Boisvert DM, Huebsch LG. Effect of pentoxifylline on regimen related toxicity in patients undergoing allogeneic or autologous bone marrow transplantation. Bone Marrow Transplant 1994; 13: 203–7.
Verdi DJ. Cancer therapy and oral mucositis. An appraisal of drug prophylaxis. Drug Saf 1993; 9: 185–95.
Zimmermann JS, Kimmig B. Pharmacological management of acute radiation morbidity. Strahlenther Onkol 1998; 174: 62–5.
Zimmermann JS, Budach W, Dörr W. Individual skin care during radiation therapy. Strahlenther Onkol 1998a; 174: 74–7.
Zimmermann JS, Wilhelm R, Niehoff P, Schneider R, Kovacs G, Kimmig B. Prevention and therapy of acute radiation injuries of the skin and mucosa. I. Results of a multicenter questionnaire. Strahlenther Onkol 1998b; 174: 142–8.

3.4 Schmerztherapie

M. Zimmermann

Einführung

Die Behandlung von Schmerzen bei Patienten mit Malignomen im Kopf-Hals-Bereich ist eine wichtige ärztliche Aufgabe. Dies gilt für frühe Krankheitsstadien, in denen die Krebsbehandlung im Vordergrund steht, insbesondere aber für jene Stadien, in denen keine Heilung mehr möglich ist, der Arzt aber alles daran setzen muss, die Schmerzen zu lindern, um dem Patienten ein gewisses Maß an Lebensqualität zu erhalten. An erster Stelle steht natürlich immer eine kausale Therapie, die kurativ durch eine Entfernung des Tumors oder aber palliativ durch eine Tumorverkleinerung auch zur Schmerzlinderung beiträgt. Wenn allerdings hierdurch Schmerzen nicht mehr oder nicht mehr ausreichend gemildert werden können, muss zusätzlich eine symptomatische Behandlung einsetzen. Die größte Bedeutung hat dabei die medikamentöse Therapie mit Analgetika, ist es hierdurch doch in 85 bis 90 % der Fälle möglich, eine Schmerzkontrolle zu erreichen (Schug und Zech 1997). Aber auch während einer solchen Therapie muss immer wieder kritisch überprüft werden, inwieweit eine zusätzliche palliative Krebstherapie indiziert ist, z. B. eine Bestrahlung bei Schmerzen durch Knochenmetastasen oder durch Nervenkompression. Wie bei allen Malignomen werden auch bei Kopf-Hals-Tumoren nicht von vornherein und ausschließlich Opioide eingesetzt. Vor der Einleitung einer Schmerztherapie muss eine umfassende Schmerzanamnese erhoben werden; die Wahl des Schmerzmittels wird von der Ursache und der Intensität der Schmerzen abhängig gemacht.

Spezielle Symptomatik bei Patienten mit Kopf-Hals-Tumoren

Die Schmerzen bei Tumorrezidiven im Kopf-Hals-Bereich sind durch die anatomischen Besonderheiten dieser Region bedingt. Die Kompression großer Gefäße und pathologische Veränderungen im Verlauf großer Nervenbahnen sind hierfür oftmals die Ursache. Schmerzen sind ein häufiges Begleitsymptom maligner Erkrankungen im Kopf-Hals-Bereich. Im fortgeschrittenen Stadium und bei Rezidiven leiden 70 bis 80 % der Patienten unter heftigen Schmerzen, diese werden durch die lokale Ausbreitung des Tumors und die Infiltration von Organen ausgelöst (Bonica 1990). Häufig kommt es dabei zu einer Mitbeteiligung der großen Nervenstämme wie z. B. des Nervus trigeminus mit heftigen neuralgieformen Schmerzen.

Infolge von Operationen und Narbenbildung kann es zu **funktionellen Beschwerden der Muskulatur** kommen. Diese treten im Bereich von Halswirbelsäule und Hinterkopf auf und sind besonders quälend für die Patienten, die ohnehin in ihrer Beweglichkeit eingeschränkt sind. Die statischen Veränderungen, die z. B. nach einer *neck dissection* auftreten, können haltungsbedingte Schmerzen der Hals- und Nackenmuskulatur erklären. Für die Behandlung kommen zentral wirksame Muskelrelaxanzien in Frage sowie die Anwendung von Elektrotherapie. Weitere Verfahren der physikalischen Therapie können in Betracht gezogen werden.

Ein häufig auftretendes Problem bei fortgeschrittenen Kopf-Hals-Tumoren und deren Rezidiven sind Schwierigkeiten beim Schlucken bis hin zur absoluten Unmöglichkeit, Nahrung zu sich zu nehmen. In diesen Fällen können die Patienten über eine PEG einen enteralen Zugang erhalten; neben der Ernährung können über diesen Katheter auch Medikamente gegeben werden. In dieser Phase können die **Schluckstörungen** zusätzlich zu einer **Hypersalivation** führen. Eine weitere Möglichkeit, Nahrung und Medikamente zuzuführen, ist der parenterale Zugang mittels eines zentralvenösen Katheters (ZVK, Port).

Durch **Gefäßkompressionen** können ausgeprägte Schwellungen im Gesicht und am gesamten Kopf auftreten. Hierdurch sind die Augenlider, Lippen und Zunge zum Teil so stark geschwollen, dass die Patienten weder sehen noch schlucken können. Erschwerend kommt hinzu, dass durch diese Schwellungen und eine eventuell zusätzliche Laryngektomie oder Tracheotomie die Verständigung teilweise stark eingeschränkt ist. Abschwellende Medikamente wie z. B. Diuretika und Kortikoide kommen hier zum Einsatz.

Medikamentöse Schmerztherapie nach dem Dreistufenschema der WHO

Bewährt hat sich der von der WHO zur Schmerztherapie empfohlene Stufenplan. Das Grundprinzip des WHO-Schemas besteht in der Verordnung der Medikamente nach einem Zeitplan und abgestuft entsprechend der Schmerzintensität (Tab. 3-4). Nach genauer Analyse der Schmerzursache können die am besten geeigneten Medikamente gewählt werden.

> Das Ziel der Schmerztherapie ist eine Verbesserung der Lebensqualität des Patienten.

Bei Patienten mit Rezidiven eines Kopf-Hals-Tumors kann durch Schluckbeschwerden ein Wechsel von oraler auf parenterale Medikation erforderlich werden. Die orale Applikationsform der Analgetika und Koanalgetika ist am einfachsten durchzuführen und sollte bevorzugt eingesetzt werden. Der Patient bleibt hierdurch selbstständig. Am Anfang der Schmerztherapie (Stufe I) stehen nichtopioide Analgetika. Wenn unter einer derartigen Medikation in richtiger Dosis und Frequenz keine ausreichende Analgesie zu erreichen ist, wird zusätzlich ein schwach zentral wirksames Analgetikum verordnet (Stufe II). Als nächster Schritt erfolgt dann die Umstellung auf ein stark wirksames Opioid der Stufe III im WHO-Schema (Kloke und Höffken 1995; Larsen und Macher-Hanselmann 1996). In der Regel werden nichtopioide Analgetika und zentral wirksame Schmerzmittel kombiniert. Die Gabe von zusätzlichen adjuvanten Medikamenten, die nicht der Stoffgruppe der Analgetika angehören, ergänzt oftmals die Wirkung.

Hinweis
Das WHO-Dreistufenschema ist nicht als ein starrer Plan zu interpretieren, sondern es soll nur als Hilfsmittel dienen, um das Vorgehen bei dem jeweiligen Patienten zu strukturieren. Keinesfalls darf durch eine strikte Einhaltung des Schemas das Erreichen der Schmerzfreiheit verzögert werden.

Bei passager auftretenden Schmerzen, wie man sie z. B. in frühen Stadien bei Malignompatienten sieht, ist die Verabreichung von Schmerzmitteln nach Bedarf meist aus-

Tab. 3-4 Übersicht der Analgetika, die im WHO-Stufenschema eingesetzt werden; mit Einzel-Dosierungen (in mg/70 kg) und Dosierungsintervallen.

	WHO-Stufe	Wirkstärke	oral	rektal	i.v./transdermal	i.m./s.c.	Dosierungsintervall
Antipyretische Analgetika							
Acetylsalicylsäure	I	+	500–1000		500–1000	500–1000	4–6 h
Diclofenac	I	++	50 100 (Retard)	50–100		75	6–12 h
Ibuprofen	I	++	200–600	500			4–6 h
Metamizol	I	++	500–1000	1000	1000	1000	6 h
Paracetamol	I	+	500–1000	1000			4–6 h
Opioidagonisten							
Tramadol	II	++	50–100	100	50–100	50–100	4–6 h
Tramadol/Retard	II	++	100–200				8–12 h
Dihydrocodein	II	++	60–120				8–12 h
Oxycodon	III	+++ (BtmVV)	10–20				12 h
Morphin	III	+++ (BtmVV)	10 30–60 (Retard)	10–30	10–20	10–20	4–6 h 8–12 h
Fentanyl TTS (Durogesic®) (Pflaster)	III	+++ (BtmVV)			25–100 µg/h		(48–)72 h
Opioidagonisten/-antagonisten (gemischte Agonisten und Antagonisten)							
Tilidin/Naloxon	II	++	50–100				4–6 h
Tilidin Retard/Naloxon	II	++	50–150				8–12 h
Buprenorphin	III	+++ (BtmVV)	0,2–0,4		0,3	0,3	6–8 h
Buprenorphin Pflaster	III	+++ (BtmVV)			35–70 µg/h		72 h

reichend. Wenn jedoch Dauerschmerzen vorliegen, die zum Teil auch wechselnde Intensitäten besitzen, müssen Analgetika regelmäßig eingenommen werden, auch im Sinne einer Schmerzprophylaxe. Das Zeitintervall der Medikamenteneinnahme richtet sich dabei nach dem Wirkprofil und der Pharmakokinetik der Substanz. Ziel ist ein konstanter Plasmaspiegel des Analgetikums, sodass der Patient durchgängig schmerzfrei bleibt.

Hinweis
Eine Schmerztherapie darf nicht an einen stationären Aufenthalt gebunden sein, sondern sollte ambulant zu Hause in der gewohnten Umgebung des Patienten durchgeführt werden.

Auch aus ökonomischer Sicht sollte der stationäre Aufenthalt für eine Schmerztherapie die Ausnahme sein. Bei der Auswahl der Medikamente sollte sich der behandelnde Arzt auf eine überschaubare Zahl beschränken, die der Patient gut handhaben kann; hierbei ist Monopräparaten der Vorzug zu geben.

Stufe I des WHO-Schemas: Nichtopioide Analgetika

Der schmerzlindernde Effekt von nichtopioiden Analgetika wird häufig unterschätzt. Dabei sind Präparate dieser Medikamentengruppe in bestimmten Fällen Opioiden überlegen. Dies gilt im Besonderen für die **sauren Analgetika**, mit denen vor allem bei Schmerzzuständen mit einer entzündlichen Komponente eine gute Analgesie erreicht werden kann. Durch die Hemmung der Prostaglandinsynthese lassen sich auch Schmerzen, die durch ossäre Metastasen verursacht werden, gut lindern. Algetische Substanzen wie Bradykinin, Histamin und Serotonin, welche die Nozizeptoren erregen, werden nicht gebildet (Mutschler 1996). In der längerfristigen Anwendung geht von dieser Medikamentengruppe ein hohes Risiko für gastrointestinale Nebenwirkungen aus. Um die Gefahr von Blutungen zu mindern, können diese Analgetika prophylaktisch mit Histamin-2-Rezeptor-Antagonisten kombiniert werden.

Paracetamol hat eine geringere analgetische Potenz als die analgetischen Säuren. Es zeichnet sich jedoch durch eine gute Verträglichkeit mit wenig Nebenwirkungen aus und wird daher häufig eingesetzt.

Metamizol hat in der Tumorschmerztherapie nach wie vor einen festen Platz. Es zählt zu den Mitteln mit der stärksten Wirkung in dieser Gruppe. Es zeigt gute Wirksamkeit sowohl bei neuropathischen Schmerzen infolge von Infiltration der Nervenplexus als auch bei Weichteilschmerzen. Die Wirkdauer der antipyretischen Analgetika wie Paracetamol, Acetylsalicylsäure und Metamizol liegt bei vier bis sechs Stunden.

Stufe II und III des WHO-Schemas: Opioide

In den folgenden Stufen des WHO-Schemas werden Opioide eingesetzt. Um diese Medikamente im Rahmen einer Schmerztherapie erfolgreich einzusetzen, sollten die wichtigsten pharmakologischen Eigenschaften bei der Auswahl der Opioide berücksichtigt werden. Die Opioide vermitteln ihre analgetische Wirkung über spezifische Opiatrezeptoren, die in besonders hoher Dichte im Rückenmark und im Gehirn vorhanden sind. Es werden insgesamt fünf Subtypen der Opioidrezeptoren unterschieden (Freye 2002). Sie entwickeln ihre analgetische Wirkung über eine Modulation der afferenten Schmerzinformation sowohl im Bereich der Substantia gelatinosa als auch im zentralen Höhlengrau. In Bezug auf ihre Wirkung kann man Opioide in **Agonisten** und **Antagonisten** unterscheiden. Agonisten vom

Morphintyp sind im klinischen Gebrauch am weitesten verbreitet. Sie haben hinsichtlich der analgetischen Wirkung keinen Ceiling-Effekt. Bei opioidsensiblen Schmerzen kann daher die Dosis entsprechend gesteigert werden, bis die Schmerzen gelindert sind oder unerwünschte Nebenwirkungen auftreten.

Partielle Agonisten wie das **Buprenorphin** oder gemischte Agonisten und Antagonisten wie das **Pentazocin** und **Nalbuphin** haben einen Ceiling-Effekt, d. h. die analgetische Wirkung nimmt nicht mehr zu, sondern nur noch die Nebenwirkungen (Freye 2002), und damit eine begrenzte Wirkung. Nach dessen Erreichen tritt keine Zunahme der Analgesie mehr auf, während die unerwünschten Begleiterscheinungen zunehmen.

Zu den **Nebenwirkungen** der Opioide gehören Atemdepression, Sedierung, Übelkeit und Pruritus. Diese treten insbesondere bei hoher Dosierung auf oder am Anfang einer Therapie. Prophylaktisch können Antiemetika verabreicht werden. Nach den ersten Tagen nehmen diese unerwünschten Effekte wieder ab. Die Obstipation hingegen ist eine bleibende Nebenwirkung, die von Anfang an mit Laxanzien behandelt werden muss. Sedierung und Halluzinationen können Hinweise auf eine Überdosierung sein, in diesen Fällen muss die Schmerztherapie überprüft werden.

Stufe II: Schwach wirksame Opioide

Nach den Empfehlungen der WHO wird bei unzureichender Analgesie durch nichtopioide Analgetika auf die Stufe II gewechselt. Klassische Vertreter dieser Gruppe sind **Codein** und **Dihydrocodein**. **Tramadol** und **Tilidin-Naloxon** sind weitere Substanzen mit vergleichbarer Wirkstärke. Sie werden mit den Medikamenten der Stufe I kombiniert. Diese Präparate haben geringe oder keine der morphintypischen Nebenwirkungen, sodass z. B. meistens keine Obstipationsprophylaxe nötig ist (Ausnahme: Codein). Die Wirkdauer liegt bei vier bis sechs Stunden und bei den retardierten Präparaten bei acht bis zwölf Stunden.

Stufe III: Stark wirksame Opioide

Alle Medikamente dieser Gruppe unterliegen der Betäubungsmittel-Verschreibungsverordnung (BtmVV). Die Hauptvertreter dieser Gruppe sind das **Morphin**, **Buprenorphin** und das **Fentanyl** als transdermales System. Sie werden zusammen mit den antipyretischen Analgetika gegeben. Morphin ist in vielen galenischen Zubereitungen verfügbar. Die Standardtherapie sind Morphin Retardtabletten. Bei Patienten mit Schluckstörungen kann auf retardierte Morphinlösung umgestellt werden. Die Dosierungsintervalle richten sich nach der Wirkdauer:

Morphinsulfat hat eine Wirkdauer von 4 Stunden, Morphin Retardtabletten und Granulat von 8 bis 12 Stunden.

Buprenorphin ist ein partieller Opioidagonist, der zumindest in der Dauertherapie nicht mit reinen Agonisten, also Morphin, kombiniert werden darf. Die Tageshöchstdosis von 4,5 bis 5 mg sollte nicht überschritten werden, da dann ein Ceiling-Effekt eintritt. Buprenorphin hat eine Wirkdauer von 6 bis 8 Stunden. Es liegt als Sublingualtablette und als Injektionslösung vor. Daneben ist Buprenorphin auch als Matrix-Pflaster auf dem Markt und in dieser Form 72 Stunden wirksam. Bei intermittierenden Schmerzschüben kann sich der Patient durch die bekannten Sublingualtabletten eine bedarfsadaptierte Dosissteigerung mit der gleichen Substanz verabreichen.

Fentanyl ist als Pflaster zur transdermalen Applikation verfügbar (Wirkdauer 72 Stunden). Es zeichnet sich durch das Erreichen sehr konstanter Plasmakonzentrationen aus. Patienten mit Schluckstörungen profitieren von der transdermalen Applikationsform. Falls Schmerzspitzen auftreten, kann mit schnell wirksamer Morphinlösung oder Morphin Suppositorien supplementiert werden.

Weiterführende Schmerztherapie bei Patienten mit Kopf-Hals-Tumoren

Ist die Schmerztherapie mit oralen Medikamenten nicht mehr möglich, so kann durch Umstellung auf parenterale und invasive Verfahren eine Schmerzlinderung erreicht werden. Seit der Einführung des Fentanyl-Pflasters ist es nur noch selten notwendig, bei Kopf-Hals-Tumor-Patienten auf die parenterale Opioidgabe mit Pumpensystemen auszuweichen. Wesentliche Gründe für eine Umstellung sind jedoch unstillbare Übelkeit und Erbrechen unter einer oralen Therapie, die gerade bei höherer Dosierung auftreten. Durch die transkutane Applikation von Fentanyl können besonders konstante Schmerzen gut gelindert werden.

Ist bereits ein Port vorhanden oder ein venöser Zugang grundsätzlich erforderlich, so kann hierüber auch die Schmerztherapie erfolgen. Mit einer kontinuierlichen **intravenösen Morphininfusion** durch tragbare Pumpen ist eine gute Schmerzlinderung möglich. Die Patienten haben so die Möglichkeit, durch Knopfdruck einen Bolus abzurufen, um Schmerzspitzen zu lindern. Hierzu eignen sich mechanisch oder elektrisch betriebene Pumpen. Die Bedienung und das Nachfüllen dieser Pumpen sind einfach und können in aller Regel von der Gemeindeschwester oder dem ambulanten Pflegedienst durchgeführt werden. Die Bewegungsfreiheit der Patienten wird nicht eingeschränkt.

Ist ein parenteraler Zugang nicht vorhanden oder nicht praktikabel, so kann eine **subkutane Morphininfusion** durchgeführt werden. Die Analgesiequalität von subkutaner und intravenöser Morphingabe ist vergleichbar. Mit elektrischen und mechanischen Pumpen ist eine kontinuierliche Applikation möglich; hierbei ist die Infusionsstelle regelmäßig zu kontrollieren. Über einen venösen Zugang kann die kontinuierliche Infusion in das subkutane Gewebe erfolgen. Ein Infusionsvolumen von 12 bis 15 ml/d Morphinlösung wird lokal gut vertragen.

Durch das verdrängende Tumorwachstum treten in erster Linie Nozizeptor-vermittelte Schmerzen auf. In Abhängigkeit von der lokalen Ausbreitung werden gerade bei rezidivierenden HNO-Tumoren jedoch auch neuropathische Schmerzen verursacht. Aufgrund der anatomischen Bedingungen werden häufig Äste des Nervus trigeminus betroffen, was zu einer hohen Schmerzintensität führen kann. **Nerveninfiltrationen** werden als heiß und brennend beschrieben und können erhebliche Schmerzen auslösen. Neuropathische Schmerzen sprechen auf reine Analgetika nicht ausreichend an. Trizyklische Antidepressiva sind bei diesen Schmerzen sehr wirksam, ihr analgetischer Effekt tritt bereits nach ein bis zwei Tagen ein. Durch Kompression, Infiltration oder Nervenzerstörung kann es zu starken neuralgieformen Schmerzen kommen. Sie werden als einschießend und stechend beschrieben.

> **Hinweis**
> Antikonvulsiva sind bei dieser Schmerzart wirksamer als reine Analgetika. Ihre Wirkung wird über einen membranstabilisierenden Effekt erklärt. Carbamazepin ist hier das Mittel der Wahl und sollte langsam einschleichend dosiert werden.

Häufig treten die Schmerzen in einem Mischbild (neuropathische Schmerzen und Nozizeptor-vermittelte Schmerzen) auf. Durch die sinnvolle Kombination von Medikamenten verschiedener Wirkgruppen ist nach genauer Analyse der Schmerzart in nahezu allen Fällen eine befriedigende Schmerzeinstellung (Strumpf 2001) ohne invasive Techniken möglich.

Koanalgetika

Neben den Analgetika werden in der Schmerztherapie bei Patienten mit Kopf-Hals-Malignomen eine Reihe anderer Medikamente eingesetzt. Eine solche adjuvante Therapie kann sowohl bei der Behandlung mit antipyretischen Analgetika als auch mit Opioiden sinnvoll sein (Grond und Zech 1997). Bei neuropathischen Schmerzen zeigen **trizyklische Antidepressiva** eine eigenständige analgetische Wirkung. Durch Hemmung der Wiederaufnahme der Neurotransmitter Noradrenalin und Serotonin in den Nervenendigungen werden die Hemmmechanismen der deszendierenden Bahnen verstärkt. Trizyklische Antidepressiva sind indiziert bei Depressionen, beim schmerzbedingten Psychosyndrom, bei Angstzuständen, neuropathischen Schmerzen und Parästhesien. Die Dosierung sollte einschleichend erfolgen und liegt in aller Regel deutlich unter der einer antidepressiven Therapie.

Neuroleptika wirken antiemetisch, antipsychotisch und sedierend. Sie können die Opioidwirkung steigern. Die Wirkung von Neuroleptika wird über eine Blockade von Dopaminrezeptoren im ZNS bewirkt.

Antikonvulsiva können über die Stabilisierung der Nervenmembran neuropathische Schmerzen lindern. Sie werden einschleichend dosiert. Es können zahlreiche Nebenwirkungen auftreten, die bei einer Behandlung sorgfältig kontrolliert werden müssen. Insbesondere am Anfang einer Therapie kann es zu Übelkeit, Benommenheit oder Ataxie kommen. Im Verlaufe der Behandlung müssen die Blutspiegel überprüft werden.

Benzodiazepine wirken sedierend, anxiolytisch und muskelrelaxierend. Sie verstärken die Wirkung des hemmenden Neurotransmitters γ-Aminobuttersäure (GABA). Schmerzen, die durch muskulären Hartspann enstehen, können hierdurch gelindert werden. Indiziert sind Benzodiazepine bei Angstzuständen, Schlaflosigkeit und muskulärer Verspannung. Es ist in der Dosierung darauf zu achten, dass die Patienten nicht in einen Dämmerschlaf versetzt werden.

Kortikoide können zur Reduktion des Ödems um den Tumor beitragen, insbesondere bei Metastasen mit intrakranieller Beteiligung oder bei einer Nervenkompression und -infiltration. Im Kopf-Hals-Bereich werden Kortikoide zusätzlich häufig zur Abschwellung der Atemwege eingesetzt. Falls unter Kortikoiden nach ca. zwei Wochen keine Besserung erreicht wird, sollten sie wieder langsam (ausschleichend) abgesetzt werden. Zu den möglichen Nebenwirkungen gehören die Hyperglykämie, Natriumretention, Nebenniereninsuffizienz und die Schwächung der Immunabwehr. Gastrointestinale Komplikationen können insbesondere zusammen mit Antipyretika auftreten.

Komedikation

Eine Komedikation soll zur Symptomkontrolle beitragen und mögliche Nebenwirkungen von Analgetika vermeiden. Insbesondere am Anfang einer Opioidtherapie oder aber infolge der Tumorerkrankung und der kausalen Therapie treten Übelkeit und Brechreiz auf. Die durch Opioide bedingte Übelkeit ist meist nach der Einstellungsphase rückläufig, sodass eine **antiemetische Begleittherapie** wieder abgesetzt werden kann. Für die Behandlung stehen verschiedene Wirkstoffe wie Metoclopramid (Paspertin®), Dimenhydrinat (Vomex®) oder Haloperidol (Haldol®) zur Verfügung.

Laxanzien sind bei einer Schmerztherapie mit Opioiden meistens notwendig. Die Obstipation ist eine Nebenwirkung der Opioide, die auch bei längerer Anwendung bestehen bleibt. Die Beherrschung der Obstipation kann gelegentlich schwieriger sein als die Therapie der Schmerzen. Zur Prophylaxe der Obstipation gehören daher eine ballaststoffreiche Kost, reichlich Flüssigkeitszufuhr und ein Laxans. Mittel der Wahl ist hier die Lactulose in einer Dosierung von 3 x 5 bis 20 ml/d. Gelegentlich können auch andere Abführmittel bis hin zu einem Klysma erforderlich sein. Bei Therapieresistenz können Lactulose und Natriumpicosulfat kombiniert werden. Bei Patienten mit einer durch Opioide bedingten Obstipation, die auf mehrere Laxanzien nicht ansprechen, hat sich der Einsatz von Naloxon oral als erfolgversprechend herausgestellt (Latasch et al. 1997). Die opioidbedingte Minderung der Peristaltik wird hierbei passager aufgehoben.

Für Patienten mit unerträglichen Nebenwirkungen einer Opioidtherapie oder mit persistierenden Schmerzzuständen gibt es die Möglichkeit der parenteralen Zufuhr von Schmerzmitteln oder auch der neurochirurgischen Intervention sowie der Anlage eines intraventrikulären Katheters (Strumpf 2001).

Transkutane elektrische Nervenstimulation (TENS)

TENS zahlt zu den Gegenirritationsverfahren. Der Wirkungsmechanismus wird über eine A-β-Fasererregung durch TENS und über eine Hemmung der C-Fasererregung erklärt (Treede 2001). Durch Stimulation mit niederfrequenten Strömen kann eine Schmerzlinderung vermutlich durch Freisetzung von Endorphinen, Serotonin und Noradrenalin erreicht werden (Thoden 2001). Der schmerzlindernde Effekt wird auch mit einer Überlagerung des Schmerzimpulses beschrieben (Radbruch und Zech 1997). Für die Durchführung der TENS gibt es kleine tragbare Geräte, die durch den Patienten selbst bedient werden können. Dabei wird über Klebeelektroden die schmerzhafte Region stimuliert, wodurch eine Analgesie eintritt. Einzige Kontraindikation der Methode ist das Vorhandensein eines Herzschrittmachers.

Regionalanästhesie

In der Behandlung chronischer Schmerzen bei Kopf-Hals-Tumorrezidiven kann mit Hilfe von regionalanästhesiologischen Verfahren eine gute Schmerzlinderung erzielt werden. Durch niedrige Konzentrationen eines Lokalanästhetikums kann die Blockade von dünnen C-Fasern erreicht werden (Bupivacain 0,25 %, Mepivacain 0,5%, Lidocain 0,5 %). Hierdurch lassen sich Schmerzen, Temperaturempfinden und Vasokonstriktion vorübergehend ausschalten. Nebenwirkungen sind abhängig von der Dosis des verabreichten Lokalanästhetikums und vom Ort der Applikation. Zu den frühen Warnsymptomen einer Überdosierung gehören die zentralen Nebenwirkungen, wie metallischer Geschmack sowie Seh- und Hörstörungen (Striebel 2002).

Durch den erhöhten Muskeltonus kann ein funktionelles Engpass-Syndrom auftreten, dass oftmals einer medikamentösen Therapie schlecht zugänglich ist. Mit der therapeutischen Lokalanästhesie steht eine weitere Behandlungsmöglichkeit zur Verfügung. Durch dieses Verfahren können funktionelle Kopf- und Nackenschmerzen sehr effektiv und schnell beseitigt werden.

Literatur

Bonica JJ. Cancer Pain. In: The management of pain. Bonica JJ (ed). Philadelphia, London: Lea & Febinger 1990; 400.

Freye E. Opioide in der Medizin. 5. Aufl. Berlin, Heidelberg, New York: Springer 2002; 51–62.

Grond S, Zech D. Systemische medikamentöse Schmerztherapie. In: Lehrbuch der Palliativmedizin. Aulbert E, Zech D (Hrsg). Stuttgart: Schattauer 1997; 446–71.

Kloke M, Höffken K. Medikamentöse Therapie des Tumorschmerzes. Onkologie 1995; 1: 303–13.

Larsen B, Macher-Hanselmann F. Medikamentöse Behandlung von Tumorschmerzen. Internist 1996; 37; 425–40.

Latasch L, Zimmermann M, Eberhard B, Jurna I. Aufhebung einer morphinbedingten Obstipation durch orales Naloxon. Anaesthesist 1997; 46: 191–4.

Mutschler E. Arzneimittelwirkungen. Stuttgart: Wissenschaftliche Verlagsgesellschaft 1996.

Radbruch L, Zech D. Gegenirritationsverfahren. In: Lehrbuch der Palliativmedizin. Aulbert E, Zech D (Hrsg). Stuttgart: Schattauer 1997; 523–31.

Schug S, Zech D. Prinzipien der Schmerztherapie. In: Lehrbuch der Palliativmedizin. Aulbert E, Zech D (Hrsg). Stuttgart: Schattauer 1997; 427–30.

Striebel HW. Therapie chronischer Schmerzen. 4. Aufl. Stuttgart: Schattauer 2002; 93–117.

Strumpf M. Krebsschmerz. In: Lehrbuch der Schmerztherapie. Zenz M, Jurna I (Hrsg). Stuttgart: Wissenschaftliche Verlagsgesellschaft 2001; 715–28.

Thoden U. Transkutane elektrische Nervenstimulationen (TENS) in der Schmerzbehandlung. In: Lehrbuch der Schmerztherapie. Zenz M, Jurna I (Hrsg). Stuttgart : Wissenschaftliche Verlagsgesellschaft 2001; 715–28.

Treede RD. Physiologische Grundlagen der Schmerzentstehung und Schmerztherapie. In: Lehrbuch der Schmerztherapie. Zenz M, Jurna I (Hrsg). Stuttgart: Wissenschaftliche Verlagsgesellschaft 2001; 39–63.

Weltgesundheitsorganisation. Therapie tumorbedingter Schmerzen. 2. Aufl. Marburg: Verlag im Kilian 1999.

3.5 Ernährungstherapie

S. B. Bormeth

Einführung

Die Ursachen der Ernährungsstörung bei Tumorpatienten sind multifaktoriell. Hierbei können die Gründe der Tumor selbst, die Folgen therapeutischer Maßnahmen oder die Veränderungen im Stoffwechsel des Patienten sein. In vielen Fällen resultiert hieraus eine behandlungsbedürftige Mangelernährung.

Bei vielen Patienten wird die bereits vor der Erkrankung vernachlässigte Prävention einer Tumorerkrankung durch eine ausgewogene Ernährung und die Reduktion von Kanzerogenen deutlich. Diese Patienten sind bereits durch jahrelange Mangelernährung sowie ausgeprägten Alkoholkonsum in einem schlechten Allgemeinzustand. Der Zusammenhang zwischen Alkoholismus, Nikotinkonsum und dem Auftreten von Kopf-Hals-Malignomen ist seit Jahren bekannt (Seitz und Gärtner 1996). Bei diesen Patienten wird während der Behandlung die Ernährungstherapie eine bedeutende Rolle spielen. Nicht nur Stoffwechselveränderungen, sondern der meist schon vor der Therapie bestehende schlechte Ernährungszustand und zusätzlich die oft aggressiven, die Nahrungsaufnahme behindernden Therapien erschweren eine adäquate Ernährungstherapie. Bei der Rezidivbehandlung stehen diese Umstände oft im Vordergrund und die Ernährungstherapie gewinnt eine tragende Rolle, da mit dieser die Durchführbarkeit einer onkologischen Therapie maßgeblich beeinflusst wird.

Wichtig ist vor dem Beginn jeglicher strahlentherapeutischer oder chemotherapeutischer Behandlung die Erhebung des Ernährungsausgangszustands, um eine bereits vorhandene Mangelernährung zu dokumentieren und hierauf frühzeitig mit der entsprechenden Ernährungstherapie beginnen zu können. Es wird dann die Art der durchzuführenden Behandlung festgelegt, wobei im Wesentlichen primär zwischen oraler, parenteraler und enteraler Ernährung zu unterscheiden ist. Bei der Wahl der oralen und enteralen Applikationsformen der Ernährungstherapie ist bei Patienten mit Kopf-Hals-Tumoren die mechanische Beeinträchtigung des Schluckakts durch den Tumor selbst und auch die Nebenwirkungen der Radio- und Chemotherapie zu beachten. Dies ist besonders bei den rezidivierenden Kopf-Hals-Tumoren von Bedeutung, da bereits durchgeführte Therapien zu erheblichen Nebenwirkungen akuter oder chronischer Art geführt haben können, die die Nahrungsaufnahme erschweren. Hier sind die Schleimhautschädigung durch die bereits durchgeführte Radiotherapie – bei der primären Behandlung meist in kurativer Intention mit der maximal möglichen Dosis durchgeführt – ebenso wie die Schleimhautschädigung durch Chemotherapie zu nennen. Auch ein operativer Eingriff im Kopf-Hals-Bereich kann zu erheblichen Einschränkungen bei der Nahrungsaufnahme führen.

Ursachen und Folgen von Ernährungsstörungen bei Tumorpatienten

Die Genese der **Tumorkachexie** ist ein häufig begleitendes Phänomen fortgeschrittener Tumorerkrankungen und mitbestimmender Faktor für die Lebensqualität und die Überlebenszeit von Tumorpatienten (Shike 1996). Die Genese stellt ein komplexes, multifaktorielles Geschehen dar, das zu progressivem Gewichtsverlust, Anorexie und persistenter Abnahme von Körperzellmasse führt (Kern und Norton 1988). Tumor und Tumortherapie induzieren im Körper eine katabole Stoffwechsellage, die dem Postaggressionsstoffwechsel vergleichbar ist (Kern und Norton 1988). Es kommt zur Steigerung des Energieumsatzes, zu verstärkter Glukoneogenese aus Aminosäuren, zum gesteigerten Glukoseturnover, einer gesteigerten Glukoseproduktion, zu Insulinresistenz sowie zu einer erhöhten Glukoneogenese in der Leber aufgrund des erhöhten Angebots an Laktat infolge der anaeroben Glykolyse im Tumor. Hieraus resultieren absurde Belastungsblutzuckerspitzen bei reduzierter Glukosetoleranz. Ein weiterer Faktor für die Entwicklung der Malnutrition und der Kachexie sind Abnormitäten im Eiweißstoffwechsel. Es kommt zu einer Aufzehrung der Proteinreserven, vor allem der Muskelmasse, zu einer vermehrten Synthese von Akute-Phase-Proteinen, zur Bereitstellung von Aminosäuren für die Produktion von immunkompetenten Proteinen, zur Anregung der Glukoseproduktion sowie zur Verschlechterung der Stickstoffbilanz (Zürcher 1996; Ollenschläger et al. 1987). Die Albuminproduktion in der Leber ist zwar nachweislich erhöht, im Serum kommt es jedoch zu einer erniedrigten Konzentration von Albumin. Die Nutzung von Fett ist bei kachektischen Tumorpatienten höher als beim Normalkollektiv. Es besteht ein erhöhter Fettsäure- und Glyzerin-Umsatz mit gesteigerter Lipolyse, verminderter Lipogenese sowie einer Hyperlipidämie im Serum.

Ebenso sind vom Tumor selbst gebildete Mediatoren, z.B. Zytokine, wie auch die hormonellen und immunologischen Reaktionen des Organismus von Bedeutung (Müller et al. 1991).

Über die Bedeutung von Zytokinen wie Tumornekrosefaktor (TNF), Interleukin, Interferon und Differenzierungsfaktor liegen unterschiedliche Ergebnisse vor. In einer Studie von Blackwill konnte bei 50 % der Tumorerkrankten eine TNF-Erhöhung festgestellt werden (Blackwill et al. 1987), andere Studien, wie z. B. die von Maltoni et al. (1997), konnten dies nicht belegen.

Große Bedeutung wird der **Anorexie** beigemessen, einer fast therapieresistenten Appetitlosigkeit, die den Patienten hindert, die für ihn wichtigen Nährstoffe peroral aufzunehmen. Hier wird dem Hypothalamus eine wichtige Rolle für die Regulation der Nahrungsaufnahme beigemessen (Gärtner et al. 1996). Neurotransmitter, wie z. B. das Serotonin, verändern die physiologische Regulation von Hunger und Sättigung. Die Produktion von Serotonin scheint bei fastenden Personen erhöht (Huethler et al. 1998); im Tierversuch zeigte sich ein erhöhter Serotoninspiegel bei Tieren mit Malignomen (Jordan und Stein 1997b). Dieser war verbunden mit einem anorektischen Zustand der Tiere. Für die Bildung des Serotonins ist die essenzielle Aminosäure Tryptophan notwendig; diese weist bei den oben erwähnten Tieren eine erhöhte Konzentration auf. Diese Erhöhung ist durch die Hypalbuminämie zu erklären, da Albumin normalerweise das Carrierprotein für Tryptophan ist. Im Falle der Tumorkachexie ist Albumin aber vermindert, was zum Anstieg des Plasmaspiegels der Aminosäure und zur Überwindung der Blut-Hirn-Schranke führen kann. Hieraus wiederum resultieren erhöhte Serotoninwerte im Gehirn (Sigal und Daly 1990). Insge-

Tab. 3-5 Entwicklung der Tumorkachexie.

Gründe für eine Tumorkachexie
• verminderte Kalorienzufuhr durch Depression, Anorexie, Passagehindernisse, Therapie
• verändertes metabolisches Milieu durch Hormone, Tumorpeptide, Tumorstoffwechsel, Zytokine

samt wird der Anorexie für die Entwicklung der Tumorkachexie von vielen Autoren eine größere Bedeutung beigemessen, als den metabolischen Besonderheiten und der mangelhaften Nährstoffverwertung (Chencharick und Mossmann 1983; DeWyes und Herbst).

Inwieweit depressive Verstimmungen, Angstzustände aufgrund der letalen Bedrohung und Verlust von Lebensqualität durch das Wissen um die Erkrankung und den daraus resultierenden Umstellungen des Alltagslebens (z. B. Krankenhausaufenthalte mit anderer Kost als gewohnt) die Nahrungsaufnahme reduzieren, ist letztlich nicht abschließend geklärt, wird jedoch weiter diskutiert (Fearon und Carter 1988).

Bei Patienten mit Kopf-Hals-Tumoren ist die Einschränkung der Nahrungsaufnahme durch die Behinderung der Nahrungpassage, vor allem beim Auftreten von Rezidiven, zu berücksichtigen. Auch ist die Nahrungsaufnahme durch die Vortherapien (Operation, Strahlentherapie, Chemotherapie) in vielen Fällen zum Teil erschwert und gestaltet sich bei der erneuten Einleitung einer Therapie noch schwieriger.

Letztlich ist also die Malnutrition und die daraus resultierende Tumorkachexie als multifaktorielles Geschehen zu verstehen und auch in dieser Komplexität zu behandeln (Tab. 3-5).

Beurteilung des Ernährungszustands

Bevor der Ernährungszustand überhaupt beurteilt werden kann, ist die ausführliche anamnestische Klärung der Essgewohnheiten bzw. der Möglichkeiten der Nahrungsaufnahme des Patienten wichtig. Bei der stationären Aufnahme sollten zunächst einige Basisparameter der Ernährung erhoben werden. Hierzu ist eine differenzierte Untersuchung der Körperzusammensetzung und des metabolischen Status nötig, um eventuelle Fehleinschätzungen zu vermeiden. Weiterhin ist damit auch die Identifikation von Risikopatienten möglich, um so Fehleinschätzungen zu vermeiden, wie dies z. B. häufig bei adipösen Patienten geschieht, bei denen eine Ernährungstherapie primär nicht für notwendig gehalten wird (Jordan und Stein 1997a). Eine Mangelernährung kann bei solchen Patienten durch eine Flüssigkeitsansammlung im Extrazellulärraum verdeckt werden bzw. es liegt trotz Übergewicht ein Verlust an stoffwechselaktiver Körperzellmasse vor. Das Körpergewicht als alleiniger Parameter ist ein unzureichendes Maß für die bestehenden Energie- und Stickstoffreserven (Heymsfield und McManus 1985). Dennoch ist die am einfachsten zu erhebende Messgröße zunächst die **Beurteilung des Gewichtsverlaufs**. Hierbei ist ein Ausgangsgewicht von 90 % des Normalgewichts nach dem Body Mass Index (BMI = Körpergewicht in kg/Körperlänge in m^2) mit einem Gewichtsverlust von mehr als 10 bzw. 5 % in drei Monaten ein Hinweis auf ein potenzielles Ernährungsdefizit.

In der nächsten Phase folgt die Beurteilung des Ernährungszustands aufgrund von **anthropometrischen Daten**. Hierbei wird die Größe der Fettdepots sowie der Muskelmasse anhand der Trizepshautfaltendicke und des Armmuskelumfangs gemessen. Die Messung sollte am nicht dominanten Oberarm in entspannter Haltung vorgenommen werden. Aus den beiden erhobenen Größen kann der Armmuskelumfang (AMU) wie folgt bestimmt werden:

AMU in cm = Oberarmumfang (OAU) in cm minus 0,314 multipliziert mit der Trizepshautfaltendicke (THF) in mm.

Die hierbei erhobenen Werte werden in Prozent der Referenzwerte angegeben. Diese sind definiert als Mittelwerte gesunder Probanden mit Idealgewicht. Eine Abweichung nach unten von mehr als 15 % legt eine ausführlichere Untersuchung des Patienten nahe.

Es gelten die folgenden **Normwerte**:

- Männer: AMU = 25,3cm, THF = 12,5mm
- Frauen: AMU = 23,2cm, THF = 15,5mm

Als nächster Schritt wird die Bestimmung des **Kreatinin-Längen-Index** durchgeführt. Da die Ausscheidung von Kreatinin unter standardisierten Bedingungen mit der Muskelmasse proportional und diese Muskelmasse praktisch unabhängig von der Eiweißzufuhr ist, stellt sie eine Größe zur Charakterisierung der Proteinreserven dar. Die Ausscheidung des Kreatinins wird prozentual zur Kreatinin-Ausscheidung einer normalgroßen, gut ernährten Person in Relation gesetzt (tatsächliche Kreatinin-Ausscheidung in 24 Stunden in Prozent der optimalen Kreatinin-Ausscheidung). Mittlere Referenzwerte ergeben sich hierbei für Männer bei 9mg/cm Körperlänge, für Frauen bei 6,2mg/cm Körperlänge (Goff 1995).

Eine wesentliche Bedeutung für die Beurteilung des Ernährungszustands haben die **Plasmaproteine**, da ein vermindertes Angebot an Nahrungseiweiß eine veränderte Proteinbiosynthese nach sich zieht. Es ergeben sich erniedrigte Werte für Albumin, Transferrin, Thyroxin-bindendes Präalbumin und Retinol-bindendes Protein. Als besonders empfindlicher Parameter gilt hierbei Albumin, das bei einer chronischen Mangelernährung abfällt. Hierbei stehen Albumin-Serumkonzentrationen zwischen 3,0 bis 3,5 g/dl für eine leichte Proteinverminderung; bei Werten unter 2,5 g/dl kann von einer schweren Mangelernährung ausgegangen werden. Insgesamt sinken die Serumkonzentrationen des Albumins und des Transferrins bei zunehmendem Gewichtsverlust. Hinweise auf einen Ernährungsmangelzustand geben auch die **Cholinesterasekonzentrationen** im Serum: Werte unter 1500 U/l korrelieren fast immer mit einer schweren Ernährungsstörung. Als weiterer Parameter für eine bestehende Mangelernährung kann die Abnahme der **Lymphozytenzahl** unter 1500 Zellen/µl Blut herangezogen werden. Ein Vitamin-, Elektrolyt- oder Aminosäuremangel kann ebenfalls Hinweis auf ein Ernährungsdefizit sein. Sämtliche dieser Parameter sollten aber möglichst immer in Kombination und im Verlauf beurteilt werden.

Verschiedene Indizes werden zur Beurteilung und Verlaufskontrolle des Ernährungszustands herangezogen, so z.B. der *prognostic nutritional index* (PNI), der die Albumin-Serumkonzentration, die Trizepshautfaltendicke, den Serum-Transferrinspiegel sowie einen Hauttest mit drei ubiquitären Antigenen umfasst. Ein weiterer Index für die Ernährung ist der Ernährungsindex (EI), der einen Quotienten aus mehreren Parametern beinhaltet.

Eine neuere Form der Erfassung des Ernährungszustands ist die **Bioelectrical Impendance Analysis** (BIA). Hierbei wird der Ohm'sche Widerstand gemessen, während ein Wechselstrom von 800 Mikroampère über an Hand und Fuß befestigte Elektroden durch den Körper geleitet wird. Die gemessenen Werte korrelieren mit der Körperzusammensetzung. Aus diesen und einigen anderen Basisdaten werden Körperfett, Magermasse und Gesamtkörperwasser ermittelt. Eine Magermasse, die unterhalb des funktionellen Normalgewichts liegt, geht mit einem erhöhten Risiko einer Komplikation einher. Beim mangelernährten Patienten liegt eine katabole Stoffwechsellage vor, die oft von einem Verlust an Körperzellmasse und einer Akkumulation von Flüssigkeit im Extrazellulärraum begleitet ist (Heymsfield und McManus 1985; Shizgal 1981).

Hinweis
Letztlich sollte der Ernährungszustand des Patienten vor Beginn einer Therapie erhoben und unter derselben kontrolliert werden. Die meisten Patienten mit Kopf-Hals-Tumoren werden in einem schlechten Ausgangsernährungszustand sein, insbesondere die hier angesprochenen Rezidivpatienten. Soll eine Rezidivbehandlung durchgeführt werden, wie z. B. eine Radiatio, insbesondere aber eine Radiochemotherapie, so ist allein durch diese Behandlung mit weiterführenden Ernährungs- bzw. Nahrungsaufnahmestörungen zu rechnen. Eine wohlüberlegte supportive Therapie ist in diesem Fall Bedingung für die Durchführbarkeit jeglicher anderer onkologischer Maßnahmen (Tab. 3-6).

Formen der Ernährungstherapie

Ernährungstherapie umfasst mittlerweile eine Reihe von Möglichkeiten. Inwieweit diese bei der Behandlung von Patienten mit Kopf-Hals-Tumoren angewendet werden können und welche Möglichkeiten praktikabel sind, wird im Folgenden besprochen werden.

In den letzten Jahren gab es einige Veröffentlichungen zum Thema **Krebsdiäten**, d. h. zu Diäten, die das Tumorwachstum einerseits durch die Zufuhr spezieller Nahrungsmittel und andererseits durch das Vermeiden der Aufnahme gewisser Giftstoffe, wie z. B. Alkohol und Nikotin, positiv beeinflussen oder ganz verhindern sollen. Keine der hierzu durchgeführten Studien konnte einen positiven Effekt auf die Reduktion des Tumorwachstums nachweisen. In neueren Untersuchungen wurde gezeigt, dass hohe Dosen von Vitamin A und C sowie die Menge des zugeführten Nahrungsfetts das Tumorwachstum beeinflussen können. Sicher wird eine ausgewogene Ernährung auch dem Tumorkranken empfohlen. Ob hierdurch jedoch Kostformen zusammengestellt werden können, die das Tumorwachstum hemmen, scheint zur Zeit fraglich. Ebenso diskutiert wird häufig die Frage, inwieweit eine hochkalorische Ernährung in der Lage ist, nicht nur den Patienten, sondern auch den Tumor selbst zu „füttern" und diesen zu verstärktem Wachstum anzuregen. Grundlage solcher Überlegungen sind entsprechende Befunde bei Tierversuchen. Auch hierfür gibt es bislang keine Beweise bei entsprechender Ernährungstherapie beim Tumorpatienten. Tumorzellen be-

Tab. 3-6 Beurteilung des Ernährungszustands.

Parameter	Untersuchungen/Beurteilung des Ernährungszustands; Merkmale einer Mangelernährung
Körpergewicht	aktuelles Körpergewicht; Vergleich mit BMI, bei Abweichungen über 90 % oder ungewolltem Gewichtsverlust > 10 % in 6 Monaten bzw. > 5 % in 3 Monaten
Funktionsproteine	Albumin > 3,5 g/dl, Präalbumin, Cholinesterase < 1500 U/l, Transferrin-Abfall
Immunstatus	absolute Lymphozytenzahl < 1500/l
anthropometrische Daten	Messung der Trizepshautfaltendicke, Bestimmung des Kreatinin-Längen-Index
Indizes	PNI, EI, BIA

schaffen sich unabhängig von der Nahrungszufuhr und dem Ernährungszustand des Tumorpatienten auf Kosten des übrigen Organismus autonom die notwendigen Nährstoffe. Daher kommt eine Ernährungstherapie, deren primäres Ziel der Ersatz verlorengegangenen Substrats ist, in erster Linie dem Patienten und nicht dem Tumor zugute und verbessert die Tumorabwehrmechanismen des Patienten (Zürcher 1996; Stähelin 1995).

Die einfachste Möglichkeit, die beim mangelernährten Patienten zunächst in Erwägung gezogen werden sollte, ist, dem Patienten oral „natürliche Nahrung“ im Sinne einer speziellen, seinem Ernährungszustand angepassten, hochkalorischen Diät oder einer supplementären Kost zuzuführen. Hierbei soll eine abwechslungsreiche und wohlschmeckende Mischkost, die individuell für den Patienten und seine Bedürfnisse zusammengestellt wurde, für eine ausreichende und ausgewogene Zufuhr von Proteinen und Kohlenhydraten sorgen.

Hinweis
Einseitige Ernährungsregime, wie z.B. eine Ernährung mit Breikost, wie sie gelegentlich Patienten mit Schluckbeschwerden angeboten werden, sind zu vermeiden, da diese eben nicht zur ausgewogenen Ernährung beitragen. Hier kann passierte Kost sinnvoll sein.

Bei häufigen Durchfällen sollte auf blähende Speisen sowie auf Milchprodukte verzichtet werden (Stähelin 1995). Eine erhöhte Frequenz der Einzelmahlzeiten hat sich in vielen Fällen als sinnvoll erwiesen, da Patienten häufig Abneigung gegenüber großen Portionen verspüren. Abneigung gegen spezifische Nahrungsmittel wie z.B. Fleisch oder Wurst können durch Austauschen gegen gleichwertige Proteinträger vermieden werden. Von großer Bedeutung ist hierbei auch die psychologische Führung und Betreuung des Patienten. Ein wesentlicher Aspekt ist hierbei die Einbindung und die Unterstützung des sozialen Umfelds. Bei ausgeprägter Anorexie, Inappetenz oder depressiver Verstimmung ist die Betreuung durch professionell geschulte Ernährungsteams sinnvoll (Stähelin 1995).

Kommt es trotz intensiver Beratung und Schulung zu einer unbefriedigenden Ernährungssituation, so ist ein Therapieversuch mit einer oralen **hochkalorischen Zusatzernährung** gerechtfertig. Hierbei ist von einer Nährstoffzufuhr von 1 kcal/ml Nährstofflösung auszugehen. Es haben sich industriell hergestellte Nährstofflösungen (Biosorb, Fresenius, Braun, Nutricia) bewährt, die dem Patienten rezeptiert werden können. Diese erfüllen in der Regel alle ernährungsphysiologischen Anforderungen bezüglich der osmotischen Belastung und Laktosearmut und sind vom Geschmack tolerabel, werden aber dennoch auf Dauer vom Patienten häufig als unangenehm im Geschmack empfunden und nicht toleriert (Jonen-Thielemann und Müller 1991).

Bei vielen Patienten mit Kopf-Hals-Tumoren wird sich, gerade im Rezidivfall, wegen des vorbestehenden Passagehindernisses eine adäquate Ernährung auf Dauer nur als hochkalorische Zusatzernährung über eine Sonde zuführen lassen. Hierfür kommen verschiedene Zugangswege in Frage. Dazu gehören nasogastrale und nasojejunale Sonden, laparotomisch angelegte Jejunalsonden und, als mittlerweile wohl am häufigsten angewendete Maßnahme, die **perkutane endoskopische Gastrostomie** (PEG). Diese wird in den meisten Fällen per Gastroskopie angewendet, zum ersten Mal 1980 von Gauderer et al. Bei Fällen, in denen die Passage gastroskopisch nicht möglich ist, ist auch die Durchführung mittels einer radiologischen Technik möglich (Mildenberger et al. 1996; Starck 1988). Die Vorteile einer PEG bestehen in der langen Verfügbarkeit mit geringen Komplikationen, in einer angenehmen Handhabung für den Patienten, was die Möglichkeit einer ambulanten Versorgung meist problemlos beinhaltet, und in der fehlenden Irritation des Bestrahlungsgebiets, wie es bei einer transnasalen Sonde der Fall wäre. Aus diesen Gründen ist die PEG besonders für die strahlentherapeutisch zu behandelnden Rezidivpatienten geeignet. Die Anlage der Sonde sollte möglichst vor dem Beginn der Therapie erfolgen, da hier die Komplikationshäufigkeit relativ gering ist. Sehr seltene, schwerwiegendere Komplikationen der PEG, die in der Literatur beschrieben sind, sind Dislokation der Sonde, Ileus und Fehlpunktionen. Leichtere Komplikationen sind Wundinfektionen, Schmerzen im Punktionsgebiet und Anpassungsschwierigkeiten mit der Sondenkost. Ähnliche Daten lassen sich über die radiologisch angelegte PEG erheben. Insgesamt lassen sich diese Nebenwirkungen aber im Vergleich zu den Vorteilen der Methode durchaus tolerieren (Jordan et al. 1997; Kolb et al. 1988; Thiel 1987). Diese Daten sind mit den an der Klinik für Strahlentherapie der Universitätsklinik Frankfurt/Main beobachteten Patientendaten vereinbar. Der Nachteil der perkutan oder radiologisch platzierten Sonde ist die gelegentliche Dislokation und die dadurch erschwerte Praktikabilität der Langzeitanwendung. Bei den operativ angelegten Sonden sind die bekannten Risiken eines operativen Eingriffs zu nennen, welche diese Verfahren nur noch bei der Nichtdurchführbarkeit der anderen Verfahren sinnvoll erscheinen lassen. Eine Dislokation ist hier ebenfalls nicht auszuschließen.

Die über die Sonde zu applizierenden künstlichen Ernährungen lassen sich in „nährstoffdefinierte" sowie „chemisch definierte" Sondenkost unterteilen. **Nährstoffdefinierte Diäten** enthalten Makronährstoffe in großmolekularer Form, z.B. Polypeptide. Solche Regime kommen bei Patienten in Frage, die z.B. im Rahmen ihrer Tumorerkrankung ein Passagehindernis entwickeln, d.h sie können bei der Mehrzahl der Patienten mit Kopf-Hals-Tumor-Rezidiven angewendet werden und sind auch kostengünstiger (Gärtner et al. 1996). Diese nährstoffdefinierten Diäten enthalten 15 bis 20 % Protein, 25 bis 35 % Fett und 45 bis 55 % Kohlenhydrate (Richter 1992). Bei Patienten, bei denen zusätzlich eine eingeschränkte Resorptionsfähigkeit des Dünndarms besteht (z.B. nach einer Strahlenenteritis oder chemotherapiebedingten Schädigungen des Darms), empfiehlt sich eine Ernährung mit **chemisch definierten Diäten** in Form von niedermolekularen Peptiden, z.B. Oligopeptiden. Diese können besser resorbiert werden als Gemische aus einzelnen Aminosäuren. Der Fettanteil ist hier mit 15 bis 20 % zugunsten des Kohlenhydratanteils (60 bis 70 %) reduziert.

Bei einer ausschließlichen **enteralen Ernährung** über Sonden muss eine ausgewogene Zufuhr von Fetten, Aminosäuren, Kohlenhydraten, Vitaminen und Spurenelementen angestrebt werden. Diese sollte den individuellen Bedürfnissen des Patienten angepasst werden (Gärtner et al. 1996). Von der Industrie werden mittlerweile eine Reihe von Nährlösungen angeboten, die immunstimulierende Substanzen, einen erhöhten Fettanteil und modifizierte Eiweißkomponenten enthalten. Diese Produkte begründen sich auf neueren Studien, die sich mit dem Einfluss von immunstimulierenden Substanzen, wie Arginin, Glutamin, Nukleotiden, Ω-3-Fettsäuren und Antioxidanzien, auf den Verlauf von Tumorerkrankungen beschäftigt haben (Gärtner et al 1996) und in denen gezeigt wurde, dass die Tumorzelle ihren Energiebedarf vorwiegend aus der Glukoseverwertung deckt.

Wenn eine enterale Sondenernährung nicht möglich ist, z.B. wegen einer fehlenden Resorptionsmöglichkeit bei eingeschränkter Funktionsfähigkeit des Magen-Darm-Trakts, Ileus, Magen-Darm-Atonie oder bei einem bevorstehenden operativen Eingriff, kann alternativ auch eine komplette **parenterale Ernährung** durchgeführt werden. Soll die parenterale Ernährung nur für einige Tage durchgeführt werden, so sind die im Handel verfügbaren Komplettlösungen ausreichend (Jonen-Thielemann und Müller 1991). Für länger parenteral er-

Tab. 3-7 Möglichkeiten der Ernährungstherapie bei onkologischen Patienten.

oral	Normalkost; individueller Ernährungsplan, an das Krankheitsbild adaptiert, z. B. passierte Kost
enteral	nasogastral, intestinal, perkutane endoskopische Gastrostomie (PEG), radiologische PEG, Jejunostomie (PEJ), Feinnadel-Katheter-Jejunostomie (FJK), spezielle enterale Sondenernährung; bedarfsangepasst
parenteral	periphervenös (nur als partielle parenterale Ernährung möglich), zentralvenös (als komplette parenterale Ernährung)

nährte Patienten muss ein individuell auf den Patienten abgestimmter Ernährungsplan unter Berücksichtigung der hypermetabolen Stoffwechsellage erstellt werden. Hierbei gilt: Aminosäuren 1 bis 2g/kg/d, Kohlenhydrate 4 bis 7g/kg/d, Fett bis 2g/kg/d (Schnitz et al. 1987). Parenterale Ernährung ist jedoch mit einer erhöhten Rate an Komplikationen und Schwierigkeiten bei der Durchführung verbunden. Hierzu gehören die erhöhte Infektionsrate bei den langfristig implantierten venösen Zugängen sowie die erhöhte Rate an zu großer Flüssigkeitsbelastung und metabolischen Entgleisungen (Thiel 1987). In vielen Fällen wird eine stationäre Behandlung des Patienten zur Durchführung der parenteralen Therapie nötig. Eine vollständige intravenöse Substitution, die der natürlichen Nahrungszusammensetzung entspricht, ist auch zum heutigen Zeitpunkt nicht möglich (Gärtner et al. 1996). Aus diesem Grunde sollte in jedem Fall, wenn möglich, einer enteralen Ernährung der Vorzug gegeben werden.

In Fällen, in denen nicht auf eine parenterale Ernährung verzichtet werden kann, wird, um die entsprechenden Nährlösungen zu applizieren, ein **zentralvenöser Zugang** nötig. Bei einer langfristigen parenteralen Ernährung hat sich im Gegensatz zu dem herkömmlichen ZVK die Anlage eines Ports bewährt. Dieser besteht aus einem Silikonschlauch, der in einer zentralen Vene fixiert wird. An diesem ist ein Reservoir angebracht, das unter der Haut fixiert wird und in das Medikamente und Infusionslösungen appliziert werden können. Aus manchen Portsystemen kann auch Blut abgenommen werden. Die Anlage eines Portsystems ist ein operativer Eingriff, meist in Lokalanästhesie, bei dem die üblichen Risiken eines operativen Eingriffs vorhanden sind und bei dem es natürlich auch später zu Infektionen kommen kann. Alternativ kommen ein Broviac/Hickman-Katheter oder ein Groshong-Katheter in Betracht; auch deren Anwendung ist verbunden mit den hinlänglich bekannten Risiken.

Hinweis
Grundsätzlich ist die parenterale Ernährung, wie bereits erwähnt, mit größeren Risiken als die enterale Ernährung behaftet und sollte nur angewendet werden, wenn keine andere Therapiemöglichkeit besteht.

Mittlerweile ist bei allen der oben erwähnten Ernährungsmaßnahmen die ambulante Durchführung möglich. Die Vorteile hierbei sind eine Erhöhung der Lebensqualität für den Patienten und eine mögliche Kostenreduktion. Die Ernährungstherapie sollte aber auf jeden Fall den gegebenen besonderen Umständen des Patienten angepasst werden (Tab. 3-7).

Zusammenfassung

Bei der Rezidivbehandlung von Patienten mit Kopf-Hals-Tumoren kann in den meisten Fällen auf eine individuelle Ernährungstherapie nicht verzichtet werden. Von Bedeutung ist hierbei, dass die Patienten oft in einem schlechten Ausgangsernährungszustand zur erneuten Therapie vorgestellt werden. Dies kann einerseits an der Grunderkrankung und der diesbezüglich erfolgten Therapie liegen, andererseits aber auch an dem speziellen Problemklientel, aus dem diese Patienten häufig stammen. Vor dem Beginn jeglicher Therapie sollte die Analyse des Ernährungszustands stehen, da dieser ja auch einen maßgeblichen Einfluss auf den weiteren Verlauf der onkologischen Therapie hat. Solange es dem Patienten möglich ist, oral in ausreichendem Maß Nahrung aufzunehmen, sollte eine dem Ernährungszustand angemessene Diät zugeführt werden. Diese kann eventuell in Form so genannter Astronautenkost gegeben werden. Leider wird dies in den meisten Fällen beim vorliegenden Patientenklientel, welches bereits aufgrund der Grunderkrankung vor der Rezidivtherapie über eine erschwerte Passage der Nahrung im Bereich der Schluckwege klagt, nicht ausreichen. Da unter der Therapie mit einer weiteren Verschlechterung der Symptomatik wegen der strahleninduzierten Mukositis zu rechnen ist, empfiehlt sich die Anlage einer PEG vor dem Beginn der Bestrahlung, über die dann später, falls notwendig, Sondenkost appliziert werden kann. Eine PEG ist, falls keine Kontraindikationen bestehen, gegenüber einer herkömmlichen Sonde oder einer kompletten parenteralen Ernährung zu favorisieren.

Literatur

Blackwill F, Burke F, Talbot D, Tavernier J, Osborne R, Naylor S, Durbin H, Fiers W. Evidence for tumour necrosis factor/cachectin production in cancer. Lancet 1987; 2: 1229–32.

Chencharick JD, Mossmann Kl. Nutritional consequences of the radiotherapy of head and neck cancer. Cancer 1983; 51: 811–5.

DeWyes WD, Herbst SD. Oral feeding in the nutritional management of the cancer patient, Cancer Res 1997; 37: 2429–31.

Fearon KCH, Carter DC. Cancer cachexia. Ann Surg 1988; 208: 1–5.

Gärtner U, Seitz HK, Schauder P. Ernährungsmedizinische Betreuung von Tumorpatienten. In: Palliative Krebsbehandlung. Beiträge zur interdisziplinären Krebsbehandlung. Fritze D (Hrsg). München, Bern, Wien, New York: Zuckschwerdt 1996; 248–57.

Gauderer MW, Ponsky JL, Izant RJ Jr. Gastrostomy without laparotomy, a percutaneous technique. J Pediatr Surg 1980; 15: 872–5.

Goff JS. Ernährung. In: Gastroenterologische Differentialdiagnostik. Entscheidungsprozesse in Flussdiagrammen. Levine JS (Hrsg). Stuttgart, New York: Schattauer 1995.

Heymsfield SB, McManus CB. Tissue components of weight loss in cancer patients. Cancer 1985; 55: 238–49.

Huethler G, Schmidt G, Gütherr G, Essen E. Serotonin und Psyche. Dt Ärzteblatt 1998; 95: 477–9.

Jonen-Thielemann I, Müller JM. Orale und künstliche Ernährung. In: Palliative Krebstherapie. Pichelmaier H (Hrsg). Berlin, Heidelberg, New York, London, Paris, Tokyo, Hongkong, Barcelona: Springer 1991; 200–11.

Jordan A, Stein J. Pathophysiologie der Tumorkachexie. Ernährungs-Umschau 1997a; 44: 250–4.

Jordan A, Stein J. Ernährung von Tumorpatienten. Neue diätische Strategien. Ernährungs-Umschau 1997b; 44: 289–93.

Jordan A, Emde A, Markus A, Caspary WF, Stein J. Enterale Ernährung tumorkranker Patienten. Ergebnisse einer 4jährigen retrospektiven Studie. Aktuel Ernaehr Med 1997; 22: 4–8.

Kern KA, Norton JA. Cancer cachexia. JPEN J Parenter Enteral Nutr 1988, 12: 286–98.

Kolb S, Ruppin H, Sailer D, Iro H, Fietkau R, Thiel HJ. Enterale Langzeiternährung über perkutane, endoskopisch kontrollierte Gastrostomiesonden – Ergebnisse bei 108 vorwiegend ambulant betreuten Patienten. Med Klin 1988; 83: 96–9.

Maltoni M, Fabbri L, Nanni O, Scarpi E, Pezzi L, Flamini E, Riccobon A, Derni S, Palloti G, Amadori D. Serum levels of tumour necrosis factor alpha and other cytokines do not correlate with weight loss and anorexia in cancer patients. Support Care Cancer 1997; 5: 130–5.

Mildenberger P, Oberholzer K, Kauczor HU, Düber C, Kurz S, Schild H, Thelen M. Radiologisch assistierte perkutane Gastro-/Enterostomie-Retrospektive Analyse von 90 Eingriffen. Fortschr Röntgenstr 1996; 165: 74–9.

Müller MJ, Selberg O, Lautz HU, Weimann A, Meyer HJ Canzler H. Tumorkachexie: Pathophysiologische Grundlagen und ernährungsmedizinische Aufgaben. Aktuel Ernaehr Med 1991; 16:1–6.

Ollenschläger G, Jansen G, Fischer, Möder B. Pathogenese und klinische Bedeutung der Anorexie onkologischer Patienten. In: Ernährungsprobleme in der Onkologie. Arbeitstagung d. Dt. Krebsges. e.V. Würzburg, Februar 1986. Sauer R, Thiel HJ (Hrsg). München, Bern, Wien, San Francisco: Zuckschwerdt 1987; 12–22.

Richter G. Enterale Ernährung des Tumorpatienten. Aktuel Ernaehr Med 1992; 17: 300–12.

Schnitz JE, Seiter A, Czischke C, Grünert A, Ahnfefeld FW. Möglichkeit und Grenzen der parenteralen Ernährung bei onkologischen Patienten In: Ernährungsprobleme in der Onkologie. Arbeitstagung d. Dt. Krebsges. e.V. Würzburg, Februar 1986. Sauer R, Thiel HJ (Hrsg). München, Bern, Wien, San Francisco: Zuckschwerdt 1987; 209–20.

Seitz HK, Gärtner U. Krebs und Alkohol. In: Palliative Krebsbehandlung. Beiträge zur interdisziplinären Krebsbehandlung. Fritze D (Hrsg). München, Bern, Wien, New York: Zuckschwerdt 1996; 248–57.

Shike M. Nutrition therapy for the cancer patient. Hematol Oncol Clin North Am 1996; 10: 221–34.

Shizgal HM. The effect of malnutrition on body composition. Surg Gynecol Obstet 1981; 152: 22–6.

Sigal RK, Daly JM. Enteral nutrition in the cancer patient. In: Enteral and tube feeding. Rombeau JL, Caldwell MMWB. Philadelphia: Saunders 1990.

Stähelin HB. Ernährung und Krebs. In: Ernährungsmedizin. Biesalski HK, Fürst P, Kasper H, Kluthe R, Pölert W, Puchstein C, Stähelin HB (Hrsg). Stuttgart: Thieme 1995; 367–77.

Starck E. Perkutane Gastrostomie/Jejunostomie. In: Interventionelle Radiologie. Günther R, Thelen M. Stuttgart: Thieme 1988; 423–32.

Thiel HJ. Sondenernährung von Patienten mit HNO-Tumoren unter Strahlentherapie. In: Ernährungsprobleme in der Onkologie. Arbeitstagung d. Dt. Krebsges. e.V. Würzburg, Februar 1986. Sauer R, Thiel HJ. München, Bern, Wien, San Francisco: Zuckschwerdt 1987; 225–39.

Zürcher G. Maligne Tumoren. Ernährung 1996. Aktuel Ernaehr Med 1996; 21: 198–205.

4 Pflege und soziales Umfeld

4.1 Bedeutung und Messung der Lebensqualität

A. C. Zander-Heinz und K. M. Budischewski

Lebensqualität und Krebs

Was ist unter dem Begriff Lebensqualität zu verstehen? Eine schöne Wohnung, ein befriedigender Arbeitsplatz, ein intaktes Familienleben, ein gutes soziales Umfeld, Urlaubsreisen, Gesundheit? Im Allgemeinen werden Menschen diese oder ähnliche Antworten geben, wenn man sie danach fragt, was sie unter Lebensqualität verstehen. Tritt jedoch eine schwerwiegende, lebensbedrohende Erkrankung wie Krebs auf, gewinnt der Begriff „Gesundheit" eine sehr viel stärkere Bedeutung und oftmals wird die Gesundheit bzw. das Fehlen von Gesundheit zum wichtigsten Faktor für die Bewertung der eigenen Lebensqualität. Plötzlich stehen nicht mehr der Arbeitsplatz oder die Wohnsituation im Vordergrund; die Angst vor dem Unbekannten, vor Schmerzen, vor Nebenwirkungen einer onkologischen Behandlung und nicht zuletzt auch vor dem Tod werden zum gedanklichen Mittelpunkt des Alltags. Die subjektiv empfundene Lebensqualität wird durch diese aufsteigenden Ängste massiv negativ beeinflusst. Da auch heute noch mit dem Begriff „Krebs" Vorstellungen von Zerfall und Zerstörung, Siechtum und Schmerzen verbunden sind, erschüttert die Diagnose einer bösartigen Tumorerkrankung den Menschen in seiner Gesamtheit. Plötzlich trägt man den Tod in sich; das Vertrauen in den eigenen Körper und in sein problemloses Funktionieren wird gebrochen. Fast alle Patienten durchleben nach einer solchen Diagnose die von Elisabeth Kübler-Ross (1992) beschriebenen Phasen oder Reaktionen auf den befürchteten Tod:

- **Nichtwahrhabenwollen**: Die Phase der Verleugnung ist häufig die erste Reaktion auf die Diagnosestellung „Krebs". Diese Abwehrreaktion hilft, den ersten Schock zu überwinden und so hofft der Betroffene beispielsweise, dass die Untersuchungsergebnisse nicht stimmen, dass ein Laborfehler vorliegt und dass er eigentlich ganz gesund ist.
- **Zorn**: Die Phase der Auflehnung, der Verärgerung und der Wut äußert sich häufig in der Frage „Warum gerade ich?". Viele Patienten sind voller Zorn und haben das Gefühl, dass ihnen ihre Zukunft geraubt wurde.
- **Verhandeln**: Die Phase des Verhandelns kann sich sehr unterschiedlich äußern. Mancher wird versuchen, mit Gott zu verhandeln, ein anderer wird vielleicht von einem Facharzt zum nächsten laufen und ein Dritter stellt möglicherweise seine Ernährung grundlegend um. In dieser Phase wollen viele Patienten mehr über alternative Heilmethoden, über so genannte Krebsdiäten oder aber über spirituelle Heilung wissen.
- **Depression**: Die Phase der Depression hängt häufig mit bevorstehenden oder tatsächlichen Verlusten zusammen. Der Patient befürchtet beispielsweise den Verlust seiner Unabhängigkeit, der körperlichen Attraktivität oder der sozialen Rollen, die er bisher übernommen hat. Tatsächlich könnte man sagen, dass der Patient um sein bisheriges Leben und um die Zeit, die ihm „genommen" wird, trauert. Manchmal liegen aber auch eher all-

tägliche Probleme zu Grunde, beispielsweise wenn ein Patient Schuldgefühle hat oder aber wenn etwa familiäre Konflikte nicht gelöst wurden.

- **Zustimmung**: Die Phase der Akzeptanz und Zustimmung ist häufig von Gleichmut gekennzeichnet. Der Patient macht den Eindruck, als habe er sich mit seinem Schicksal abgefunden. Aussagen wie „Ich weiß, dass ich bald sterben werde" oder „Ich habe meine Sachen geregelt und kann in Frieden sterben" sind in dieser Phase nicht selten.

Die skizzierten Phasen laufen nicht zwangsläufig der Reihe nach ab, häufig scheint es sogar so zu sein, dass diese Phasen sich vermischen und gleichzeitig auftreten. Mancher Patient geht von der Phase der Verleugnung direkt in die Phase des Zustimmens über und mancher wird in der Phase der Depression verharren. Festzuhalten bleibt jedoch, dass in mehr oder weniger allen Phasen massiv lebensqualitätsmindernde Ängste vorhanden sind. Aus diesem Grunde ist es so wichtig, dass der Einzelne über seine Ängste sprechen kann, dass er dem behandelnden Arzt seine Fragen stellen kann und dass ihm diese wahrheitsgemäß beantwortet werden.

Hinweis
Der Patient sollte alle Informationen erhalten, die er abfragt, das heißt jedoch nicht, dass man ihm jegliche Hoffnung nehmen soll, auch wenn sein Zustand aller Wahrscheinlichkeit nach „hoffnungslos" ist.

In allen Phasen einer Krebserkrankung kann die Hoffnung auf Genesung oder aber auf eine Lebensverlängerung vorhanden sein. Wenn man beispielsweise aufgrund der Aussagen in der Phase der Zustimmung schlussfolgern würde, dass der Betroffene mit seinem Leben und somit auch mit seiner Hoffung abgeschlossen hat, wäre man im Irrtum. Aus dem klinischen Alltag weiß man, dass mancher am Morgen aufgeklärte Patient sich am Nachmittag so verhält, als hätte keinerlei Gespräch über seinen ernsten Zustand stattgefunden. So kommt es vor, dass ein im Sterben liegender Patient hofft, die Geburt seines noch nicht gezeugten Enkels erleben zu können. Aus psychologischer Sicht macht es keinen Sinn, einen solchen Patienten abermals mit der Hoffnungslosigkeit seines Zustands zu konfrontieren. Diese ungebrochene oder immer wieder aufsteigende Hoffnung – wenn auch vielleicht nicht mehr auf Genesung, so doch zumindest noch auf eine Weile Leben oder aber auf einen sanften Tod – findet sich bei fast allen Krebspatienten und sollte von der Umwelt des Erkrankten akzeptiert werden. In diesem Zusammenhang kann die Phase des Verhandelns besonders problematisch sein, da das Umfeld einerseits keine unrealistischen Erwartungen bestärken, aber andererseits dem Patienten auch nicht jede Hoffnung auf Hilfe oder Genesung nehmen will.

Hinweis
Prinzipiell ist es wichtig, dass der Kranke nicht daran gehindert wird, sich zu informieren, da Informationen zum einen Ängste reduzieren und zum anderen Hoffnung und Aktivität erhalten können.

Für die Angehörigen, den behandelnden Arzt oder das medizinische Team kann aber auch die Phase des Zorns sehr belastend sein, da sich die Frustration und Wut des Erkrankten gegen sein (gesundes!) Umfeld richten können. Aus der Sicht des Patienten scheint es manchmal gute Gründe für seinen Zorn zu geben; möglicherweise ist er mit der ärztlichen Betreuung unzufrieden oder er ist enttäuscht, dass eine unangenehme Behandlung keine Besserung oder gar Heilung gebracht hat. Tatsächlich verstecken sich hinter diesen wütenden Gefühlsausbrüchen fast immer Ängste und Befürchtungen. Wichtig ist deshalb, dass man sich von diesen „unbequemen" Patienten nicht abwendet, sondern gerade ihnen Gesprächsangebote macht, um ihnen so bei der Bewältigung ihrer Angst zu helfen.

Spezielle Aspekte der Lebensqualität bei Patienten mit Kopf-Hals-Tumoren

Das Vertrauen in den eigenen Körper oder die eigene Leiblichkeit wird durch jede Krebsdiagnose massiv erschüttert. Krebserkrankungen im Gesichts-, Kiefer-, Hals- oder Mundbodenbereich nehmen vor diesem Hintergrund jedoch eine spezielle Position ein: Wie bei kaum einer anderen Krebsart sind die körperlichen Auswirkungen von Kopf-Hals-Tumoren oft so offensichtlich, dass tiefgreifende Störungen des Selbstwertgefühls resultieren können. Da das Gesicht dem Menschen als Identitätsgrundlage und als Medium für Gefühlsausdrücke dient, sind funktionelle und ästhetische Beeinträchtigungen in der exponiertesten menschlichen Körperregion nicht nur von kosmetischer Relevanz, sondern stellen eine massive Bedrohung für die eigene Person dar.

Da viele dieser Patienten durch ihre Tumorerkrankung oder deren Behandlung entstellt sind, sind Rekonstruktion, Epithesen (künstliche Gesichtsteile) und Prothesen von besonderer Wichtigkeit: Einerseits sollen bestimmte Funktionen in der Kopfregion wiederhergestellt werden, andererseits soll dem Betroffenen ein relativ normales Erscheinungsbild ermöglicht werden. Der einzelne Patient fragt sich somit nicht nur „Wie werde ich essen können?“ oder „Wie werde ich sprechen können?“, sondern auch „Wie werde ich aussehen?“ oder „Werden mich die Leute anstarren?“. In Bezug auf die Lebensqualität sind diese Fragen von besonderer Relevanz, da sie anschaulich zeigen, dass die Lebensqualität eben nicht nur von bestimmten Fähigkeiten abhängt. Und gerade bei dem hier betrachteten Patientenkollektiv ist in diesem Zusammenhang ein weiterer Aspekt zu beachten: Eine Besonderheit bei Patienten mit Kopf-Hals-Tumoren ist häufig deren schlechter sozialer Hintergrund sowie jahrzehntelanger Alkohol- und Nikotin-Abusus. Da sowohl die Vorstadien wie auch vollentwickelte Tumoren über lange Zeit keine Schmerzen bereiten, werden sie häufig nicht bemerkt oder ignoriert. Viel zu spät, oft schon mit aufgetriebenem Gesicht, gehen diese Patienten zum Arzt. Dieser Umstand kann nun dazu führen, dass beispielsweise nach einer ausgedehnten Operation im Mund- oder Rachenbereich die Fähigkeit zur normalen Nahrungsaufnahme verloren oder aber stark eingeschränkt ist. Auch bei einer Bestrahlung in der Kopfregion können (in Bezug auf die problemlose Nahrungsaufnahme) diverse lebensqualitätsmindernde Effekte wie Geschmacksverlust, Mundtrockenheit und Rachenentzündung beobachtet werden. Durch Entzündung und Deformierung der Mundhöhle können Zahnprothesen nicht getragen werden.

Je nach Persönlichkeitsstruktur des einzelnen Patienten werden diese Einflüsse auf die allgemeine Lebensqualität als mehr oder weniger stark belastend empfunden. In Bezug auf das oben angesprochene Patientenkollektiv ist jedoch der häufig geforderte Alkohol- und Nikotinverzicht zum einen nur selten realisierbar und zum anderen gerade für diese Patienten auch als besonders schwerwiegende Einschränkung der Lebensqualität anzusehen. In diesem Sinne sollte man den Empfehlungen der Deutschen Krebshilfe folgen und den Bier- oder Rotweingenuss zumindest in kleinen Mengen gestatten.

Der Patient und seine Familie

Die Familie bzw. der Partner können wichtige Faktoren für die Lebensqualität des Betroffenen sein. Im günstigen Falle geben die Angehörigen dem Erkrankten Hilfe und Unterstützung, Trost und Vertrautheit. Im ungünstigen Falle wird der Patient durch seine Familie zusätzlich belastet, denn in der Regel bedeutet eine Krebserkrankung auch für die Angehörigen eine schwere Krise. Die Beeinträchtigungen, Probleme und Veränderungen, welche durch die Erkrankung entstehen, sind auch im Bereich der Familie als gravierend anzusehen. Die Behandlung der Krebserkrankung stört den allgemeinen Tagesablauf, da die einzelnen zur Tumorbekämpfung angewandten Therapieformen sehr zeitaufwendig sein können oder aber eine stationäre Aufnahme erforderlich machen. Der Erkrankte kann oftmals seine bisherige Rolle in der Familie nicht mehr wahrnehmen und empfindet sich häufig sogar als Belastung für seine Angehörigen.

Oft treten auch massive Kommunikationsstörungen auf: Zum einen wollen manche Patienten ihre Angehörigen schützen; sie versuchen ihren Zustand zu verbergen, indem sie ihn vor dem Partner verharmlosen. Zum anderen sind die Angehörigen oftmals nicht in der Lage, mit dem Betroffenen ein offenes Gespräch über seinen tatsächlichen Zustand und seine diesbezüglichen Ängste zu führen, was wiederum Frustrationen und Aggressionen beim Patienten auslösen kann. In solchen Krisensituationen können auch bereits vor der Erkrankung bestehende Spannungen und Familienkonflikte wieder aufbrechen (Aulbert 1993).

Für den sozial und emotional stark eingebundenen Patienten kann ein längerer Klinikaufenthalt (gerade in einer Zeit, in der er sich viele Sorgen macht) seelisch sehr belastend sein. Aus psychologischer Sicht wäre es in diesen Fällen hilfreich, wenn den Angehörigen (speziell wenn diese einen weiten Anfahrtsweg zum behandelnden Tumorzentrum haben) für die Zeit der stationären Behandlung Unterkünfte gestellt würden, da ihre Anwesenheit die Lebensqualität des Erkrankten positiv beeinflussen kann.

Hinweis
Allgemein gilt jedoch die Empfehlung, dass die Behandlung, falls möglich, ambulant durchgeführt werden sollte, um dem Patienten den Aufenthalt in seiner gewohnten häuslichen und familiären Umgebung zu ermöglichen.

Der Patient und seine Umwelt

Nicht kaschierbare Entstellungen durch den Tumor können auch schwerwiegende Probleme im sozialen Umgang mit anderen Menschen bewirken. Gerade bei offen sichtbaren Tumorerkrankungen leben viele Betroffene in der Angst, von anderen abgelehnt zu werden. Als Folge isolieren sich viele Patienten, da sie ihrer Umwelt ihren „Anblick" ersparen wollen oder aber, weil sie sich für ihr Aussehen schämen. Tatsächlich werden diese Patienten aber auch häufig isoliert, da die offensichtlichen Entstellungen bei den meisten anderen Menschen Angst oder Ekelgefühle hervorrufen. Kommt es im Extrem durch fortschreitendes Tumorwachstum gar zu Gewebszerfall und damit auch zu starker Geruchsbelästigung, so werden normale soziale Kontakte zunehmend schwieriger bis unmöglich. Einer Reduktion der Geruchsbelästigung kommt daher große Bedeutung zu. Die psychische Belastung für den Patienten bleibt zwar bestehen, aber allgemeine Sozialkontakte können so zumindest etwas erleichtert werden.

Es steht außer Frage, dass eine Einschränkung oder gar der Verlust von Sozialkontakten einen negativen Einfluss auf die Lebensqualität hat. Zu berücksichtigen ist hierbei auch, dass, wenn ein Patient vorher aus beruflichen Gründen viel mit Menschen umgehen musste und dies nun aus physischen oder psychischen Gründen nicht mehr kann, auch an die psychischen und finanziellen Folgen der Berufsaufgabe gedacht werden muss. Berufliche Rehabilitation bzw. eine Umschulung können hier wichtige Lebensqualitätsfaktoren sein.

Hinweis
In diesem Zusammenhang, aber auch in Bezug auf den normalen Alltag, ist es wichtig, dem Patienten Perspektiven zu eröffnen. So ist beispielsweise für Patienten ohne Kehlkopf die Aufklärung über die verschiedenen Möglichkeiten der stimmlichen Rehabilitation von großer Bedeutung. Besonders hilfreich kann es sein, wenn der Patient die Möglichkeit erhält, vor seiner Operation ein Gespräch mit einem gut sprechenden Kehlkopflosen zu führen, da er sich so ein realistisches Bild von dem „Leben danach" machen kann.

Belastungen durch die Behandlung am Beispiel der Radiatio

Vorübergehend gerieten die bösartigen Kopf-Hals-Tumoren ins Blickfeld der Öffentlichkeit, als 1988 die Leidensgeschichte des Leonhard Lentz verfilmt wurde. Der von Kehlkopfkrebs befallene Kaufmann hatte zehn Jahre lang Tagebuch über seinen Leidensweg geführt. Als „Der Indianer" mit roten Markierungen für die Bestrahlung auf den Wangen erschütterte er die Fernsehzuschauer. Damals waren die sichtbaren und auffälligen Bestrahlungsmarkierungen im Gesichtsbereich noch allgemein üblich. Für den Patienten bedeutete dies zweierlei: Erstens konnte jeder diese Markierungen sehen und zweitens wurde er selbst bei jedem Blick in den Spiegel an seinen Zustand erinnert. Heute wird dem Problem der Bestrahlungsfeldmarkierung durch das Verwenden von abnehmbaren Masken begegnet. Geblieben sind jedoch die tägliche Bestrahlung und die allgemeinen Ängste gegenüber einer Therapieform, die man nicht sehen und auch nicht direkt fühlen kann. Bei operativen oder chemotherapeutischen Maßnahmen tritt das Behandlungsmedium viel vordergründiger in Erscheinung. Im klinischen Alltag kostet es daher häufig große Anstrengungen und Geduld, beim Patienten und seinen Angehörigen Vorurteile und Ängste bezüglich der Strahlentherapie auszuräumen (Schüle-Hein 1993). So scheint es immer wieder wichtig zu sein, den Betroffenen zu erklären, dass eine strahlentherapeutische Behandlung weder mit einer radioaktiven Verseuchung noch mit zwangsläufigen Verbrennungen der Haut einhergeht. Durch Radiotherapie induzierte nässende Hautreaktionen, Rötung, Entzündung und Haarausfall an den bestrahlten Stellen sind zwar für fast alle Patienten belastend, für Frauen können diese direkt wahrnehmbaren Therapieeffekte aber in besonderem Ausmaß problematisch sein. Das einfühlsame und an den jeweiligen Patienten angepasste Aufklärungsgespräch hat hier eine besondere Bedeutung, da einerseits die möglichen Nebenwirkungen besprochen werden müssen, andererseits jedoch der Aufbau irrationaler Ängste vermieden werden muss.

Lebensqualität und Schmerz

Schmerzen, insbesondere anhaltende Schmerzen, beeinträchtigen die allgemeine Lebensqualität massiv und fast jeder Patient äußert den Wunsch nach weitgehender oder völliger Schmerzfreiheit. Unabhängig von seiner ursprünglichen, morphologisch begründeten Intensität wird der Tumorschmerz wegen seiner Dauerhaftigkeit maßgeblich durch Emotion, soziale Stellung, Persönlichkeit und Erziehung (kulturelle

Einflüsse) beeinflusst (Ilias 1992). Oft sind Menschen bereit, Schmerzen hinzunehmen und zu ertragen, beispielsweise wenn sie die Notwendigkeit einer schmerzhaften Behandlung akzeptieren. Die Einstellung und der seelische Zustand eines Menschen können somit starke Auswirkungen auf sein Schmerzerleben haben. Besonders Angst und Stress können die Schmerzempfindung verstärken, denn wer sich ängstlich oder stark belastet fühlt, wird sich weniger gut entspannen können. Diese allgemeine Anspannung führt wiederum zu einer Erhöhung der Schmerzempfindlichkeit und auf diese Weise kann ein Teufelskreis entstehen, in dem sich Schmerz und Stress gegenseitig verstärken.

Die Erkrankung und ihre Begleitumstände versetzen den Patienten häufig in eine depressiv-abwehrend-misstrauische Stimmungslage. Treten Schmerzen auf, entwickelt der Patient, neben dem Gefühl, nicht richtig behandelt worden zu sein, zunehmend Todesahnungen und -ängste (Ilias 1992). Der Schmerz wird zum Indikator der voranschreitenden Krebserkrankung. Eine umfassende Schmerzbehandlung sollte somit nicht nur das Ziel der Schmerzreduktion haben, sondern auch die mit dem Schmerz in gedanklicher Verbindung stehenden Ängste des Patienten berücksichtigen. In diesem Zusammenhang von besonderer Relevanz sind die häufig von Patienten geäußerten Ängste in Bezug auf eine Schmerzmittel- oder Morphinabhängigkeit. Neben der Angst süchtig zu werden, befürchten viele Krebspatienten, dass sie sich zu schnell an diese starken Schmerzmittel gewöhnen könnten und später (bei noch stärkeren Schmerzzuständen) für sie keine wirksamen Mittel mehr zur Verfügung stünden. Mancher Patient erträgt deshalb unnötig Schmerzen. Eine wichtige Aufgabe des behandelnen Arztes ist es, in diesen Fällen Aufklärung über die moderne Schmerztherapie zu leisten.

Nachdem die allgemeinen Belastungen der Lebensqualität von Kopf-Hals-Tumor-Patienten kurz skizziert worden sind, soll im Folgenden ein theoretischer Abriss über die Möglichkeiten, Chancen und Probleme bei der Erfassung von Lebensqualität gegeben werden.

Messung der Lebensqualität

Definition des Begriffs

Die Bestimmung der Lebensqualität gewinnt bei der Evaluierung der Ergebnisse onkologischer Behandlungen immer größere Bedeutung (Bullinger 1996) und es scheint offensichtlich zu sein, dass in der Onkologie die Lebensqualität nach der Überlebenszeit das wichtigste Therapie-Kriterium ist. Fraglich bleibt jedoch, wie man Lebensqualität definieren, erfassen und messen kann.

Der Begriff „Lebensqualität" ist als ein von Theorie geleitetes, multidimensionales Konstrukt aufzufassen und entzieht sich somit einer direkten Messung. Ein möglicher theoretischer Ansatz zur Messung eines solchen multifaktoriellen Konstrukts wäre folgende Arbeitsdefinition: „Erlebte Zufriedenheit" bemisst sich in der Differenz zwischen Erwartetem und Erreichtem (Najman und Levine 1981). Mit Zufriedenheits- bzw. Unzufriedenheitsurteilen lassen sich nun die erlebten Abweichungen zwischen Ist- und Idealzustand in verschiedenen Bereichen des Lebens kognitiv bewerten. Will man aus diesen Urteilen nun auf die allgemeine Zufriedenheit und somit auf die globale Lebensqualität eines Menschen schließen, muss jedoch die individuelle Wertigkeit der jeweiligen Bereiche beachtet werden. Folglich muss die subjektive Bewertung des Lebens und Daseins im Mittelpunkt der Lebensqualitätsforschung stehen, da nur der Betroffene selbst weiß, wie hoch seine persönliche Lebensqualität einzuschätzen ist. Philosophisch betrachtet, existieren somit

Tab. 4-1 Dimensionen der globalen Lebensqualität.

somatische Dimension	psychische Dimension	soziale Dimension
• funktioneller Status • Schmerzen • allgemeine Beschwerden • spezifische Beschwerden	• Selbstwertgefühl • Depression • Attraktivität • allgemeine Ängstlichkeit • belastende Ereignisse • Vertrauen in Medizin	• Partnerschaft • Sexualität • Familie • soziales Umfeld • berufliches Umfeld • Arzt-Patient-Verhältnis

Tab. 4-2 Kurativer vs. palliativer Therapieansatz.

Therapie-ansatz	angestrebtes Ziel	Lebens-verlängerung	mögliche Toxizität	mögliche Remission
kurativ	Heilung	ja	evtl. hoch	komplett
palliativ	Lebensqualität	fraglich	niedrig	komplett oder partiell

exakt so viele Definitionen des Begriffs „Lebensqualität" wie es Menschen gibt. Folglich, wie Bernhard und Hürny (1991) sehr treffend feststellten, ist eine abschließende und allgemein gültige Definition dieses Begriffs nicht erstrebenswert, da sie letztendlich im Widerspruch zum subjektiven Charakter des Begriffs stünde.

Aus methodischer Sicht bleibt nur der Versuch, das Konstrukt Lebensqualität über seine wesentlichen Komponenten oder Dimensionen einzugrenzen bzw. zu definieren. Weitgehende Zustimmung haben bisher Modellvorstellungen gefunden, welche die globale Lebensqualität in drei große, sich wechselseitig beeinflussende Dimensionen einteilen (Tab. 4-1).

Unter „Lebensqualität" wird somit aktuell ein multidimensionales Konstrukt verstanden, das, bezogen auf einen definierten Zeitraum, die subjektive Bewertung seelischen, körperlichen und sozialen Erlebens enthält.

Die somatische Dimension bezieht sich hierbei vornehmlich auf das subjektiv bewertete körperliche Befinden, auf die allgemeine körperliche Funktions- und Leistungsfähigkeit und auf Schmerzen. Die psychische Dimension beinhaltet beispielsweise allgemeine und spezifische Angstgefühle, Depressionen oder depressive Verstimmungen, aber auch das Vertrauen in die Medizin. Die soziale Dimension bezieht sich, vereinfacht formuliert, auf die Anzahl und Qualität der Beziehungen zu anderen Menschen im Sinne der sozialen Unterstützung.

Ziele und Chancen der Lebensqualitätsforschung

In den vergangenen Jahren wurde in der Onkologie neben der Messung objektiver Erfolgskriterien (wie Gesamtüberleben, rezidivfreies Überleben und Kontrolle der klinischen Symptomatik) der Erfassung von Lebensqualität immer stärkere Bedeutung beigemessen, da sich der Nachweis der Nützlichkeit einer Therapie nicht zuletzt an der häufig nur theoretisch angenommenen Erhöhung der Lebensqualität bemisst. Die palliativen Therapien zielen bei inkurablen Tumorpatienten gar explizit auf die Erhöhung der Lebensqualität ab (Tab. 4-2).

Allgemein sind nach Bullinger und Pöppel (1988) folgende **Ziele in der Lebensqualitätsforschung** zu konstatieren:

- Beschreibung der Lebensqualität von Populationen
- Erfassung der Veränderung der Lebensqualität
- Bewertung und Optimierung der medizinischen Versorgung

Da eine reine Bewertung von Überlebensjahren oder Behandlungskosten nicht sinnvoll sein kann, wird in den nächsten Jahren die Frage, wie viel mit welchem finanziellen Aufwand erreicht werden kann, immer wichtiger werden. In Bezug auf die Lebensqualität bedeutet dies, wie viele Jahre mit erhöhter Lebensqualität lassen sich durch welche monetäre Investition erzielen. Da in Zukunft nur solche Gesundheitsleistungen von den Krankenkassen erstattet werden, die nachgewiesenermaßen einen Nutzen für den Patienten haben, gilt es, Lebensqualitätsdaten für eine Rechtfertigung des gewählten Therapieverfahrens heranzuziehen und daraus auch Strategien für eine Optimierung der Gesamtbehandlung abzuleiten (Küchler 1996). Lebensqualitätsmessungen stärken somit die medizinisch-professionelle Argumentation für oder gegen eine therapeutische Leistung. Darüber hinaus können Lebensqualitätsnachweise zukünftig die Arbeit des Klinikers erleichtern, da sie z.B. eine Identifikation von spezifischen Belastungen beim einzelnen Patienten erlauben und in der Lage sein werden, bestimmte Patientenkollektive (*cluster*) zu unterscheiden. Somit könnte beispielsweise erforscht werden, welche Patientengruppen (z.B. altersabhängig, geschlechtsspezifisch oder diagnosespezifisch) besondere Unterstützung und Betreuung benötigen.

Probleme und Mängel bei der Erfassung der Lebensqualität

Wie weiter oben bereits erwähnt, ist das multidimensionale Konstrukt Lebensqualität nicht direkt messbar; folglich bemessen sich die Aussagefähigkeit und Gültigkeit von erhobenen Lebensqualitätsdaten an den im Folgenden aufgeführten, häufig nicht beachteten Punkten (Flechtner und Holle 1991).

Ausrichtung der Erhebung auf grundlegende Aspekte

Erhobene Daten sind grundsätzlich nur so gut wie die zugrunde liegende Theorie. Folglich ist die theoretisch-fundierte Auswahl bzw. Eingrenzung der angenommenen Basisdimensionen der Lebensqualität von besonderer Bedeutung.

Datenqualität

Da nur Längsschnittstudien (Veränderungsmessungen) in der Lage sind, Therapieeinflüsse auf die Lebensqualität zu untersuchen, ist die Festlegung der Messzeitpunkte von besonderer Relevanz. Um intraindividuelle Vergleiche vornehmen zu können, sollte die erste Messung, im Sinne einer Statuserhebung, vor Beginn der Behandlung erfolgen. Theoretisch verändert sich die Lebensqualität des Einzelnen permanent, somit muss ein geeignetes Instrument änderungssensitiv, leicht verständlich, einfach handhabbar und mit geringem Zeitaufwand für den Patienten bearbeitbar sein, um die Belastung durch die notwendigen Mehrfachmessungen so gering wie möglich zu halten. Eine Randomisierung der Stichprobe bzw. der Kontrollgruppe ist selbstverständlich.

Einsatz spezifischer Instrumente

Der Einsatz speziell entwickelter, also für die jeweilige Therapiestudie geeigneter Instrumente ist eine Grundvoraussetzung. Wenn man die Lebensqualität von Tumorpatienten untersuchen will, kann man die gewünschte Datenqualität mit Fragebögen, die ursprünglich beispielsweise für Hypertoniker entwickelt wurden, nicht erreichen. Darüber hinaus sind speziell im multizentrischen Einsatz ausschließlich standardisierte Fragebögen anzuwenden, um so genannte „Versuchsleiter-Effekte“[1] so gering wie möglich zu halten.

Validierung im klinischen Verlauf

Permanente Aktualisierungen und Revisionen (Überarbeitungen) eines neu konstruierten Fragebogens dienen der Entwicklung und Anpassung eines spezifischen Instruments und sind somit unabdingbare Voraussetzung für ein fundiertes wissenschaftliches Vorgehen.

Mittlerweile sind verschiedenste Instrumente zur Erhebung von Lebensqualität im Bereich der Onkologie zur Anwendung gekommen. Bisher sind für die meisten eingesetzten Messinstrumente zur Erfassung der Lebensqualität jedoch die folgenden allgemeinen Mängel zu konstatieren:

- **Zu starke Symptomorientierung**: Die meisten Instrumente berücksichtigen ausschließlich die somatische Dimension der Lebensqualität; psychische und soziale Aspekte werden weitgehend oder völlig vernachlässigt. Eine globale Lebensqualitätsbestimmung ist somit, ebenso wie die Kontrolle von Störgrößen, unmöglich.
- **Mangelhafte Itemkonstruktion**: Häufig sind die verwendeten Items (Fragen) zu akademisch formuliert. Dieser Umstand erschwert den allgemeinen Einsatz eines Fragebogens, da ein gewisser Prozentsatz der Patienten (gerade auch der Kopf-Hals-Tumor-Patienten) die Bearbeitung des Fragebogens verweigern wird. Darüber hinaus finden sich beispielsweise uneindeutig formulierte Items. So gewonnene Daten lassen sich folglich auch nicht eindeutig interpretieren.
- **Häufig Fremd- statt Selbstbeurteilung**: Fremdbeurteilungen können globale Lebensqualitätsmessungen nicht ersetzen, da die von außen eingeschätzte Lebensqualität des Patienten häufig nicht mit dem subjektiven Urteil des Patienten übereinstimmt (Bernhard und Hürny 1991).
- **Fehlen der subjektiven Bewertung**: Sollen verschiedene Aspekte der globalen Lebensqualität erfasst werden, so muss deren individuell differierende Relevanz beachtet werden. Leider fehlt selbst jenen global konzipierten Fragebögen zur Selbstbearbeitung meist die subjektive Bewertung. So wird beispielsweise gefragt, ob ein Patient sich in der Lage sieht, Möbel zu rücken – nicht aber, ob der Patient überhaupt Wert darauf legt, dieses tun zu können.
- **Fehlende Kennwerte**: Bisher ist kein Instrument in der Lage, die globale Lebensqualität von Tumorpatienten in einem Kennwert oder einem Profil auszudrücken. Erst ein solches Profil jedoch würde im klinischen Alltag erlauben, nicht mehr nur zu betrachten, wie viele Jahre ein Patient überlebt, sondern wie gut er lebt bzw. überlebt.

---

1 Versuchsleiter-Effekt: die Wirkung des Versuchsleiters (über Motivation, Einstellung, Methode etc.) auf das Versuchsergebnis. Beispiel: Rosenthal-Effekt („Pygmalion-Effekt“): Theorie, wonach Erwartungen (einer Person gegenüber) tendenziell entsprechende Realisierungen bedingen (im Sinne einer Self-fulfilling Prophecy).

Zusammenfassung

Zusammenfassend lässt sich sagen, dass sich die Nützlichkeit einer Therapie nicht zuletzt an der bisher häufig nur theoretisch angenommenen Erhöhung der Lebensqualität bemisst. Obwohl die onkologischen Therapien zumindest bei inkurablen Tumorpatienten explizit auf die Erhöhung der Lebensqualität abzielen, existiert bislang kein generell anwendbares Instrument zur Messung dieses Kriteriums, da sich die globale Lebensqualität als vielschichtig und von subjektiven Faktoren beeinflusst, darstellt. Somit darf die moderne Lebensqualitätsforschung zukünftig nicht mehr nur die Überlebensrate und den funktionalen Status betrachten, sondern muss darüber hinaus die Überlebenszeit an allen wichtigen Dimensionen der Lebensqualität relativieren. Diese methodische Vorgehensweise erlaubt außerdem eine bessere Kontrolle äußerer Einflussfaktoren bzw. allgemeiner Störgrößen. Globalorientierte Studien zur Lebensqualität könnten somit zukünftig wichtige Bewertungs- und Entscheidungshilfen in der Behandlung onkologischer Erkrankungen liefern.

Literatur

Aulbert E. Bewältigungshilfen für den Krebskranken. Stuttgart, New York: Thieme 1993.

Bernhard J, Hürny C. Möglichkeiten und Grenzen der Erfassung von Lebensqualitätsvariablen in klinisch-onkologischen Studien: „Kritische“ Kriterien. In: Lebensqualität in der Onkologie. Aktuelle Onkologie 63. Schwarz R, Bernhard J, Flechtner H, Küchler T, Hürny C (eds). München, Bern, Wien, San Francisco: Zuckerschwerdt 1991; 63–73.

Bullinger M. Methoden zur Lebensqualitätsbewertung in der Onkologie. Forum Deutsche Krebsgesellschaft 1996; 11: 210–6.

Bullinger M, Pöppel E. Lebensqualität in der Medizin: Schlagwort oder Forschungsansatz. Dt Ärzteblatt 1988; 11: 679–80.

Flechtner H, Holle R. Die Aussagefähigkeit von Lebensqualitätsdaten: Zum Validierungsproblem. In: Lebensqualität in der Onkologie. Aktuelle Onkologie 63. Schwarz R, Bernhard J, Flechtner H, Küchler T, Hürny C (eds). München, Bern, Wien, San Francisco: Zuckschwerdt 1991; 47–53.

Ilias W. Schmerztherapie bei Kopf-Hals-Patienten. In: Chirurgische Therapie von Kopf-Hals-Karzinomen. Vinzenz K, Waclawiczek HW (eds). Wien, New York: Springer 1992; 253–68.

Kübler-Ross E. Was können wir sonst noch tun? Antworten auf Fragen nach Sterben und Tod. Gütersloh: Mohn 1992.

Küchler T. Von der Dokumentation der Komplikation zur Messung der Lebensqualität – Ein Ausblick in die Zukunft. In: Derzeitiger Stand und Aspekte der Lebensqualitätforschung in der Urologischen Onkologie. Biermann CW (Hrsg). Gründungsveranstaltung der Arbeitsgruppe Lebensqualität in der Arbeitsgemeinschaft Urologische Onkologie der Deutschen Krebsgesellschaft. Frankfurt 1996. Lebensqualität in der Urologischen Onkologie. Bd. 1. München: Zuckschwerdt 1997; 21–7.

Najman JM, Levine S. Evaluating the impact of medical care and technology on the quality of life: a review and critique. Soc Sci Med 1981; 15: 107–15.

Schüle-Hein K. Palliative Strahlenbehandlung. In: Bewältigungshilfen für den Krebskranken. Aulbert E (ed). Stuttgart, New York: Thieme 1993; 202–15.

4.2 Aufgaben und Möglichkeiten der Pflege

H. Schoettler

Einführung

Ein modernes Pflegeverständnis orientiert sich an der Ganzheitlichkeit des Menschen. Gleichzeitig wird die krankheitsorientierte Pflege durch eine individuelle, persönliche Pflege ersetzt. Wenn es um die Betreuung der Patienten mit Kopf-Hals-Tumoren geht, werden folgende Berufsgruppen angesprochen: Mediziner und Pflegende in Krankenhäusern, Ambulatorien, Nachsorgekliniken im Rahmen der häuslichen Pflege, Praxen sowie Hospizen. Der Kontakt der Pflegenden mit dem Patienten ist im Vergleich mit der anderen hier erwähnten Gruppe am umfangreichsten. In diesem Kapitel bestimmen die täglichen Probleme der Pflege die Themenwahl. Die ausführliche Darstellung der pflegerischen Tätigkeiten verdeutlicht die vielfältigen Möglichkeiten eigenständigen Handelns. Um in der Pflege die Individualität des Kranken zu berücksichtigen stehen den Pflegenden stationäre Behandlungsstrategien und die Möglichkeiten der ambulanten Weiterbehandlung zur Verfügung.

Bei der Pflege ist zu bedenken, dass Krankheiten keine eigenständigen Vorkommnisse sind. Es gibt nur „kranke Menschen" und jeder Mensch reagiert einmalig im Kranksein wie auch in seinem Leben und Sterben. Diese Individualität des Patienten sollte soweit wie möglich beachtet und geachtet werden. Wenn die Betreuenden neben den körperbezogenen Krankheitsfakten auch die höchst eigene Biographie des kranken Menschen erfahren können, werden Verhalten und Wünsche des Patienten leichter verständlich und nachfühlbar.

Umgang des Pflegepersonals mit dem Patienten

Das Verhalten und der Umgang des Personals mit Kopf-Hals-Rezidiv-Patienten ist danach ausgerichtet, dass der kranke Mensch in seiner Individualität – mehr als sonst auf Krankenstationen üblich – im Mittelpunkt der Überlegungen und Handlungen steht. Er soll medizinisch, pflegerisch und menschlich seinem Krankheitsstadium entsprechend bestmöglich versorgt werden.

Unser Verhalten dem Patienten gegenüber ist Symbol der inneren Einstellung zu ihm. Dies nimmt er auch sehr genau wahr. Umso wichtiger ist die Vermittlung menschlicher Zuwendung. Kein Kranker soll sich allein gelassen fühlen, erst recht nicht in den Stunden seines Sterbens und in der davor liegenden Zeit.

Hinweis
Der Umgang mit einem schwerstkranken Patienten sollte gefühlsorientiert sein – hierzu gehören unterstützende und tröstende Maßnahmen sowie das Entgegenbringen von Verständnis.

Man sollte den Kranken ermutigen, seine Gefühle zu zeigen, anstatt sie zu unterdrücken, z.B. Angst und Trauer zuzulassen und zu weinen, wenn ihm danach ist. Alle Betreuenden werden ihm Zuwendung um seiner selbst willen geben und dadurch das labile Selbstwertgefühl des Patienten stärken wie auch das Positive seiner Person und seines Lebens hervorheben, ihm vertrauen und ihm etwas zutrauen. Durch Gespräche wird dem Patienten ermöglicht, sich von Belastendem zu befreien, seine Probleme etwas klarer zu sehen und vielleicht sogar sein Selbst mehr zu entdecken, es anzunehmen und sich auch am Ende seines Lebens noch weiter zu verwirklichen.

Sicherung der Lebensqualität

Obwohl jeder eine intuitive Vorstellung von Lebensqualität in diesem oder jenem Zusammenhang hat, gibt es bislang weder eine allgemein gültige Definition noch ein generell akzeptiertes theoretisches Modell zur Lebensqualität. Dies liegt zum Teil daran, dass sowohl die inhaltliche Auslegung als auch die Bewertung von Lebensqualität durch verschiedene und sehr variable Dimensionen beeinflusst werden. Lebensqualität ist weder pauschal beobachtbar noch direkt messbar. Das Pflegepersonal spielt eine wichtige Rolle bei der Erhaltung der Lebensqualität, dementsprechend sollte das Bewusstsein der Pflegenden in diese Richtung sensibilisiert werden.

Die Angst des Patienten sollte wahrgenommen und angesprochen werden, Gespräche können diese lindern. Insbesondere vermögen die Betreuenden der Angst vor dem Leiden beim Sterben und in der Phase davor entgegenzuwirken (Margulies et al. 1994).

Starke oder gar unerträgliche Schmerzen und andere quälende körperliche Beschwerden auch im letzten Krankheitsstadium müssen nicht sein, da durch fachkundige Anwendung geeigneter Medikamente die Beschwerden auf ein erträgliches Maß reduziert werden können. Die Schmerzmittel müssen in ausreichender, individueller Dosierung nach vorgegebenem Zeitplan verabreicht werden, ohne dass der Patient ständig darum bitten muss. Daher ist ein enger Kontakt zwischen Patient, Pflegepersonal und Arzt unabdingbar.

Es sollte verdeutlicht werden, dass der Patient in schwierigen Situationen nicht allein gelassen wird und sich mit Fragen und Problemen stets an die Betreuenden wenden kann (Talamini et al. 1994).

Angehörige des Erkrankten sind willkommen, sie können in die Pflege mit eingebunden werden und dem Kranken bei einer Verschlechterung des Zustands auch nachts beistehen.

Häufig wirkt das Pflegepersonal als kommunizierendes Element zwischen Patient und Arzt, da erst im Gespräch zwischen Patient und Pflegekräften ganz klar die Ängste der Patienten zum Vorschein kommen. Die häufigste Aussage der Patienten lautet „Der Arzt hat ja bestimmt wenig Zeit, den möchten wir nicht mit unseren Kleinigkeiten belasten". Da es sich bei diesen „Kleinigkeiten" durchaus um wichtige Fakten handelt, besteht die Aufgabe des Pflegepersonals darin, z. B. während der Visite das Gespräch so zu lenken, dass diese Dinge dem Arzt vermittelt werden. Hierdurch wird die wichtige Rolle der Kommunikation zwischen Patient, Pflegepersonal und Arzt deutlich (Sweetenham und Williams 1997).

Pflegemaßnahmen bei Therapienebenwirkungen

Zytostatikainduzierte und radiogene orale Mukositis

Die zytostatika- oder strahleninduzierte Mukositis der Mundschleimhaut ist eine der häufigsten akuten Nebenwirkungen der Therapie bei Patienten mit malignen Rezidiven im Kopf-Hals-Bereich. Hierbei bestehen die wichtigsten Aufgaben des Pflegepersonals in der gezielten Überwachung der Mundhygiene, als auch in der Anregung zur Einhaltung dieser Hygiene und in der professionellen Anleitung des Patienten. Weitere Aufgaben sind die Beobachtung der Prophylaxe sowie des Verlaufs der eventuell aufgetretenen Mukositis.

Hinweis
Folgende prophylaktische Maßnahmen sollten eingehalten werden:

- Anleitung zur täglichen Mundhygiene (Zähneputzen, Reinigung der Prothese)
- Anwendung von antiinflammatorisch sowie antimikrobiell und spasmolytisch wirkenden Mundspülungen (durch vorherige Anordnung des Arztes)
- Gabe von Suspensionen oder Lutschtabletten zur Behandlung der am häufigsten auftretenden Infektionen der durch Candida albicans (Soorstomatitis) beeinträchtigten Schleimhaut (durch vorherige Anordnung des Arztes); diese Suspensionen müssen nach ausgiebigem Ausspülen des Mundbereichs hinuntergeschluckt werden
- Anbieten von nicht-fruchthaltigen Bonbons oder zuckerfreien Kaugummis zur positiven Beeinflussung des – z.B. durch die Verabreichung von Schmerzmedikamenten – stark verminderten Speichelflusses

Schmerz

Die medikamentöse Behandlung mit Schmerzmitteln (Analgetika) soll, unabhängig von einer eventuell gleichzeitig durchgeführten spezifischen Tumortherapie, die Schmerzempfindung beeinflussen. Dabei wird nur das Symptom und nicht die Ursache behandelt. Ziel der medikamentösen Schmerzbehandlung ist idealerweise die vollständige Schmerzfreiheit. In vielen Fällen gelingt allerdings nur eine partielle Schmerzreduktion, die aber die Lebensqualität bereits wesentlich verbessern kann. Die normalen täglichen Funktionen sind teilweise wieder möglich und der Patient hat wieder eine relativ ungestörte Nachtruhe. Die medikamentöse Schmerzbekämpfung ist Aufgabe des Arztes, wobei jedoch die individuelle Betreuung des Patienten durch das Pflegepersonal unabdingbar ist. Der Pflegedienst erfüllt eine wichtige Rolle in der Umsetzung dieser Therapie.

Hinweis
Hierbei muss Folgendes beachtet werden:

- regelmäßige Gabe der Analgetika (nach Anordnung des Arztes) und Überwachung der Einnahme
- Verabreichung nicht nach Bedarf oder gar erst nach Auftreten des Schmerzes
- Gabe von angemessenen Laxanzien unter Schmerzmittelgabe (nach Anordnung des Arztes)
- beruhigende Einwirkung der Mitarbeiter auf den Patienten, z.B. durch einfühlsame Gespräche
- Erkennen von Schmerzen durch Mimik und Körperhaltung des Patienten bei eingeschränkter Möglichkeit der Verbalisierung
- Beachtung von Lagerungsmöglichkeiten des Patienten

Übelkeit und Erbrechen

Übelkeit und Erbrechen gehören zu den häufigsten und quälendsten Nebenwirkungen der zytostatischen Therapie maligner Neoplasien. Mit Hilfe der antiemetischen Stufentherapie ist es möglich geworden, ein ANE-Syndrom (Anorexie, Nausea, Erbrechen) nahezu vollständig zu beherrschen.

Hinweis
Aus pflegerischer Sicht muss hierbei Folgendes beachtet werden:

- bei verstärkter Übelkeit des Patienten muss eine Geruchsbelastung, z.B. durch intensive Speisegerüche und übermäßigen Gebrauch von Deodorants und Parfums, vermieden werden
- Vermittlung von Ruhe

- Eingehen auf individuelle Wünsche des Patienten
- Hilfestellung beim Brechakt anbieten
- gegebenenfalls Oberkörperhochlagerung oder Seitenlagerung sowie Mundreinigung nach Vollziehung des Brechakts ermöglichen
- nach Wunsch Tee und Zwieback anbieten
- Antiemetika auf Anordnung des Arztes verabreichen

Obstipation

Fast alle Patienten, die wegen chronischer Schmerzen Opiate erhalten, werden auf Grund der daraus resultierenden verminderten Darmmotilität unter Obstipation leiden. Dieser Zustand kann sehr belastend sein und sogar selbst Schmerzen auslösen. Deshalb müssen Laxanzien prophylaktisch und frühzeitig (mit Beginn der Opiatbehandlung) eingesetzt werden, denn solange der Patient die Opiate einnimmt, bleibt die Obstipation bestehen.

Hinweis
Aus pflegerischer Sicht muss hierbei Folgendes beachtet werden:
- Aufklärung des Patienten, dass Obstipation eine zu erwartende und während der gesamten Dauer der Opiattherapie anhaltende, unerwünschte Wirkung darstellt und dass sie behandelt werden kann
- Erfragung der früheren Stuhlgewohnheiten (viele Menschen sind an einen täglichen Stuhlgang gewöhnt, manche fast davon besessen)
- Aufklärung darüber, dass ein täglicher Stuhlgang zwar wünschenswert, jedoch alle zwei bis drei Tage auch akzeptabel ist
- Erfragung der Wirksamkeit früher eingenommener Laxanzien
- Steigerung der Flüssigkeitszufuhr
- Förderung der Mobilisation
- Anbieten von ballaststoffreicher Nahrung

Diarrhö

Störungen im Flüssigkeits- und Elektrolythaushalt treten relativ häufig auf bei Gabe von bestimmten zytostatischen Substanzen. Da die Ursache der Diarrhö eine Mukositis der Darmschleimhaut ist, muss häufig eine stationäre Behandlung mit Ausgleich der Störungen im Elektrolyt- und Eiweißstoffwechsel erfolgen.

Hinweis
Der Pflegedienst sollte dabei Folgendes beachten:
- Verweis nach jeder Diarrhö auf die hygienischen Aspekte; insbesondere auf die Säuberung der Analregion
- Verwendung von zinkhaltigen Pasten bei aufgetretenen Hautrötungen
- Verwendung von Salben oder Suppositorien bei Hämorrhoiden
- Reichung von Vorlagen und Unterlagen

Haarverlust

Nahezu jedes Zytostatikum kann einen Haarverlust bis zur totalen Alopezie als Nebenwirkung verursachen. Ein zytostatikainduzierter Haarverlust bedeutet besonders für Frauen ein zusätzliches psychoorganisches Trauma. Die Haarbälge der Kopfhaut und besonders der Bartregion, aber auch die der Augenbrauen und Lider, der Arme und Beine sowie der Schamgegend bestehen aus sich schnell teilenden Zellen und sind besonders empfindlich gegenüber einigen Substanzen der Zytostase.

Hinweis
Aus pflegerischer Sicht ist hierbei Folgendes zu beachten:
- Hinweis (vor dem Haarverlust) auf die Möglichkeit der Anfertigung einer Perücke und Vereinbarung eines rechtzeitigen Termins mit dem Perückenhersteller
- mentale Unterstützung des Patienten, mit dem Hinweis, dass es sich hierbei um einen zeitlich begrenzten Haarverlust handelt
- Verweis auf Kopftücher und Kappen

Hautveränderungen

Allgemeine Hautveränderungen können nach der Applikation von bestimmten Medikamenten auftreten. Die Haut ist verdickt, trocken, rissig und meist schmerzempfindlich.

Hinweis
Hierbei ist Folgendes zu beachten:
- Einsatz von pflegenden Körperlotionen zur täglichen Hygiene
- gegebenenfalls Einsatz von Kortikoidsalben (nach Rücksprache mit dem Arzt)
- Aufklärung der Patienten, bei auftretendem Juckreiz nicht mit den Nägeln zu kratzen, sondern mit den Fingern zu reiben

Während einer Strahlentherapie richtet sich das Augenmerk insbesondere auf die Intakthaltung der Haut.

Hinweis
Hierbei ist Folgendes zu beachten:
- Vermeidung des Einsatzes von Seife in den eingezeichneten Bereichen der Bestrahlungsfelder
- einmal wöchentlich Verwendung von lauwarmem Wasser zur Reinigung der betroffenen Stellen nach Absprache mit dem behandelnden Arzt
- sechs- bis achtmal täglich Behandlung der direkt betroffenen und gegenüberliegenden Hautareale mit Puder, der die Haut mechanisch schützt und eine lindernde Funktion hat

Pflegemaßnahmen bei Symptomen fortgeschrittenen Tumorwachstums

Geruchsbildung

Gerade bei Tumorzerfall im Kopf-Hals-Bereich kann es zu unangenehmer Geruchsbildung für den Patienten wie auch den Betreuenden kommen.

Hinweis
Hierbei können folgende Maßnahmen getroffen werden:
- Einhaltung von routinemäßigen Mundspülungen, die den Geruch etwas mindern; hierbei muss auf die Oberkörperhochlagerung geachtet werden
- Verabreichung eines viskösen Anästhetikums bei starken Schmerzen, unter Beachtung der Speisenzufuhr eine halbe Stunde zuvor (nach Absprache mit dem Arzt)
- Durchlüftung des Raums
- Patient muss gegebenenfalls zur Flüssigkeitsaufnahme angehalten werden

Gesichtsödeme

Maligne Tumoren des Kopf-Hals-Bereichs betreffen v.a. den Kehlkopf, die Mundhöhle (Zunge/Mundboden) und den Rachen (Rachenmandeln, Zungengrund sowie Hypopharynx), seltener die Nase, Nasennebenhöhlen sowie die großen Speicheldrüsen. Histologisch handelt es sich überwiegend um Plattenepithelkarzinome. Durch zunehmendes Tumorwachstum und den daraus resultierenden Abflussstörungen können Ödeme im Gesichtsbereich entstehen.

Hinweis
Folgende Punkte sollten hier bei der Pflege beachtet werden:
- Einsatz von Diuretika (auf Anordnung des Arztes)
- Einsatz von Dexamethason (auf Anordnung des Arztes)
- Einsatz von Sedativa (auf Anordnung des Arztes)
- Oberkörperhochlagerung des Patienten
- Weichlagerung des Patienten
- Vermeidung von Stress und Hektik
- Vermittlung von Ruhe

Pflegemaßnahmen bei künstlichen Zugängen

Ernährung über eine PEG und ihre Versorgung

Für viele Patienten mit malignen Rezidiven im Kopf-Hals-Bereich wird die Ernährung irgendwann zu einer nicht mehr zu bewältigenden Aufgabe, sei es wegen der Schmerzen, wegen einer Verlegung der Speisewege oder wegen einer chronischen Aspiration (Stringer 1999).

Gerade bei diesen Patienten ist die Anlage einer PEG fast unumgänglich.

Hinweis
Folgende Empfehlungen für das Pflegepersonal können hier ausgesprochen werden:
- am Tag der Neuanlage einer PEG vorerst Verabreichung von schwarzem Tee; hierdurch wird gleichzeitig eine Diarrhöprophylaxe angestrebt
- individuelle Berechnung der Sondenkost
- bei vorhandener Diarrhö Verabreichung von schwarzem Tee und Sondenkost zu gleichen Teilen
- Verabreichung der Sondenkost anfangs über 24 Stunden mittels einer Pumpe für eine bessere Verträglichkeit
- nach Durchlauf der Sondenkost mit ca. 50 ml Tee die PEG durchspülen und abklemmen
- bei der Gabe von gemörserten Medikamenten ebenfalls mit ca. 50 ml Tee nachspülen und den PEG-Ernährungssystemschlauch eine halbe bis eine Stunde abklemmen; Luftzutritt vermeiden
- bei der Verabreichung darauf achten, dass der Kranke möglichst eine 45°-Oberkörperhochlagerung einhält

Ist eine endoskopische Anlage nicht möglich, bietet sich die **operative Gastrostomie** an. Bei diesen Patienten sollte auf die Wundpflege ein besonderes Augenmerk gerichtet werden (Mac Dougall et al. 1995).

Hinweis
Für das Pflegepersonal ist Folgendes zu beachten:
- Arbeiten am Infusionssystem unter aseptischen Bedingungen
- peinlich genaue Einhaltung der Hygienevorschriften; aseptischer Umgang mit der Nährlösung
- alle 24 bis 48 Stunden Verbandswechsel an der Eintrittstelle des Katheters; individuell nach der Wundkontrolle
- tägliches Wechseln des Infusionssystems
- Registrierung des Datums der Katheterpflege und tägliche Dokumentation der Liegedauer

- kein rountinemäßiger Wechsel des Katheters
- bei Sondenverstopfung Durchspülung mit kleinen Volumina 0,9 %iger NaCl-Lösung unter hohem Druck
- bei einem sichtbaren Infekt am Kathetereintrittsort Ruhigstellung und Abklemmen der PEG; je nach Entzündungsgrad System austauschen

Tracheotomie

Um die Atmung in der unmittelbar postoperativen Phase sicherzustellen, muss oft eine Tracheotomie durchgeführt werden. Dadurch wird die Nase aus dem Luftweg ausgegrenzt, Reinigung und Befeuchtung der Atemluft entfallen. Den Ausfall der Luftbefeuchtung kompensiert man am besten durch den Einsatz eines Ultraschallverneblers. Alternativ haben Filter, die auf die Tracheotomiekanüle aufgesetzt werden (so genannte künstliche Nasen), eine gewisse reinigende und befeuchtende Wirkung. Allerdings behindern diese bei starker Sekretbildung das Abhusten.

Sekret, das nicht abgehustet werden kann, muss regelmäßig abgesaugt werden. Genaues Erklären und beruhigende Worte helfen, das Absaugen für den Patienten erträglicher zu machen. Während der Einführung des Absaugkatheters sollte der Sog durch das Knicken des Schlauches oder das Verschließen der Katheteröffnung am Ansatzstück durch den Zeigefinger unterbrochen werden, um ein Ansaugen und Verletzen der empfindlichen Schleimhaut zu vermeiden. Je nach Grad der Verschleimung ist ein- oder mehrmals täglich eine Kanülenreinigung vorzunehmen. Wurde eine doppelwandige Kanüle eingesetzt, muss dazu lediglich die innere Kanüle entfernt, mit einem feinen, sterilen Flaschenputzer gereinigt und mit 0,9 %iger NaCl-Lösung gespült werden. Damit die untere Kante der Kanüle nicht beschädigt wird, deckt man dieses Ende beim Reinigen mit dem Finger ab.

Bei Verwendung von einwandigen Kanülen muss zur Reinigung die ganze Kanüle entfernt werden. Dies sollte in den ersten postoperativen Tagen nur im Beisein des Arztes durchgeführt werden, da das Wiedereinführen der Kanüle gelegentlich Schwierigkeiten bereiten kann.

Müssen Patienten über längere Zeit mit einer Trachealkanüle leben, sollten sie möglichst bald zur selbständigen Kanülenpflege angeleitet werden (Margulies et al. 1994).

Hinweis
Pflegekräfte sollten dabei folgende Punkte beachten:

- zur Stomapflege wird die Haut um das Stoma herum regelmäßig gereinigt, desinfiziert und mit einer leicht fettigen Creme gegen Mazeration durch austretendes Sekret geschützt; die Verwendung von speziellen, die Feuchtigkeit von der Haut wegleitenden Verbandsmaterialien, kann die Stomapflege ergänzen, nicht aber ersetzen
- Hochlagerung des Oberkörpers um 45 bis 80°
- Vermittlung von Ruhe
- vorherige Besprechung der durchzuführenden Maßnahmen mit einer erfahrenen Pflegekraft oder mit dem Arzt
- Halten des Sichtkontakts

Ernährung

Die störungsfreie und bedarfsgerechte Ernährung ist von wesentlicher Bedeutung für das physische, psychische und soziale Wohlbefinden des Tumorpatienten. So haben Störungen des Appetits und damit der spontanen Nahrungsaufnahme einen nahezu gleich hohen Stellenwert wie die Beeinträchtigung der körperlichen Leistungsfähigkeit. Schluckstörungen durch das zunehmende Tumorwachstum gerade im Kopf-Hals-Bereich sind ein weiteres Problem.

Hinweis

Die Pflegekräfte sollten Folgendes beachten:

- Berücksichtigung von individuellen Wunschvorstellungen
- Anbieten von kleinen, appetitlich angerichteten Mahlzeiten
- Vermeidung von scharfen Gewürzen, Alkohol und Tabak
- Vermeidung von zu heißer Nahrung
- Anbieten von gezielt zubereiteten Speisen (passierte, flüssige Kost)
- Anbieten von hochkalorischer, eiweißhaltiger und energiereicher Zusatzernährung
- Verabreichung von leicht verdaulicher Kost
- Beachten einer gesteigerten Flüssigkeitszufuhr (z. B. Suppen)
- Anbieten von Speichelstimulanzien (z. B. zuckerfreie Kaugummis)

Sonstige Pflegemaßnahmen

Schlafstörungen

Schlaf ist Ausgleich zum Wachsein und dient der Regeneration. Je nach Zustand und Bedarf muss gemeinsam mit dem Patienten ein Weg zur Änderung der Lebenssituation oder der Lebensart gesucht werden. Jede Schlafstörung hat eine oder mehrere Ursachen. Im Vordergrund stehen die Behandlung der Grundkrankheit und das Hinhören auf Probleme bzw. Sorgen, die der Patient signalisiert; es ist die Aufgabe der Betreuenden, dies zu erkennen, gerade auch im Hinblick auf das besondere Patientenprofil bei Tumorpatienten.

Hinweis

Folgende Punkte sind hierbei zu beachten:

- Berücksichtigung des Unabhängigkeits- bzw. Abhängigkeitsgrads bei der Anpassung der Maßnahmen (z. B. funktionierende Klingel, vorhandene Urinflasche, Trinkglas in Reichweite)
- Hinweis, dass zu jeder Tages- und Nachtzeit jemand zu erreichen ist
- entsprechende Zuwendungen vor der Nachtruhe
- Erfragung des sonstigen Schlafrituals
- Angebot der Unterstützung der Patientengewohnheiten
- Beseitigung von etwaigen Störfaktoren
- ausreichende Durchlüftung des Krankenzimmers
- auf Anordnung des Arztes Einsatz von pharmakologischen Schlafmitteln

Schluckstörungen

Nach ausgedehnten Eingriffen im Mund- und Rachenraum hat der Patient fast immer Probleme beim Schlucken. In der Regel wird die Ernährung während dieser Zeit über eine Magensonde und bei langfristigen Problemen über eine PEG sichergestellt.

Kann der Speichel nicht geschluckt werden, muss er abgesaugt werden. Dazu sollte der Patient, möglichst bald, selbst angeleitet werden. Gelegentlich ist es notwendig, die Speichelproduktion durch das Verabreichen von Anticholinergika einzudämmen (nach Anordnung des Arztes).

Sobald es die Wundverhältnisse erlauben, muss eine regelmäßige normale Mund- und Zahnpflege durchgeführt werden, vor allem wenn der Patient sich nicht oral ernährt (Stringer 1999).

Literatur

Mac Dougall RH, Munro AJ, Wilson JA. Palliation in head and neck cancer. In: Oxford Textbook of Palliative Medicine. Doyle D, Hanks GWC, MacDonald N (eds). Oxford, New York, Tokyo: Oxford University Press 1995.

Margulies A, Fellinger K, Kroner T, Gaisser A (Hrsg). Onkologische Krankenpflege. Berlin, Heidelberg, New York: Springer 1994.

Stringer S. Managing dysphagia in palliative care. Prof Nurse 1999; 14: 489–92.

Sweetenham IW, Williams CJ. Supportive Care of the Cancer Patient. London: Arnold 1997.

Talamini R, Barzan L, Franceschi S, Caruso G, Gasparin A, Comoretto R. Determinants of compliance with an early detection programme for cancer of the head and neck in north-eastern Italy. Eur J Cancer B Oral Oncol 1994; 30: 415–8.

4.3 Sozialmedizinische Aspekte

H. Delbrück

Die sozialmedizinische Beurteilung hat im deutschsprachigen Raum insofern eine eigene Entwicklung genommen, als hiermit weniger die Beurteilung der sozialen als die der beruflichen Hilfs- und Rehabilitationsbedürftigkeit gemeint ist.

Im Folgenden sollen jedoch entsprechend der anglo-amerikanischen Sprachregelung in erster Linie die soziale Rehabilitationsbedürftigkeit mit den entsprechenden sozialen Hilfen und erst in zweiter Linie die Beurteilung der beruflichen Leistungsfähigkeit mit den sich hieraus ergebenden beruflichen Rehabilitationsmaßnahmen erwähnt werden.

Soziale Hilfsbedürftigkeit und sozialrechtliche Rehabilitationshilfen

Gerade Patienten mit Tumoren im Kopf-Hals-Bereich stammen häufig aus sozial und finanziell ungesicherten Verhältnissen und sind häufig schon vor der Erkrankung sozial hilfsbedürftig gewesen. Die meist fortgeschrittene Krebserkrankung mit ungewisser Prognose sowie die häufige Veränderung des Körperbilds führen bei ihnen zu einer zusätzlichen psychischen und sozialen Hilfsbedürftigkeit. Viele sind sowohl körperlich als auch wirtschaftlich häufig nicht mehr in der Lage, sich selbst zu versorgen. Erschwerend wirken sich die gerade bei Patienten mit Hals-Nasen-Ohren-Tumoren häufige Antriebsschwäche und Verleugnung offensichtlicher sozialer Versorgungsprobleme aus (Breitbach und Holland 1988).

Durch die sozialen Rehabilitationsmaßnahmen sollen die passive Pflegebedürftigkeit dieser Patienten auf ein Minimum reduziert (Rehabilitation vor Pflege) und im eingetretenen Pflegefall eine entsprechende Versorgung gesichert werden. Hierfür bedarf es besonders geschulter Sozialarbeiter, die während der Akuttherapie und erst recht in der onkologischen Nachbetreuung einen hohen Stellenwert haben.

Viele der sozialen Rehabilitationshilfen und Unterstützungen sind im Bundessozialhilfegesetz festgelegt, wobei bislang von dem Grundsatz ausgegangen wurde, dass die sozialen Hilfen prinzipiell vom Einzelnen selbst bezahlt werden müssen. Es müssen also zunächst alle persönlichen Ressourcen ausgenutzt werden, bevor staatliche Hilfen in Anspruch genommen werden können. Gewisse Einschränkungen dieses Grundsatzes haben sich durch die Einführung des Pflegegesetzes und der Pflegeversicherung ergeben, die auf eine größere Unterstützung durch die Solidargemeinschaft abzielen.

Soziale Hilfen und Hilfsinstitutionen

Viele Einrichtungen und Institutionen bieten ihre Hilfe an. Hierzu gehören Verbände der Freien Wohlfahrtspflege (Deutscher Caritas Verband, Deutsches Rotes Kreuz, Zentrale Wohlfahrtsstelle der Juden in

Tab. 4-3 Psychosoziale Hilfsangebote im Überblick.

Häusliche Versorgung	Soziale Integration	Sonderdienste	Sozialrecht
• Sozialstationen • Essen auf Rädern • mobiler sozialer Hilfsdienst • medizinische Pflege • Pflegehilfe und Pflegegeld • Urlaubspflege • Nachbarschaftshilfe • Hilfen bei der Haushaltsführung	• Selbsthilfegruppen • Behindertenfahrdienst • Gemeindeveranstaltungen • OT – offene Tür für Senioren • stationärer Mittagstisch • Sport nach Krebs • Besuchsdienste	• Behindertenindividualbetreuung • Schuldnerberatung • Maltesertelefon • Hausnotrufdienst • Einkaufen durch Zivildienstleistende • Besuchsdienste	• Bundessozialhilfegesetz • Schwerbehindertengesetz • Sozialgesetzsetzbuch

Deutschland, Diakonisches Werk, Arbeiterwohlfahrt, Deutscher paritätischer Wohlfahrtsverband etc.). Es gibt zahlreiche Hilfen dieser Institutionen, die dazu beitragen sollen, dass der Behinderte im täglichen Leben besser zurechtkommt. Einige der psychosozialen Hilfsangebote, dank derer die Pflegebedürftigkeit verringert und einer Abhängigkeit von Fremdhilfe vorgebeugt werden soll, sind in Tabelle 4-3 festgehalten.

Die Palette der möglichen Hilfen wird ergänzt durch häusliche Krankenpflegedienste, die auf privater (wirtschaftlicher) Basis arbeiten oder einem freien Träger zugeordnet sind. Informationen und eine Adressenliste der Sozialstationen kann man in den jeweiligen Ländern bei den Ministerien für Arbeit und Gesundheit oder über das Gesundheitsamt der jeweiligen Stadt- bzw. Kreisverwaltung anfordern. Die Sozialdienste der meisten Tumornachsorgekliniken verfügen über Adressenlisten, die sie dem Patienten bzw. dem nachsorgenden Arzt für die weitergehende ambulante Versorgung vor Ort in die Hand geben können.

Beratungsstellen für Krebsbetroffene

Hinweis
Eine individuelle Beratung über die in Frage kommenden Hilfsmöglichkeiten sollte grundsätzlich von Betroffenen und/oder deren Angehörigen frühzeitig in Anspruch genommen werden. Dies nicht zuletzt, weil neben der individuell verschiedenen Hilfsbedürftigkeit und dem unterschiedlichen Angebot der verschiedenen Institutionen auch die Kostenträgerfrage geklärt werden muss.

Die Beratungsstellen für Krebsbetroffene machen aufgrund ihrer jeweiligen Ausstattung und Zielvorstellungen unterschiedliche Beratungs- und Betreuungsangebote. Hierzu gehören:

- Informationsvermittlung bei medizinischen, pflegerischen, sozialrechtlichen und praktischen Fragen
- psychosoziale Beratung durch Einzel-, Familien- oder Gruppengespräche
- therapeutische Hilfe – im Einzelfall Psychotherapie oder Familientherapie
- Bereitstellung von praktischen und wirtschaftlichen Dienstleistungen
- Besuchsdienste
- Gesprächsgruppen und Therapiegruppen

- Angebote von Gymnastik, autogenem Training, Entspannungs- und Atemübungen
- Kreativitätsangebote
- Einleitung von Rehabilitations- und Kurmaßnahmen
- Vermittlung von Kontakten zu Gleichbetroffenen und Selbsthilfegruppen
- Öffentlichkeitsarbeit

Einige Krankenkassen haben für ihre Versicherten einen hauseigenen Sozialdienst eingerichtet. Sozialarbeiter und Sozialpädagogen, die in diesem sozialen Dienst arbeiten, bieten hier Beratung, Einzelfallhilfe oder auch Gruppenangebote an.

Grundsätzlich besteht auch die Möglichkeit einer individuellen Beratung durch Hausbesuche; Einzelheiten hierzu sind bei den jeweiligen Krankenkassen zu erfragen.

Informationen und trägerübergreifende Hilfen sollten auch die Servicestellen geben, die seit Einführung des Sozialgesetzbuchs (SGB) IX flächendeckend eingerichtet werden.

Selbsthilfegruppen

Motivation zur Eigenhilfe und Hilfe zur Selbsthilfe haben einen sehr hohen Stellenwert in der sozialen Krebsrehabilitation. Diese hat in dem 2001 verabschiedeten SGB IX eine wesentliche gesetzliche Förderung erfahren. Unter den zahlreichen Selbsthilfegruppen hat gerade die **Selbsthilfevereinigung für Patienten ohne Kehlkopf** eine große Bedeutung (Adresse: Bundesverband für Kehlkopflose e.V., Obererle 65, 45897 Gelsenkirchen, Tel. 0209/592282). Die Selbsthilfegruppen haben neben medizinischen und prothetischen Sachkenntnissen häufig auch ein differenziertes sozialdienstliches Wissen, das sie an ihre Mitglieder weitervermitteln. Darüber hinaus üben sie auf die Betroffenen einen aktivierenden Einfluss aus.

Der Selbsthilfegedanke dieser Gruppen geht von der Vorstellung aus, dass Gemeinsamkeit stärker macht. Durch die Gemeinsamkeit soll das Selbstwertgefühl der Patienten gestärkt werden, die Patienten sollen eine aktive Haltung zu sich, zu ihrer Krebserkrankung und zur Umwelt einnehmen. Gerade die Mitglieder der Hals-Nasen-Ohren-Selbsthilfegruppen kennen die sich aus der Krebserkrankung und der Therapie ergebenden medizinischen, psychischen, sozialen und auch beruflichen Probleme aus eigenem Erleben. Es gelingt ihnen daher häufig besser als den professionellen Helfern, das Vertrauen der Mitbetroffenen zu erlangen und ihnen bei körperlichen, seelischen und sozialen Problemen beizustehen. Durch Aktivitäten verschiedenster Art zeigen die Selbsthilfegruppen, dass auch mit einer Krebserkrankung ein sinnvolles und erfülltes Leben möglich ist. Die krankheitsbedingte Isolation kann so von den Krebspatienten leichter überwunden und mit dem gewonnenen Selbstwertgefühl der Weg in ein normales Leben gebahnt werden.

Die Selbsthilfegruppen sollten von dem betreuenden Arzt als Partner und nicht als Konkurrent in der Nachbetreuung angesehen werden. Erfahrungsgemäß wenden sich die in diesen Gruppen organisierten Patienten paramedizinischen Disziplinen zu, wenn sie von schulmedizinisch orientierten Ärzten nicht genügend ernst genommen und beraten werden.

Adressen von Selbsthilfegruppen vor Ort können über die **Deutsche Krebshilfe e.V.** in Bonn (Adresse: Thomas-Mann-Straße 40, 53111 Bonn, Tel. 0228/72990-72) oder beim **Krebsinformationsdienst** (Adresse: Postfach, 69120 Heidelberg, Tel. 06221/410121) erfragt werden.

Hilfen und Beratungsangebote durch die gesetzlichen Krankenkassen

Die sozialen Aufgaben und sozialen Leistungen der gesetzlichen Krankenversicherungen sind im zweiten Buch der Reichsversicherungsordnung (RVO), im SGB V und im Rehaangleichungsgesetz gesetzlich verankert. Bei den Leistungen sind nach § 40 Abs. 2, SGB V der Richtlinien Regelleistungen und Mehrleistungen zu unterscheiden, wobei die Regelleistungen gesetzlich vorgeschrieben und von jeder Krankenkasse im gleichen Umfang und in gleicher Höhe gewährt werden. Die Mehrleistungen sind weitere Leistungen im Rahmen der gesetzlichen Vorschriften, die in den Satzungen der jeweiligen Krankenkasse festgehalten werden (Delbrück 2002).

Vor Inanspruchnahme der Leistungen ist bei größeren Heil- und Hilfsmitteln, Kuren, Rehabilitationsmaßnahmen und Therapien stets eine **Kostenzusage** des betreffenden Leistungsträgers einzuholen. Zu den **medizinischen Rehabilitationsleistungen** gehören:

- ärztliche und zahnärztliche Behandlung
- Krankenhauspflege (ambulant und stationär)
- Versorgung mit Arzneien, Verbands- und Heilmitteln, Brillen
- Krankengymnastik, Lymphdrainage, logopädische Betreuung, Lesetherapie
- orthopädische und andere Hilfsmittel; einschließlich Änderung, Instandsetzung, Ersatzbeschaffung, Ausbildung/Anleitung zum Gebrauch
- Zusatznahrung
- häusliche Krankenpflege

Ergänzende Rehabilitationsleistungen durch die Krankenkassen

Zu den ergänzenden Rehabilitationsleistungen, die von den Krankenkassen angeboten werden, zählen:

- Krankengeld (innerhalb von drei Jahren wird für dieselbe Krankheit für höchstens 78 Wochen Krankengeld gezahlt)
- Beiträge zu gesetzlichen Unfall- und Rentenversicherungen
- Haushaltshilfen
- ärztliche Verordnung von Behindertensport in Gruppen unter ärztlicher Aufsicht
- Reisekosten, auch für eine erforderliche Begleitperson; notwendige Gepäcktransportkosten; Kosten für Familienheimfahrten

Die Kosten für Bagatellarzneimittel, für welche die Krankenversicherung sonst nicht aufkommt, können bei krebskranken Patienten dann übernommen werden, wenn die medizinische Notwendigkeit vom Arzt bescheinigt wird.

Für **besondere Ernährungsformen** übernimmt die Kasse die Kosten nur bei ärztlicher Verordnung und wenn die Kostform zur gezielten Behandlung einer akuten Krankheit bzw. Komplikation verordnet wird. Dies ist in der Regel bei operierten und bestrahlten Patienten mit Hals-Nasen-Ohren-Tumoren der Fall.

Eine **Psycho-, Gesprächs- oder Verhaltenstherapie** (letztere nur bei Ersatzkassen-Mitgliedern) wurde bis 1999 nur dann von der Krankenkasse bezahlt, wenn ein ärztliches Gutachten die Notwendigkeit der Behandlung bescheinigte. Dies ist jedoch seit 1999, nach Einführung des Psychotherapeuten-Gesetzes, nicht mehr notwendig.

Alternative Krebsmedikamente mit fraglicher Wirksamkeit fallen nicht unter die Leistungspflicht der Kassen. In der Regel werden nur Behandlungen nach wissenschaftlich anerkannten Methoden gewährt. Ausnahmen sind dennoch möglich und im Rahmen der freiwilligen Leistungen beteiligen sich die Krankenkassen unter Umständen anteilmäßig an den entstandenen Kosten.

Hilfen und Beratungsangebote durch die gesetzlichen Rentenversicherungsträger

Basisvorschrift der Voraussetzung für Leistungen zur Rehabilitation durch die Rentenversicherungen (RV) sind die §§9 bis 12 im Sozialgesetzbuch VI sowie das Sozialgesetzbuch IX. Dabei sind zu wesentlichen Bewilligungskriterien geworden:

- die erhebliche Gefährdung der Erwerbsfähigkeit
- die wesentliche Besserung der Erwerbsfähigkeit
- die voraussichtliche Erfolgsaussicht der Maßnahmen

Darüber hinaus kann jedoch der Rentenversicherungsträger auf den Grundlagen von § 31 Abs. 1, Nr. 3 SGB VI für onkologische Patienten eine Rehabilitationsmaßnahme einleiten, um eine wesentliche Besserung der beeinträchtigten Situation zu erreichen.

Bis 1997 finanzierten die Rentenversicherungsträger mehr als 80 %, in Nordrhein-Westfalen sogar mehr als 95 % der onkologischen stationären Nachsorge- und Rehabilitationsmaßnahmen. Die Krankenkassen erkennen allerdings zunehmend die Bedeutung der stationären Rehabilitationsmaßnahmen für ihre Versicherten an, die – eine qualifizierte Reha- und nicht Kurmaßnahme voraussetzend – den teuren Aufenthalt in einer Akutklinik reduzieren und Nachfolgekosten senken können.

Ziel der stationären Rehabilitationsmaßnahmen ist vor allem eine Verbesserung der Verhältnisse zu Hause. Die Maßnahmen sind also prospektiv orientiert. Es sollen hierdurch tumor- und therapiebedingte Behinderungen beseitigt, zumindest reduziert oder so kompensiert werden, dass der Betroffene zu Hause ein möglichst optimales Leben in körperlicher, seelischer, sozialer und beruflicher Hinsicht führen kann.

Eine wichtige Voraussetzung für die seelische und soziale Reintegration ist die **sprachliche Rehabilitation**. Die frühzeitige Wiedererlangung der sprachlichen Kommunikationsfähigkeit ist Voraussetzung auch für eine berufliche Wiedereingliederung. (Schiefer 1997; Schiefer und Hagen 2000). Bei den Laryngektomierten ist die frühzeitige postoperative Verordnung einer elektronischen Sprechhilfe sinnvoll, es sei denn, dass im Zusammenhang mit der Erstoperation eine Stimmprothese implantiert wurde. Danach sollte, soweit es die Therapiefolgen zulassen (insbesondere die nach Radiatio), mit dem Erlernen der Ösophagus-Ersatzsprache begonnen werden. Der Patient kann dann später selbst entscheiden, welche Form der Stimmrehabilitation er bevorzugt bzw. welche für seine berufliche Wiedereingliederung am günstigsten erscheint.

Ein weiterer Schwerpunkt rehabilitativer Arbeit bei kehlkopfoperierten Patienten ist die Überwindung zusätzlicher Störungen. Viele Patienten haben eine Nervus-accessorius-Parese, die einer intensiven physiotherapeutischen Behandlung bedarf. Weitere, auch für die berufliche Rehabilitation, bedeutende Behandlungen in der Rehabilitation bestehen in atemtherapeutischen Maßnahmen sowie in Maßnahmen, die der allgemeinen körperlichen Konditionierung dienen, bis hin zu einem sporttherapeutischen Programm. In dem Maße, wie es zur Verbesserung bzw. zur Kompensation und zur Überwindung der körperlichen Einschränkungen kommt, bessert und stabilisiert sich auch die psychische Situation. Häufig bedarf es zusätzlich zu der sprachlichen und physiotherapeutischen Rehabilitation einer intensiven begleitenden psychologischen bzw. psychosozialen Betreuung, um eine berufliche Reintegration laryngektomierter Kehlkopfkarzinompatienten zu erzielen. Der Alkoholentzug ist extrem wichtig; eine Nikotinkarenz ist durch die Rehamaßnahme anzustreben.

Zugangswege zur stationären Rehabilitation

Die ambulante Rehabilitation beginnt sich erst seit kurzem in Deutschland zu etablieren. Sie existiert bislang nur in Form von teilstationären Modellmaßnahmen in Ballungsgebieten. Viele Gründe lassen sich dafür anführen, warum in Deutschland im Gegensatz zum Ausland die stationäre Rehabilitation ein derartiges Übergewicht hat. Eine Ursache ist, dass den Rentenversicherungen als Hauptträger der onkologischen Rehabilitation in Deutschland bis vor kurzem ausschließlich die Möglichkeit einer stationären medizinischen Versorgung zugestanden wurde, eine andere, dass in Deutschland rehabilitatives Denken und Handeln nicht zur medizinischen Aus- und Weiterbildung zählte (Delbrück 1998). Seit dem In-Kraft-Treten des SGB IX 2001 hat die ambulante Rehabilitation wesentlich an Bedeutung gewonnen. Der Patient kann zwischen ambulanter und stationärer Rehabilitation wählen (Bundesarbeitsgemeinschaft für Rehabilitation 2003, im Druck).

Unter den stationären Rehabilitationsmaßnahmen unterscheidet man die **stationäre Anschlussheilbehandlung (AHB)** von den anderen stationären Heilverfahren. Die stationäre AHB ist zweifellos die wichtigste Maßnahme, da erfahrungsgemäß im Anschluss an die Entlassung aus der Primärtherapie nicht nur die größte Rehabilitationsbedürftigkeit, sondern auch Rehabilitationsfähigkeit und -bereitschaft vorliegen. Alle drei Faktoren sind Voraussetzungen für die Einleitung einer stationären Rehabilitationsmaßnahme. Der Rehabilitationserfolg ist sehr in Frage gestellt bei Tumorpatienten, die nicht bereit sind, sich helfen zu lassen und beispielsweise keinen Versuch des Alkoholentzugs unternehmen.

Ein Katalog mit Beschreibung der für stationäre Anschlussheilbehandlungen zugelassenen Rehabilitationskliniken kann bezogen werden über die Bundesversicherungsanstalt für Angestellte bzw. die Landesversicherungsanstalten und in Nordrhein-Westfalen über die **Arbeitsgemeinschaft für Krebsbekämpfung**, Universitätsstraße 140, 44799 Bochum, Tel. 0234/778481.

Hinweis
Wichtig ist der Hinweis, dass stationäre Rehabilitationsmaßnahmen vornehmlich in Kliniken, die auf die Behandlung von Kopf-Hals-Tumoren ausgerichtet sind, durchgeführt werden sollten (Schiefer und Hagen 2000). Es gibt derer nicht viele! Auch sollten die Rehabilitationskliniken für die Angehörigen erreichbar sein, da deren Einbezug gerade für die sozialen Rehabilitationsbemühungen unerlässlich ist.

Die Prüfung der Leistungszuständigkeit für die AHB erfolgt erst nach der Aufnahme des Patienten in die AHB-Klinik. Die Einweisung erfolgt also durch direkten Kontakt des Krankenhauses bzw. des ambulant bestrahlenden oder chemotherapeutisch behandelnden Arztes mit der AHB-Klinik. Das Antragsverfahren bei späteren Heilverfahren (Kuren) muss hingegen grundsätzlich über den finanziellen Träger eingeleitet werden, den es zu ermitteln gilt. Dieser bestimmt dann, wann und wohin der zu rehabilitierende Patient geschickt wird.

Letzteres Verfahren ist manchmal mühevoll, zeitaufwendig und wird auch nur bei Nachweis einer Rehabilitationsbedürftigkeit von den Kostenträgern genehmigt, sollte jedoch gerade bei Patienten mit Kopf-Hals-Tumoren wegen der bei ihnen häufig chronischen Behinderungen mit Verschlechterungstendenz genutzt werden.

Leistungen der Pflegeversicherungen

Ein Anspruch auf Leistungen besteht in der Pflegeversicherung nur dann, wenn eine Pflegebedürftigkeit schon mindestens sechs Monate vorliegt. Die Höhe der Leistungen richtet sich nach der Pflegestufe. Die Pflegebedürftigkeit wird in **drei Pflegestufen,** I bis III, eingestuft:

- In der **Pflegestufe I** muss der Hilfsbedarf für Körperpflege, Ernährung, Mobilität und für die hauswirtschaftliche Versorgung täglich mindestens eineinhalb Stunden betragen.
- In der **Pflegestufe II** beträgt er mindestens drei Stunden.
- In der **Pflegestufe III** muss eine Pflegebedürftigkeit rund um die Uhr vorliegen.

Die Antragstellung erfolgt bei der zuständigen Pflegekasse. Der medizinische Dienst, der die Begutachtung der Pflegebedürftigkeit durchzuführen hat, wird – soweit der Patient keinen Einspruch einlegt – die behandelnden Ärzte in die Begutachtung miteinbeziehen, um ärztliche Auskünfte über die Erkrankung und deren Auswirkungen auf die Hilfsbedürftigkeit einzuholen. Dem Antrag auf Pflegebedürftigkeit sollte, muss jedoch nicht, eine entsprechende Bescheinigung des behandelnden Arztes beigefügt werden.

Maßstab für die Beurteilung der Pflegebedürftigkeit sind ausschließlich Fähigkeiten zur Ausübung der Verrichtungen des täglichen Lebens. So wird im häuslichen Umfeld von dem von der Pflegekasse geschickten Gutachter (Arzt und/oder Pflegefachkraft) festgestellt, welchen konkreten Handlungsbedarf der Antragsteller hat, wer die Pflege durchführt und inwieweit die Möglichkeiten der Rehabilitation ausgeschöpft wurden.

Pflegebedürftigkeit ist nicht identisch mit einem Heimaufenthalt. Im Gegenteil, durch die Pflegeversicherung soll eine häusliche Pflege ermöglicht werden. Scheiden Angehörige als Pflegepersonen aus, übernimmt die Pflegekasse die Kosten für einen ambulanten Pflegedienst als so genannte Sachleistung in unterschiedlicher Höhe je nach Pflegestufe. Eine Sachleistung in Form von Pflegeeinsätzen dürfen nur Personen und Dienstleistungsunternehmen erbringen, die einen Versorgungsvertrag mit den Krankenkassen abgeschlossen haben.

Vergünstigungen für Schwerbehinderte

Durch die Vergünstigungen für Schwerbehinderte sollen die durch die Erkrankung bedingten Funktionsbeeinträchtigungen und die durch sie entstandenen Nachteile ausgeglichen werden. Die Hilfen sind im Bundes-Schwerbehindertengesetz und im Gesetz zur Sicherung der Eingliederung Schwerbehinderter in Arbeit, Beruf und Gesellschaft festgelegt.

Der festgestellte Grad der Behinderung (GdB) ist nach Zehnergraden abgestuft und liegt zwischen 20 und 100 %. Ein Ausweis wird bei Vorliegen eines GdB von mindestens 50 % ausgestellt. Der Antrag ist von dem Patienten beim zuständigen Versorgungsamt zu stellen, das aufgrund der Unterlagen von Ärzten, Krankenhäusern, Tumornachsorgekliniken und Trägern der Sozialversicherung einen Feststellungsbescheid erlässt. Bei Behinderten im Erwerbsleben ergeben sich aus einem Schwerbehindertenausweis beträchtliche Schutzmaßnahmen (Tab. 4-4).

Je nach Art der Behinderung werden folgende Kennbuchstaben mit zusätzlichen Vergünstigungen auch für Patienten außerhalb des Erwerbslebens vergeben:

- G: erhebliche Gehbehinderung
- aG: außergewöhnliche Gehbehinderung
- H: Hilflosigkeit
- Bl: Blindheit

Tab. 4-4 Schutzmaßnahmen für Schwerbehinderte (Minderung der Erwerbsfähigkeit mindestens 50 %).

- besonderer Kündigungsschutz
- Zusatzurlaub
- Freistellung von Mehrarbeit/Überstunden
- Hilfen am Arbeitsplatz
- bevorzugte Berücksichtigung bei betrieblichen Fortbildungsmaßnahmen
- Arbeitsberatung und Arbeitsvermittlung für Schwerbehinderte

- RM: nicht in der Lage, an öffentlichen Veranstaltungen teilzunehmen
- B: auf Begleitperson angewiesen

Beim Kennbuchstaben „G" können mit einer Marke die öffentlichen Verkehrsmittel im Umkreis von 50 km benutzt werden. Diese Wertmarke gilt ein Jahr lang. Außerdem ist hiermit eine KFZ-Steuer-Ermäßigung von 50 % und eine Reduzierung der KFZ-Versicherungsprämie um 12,5 % verbunden.

Beim Kennbuchstaben „aG" können die öffentlichen Verkehrsmittel im Umkreis von 50 km ohne Zuzahlungen benutzt werden. Es wird eine KFZ-Steuer-Befreiung sowie bei Vollkasko-Versicherung ein Prämiennachlass von 25 % gewährt.

Beim Kennbuchstaben „RM" wird eine Befreiung von der Rundfunk- und Fernsehgebührenpflicht sowie eine Ermäßigung der Fernsprechgrundgebühren gewährt.

Beim Kennbuchstaben „B" kann die Begleitperson die öffentlichen Verkehrsmitteln kostenlos benutzen.

Hospiz und Palliativstationen

Das Hospiz ist eine eigenständige Einrichtung, in dem es um die Pflege und Begleitung der Menschen in der letzten Lebensphase geht. Auch Angehörige finden hier Beistand. Ziel der Hospizbewegung ist es, die Lebensqualität der Patienten zu verbessern, damit sie in dieser schweren Zeit so bewusst, zufrieden und normal wie möglich leben können. Im Zentrum der Hospizbetreuung steht damit nicht die medizinisch-onkologische Beeinflussung des Krankheitsverlaufs, sondern der Erhalt und die Verbesserung der Lebensqualität.

Auch die Palliativstationen verfolgen dieses Ziel. Sie sind allerdings in der Regel einem Krankenhaus angegliedert und werden stärker ärztlich betreut. Bei ihnen liegt der Schwerpunkt häufig neben der medizinisch-pflegerischen Betreuung in der Schmerztherapie und Symptomkontrolle.

Adressen von Hospizen und Palliativstationen haben der Kliniksozialdienst sowie die Tumornachsorge- und Rehabilitationskliniken. Notfalls können sie auch über den **Krebsinformationsdienst** (Adresse: Postfach 101949, Im Neuenheimer Feld 280, 69120 Heidelberg, Tel. 06221/410121) oder über die **Deutsche Krebshilfe e.V.** (Adresse: Postfach 1467, Thomas-Mann-Straße 40, 53111 Bonn, Tel. 0228/729999) in Erfahrung gebracht werden.

Sozialmedizinische Leistungsbeurteilung und berufliche Rehabilitationshilfen

Die sozialmedizinische Beurteilung hat zum einen die Feststellung der beruflichen Leistungsfähigkeit zum Inhalt und soll zum anderen die Planung und Durchführung beruflicher Rehabilitationsmaßnahmen unterstützen (Tab. 4-5). Die berufliche Rehabilitations-Bedürftigkeit und die sich daraus ergebenden Ansprüche sind besonders definiert (Tab. 4-6).

In der sozialmedizinischen Stellungnahme werden sowohl das Ausmaß der momentan bestehenden Folgestörungen und

Tab. 4-5 Berufsfördernde Leistungen nach §§ 11 RehaAnglG, 14a AVG, 1237a RVO und 36a RKG.

- Eingliederungshilfen an Arbeitgeber
- Berufsfindung und Arbeitserprobung
- berufliche Anpassung, Fortbildung und Umschulung
- Arbeits- und Berufsförderung
- ergänzende Leistungen (Übergangsgeld, Reisekosten, Haushaltshilfen, Arbeitskleidung, Arbeitsgerät, Prüfungsgebühren, Lernmittel, Ausbildungszuschüsse)

Abkürzungen:
AVG: Angestelltenversicherungsgesetz
RehaAnglG: Gesetz über die Angleichung der Leistungen zur Rehabilitation
RKG: Reichsknappschaftsgesetz

Tab. 4-6 Rehabilitationsbedürftigkeit – gesetzliche Definition nach § 10 SGB VI.

Persönliche Voraussetzungen sind erfüllt, wenn die Erwerbsfähigkeit wegen Krankheit oder Behinderung erheblich gefährdet oder gemindert ist.

Hinreichende Erfolgsaussicht besteht, wenn durch die Reha-Leistung
- bei erheblicher Gefährdung eine Minderung der Erwerbsfähigkeit abgewendet,
- bei bereits geminderter Erwebsfähigkeit diese wesentlich gebessert oder wiederhergestellt werden kann,
- der Eintritt von Berufs- oder Erwerbsunfähigkeit abgewendet werden kann.

Funktionsbeeinträchtigungen hinsichtlich der beruflichen Leistungsminderung als auch die später zu erwartenden Folgen und möglichen beruflichen Handicaps analysiert und aufgeführt. Diese Behinderungen spielen bei der Rehabilitationsplanung eine besondere Rolle.

Für die Beurteilung der momentanen Leistungsfähigkeit gelten die gleichen Prinzipien wie für die Begutachtung von Patienten mit akuten/chronischen gutartigen Krankheiten und Behinderungen (VDR 1995). Die maligne Grunderkrankung mit ihrer mehr oder weniger schlechten Prognose hat aber durchaus einen Einfluss bei der Beantwortung von Fragen zu möglichen beruflichen Handicaps sowie zu Art und Ausmaß eventuell einzuleitender rehabilitativer beruflicher Hilfen (Delbrück 1995). So sehen – im Gegensatz zur Beurteilung der beruflichen Leistungsfähigkeit – die Rehabilitationsplanung und die beruflichen Hilfen bei einem wegen eines gutartigen Papilloms partiell laryngektomierten Patienten sicherlich anders aus als bei einem wegen eines Tumorleidens partiell laryngektomierten Patienten (Unger 1995).

Bei der gutachterlichen Beurteilung der Erwerbsfähigkeit des Laryngektomierten ist davon auszugehen, dass der Verlust des Kehlkopfs zwar eine deutliche Behinderung auf dem allgemeinen Arbeitsmarkt bedeutet, dass er den Patienten jedoch keineswegs erwerbsunfähig machen muss. Vorausgesetzt, dass sich postoperativ wieder ein guter körperlicher Allgemeinzustand herstellen lässt und der Laryngektomierte sprachlich rehabilitiert werden kann, gestatten viele Berufsgruppen eine Wiederbeschäftigung am alten Arbeitsplatz (Schiefer 1997; Schiefer und Hagen 2000).

Hinweis
In denjenigen Berufen, in denen eine Berufsunfähigkeit besteht, sollte man sich frühzeitig um einen Arbeitsplatzwechsel oder gar eine Umschulung bemühen, da die Wiedereingliederung in den Arbeitsprozess einen wesentlichen Schritt auch für die psychische Rehabilitation bedeutet.

Arbeitsplatz erhaltende Hilfen haben in der beruflichen Rehabilitation Krebskranker eindeutige Priorität, wohingegen die sehr aufwendige berufliche Neuorientierung nur bis zu einer bestimmten Altersstufe und bei Vorliegen guter Prognosefaktoren in Frage kommt.

Einige der Arbeitsbelastungen, die Laryngektomierte meiden sollten, sind:

- Tätigkeiten, die mit Staub und Hitzeeinwirkungen einhergehen (beispielsweise Arbeiten an Hochöfen; Berufe wie Steinmetz, Maurer, Heizer, Picker)
- Tätigkeiten im Freien, wegen der ungeschützten tiefen Luftwege
- Berufe in der Lebensmittelbranche und Gastronomie, wegen des trachealen Auswurfs (Lebensmittelverkäufer, Bäcker, Fleischer, Koch, Kellner)
- Tätigkeiten mit Lärmbelästigung, wegen der Schwierigkeiten, sich mit der leisen Ösophagusstimmme verständlich zu machen
- Tätigkeiten bei starker Luftverschmutzung, Lufttrockenheit; Tätigkeiten in chemischen Laboratorien, wegen der stets feucht zu haltenden Bronchialschleimhäute
- schwere körperliche Belastungen (Hebearbeiten; Über-Kopf-Arbeiten; Arbeiten, die mit starken Erschütterungen verbunden sind) wegen der nach einer *neck dissection* bedingten Einschränkungen der Mobilität; nach einer Kehlkopfoperation mit einer *neck dissection* kann es zu Läsionen des Nervus accessorius kommen, sodass die betreffenden Patienten nicht mehr in der Lage sind, ihren Arm über die Horizontale zu erheben und somit in ihrer körperlichen Tätigkeit und Leistungsfähigkeit unter Umständen stärker beeinträchtigt sind
- Tätigkeiten, bei denen die sprachliche Kommunikation quantitativ und qualitativ von großer Bedeutung ist
- Nacht- und Schichtarbeit (Verbot), da erfahrungsgemäß eine geringere Reizschwelle vorliegt
- Tätigkeiten, bei denen der Geruchs- und Geschmackssinn von Bedeutung sind; da die Nase ja als Teil des Atemtrakts ihre Bedeutung verloren hat, kommt es natürlich auch zu Störungen des Geruchs- und Geschmacksempfindens; viele Patienten fühlen sich auch durch die Rhinitis vasomotorica beeinträchtigt

Literatur

Breitbach W, Holland J. Psychosocial aspects of head and neck cancer. Semin Oncol 1988; 15: 61–9.

Bundesarbeitsgemeinschaft für Rehabilitation. Rahmenempfehlungen zur ambulanten onkologischen Rehabilitation. Schriftenreihe der Bundesarbeitsgemeinschaft für Rehabilitation: Frankfurt 2003 (im Druck).

Delbrück H (Hrsg). Krebsnachsorge und Rehabilitation. Der Krebskranke in der Arbeitswelt. München, Bern, Wien, San Francisco: Zuckschwerdt 1995; 5.

Delbrück H. Krebsnachbetreuung; Nachsorge, Rehabilitation, Palliation. Heidelberg: Springer 2002.

Delbrück H, Haupt E (Hrsg). Rehabilitationsmedizin. 2. Aufl. München: Urban & Schwarzenberg 1998.

Schiefer J. Standards- und Qualitätssicherung rehabilitativer Maßnahmen bei laryngektomierten Patienten. In: Standards- und Qualitätskriterien in der onkologischen Rehabilitation. Delbrück H (Hrsg). München, Bern, Wien, San Francisco: Zuckschwerdt 1997; 139–44.

Schiefer J, Hagen R. Rehabilitation laryngektomierter Karzinompatienten. Der Onkologe 2000; 6: 36–43

Unger E, Fischer H. Berufliche Problematik und Rehabilitation von Kehlkopfkarzinompatienten aus der Sicht des Rehabilitationsonkologen. In: Krebsnachsorge und Rehabilitation. Der Krebskranke in der Arbeitswelt. Delbrück H (Hrsg). München, Bern, Wien, San Francisco: Zuckschwerdt 1995; 99–102.

Verband Deutscher Rentenversicherungsträger (VDR). Sozialmedizinische Begutachtung in der gesetzlichen Rentenversicherung. Stuttgart: B. Fischer 1995.

5 Zusammenfassung und Ausblick in die Zukunft

5.1 Therapie und Betreuung von Patienten mit Tumorrezidiven

I. A. Adamietz

Der klinische Alltag lehrt uns, dass ein interdisziplinäres Vorgehen stets angepriesen, aber wesentlich seltener erreicht wird. Auch in unserem Buch, das sich eine Darstellung der interdisziplinären Nahtstellen bei der Behandlung von Rezidiven im Kopf-Hals-Bereich zum Ziel gesetzt hat, zeigt sich – bis auf einige Ausnahmen – eine monodisziplinäre Betrachtungsweise. Deshalb setzt eine sinnvolle Betreuung von Patienten mit rezidivierenden Kopf-Hals-Tumoren einen medizinischen Koordinator voraus, der die strategischen Konzepte in Absprache mit Vertretern anderer Fächer erstellt und die Umsetzung dieser Strategien überwacht. Eine Hilfe für den Koordinator stellt dieses Buch dar. Koordinieren darf jeder, der das Vertrauen des Patienten und seinen sozialen Umfeldes genießt.

Da das Auftreten eines Rezidivs ein Ausdruck des Versagens der vorangegangenen, in der Regel primären Therapie darstellt, steht der behandelnde Arzt vor der Aufgabe, das erschütterte Vertrauen des Patienten wieder herzustellen. Noch stärker als bei der Ersttherapie wird vom Arzt ein glaubwürdiges und umfassendes therapeutisches Konzept und eine disziplinübergreifende Betreuung verlangt.

Beim Verdacht auf ein Rezidiv müssen zuerst drei Fragen geklärt werden:

- Handelt es sich wirklich um ein Rezidiv?
- Welche Ausdehnung hat der Tumor; findet man nur ein lokoregionales Rezidiv oder sind auch Fernmetastasen nachweisbar?
- Wie ist der Allgemeinzustand des Patienten?

Bei allen Entscheidungen gilt stets die Regel: So viel wie nötig, so wenig wie möglich. Die anatomische Landschaft, in der die klinische und endoskopische Diagnostik bei einem Patienten mit Tumorrezidiven durchgeführt wird, ist durch die vorangegangenen chirurgischen, radiotherapeutischen und systemischen Maßnahmen stark verändert. Es ist daher sinnvoll, die Nachsorgeuntersuchungen von derselben Person durchführen zu lassen, die auch die Erstuntersuchungen vorgenommen hat und so imstande ist, die individuelle pathoanatomische Entwicklung zu beurteilen. Die veränderte Anatomie erfordert von dem diagnostizierenden Arzt exzellente pathoanatomische Kenntnisse sowie klinische Erfahrung gepaart mit großer Untersuchungssorgfalt. Die Zeitspanne zwischen der Äußerung eines Rezidivverdachts und der Bestätigung dieser Diagnose sollte wegen der ängstlichen Erwartungshaltung des Patienten nur kurz sein. Untersuchungen, die mit hoher Wahrscheinlichkeit nur Verdachtsmomente liefern und weitere Untersuchungen implizieren, sind deshalb zu vermeiden. Wenn klinisch an der diagnostizierten Tumorentität keine Zweifel bestehen, ist die histologische Absicherung nicht zwingend erforderlich. Eine histologische Abklärung ist nur dann obligatorisch, wenn sich durch anatomische Gegebenheiten bzw. durch das proliferative Verhalten des Tumors im Unterschied zu dem des Primärtumors, Bedenken im Hinblick auf die klinische Diagnose ergeben. Dabei sollte der Pathologe an die am wenigsten invasiven Verfahren denken, im Vordergrund steht hier die Feinnadelaspirationspunktion. Neben der Bestätigung des Verdachts auf ein Rezidiv sollte der Pathologe mit seiner Untersuchung zwei weitere Aspekte klären: Handelt es sich um die gleiche Tumorentität wie beim Ersttumor und gibt es histologische Hinweise für den weiteren Verlauf bzw. die Prognose des Tumors?

Die Aufgabe des Radiologen ist es, die lokoregionäre Ausdehnung des Rezidivs zu bestimmen und Fernmetastasen auszuschließen. Bei der bildgebenden Diagnostik der Kopf-Hals-Region ist es sinnvoll, das aussagekräftigste Verfahren, die Magnetresonanztomographie, frühzeitig zum Einsatz zu bringen. Lediglich bei der Suche nach kleinen Rezidiven ergänzen sich Magnetresonanztomographie und Computertomographie sinnvoll. Eine diagnostische Herausforderung stellt der Ausschluss von Fernmetastasen dar. Als Minimalprogramm ist hierbei die Röntgenaufnahme des Thorax zum Ausschluss von Lungenmetastasen anzusehen. Die Methode der Wahl ist eine Computertomographie des Thorax, die eine Ausdehnung des Tumors in das Mediastinum beschreiben und Lungenmetastasen nachweisen kann. Da Knochenmetastasen selten sind, ist eine Knochenszintigraphie wenig sinnvoll. Die Positronenemissionstomographie als ein teures Untersuchungsverfahren sollte nur in Ausnahmefällen eingesetzt werden. Bei bestimmten Befundkonstellationen wie z. B. einem starken Anstieg des Tumormarkers ohne sicheren Hinweis auf Tumormanifestationen im Kopf-, Hals- und Thoraxbereich ist der Einsatz der PET trotz hoher Kosten sinnvoll und für den Kostenträger begründbar. Die Durchführung einer Ultraschalluntersuchung erlaubt es, rasch die Beziehung von tumorösen Veränderungen zu Gefäßen zu klären. Bei Verlaufsuntersuchungen kann so auch die Größe des Tumors schnell bestimmt werden.

Das Anfertigen eines Blutbilds und laborchemische Untersuchungen sollen in erster Linie Zytopenien ausschliessen sowie Tumormarkerspiegel monitoren. Die Tumormarker (CEA und SCC) können auf ein Rezidiv hinweisen und in ausgewählten Fällen auch als Indikator für das Ansprechen auf eine gewählte Therapie benutzt werden.

Bei allen therapeutischen Überlegungen und trotz der negativen Prognose quoad vitam sollte wie bei der Behandlung des Primärtumors auch bei der Therapie des Rezidivs die kurative Intention zunächst im Vordergrund stehen.

Ein Rezidiv im Kopf-Hals-Bereich erfordert einen erfahrenen Chirurgen, unabhängig davon, ob es im Gesichts- oder im restlichen Kopf-Hals-Bereich lokalisiert ist. Die Entscheidung des Chirurgen sollte in drei Stufen erfolgen: Er muss klären, ob eine vollständige Resektion möglich ist und ob dies in Bezug auf die Lebensqualität des Patienten noch vertretbar ist. Wenn eine komplette Resektion nicht möglich ist, muss entschieden werden, ob eine Tumormassenreduktion für den weiteren Therapieverlauf sinnvoll ist. Schließlich, wenn auch tumorreduktive Maßnahmen nicht sinnvoll erscheinen, sollte geklärt werden, ob eine symptomatische operative Behandlung für den Patienten nützlich sein könnte. Die Entscheidungen des Chirurgen werden durch mehrere essenzielle Faktoren beeinflußt: durch einen reduzierten Allgemeinzustand, die Persistenz von Nikotin- und/oder Alkoholabusus, durch Resektionsmöglichkeiten im Hinblick auf die vorhandene Vernarbung, die notwendige Einhaltung eines Sicherheitsabstandes sowie die Möglichkeiten einer Rekonstruktion.

Nachdem die chirurgischen Möglichkeiten ausgeschöpft wurden, sollte nach radiotherapeutischen Optionen gesucht werden. Die radiotherapeutisch nicht vorbehandelten Läsionen sprechen auf eine Radiotherapie gut an. Bei Rezidiven nach einer adjuvanten oder definitiven Radio- oder Radiochemotherapie ist die Aufgabe für den Radiotherapeuten deutlich schwieriger. Die Entscheidung über den Einsatz der Strahlentherapie alleine oder in Verbindung mit einer Chemotherapie wird unter Berücksichtigung der anatomischen Verhältnisse und des Allgemeinzustands des Patienten getroffen. Der Radioonkologe hat die Möglichkeit das Verhältnis zwischen Dosis und Dauer der Therapie zu variieren. In der Regel wird das zu bestrahlende Zielvolumen bei einer Rezidivbehandlung kleiner gewählt als bei der Primärtherapie. Die Brachytherapie eignet sich für umschriebene Läsionen im Bereich des Mundbodens und der Wangenschleimhaut, seltener der Zunge und der Tonsille. Die Wahl zwischen einer perkutanen Therapie (Teletherapie) und einer Brachytherapie wird an Zentren getroffen, die über Erfahrung auf dem Gebiet der interstitiellen Therapie verfügen. Bei Patienten mit ausbehandelten Rezidiven, die sich in einem relativ guten Allgemeinzustand befinden und einen Therapiewunsch haben, sollte über den Einsatz der lokalen Hyperthermie nachgedacht werden.

Die Überlegungen, eine systemische zytostatische Therapie bei der Behandlung von Rezidiven einzusetzen, sollten in einer möglichst frühen Phase der Erkrankung erfolgen. Zytostatika garantieren eine rasche Induktion der Tumormassenreduktion, erfordern aber eine gute Durchblutung der Tumorläsion. Bei fortschreitender Vernarbung werden die Chancen auf ein Ansprechen bei dieser Therapie immer geringer, bei konstantem Nebenwirkungsrisiko.

Supportive Therapie umfasst alle Maßnahmen, die sich gegen die tumor- oder therapieinduzierten Symptome richten. Da es sich bei Tumorrezidiven meist um fortgeschrittene Verlaufsformen mit häufig begrenzter Lebenserwartung der Patienten handelt, sollten die Supportivmaßnahmen sehr früh ins Auge gefasst werden.

Patienten mit rezidivierenden Kopf-Hals-Tumoren sind durch das Malignom selbst und infolge der antineoplastischen Therapie auch durch infektiöse Komplikationen bedroht. Der behandelnde Arzt sollte daher das mikrobielle Milieu des Patienten und seiner Umgebung, Art und Ausmaß der Abwehrschwäche des Kranken und das jeweilige Erreger- bzw. Krankheitsspektrum, mit dem zu rechnen ist, kennen und überwachen.

Eine Prophylaxe der Infektionen sollte sich nach der individuellen Gefährdung, den Bedürfnissen sowie der Gesamtprognose des Kranken richten und Maßnahmen von der Förderung der Abwehrkräfte bis zur Expositionsprophylaxe umfassen. Der Nutzen einer antimikrobiellen Prophylaxe ist allerdings nur für wenige Indikationen belegt.

Infektionen immuninkompetenter, beispielsweise neutropenischer, Patienten manifestieren sich oft abgeschwächt und untypisch, fordern jedoch ein umgehendes Handeln angesichts der hohen Letalität bei gramnegativen Septikämien, disseminierten Mykosen etc. Therapeutisches Prinzip ist die Deeskalation dieser Gefahr mit initial breiter antibiotischer Abdeckung, begleitet von engmaschigen Kontrolluntersuchungen. Atemwegsinfekte – Haupttodesursache bei abwehrgeschwächten Patienten – zwingen bei einer versagenden Initialtherapie frühzeitig zu invasiver Diagnostik. Aus Kostengründen hat sich die Sequenztherapie mit parenteralem Behandlungsbeginn und peroraler Fortführung etabliert.

Den Infektionen bei HNO-Tumorpatienten mit Rezidiverkrankung liegen oft Schleimhautdefekte zugrunde, die das potenzielle Erregerspektrum prägen. Deshalb ist eine fachkundige Zahnsanierung von besonderer Bedeutung. Jeder Patient sollte nach Möglichkeit vor einer Chemo- bzw. vor einer Strahlentherapie im Mund-, Kiefer-, Gesichts- und Halsbereich zahnärztlich untersucht werden, um therapiebedingte Komplikationen zu reduzieren.

Die Schleimhauttoxizität im Bereich des Gastrointestinaltrakts stellt eine häufige Nebenwirkung sowohl der Chemo- als auch der Radiotherapie dar. Man vermutet, dass keine andere Komplikation der Tumortherapie so großen Einfluss auf die Lebensqualität der behandelten Patienten hat wie die enorale Mukositis. Die Prophylaxe einer akuten iatrogenen Mukositis sollte der Erhaltung der Schleimhautintegrität dienen. Als gesichert gilt die Anwendung antiseptischer Maßnahmen. Der Erfolg der Prävention kann nur gewährleistet werden durch konsequente und planmäßige Umsetzung von Mehrschrittprogrammen, die zur Beseitigung der direkten und indirekten Risikofaktoren eingesetzt werden. Der Einsatz pharmakologischer Mittel, wie z.B. Amifostine, die hilfreich sind bei der Prävention und Behandlung der Mukositis, ist nur in ausgewählten Fällen möglich. Die Behandlung der Mukositis umfasst die Bekämpfung von Infektionen, die Reduktion der Schmerzen und eine Anregung der Schleimhauterholung.

In fortgeschrittenem Stadium leiden über 70 % der Patienten mit Rezidiven im Kopf-Hals-Bereich unter starken Schmerzen. Diese Symptome müssen auch bei noch nicht nachgewiesener Ursache behandelt werden. Klinisch praktibel ist hier die Unterscheidung in somatische und neuropathische Schmerzen. Als Behandlungsansatz dient das WHO-Stufenschema. Die Tumorschmerztherapie vollzieht sich in drei Schritten: kausale Behandlung, medikamentöse Therapie und interventionelle Methoden. Es sollte immer auf eine ausreichende Dosierung und kontinuierliche Applikation der Schmerzmedikamente geachtet werden. Durch die orale Analgetika-Therapie nach dem WHO-Schema sollte bei 80 bis 90 % der Patienten eine befriedigende Schmerzlinderung erreicht werden. Wenn die konventionelle Therapie ausgeschöpft ist, müssen invasive Methoden herangezogen werden.

Von den Pflegekräften der Patienten mit rezidivierenden Kopf-Hals-Tumoren wird ein fundiertes und umfangreiches Wissen verlangt. Die Pflege sollte umso ganzheitlicher ausfallen, je schlechter der Allgemeinzustand des Patienten ist.

Patienten mit Tumoren im Kopf-Hals-Bereich stammen häufig aus sozial und finanziell ungesicherten Verhältnissen und waren daher häufig schon vor der Erkrankung sozial hilfsbedürftig. Durch die sozialen Rehabilitationsmaßnahmen soll die passive Pflegebedürftigkeit dieser Patienten auf ein Minimum reduziert („Rehabilitation vor Pflege“) und bei eingetretenem Pflegefall eine entsprechende Versorgung gesichert werden.

Malnutrition ist ein häufiges Symptom bei Patienten mit Rezidiven im Kopf-Hals-Bereich. Sie sollte frühzeitig diagnostiziert und in Abhängigkeit von der jeweiligen Ursache gezielt therapiert werden. Die Möglichkeiten reichen von einer Diätberatung und dem Angebot einer ernährungsphysiologisch optimalen oralen Kost über die enterale bis hin zur parenteralen Ernährung. Es steht ein reichhaltiges Angebot an Zusatznahrung (Trinkkost), Sondenkost, Infusionslösungen, modernen Sonden, Kathetern und tragbaren Infusionssystemen zur Verfügung, sodass die Patientenversorgung unter bestimmten Voraussetzungen im häuslichen Umfeld angestrebt werden sollte. Die modernen ernährungstherapeutischen Möglichkeiten sollten integraler Bestandteil im Gesamtkonzept der Therapie sein.

5.2 Ausblick in die Zukunft

I. A. Adamietz

Der Blick in die Zukunft streift drei Bereiche:

- Diagnostik
- Therapie
- Patientenbetreuung

Im Bereich der Diagnostik ist die Entwicklung vorhersehbar. Im therapeutischen Bereich sind berufspolitische Mechanismen für die Entwicklung verantwortlich und die Perspektiven lassen sich nur in Konditionalform definieren. Das Thema der Patientenbetreuung wird hauptsächlich durch wirtschaftliche Faktoren beeinflusst, deshalb ist hier nur wenig Bewegung zu erwarten.

Im diagnostischen Bereich wird künftig geklärt werden müssen, inwieweit eine pathologische Diagnostik bei einem Tumorrezidiv notwendig ist. Möglicherweise wird mit den optimierten bildgebenden Verfahren wie Sonographie, CT und MRT eine Diagnose der Tumorart gestellt werden können. Die neuesten wissenschaftlichen Daten erlauben die Festellung, dass in Zukunft wichtige prognostische Informationen molekularbiologisch gewonnenen werden können.

Die Zukunft einer erfolgreichen Rezidivbehandlung wird in der interdisziplinären Koordination liegen. Eine effektive Rezidivtherapie erfordert eine Feinabstimmung aller verfügbaren Möglichkeiten. Es ist zu hoffen, dass die Möglichkeiten zur interdisziplinären Schulung erweitert werden und eine Gründung von speziellen interdisziplinär strukturierten Zentren angestrebt wird.

Die moderne Entwicklung in der Medizin erlaubt zunehmend den Einsatz invasiver Verfahren, die auch bei Patienten mit Rezidiven im Kopf-Hals-Bereich unüberlegt zum Einsatz kommen. Andererseits überrascht im Alltag nicht selten ein unverständlicher Nihilismus. Eine konsequente Erstellung von Leitlinien, durch die interdisziplinäre Strategien überschaubar und verbindlich definiert werden, ist deshalb wünschenswert.

Die Schwierigkeiten auf dem Gebiet der supportiven Therapie werden erhöht durch kontinuierliche Einführung neuer pharmakologischer Präparate, deren Integration in den Behandlungsalltag den vorhandenen Erfahrungsschatz nicht selten überfordert. Dort, wo die Erkenntnisse noch nicht sicher sind, wird die klinische Erfahrung die Informationslücke schließen müssen. Die Zukunft der Onkologie ist mit der wirtschaftlichen Veränderung im Gesundheitswesen eng verknüpft. Da die supportive Therapie unter anderem entscheidend für die Dauer der stationären onkologischen Behandlung ist, wird die Bedeutung dieser Maßnahmen und ihre professionelle Ausführung an Bedeutung gewinnen.

Auch Fortschritte auf dem Gebiet der Lebensqualitäts- und Fatigueforschung sind zu erwarten. Die Bestimmung der Lebensqualität gewinnt bei der Evaluierung der Ergebnisse onkologischer Behandlungen immer größere Bedeutung und es stellte sich heraus, dass in der palliativen Behandlung die Lebensqualität nach der Überlebenszeit das wichtigste Therapie-Kriterium ist. Ungeklärt bleibt jedoch, wie man Lebensqualität definieren, erfassen und messen kann. Als Fatigue wird das subjektive Empfinden von rascher Ermüdbarkeit, Kraftverlust und eingeschränkter Leistungsfähigkeit bezeichnet. Bei Tumorpatienten ist Fatigue ein sehr häufiges Symptom bei 50 bis 90 % der behandelten Patienten. Es handelt sich offensichtlich um ein multifaktorielles Phänomen mit physischen, psychisch-affektiven und kognitiven Ursachen und Folgen. Zur differenzierten Erfassung stehen jetzt multidimensionale, für das Fatigue-Syndrom bei Tumorpatienten validierte Messinstrumente zur Verfügung. Nur einige Therapieansätze sind bisher in randomisierten und ausreichend kontrollierten Studien, unter Einsatz entsprechender Messinstrumente, geprüft worden.

Es ist anzunehmen und zu hoffen, dass in Zukunft die Betreuung der Patienten mit rezidivierenden Kopf-Hals-Tumoren vermehrt in den ambulanten Bereich verlagert wird. Neben gut geschulten Pflegenden wird es auch geschulter Sozialarbeiter bedürfen, die während der Akuttherapie und erst recht während der weiteren Nachbetreuung den Patienten mit rezidivierenden Kopf-Hals-Tumoren zur Seite stehen.

Sachverzeichnis

B

C

E

F

G

H

M

N